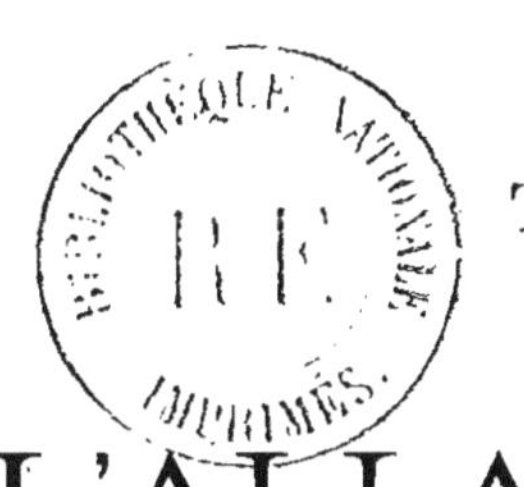

TRAITÉ

DE

L'ALLAITEMENT

ET DE

L'ALIMENTATION DES ENFANTS DU PREMIER AGE

TOURS. — IMPRIMERIE E. ARRAULT ET Cie

TRAITÉ

DE

L'ALLAITEMENT

ET DE

L'ALIMENTATION DES ENFANTS DU PREMIER AGE

PAR

Le Dr A.-B. MARFAN

Professeur agrégé à la Faculté de Médecine de Paris
Médecin de l'Hôpital des Enfants-Malades

2ᵉ ÉDITION, REVUE ET CORRIGÉE

NOUVEAU TIRAGE

Ouvrage couronné par l'Académie des Sciences

———

PARIS

G. STEINHEIL, ÉDITEUR

2, RUE CASIMIR-DELAVIGNE, 2

AVANT-PROPOS

DE LA DEUXIÈME ÉDITION

Parue à la fin de l'année 1898, la première édition de ce livre s'est trouvée épuisée dans le cours de celle-ci. Nous en publions une seconde, qui, bien qu'écrite sur le même plan et dans le même esprit que la précédente, renferme cependant des additions et des corrections. Nous y avons mis tout ce qu'une pratique plus longue a pu nous apprendre et nous y avons ajouté les données théoriques acquises depuis 1898. Parmi ces dernières, la plus importante concerne les ferments solubles du lait, dont l'existence, à peine soupçonnée il y a quelques années, est aujourd'hui bien établie. Cette notion conduit à des aperçus nouveaux, dont l'intérêt ne doit pas faire oublier le caractère encore hypothétique.

M. le professeur Pinard, après une lecture de la première édition de notre livre, a pris la peine de nous faire part des remarques qu'elle lui avait suggérées ; il nous a fait ainsi bénéficier de sa grande expérience ; nous lui en exprimons ici notre gratitude.

Juillet 1902.

INTRODUCTION

Sur 1.000 enfants qui naissent, il en meurt environ 200 dans la première année, 80 dans la deuxième, 40 dans la troisième, 25 dans la quatrième. La mortalité des adultes de 40 ans est de 11 pour 1.000, et la mortalité générale de 25 pour 1.000. Suivant la remarque de Bertillon, la mortalité des enfants dans la première année égale celle des vieillards qui ont atteint ou dépassé quatre-vingts ans.

Les statistiques nous font connaître les causes de cette énorme mortalité de la première année. Sur 1.000 décès d'enfants ayant moins de douze mois, environ 450 sont dus aux maladies de l'appareil digestif et à l'athrepsie, 150 aux maladies des voies respiratoires, 150 à la débilité congénitale, 50 aux maladies contagieuses aiguës, 20 à la tuberculose. Parmi les autres décès, un certain nombre sont dus à la syphilis ; mais les statistiques du Ministère de l'Intérieur ne peuvent fournir là-dessus aucun renseignement (1).

____

(1) BUDIN, De la mortalité infantile ; rapport sur un travail de MM. Giletta et Balestre. *Bulletin de l'Académie de médecine*, 11 juin 1901.

Les troubles de la digestion et de la nutrition sont donc les principales causes de la mortalité de la première année. Ils sont aussi le facteur le plus important de la morbidité du premier âge. Peu de nourrissons y échappent. Ceux qui en sont frappés sérieusement et qui n'en meurent pas sont exposés à rester longtemps dyspeptiques et chétifs.

L'étude de ces troubles s'impose donc au médecin d'enfants. Elle présente, il est vrai, de nombreuses difficultés et renferme encore beaucoup de parties obscures. Mais une notion est bien acquise : dans le plus grand nombre des cas, les maladies de l'appareil digestif et l'athrepsie, facteurs principaux de la morbidité et de la mortalité du premier âge, résultent d'une violation des règles de l'allaitement.

Pour diminuer la mortalité infantile, pour préparer des générations vigoureuses et exemptes de dyspepsie, il faut apprendre à connaître, à prévenir et à soigner les troubles digestifs et nutritifs des enfants du premier âge ; il faut donc avant tout étudier les règles de l'allaitement.

*
* *

A la naissance, le mode de nutrition change brusquement. Pendant la vie intra-utérine, le fœtus reçoit, par la veine ombilicale, des matériaux tout élaborés ; il n'a qu'à se les approprier. Dès qu'il est séparé de la matrice et du placenta, l'enfant doit introduire des aliments dans son tube digestif et les digérer, pour les transformer en substance vivante. Ce changement si considé-

sein. Une fois de plus, l'homme a pu voir que, lorsqu'il cherche à réaliser ce que fait la nature avec des procédés que la nature n'a pas prévus, il n'y arrive qu'incomplètement, par des voies longues et semées d'obstacles. Plus simple et beaucoup moins périlleux que l'allaitement artificiel, l'allaitement par une nourrice étrangère exige toutefois une réglementation assez étroite. L'allaitement maternel est le plus facile et le plus sûr. Et cependant, lui aussi, il a besoin d'une direction ; car, à l'heure présente, dans les conditions de vie que crée une civilisation avancée, il ne suffit pas qu'une femme veuille et puisse nourrir son enfant pour qu'elle réussisse.

Les femmes de la campagne et celles des peuplades sauvages, à l'instar des femelles des animaux, allaitent leurs petits en ne s'inspirant d'aucune règle et en suivant seulement leur instinct. On dit qu'elles réussissent souvent. Il n'est pas sûr que leurs succès de nourrices soient aussi constants qu'on l'affirme et peut-être que, si la raison scientifique fût venue en aide à leur instinct, le nombre de vies conservées eût été plus grand. Quoi qu'il en soit, il faut remarquer qu'une partie de l'espèce humaine se trouve dans des conditions bien différentes. A mesure que la civilisation se développe, elle tend à favoriser la vie de l'individu plus que la vie de l'espèce. Parmi les actes de la reproduction, il en est deux, l'accouchement et l'allaitement, qui s'accomplissent aujourd'hui dans des conditions telles qu'ils sont une source de difficultés et de dangers, et qu'ils exigent une surveillance et parfois une intervention pour la sauvegarde de la mère et de l'enfant.

Pour l'allaitement, les causes de cette situation sont complexes. L'habitude d'allaiter étant perdue dans certaines familles depuis plusieurs générations, il en résulte chez les descendantes un certain degré d'inaptitude à la fonction, qu'il est d'ailleurs possible de corriger. En outre, l'éducation de la femme la prépare mal à son rôle futur. Ni la loi, ni les mœurs ne la protègent comme mère. Le régime de vie qu'impose souvent la société moderne, particulièrement dans les grandes villes, est le contraire de celui que doit suivre une femme qui allaite.

Le devoir de l'homme civilisé est de connaître les maux qui résultent de la civilisation, pour les combattre d'une manière rationnelle. Que le médecin étudie les difficultés de l'allaitement maternel et il apprendra qu'elles sont très souvent surmontables.

*
* *

A ce point de vue, il a un devoir social à remplir. Un des principaux moyens de diminuer la mortalité des nourrissons consiste à vulgariser de saines notions sur l'allaitement. Or, l'expérience apprend que les manuels d'hygiène du premier âge destinés aux mères ou aux personnes étrangères aux sciences biologiques, si bien rédigés qu'ils soient, sont à peu près inutiles. Le médecin peut seul, par ses conseils donnés en chaque cas particulier, répandre les connaissances nécessaires, redresser les erreurs et combattre les préjugés. Pour le mettre en mesure d'accomplir cette tâche, il faut lui enseigner, avant la fin de ses études, la science et l'art de l'allaitement. C'est ce que je me suis efforcé de faire, dans la mesure du possible, à la Clinique des maladies de l'enfance, où j'ai eu l'honneur de suppléer à plusieurs reprises M. le professeur Grancher; ce livre a eu pour origine les leçons sur l'allaitement que j'y ai professées.

Mais, en cette matière, comme en toutes celles qui composent la médecine, les livres ou les leçons théoriques ne seront pleinement compris que s'ils sont éclairés par l'enseignement clinique. Pour que celui-ci puisse être donné complètement, il est à désirer qu'on développe ces « Consultations de nourrissons », dont M. le professeur Budin a donné le premier modèle à l'hôpital de la Charité. En effet, ni dans les Maternités, où on n'observe guère que des enfants de moins de quinze jours, ni dans nos Crèches hospitalières, peuplées de nourrissons privés du sein, presque tous dyspeptiques ou athrepsiques, on ne peut, quelles que soient la valeur et la bonne volonté des maîtres qui les dirigent, donner un enseignement complet sur l'allaitement. Pour apprendre aux étudiants certaines notions que le médecin ne peut maintenant acquérir que dans la pratique privée, entre autres celles qui concernent les incidents de l'allaitement au sein, le sevrage et l'ablactation, il faudrait chercher encore un matériel d'enseignement dans ces consultations de nourissons. Celles-ci rendront d'ailleurs de grands services à la population pauvre, si elles sont bien dirigées, en particulier si on y prend toutes les mesures nécessaires pour éviter la contagion, si on y favorise l'allaitement maternel et si on n'y abuse pas de la distribution de lait stérilisé. Une institution de ce genre pourrait être annexée à chacun de nos hôpitaux d'enfants.

Ce livre se divise en deux parties : une partie théorique, qui comprend l'étude du lait et celle de la digestion et de la nutrition chez l'enfant du premier âge ; une partie pratique, dans laquelle sont exposées les règles de l'allaitement.

Si j'ai donné un grand développement à la première, c'est que cet ouvrage est écrit pour les médecins. Eux seuls, je le répète, peuvent vulgariser, par leurs conseils dans chaque cas particulier, les saines notions sur l'allaitement. Pour le faire avec fruit, ils ne doivent plus se laisser guider par les règles vagues d'un empirisme grossier ; il leur importe de connaître les résultats obtenus par la chimie, la physiologie et la microbie. Si ceux-ci offrent encore beaucoup de lacunes, cependant il s'en dégage déjà un certain nombre de principes d'où se déduisent quelques règles de l'allaitement.

Dans la seconde partie, j'ai utilisé ces enseignements, mais en les contrôlant et en les complétant par les résultats de l'observation. J'ai puisé largement dans l'œuvre de mes devanciers et de mes contemporains ; mais, appelé depuis assez longtemps à diriger des crèches hospitalières et à soigner des nourrices et des nourrissons, j'ai cherché à élucider quelques points obscurs, et sur certains sujets, je me suis cru autorisé à apporter une opinion personnelle. En tous cas, je me suis attaché à exposer clairement et d'une manière aussi détaillée que possible les questions qui soulèvent des difficultés de pratique.

PREMIÈRE PARTIE

LE LAIT
LA DIGESTION ET LES ÉCHANGES NUTRITIFS
CHEZ L'ENFANT DU PREMIER AGE

CHAPITRE PREMIER

Propriétés physiques et chimiques du lait (1).

SOMMAIRE : Caractères généraux. — Composition qualitative (matières albuminoïdes; la coagulation de la caséine par la présure; lactose; matière grasse; matières extractives; réaction d'Umikoff; matières minérales). — Examen microscopique du lait. — Stratification du lait au repos. — Composition quantitative. — Le lait dans les diverses espèces de mammifères. — Lois de la composition du lait dans ces diverses espèces.

Le lait est le liquide sécrété par les glandes mammaires des mammifères femelles, pour servir à la nourriture de leurs petits après la naissance.

(1) A. PARMENTIER et N. DEYEUX, *Précis d'expériences et d'observations sur les différentes espèces de lait.* Strasbourg et Paris, an VIII de la République. — VERNOIS et BECQUEREL, Du lait chez la femme. *Annales d'hygiène*, 1853. — JOLY et FILHOL, Recherches sur le lait, dans *Mémoires des savants étrangers publiés par l'Acad. de Méd. de Belgique*, p. 110, 1855. — H. FERY, *Étude comparée sur le lait de la femme, de l'ânesse* (mémoire). J.-B. Baillière, Paris, 1884. — DUCLAUX, *Le lait*, 2ᵉ tirage, Paris, 1894. (Ce livre est le recueil des mémoires originaux de M. Duclaux sur le lait.) — DU MÊME, *Principes de laiterie.* Paris (sans date), chez A. Colin. — SOXHLET, *Milch und Milchproducte.* Munich, 1886. — TARNIER, CHANTREUIL et BUDIN, *Alimentation et hygiène des enfants nouveau-nés.* Paris, 1888. — BOUCHUT, *Hygiène de la première enfance*, 8ᵉ édition, Paris, 1884. — A. GAUTIER, *Leçons de chimie biologique normale et*

Caractères généraux. — C'est un liquide opaque, blanc, présentant quelquefois des reflets jaunâtres ou bleuâtres ; il a une odeur légère et agréable ; mais cette odeur peut être modifiée par certaines conditions. Le lait absorbe les substances volatiles odorantes ; laissé dans une pièce où ont séjourné des fumeurs, il prend l'odeur du tabac ; les gaz de la houille, la térébenthine, les émanations des fosses d'aisances lui communiquent leur odeur. Si le lait de chèvre exhale parfois une odeur « de bouc », c'est parce que ces animaux séjournent dans l'étable ; cette odeur est absente dans le lait des chèvres qui vivent nuit et jour en plein air. La saveur du lait est douce et légèrement sucrée. Sa densité varie avec les espèces dont il provient ; celle du lait de vache, prise à 15°, oscille entre 1.030 et 1.036.

Le point d'ébullition du lait est un peu plus élevé que celui de l'eau ; pour le lait de vache, il est entre 100° et 101°. Lorsqu'on chauffe du lait à l'air libre, le liquide commence à « monter ou à « enlever » bien avant d'entrer en ébullition, aux environs de 80°. Le lait monte donc avant de bouillir, et les ménagères doivent savoir que, pour obtenir l'ébullition véritable, il faut briser la croûte d'albumine coagulée (frangipane) qui se forme à la surface et laisser le lait sur le feu jusqu'à l'apparition de gros bouillons.

pathologique, 2ᵉ édition. Paris, 1897. — Bunge, *Cours de chimie biologique et pathologique*. Trad. franç. de Jacquet. Paris, 1891. — Rouvier, *Le lait*. Paris, 1893. — Arthus, *Coagulation des liquides organiques*. Paris, 1894. — Langlois, Le lait. *Encyclopédie scientifique des aide-mémoire*. Paris (sans date). — François Guiraud, *Le lait de femme à l'état physiologique*. Thèse de Bordeaux, 1897, et *Archives cliniques de Bordeaux*, juillet 1887, n° 7.

Nous ne donnerons, dans le cours de cet ouvrage, que des indications bibliographiques essentielles ou récentes. Ceux qui auront besoin de la bibliographie détaillée sur une question spéciale pourront avoir recours à la *Bibliographia lactaria*, ou bibliographie générale des travaux parus sur le lait et sur l'allaitement jusqu'en 1899, publiée par le docteur H. de Rothschild, Paris, O. Doin, 584 pages, 1901. Premier supplément pour l'année 1900, paru en 1901 (97 p.). Deuxième supplément pour l'année 1901, paru en 1902.

Le point de congélation du lait est très voisin de celui du sérum sanguin ; pour le lait de vache, il oscille entre — o°,54 et — o°,57.

Des opinions divergentes ont été émises au sujet de la réaction du lait ; les uns la prétendent alcaline, les autres acide, les autres neutre ; d'autres disent qu'elle est amphotère, c'est-à-dire que le lait rougit légèrement le papier bleu de tournesol et bleuit légèrement le papier rouge. D'après Vaudin, au moment même de l'émission, le lait a une réaction acide ; l'acidité est plus marquée chez les herbivores que chez les carnassiers ; elle est beaucoup plus forte dans le lait de vache que dans le lait de femme. Si la stérilisation ne protège pas le lait animal contre l'action des ferments lactiques, l'acidité augmente progressivement après la traite, et elle s'accroît d'autant plus vite que le temps est plus chaud et plus orageux ; cette augmentation est due à la fermentation lactique, qui transforme le lactose en acide lactique (1).

COMPOSITION QUALITATIVE DU LAIT. — Le lait renferme : de l'*eau* ; des substances albuminoïdes, dont la plus caractéristique est la *caséine* ; un hydrate de carbone, le *sucre de lait* ou *lactose* ; un corps gras, le *beurre* ; des *sels* divers, particulièrement du phosphate de chaux ; des *gaz* ; et enfin des matières qu'on groupe sous le nom de *matières extractives*. C'est un aliment complet ; il contient toutes les substances nécessaires à la nutrition, aux activités fonctionnelles et à la croissance.

Pour étudier la composition chimique du lait, il faut le recueillir d'une manière aseptique, de manière à se mettre à l'abri des modifications profondes qu'engendrent rapidement les fermentations microbiennes. Il faut aussi, autant que possible, l'examiner frais ; même privé de germes, le lait conservé au repos se modifie sous l'influence du vieillissement.

Matières albuminoïdes. — Les matières albuminoïdes du lait offrent des différences suivant l'espèce animale considérée.

(1) Voyez plus loin le chapitre : *Microbes du lait.*

I. — Nous étudierons d'abord, en les prenant comme type, les matières albuminoïdes du *lait de vache*, car ce sont les mieux connues. Elles sont au nombre de trois : la caséine, la lactalbumine, la lactoglobuline. La plus caractéristique est la caséine.

La *caséine* est insoluble dans l'eau distillée, mais soluble dans les solutions alcalines on phospho-alcalines étendues, et c'est grâce à cette dernière propriété qu'elle est maintenue en dissolution dans le lait. Elle est soluble aussi dans certaines solutions de sels neutres, tels que le fluorure de sodium et l'oxalate d'ammoniaque (Arthus).

Dans le lait, comme dans les solutions alcalines, elle n'est pas précipitée ou coagulée par la chaleur ; mais elle est précipitée par les acides minéraux ou organiques, par le sulfate de magnésie et le chlorure de sodium à saturation et à froid. Lorsqu'on a précipité la caséine du lait par un de ces agents, la liqueur transparente séparée du précipité donne un coagulum à la température d'ébullition. Ces albuminoïdes coagulables sont distinctes de la caséine ; en poursuivant l'étude de leurs réactions, on s'assure qu'elles représentent un mélange d'albumine et de globuline ; il y a donc dans le lait une *lactalbumine* et une *lactoglobuline*. Telle est l'opinion généralement adoptée. Cependant, M. Duclaux n'a cessé de la discuter ; il incline à penser qu'il n'y a dans le lait qu'une seule matière albuminoïde, la caséine ; celle-ci, comme les autres substances quaternaires, change avec les conditions où elle est placée, ce qui n'empêche pas qu'elle est toujours de la caséine.

Les auteurs qui admettent la multiplicité des matières albuminoïdes du lait avancent que, dans le lait de vache, il y a 3 p. 100 de caséine et 0,3 p. 100 d'albumines solubles (1).

D'après M. Duclaux, la caséine se trouverait dans le lait sous trois états : une partie est complètement dissoute ; une partie est en suspension et se voit sous forme de fines granu-

(1) Schlossmann, Ueber die Eiweisstoffe der Milch und die Methoden ihrer Trennung. *Zeils. f. phys. Chemie*, XXII, 1896, p. 197, 226.

lations au microscope; une troisième partie, qui passe à travers le filtre de papier, mais qui reste à la surface du filtre de porcelaine, serait à l'état muqueux ou colloïdal. M. Arthus pense qu'il n'y a pas lieu de distinguer la caséine dissoute de la caséine colloïdale; quant à la caséine en suspension, rien ne démontre qu'elle existe dans le lait au moment de sa formation et qu'elle ne se dépose pas sous l'influence du vieillissement. Quoi qu'il en soit, l'eau ajoutée au lait de vache augmente la proportion de caséine dissoute.

La propriété la plus remarquable de la caséine est qu'elle se coagule sous l'influence d'un ferment soluble qui existe dans l'estomac de tous les mammifères, surtout abondant chez les jeunes sujets, et qu'on nomme *présure*, ou *lab-ferment*, ou *pexine*. La présure retirée des caillettes de veaux ou de chevreaux est utilisée pour coaguler le lait dans la fabrication du fromage.

La coagulation du lait par la présure est la première phase de la digestion gastrique du lait. Aussi l'étudierons-nous avec quelques détails.

Remarquons d'abord que la coagulation du lait par la présure diffère de la précipitation par les acides. Celle-ci, soit qu'on la provoque *in vitro* avec de l'acide acétique, soit qu'elle se produise spontanément, sous l'influence de la fermentation lactique (auto-acidification), présente des caractères spéciaux qu'il faut d'abord rappeler, pour les opposer à ceux de la coagulation par la présure.

Lorsqu'on ajoute au lait de vache un acide dilué, minéral ou organique, on voit la caséine se précipiter sous forme de petits flocons blanchâtres, faiblement réfractiles. On a donné du phénomène des explications différentes, suivant les idées qu'on se fait de la constitution de la caséine. En réalité, l'acide paraît agir sur le phosphate de soude bibasique, nécessaire à la dissolution de la caséine ou, au moins, à son maintien à l'état colloïdal. Ce sel, en présence de l'acide, devient monobasique et perd sa réaction neutre ou alcaline pour devenir acide. D'autre part, l'acidification rend soluble le phosphate de chaux en suspension, et le précipité qui se forme ne contient presque plus de sels et laisse très peu de cendres après la calcination. Les acides provoquent donc un phénomène de précipitation avec séparation très accusée de la matière minérale et de la matière organique.

Une température élevée favorise la précipitation de la caséine par les acides. Le précipité formé par les acides est soluble dans un excès de réactif, mais incomplètement.

Voici maintenant comment agit la présure.

Si on ajoute de la présure à du lait de vache et si ce mélange est maintenu à une température de 30° à 40°, le liquide se prend d'abord en une masse blanche gélatineuse, tremblotante, à cassure irrégulière, que le milieu soit acide, neutre ou alcalin ; puis, surtout si on malaxe le caillot, comme dans la fabrication des fromages, il exsude le liquide qui l'imprègne et se contracte jusqu'au tiers ou au quart de son volume primitif ; il nage alors dans un liquide jaune verdâtre transparent (lacto-sérum ou petit lait). La caséine, en se coagulant, englobe la presque totalité de la matière grasse du lait et une bonne partie du phosphate de chaux ; le lactose et les autres sels dissous dans l'eau entrent donc seuls dans la composition du petit lait.

Le coagulum du lait de vache obtenu par la présure est compact ; il forme un bloc assez homogène, peu floconneux, qui reproduit la forme du vase dans lequel est enfermé le lait. Il est riche en sels.

Ce phénomène de la coagulation par la présure diffère essentiellement de la précipitation par les acides ; il différerait aussi, d'après Hammarsten, Arthus et Pagès, d'une coagulation véritable. Ce serait un phénomène spécial qu'il faudrait appeler *caséification* ; les auteurs précités le considèrent comme un dédoublement en albumine soluble (lacto-protéose) et en caséum, qui forme avec les sels de chaux un composé insoluble. M. Duclaux pense que cette coagulation est le résultat d'une simple modification dans le mode d'agrégation des molécules.

Il est certaines conditions qui modifient la forme du coagulum de présure. Au lieu de former un bloc homogène, il devient floconneux, quand on agite le lait au moment de la coagulation, quand le lait est étendu d'eau, quand il est à une basse température, ou encore quand on y ajoute une solution alcaline. Ces faits sont utiles à connaître pour l'allaitement.

La présure n'existe pas seulement dans la muqueuse gastrique des mammifères. Les fleurs d'artichaut en renferment et sont utilisées, dans l'Ouest de la France, à la fabrication du fromage. Certains microbes sécrètent, ainsi que l'a montré M. Duclaux, un ferment soluble qui possède les mêmes propriétés. Nous reviendrons sur ce dernier point.

MM. Gley et Camus ont déterminé quelques faits nouveaux concernant l'action de la présure. Ils ont reconnu qu'elle agit encore à 0°. D'autre part, ils ont pu chauffer la présure, *préalablement desséchée*, à plus de 100° et jusqu'à 140°, sans qu'elle perdît son activité, qui se manifeste quand on a redissous le ferment après refroidissement. Il en résulte que l'on pourra maintenant étudier l'action du ferment stérilisé sur le lait stérilisé. Au contraire, les solutions aqueuses de présure, si elles ont été préalablement neutralisées, sont facilement détruites par la chaleur, même modérée ; elles le sont, par exemple, à 40°, et c'est l'eau distillée qui, à cette température, exerce une influence nuisible sur le ferment ; la quantité de ferment détruite est d'autant plus grande que l'action de la chaleur (40°) a duré plus longtemps ou que la quantité d'eau en contact avec le ferment est plus considérable (1).

Enfin, M. Briot a montré qu'il y a dans le sang des animaux une substance empêchant l'action de la présure sur le lait ; si on injecte de la présure aux animaux, on augmente notablement l'action antiprésurante de leur sérum (2).

II. — Les matières albuminoïdes du *lait de femme* ont été

(1) GLEY et CAMUS, Influence de la température et de la dilution sur l'activité de la présure. *Archives de physiologie*, n° 4, octobre 1897.

(2) *C. R. de l'Acad. des sciences*, 29 mai 1899.

moins étudiées que celles du lait de vache. Elles paraissent, en tout cas, s'en distinguer par plusieurs caractères.

La *caséine* du lait de femme se précipite très difficilement par les acides, les sels et la présure des animaux. Si nous faisons agir les acides, elle se précipite en grains très fins, solubles dans un excès d'eau. Ces grains sont si fins, que Béchamp et Maggenhofen ont nié la précipitation du lait de femme par les acides et que, pour retirer la caséine du lait de femme, Dumas conseillait de ne pas se servir des acides, mais de porter à l'ébullition le lait additionné de son volume d'alcool, ou bien de le précipiter par le sulfate de magnésie à saturation. Les acides ont donc une très faible action sur la caséine du lait de femme.

Si on fait agir la présure de l'estomac du veau sur le lait de femme, la coagulation se produit, mais d'une manière lente et incomplète, ce qu'explique cette remarque de Simon, Joly et Filhol : que le lait d'un animal n'est bien coagulé que par la présure provenant d'un animal de la même espèce. De plus, le coagulum est différent de celui qui est obtenu avec le lait de vache ; il est à flocons très fins et granuleux.

Qu'on emploie les acides ou la présure, le liquide dans lequel nagent les petits grains est toujours louche.

D'après M. Arthus, ces différences entre le lait de vache et le lait de femme, quant à la précipitation par les acides et à la coagulation par la présure, tiennent d'abord à la faible teneur du second en caséine et ensuite à sa constitution saline différente. La précipitation du caséum entraîne, comme avec le lait de vache, la plus grande partie de la matière grasse et une partie du phosphate de chaux : mais le caillot du lait de femme en renferme infiniment moins que le caillot du lait de vache, probablement parce que la coagulation du premier se fait par petits flocons, et la coagulation du second par gros blocs homogènes.

La caséine du lait de femme se distinguerait encore de celle du lait de vache en ce que, dans les digestions artificielles avec la pepsine chlorhydrique, elle ne donne pas de paranucléine.

Le lait de femme renferme, proportionnellement à la totalité des matières azotées, moins de caséine et plus d'albumine que le lait de vache ; d'après Schlossmann, la proportion serait de 1 à 2 p. 100 de caséine et de 0,50 p. 100 d'albumines solubles.

Aux trois substances albuminoïdes (caséine, albumine, globuline) déjà retirées du lait, il faut, d'après Wroblewski, en ajouter une quatrième, l'opalisine, ainsi nommée à cause de la couleur de ses solutions. Cette substance, de formule $C^{150} H^{292} Az^{43} PS^6 O^{68}$, abondante dans le lait de femme, où elle rend la caséine difficilement précipitable, est moins abondante dans le lait de jument et moins encore dans celui de vache. Sa proportion, dans ces trois laits, constitue donc une nouvelle différence à signaler entre eux (1).

Lactose. — Le lait renferme une matière ternaire (hydrate de carbone), un sucre, qui est le *lactose* ou le *sucre de lait* ($C^{12} H^{24} O^{11}$). Le lactose est soluble dans 6 parties d'eau froide et il est dans le lait en dissolution parfaite. Il est insoluble dans l'alcool et l'éther anhydre. Il est cristallisable et dévie à droite le plan de polarisation. Il a un goût légèrement sucré. Par l'action combinée des acides étendus et de la chaleur, le sucre de lait se dédouble en glucose et galactose. Il réduit la liqueur cupro-potassique comme le glucose ; mais son pouvoir réducteur est plus faible. Le lactose est, avec le raffinose, le seul sucre qui, traité par l'acide nitrique, donne de l'acide mucique (environ 40 p. 100); les autres sucres donnent de l'acide saccharique. Il ne subit pas, ou subit très difficilement, à l'inverse du glucose, du saccharose et du maltose, la fermentation alcoolique sous l'influence de la levure de bière.

Le lactose du lait de femme différerait, d'après Béchamp, de celui du lait de vache, non par sa composition, mais par la forme de ses cristaux.

La matière grasse du lait. — La matière grasse se trouve suspendue dans le sérum du lait à l'état de fine émul-

(1) *Zeits. f. phys. Chemie*, XXVI, 308, 314; 1898.

sion. Quand on examine au microscope une goutte de lait, on
y voit un grand nombre de globules, à contours nets et épais,
entourés d'un liséré fin et brillant. Ce sont les *globules gras
du lait*, découverts par Leuwenhoeck. On a beaucoup discuté
sur la question de savoir si ces petites sphères de graisse ont
une membrane d'enveloppe ; aujourd'hui on tend à admettre,
avec M. Duclaux, qu'elles n'en ont pas. Comme toutes les

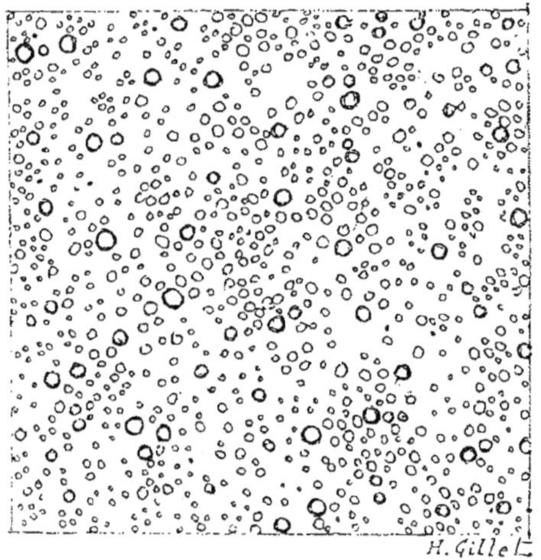

Fig. 1. — Lait de femme à l'état frais (3 mois 1/2 après l'accouchement)
Grossiss. : 370.

graisses, les globules gras du lait représentent une combinaison d'acides gras et de glycérine avec élimination d'eau. Ils
sont constitués par les matières grasses neutres ordinaires :
trioléine, tripalmitine, tristéarine, avec de petites quantités de
quelques autres triglycérides. Le beurre du lait de femme est
riche en oléine et pauvre en triglycérides d'acides gras volatils ; celui du lait de vache, riche en triglycérides d'acides
gras volatils, renferme moins d'oléine que le lait de femme.

Le diamètre des globules gras du lait est variable et oscille
entre 2 μ et 20 μ. Le lait de femme est celui qui renferme les
plus gros globules. Devergie les a divisés en globules *gros*,

moyens et *petits* ; il a avancé que les laits à gros globules sont les plus riches en matières grasses. Fleischmann a adopté sa manière de voir et a ajouté qu'un lait ancien contient plus de gros globules qu'un lait récent. M. F. Guiraud n'a pu vérifier ces assertions ; il résulte de ses recherches que les globules sont d'autant plus gros et d'autant moins nombreux que le lait est plus récent, et qu'on peut rencontrer un excès de matière grasse avec de très fins globules. Quelques faits nous portent à croire qu'un lait à très petits globules est susceptible de provoquer de la diarrhée. C'est un point sur lequel nous reviendrons (1).

Ces globules sont moins lourds que l'eau ; aussi ont-ils une tendance à monter à la surface pour constituer la *crème*. Mais il faut remarquer que les gros globules, ceux qui ont 10 μ environ, montent plus facilement à la surface et forment plus spécialement la crème ; les fins globules s'arrêtent souvent en route.

Le lait, agité avec l'éther, ne lui cède sa matière grasse que si on l'additionne, au préalable, de lessive de soude caustique.

Matières extractives. — On a signalé la présence dans le lait de la lécithine (1 gramme par litre dans le lait de vache, près du double dans le lait de femme), de la cholestérine (o gr. 3 par litre dans le lait de femme), de l'urée, de la créatine, du pigment jaune des graisses (lipochrome), de la dextrine, de substances incristallisables et optiquement actives (Denigès), de produits odorants solubles dans le sulfure de carbone, de l'acide phosphocarnique (Siegfried). Ce dernier corps, encore appelé acide phosphocréatique ou nucléone, aurait pour fonction le transport dans l'économie de l'acide phosphorique, de la chaux et du fer ; le lait de vache en renfermerait o,566 p. 1.000, et le lait de femme, 1,24 p. 1.000.

Henkel et Soxhlet ont découvert l'acide citrique dans le lait de vache ; il s'y trouve dans la proportion de 1 gramme à

____

(1) Voyez plus loin le chapitre : *Incidents de l'allaitement maternel.*

1 gr. 5o par litre. Il existe dans le lait de femme, mais en moins grande quantité (Scheibe). Il forme des citrates alcalins.

Danilewsky a trouvé, dans le lait de vache, une substance extractive facilement soluble dans l'alcool. La solution alcoolique de cette substance, additionnée de baryte caustique et légèrement chauffée, prend une belle coloration rouge. Le lait de femme présente encore plus nettement cette réaction. L'auteur n'a pas réussi à déterminer la nature de cette substance. Il indique seulement qu'aucune autre partie constituante de l'organisme animal ne fournit cette réaction, tandis que, dans le règne végétal, dans les graines, et en général partout où se développe la vie embryonnaire, cette réaction se retrouve (1).

Réaction d'Umikoff (2). — Si on chauffe 5 centimètres cubes de lait de femme additionnés de 2 cmc. 5 d'une solution d'ammoniaque à 10 p. 100, au bain-marie à 60°, ce lait prend une coloration rouge violet. Cette réaction, à peu près constante dans le lait de femme, fait toujours défaut dans le lait de vache et dans le lait des herbivores. N. Sieber (3) a recherché les causes de cette réaction. Elle lui parait attribuable au sucre de lait, au fer, mais surtout à *l'acide citrique*, qui se trouve complètement précipité, dans le lait de vache, par l'ammoniaque, à l'état de sel de calcium, alors que le lait de femme ne contient pas une suffisante quantité de chaux pour précipiter tout son acide citrique dans les mêmes conditions. La réaction permet, dans tous les cas, de distinguer avec certitude le lait d'un herbivore quelconque du lait de femme. Permet-elle aussi de déterminer l'âge du lait de femme? D'après Umikoff, la coloration est d'autant plus intense que la lactation est plus avancée ; mais, d'après Brudzinski (4) et d'autres, cette assertion n'est pas justifiée.

Principes minéraux. — Les phosphates du lait. — Le lait renferme une série de sels : phosphates de chaux, de soude, de magnésie, de fer et d'alumine ; — chlorures de potassium

(1) *Soc. russe d'hyg. publique*, 5 février 1901.
(2) *Jahrb. f. Kinderh.*, 1896, t. XLII, fasc. 3 et 4, p. 356.
(3) *Zeits. f. phys. Chemie*, XXX, 101 à 113; 1900.
(4) *Kronika lekarska*, 1901, t. XXII, p. 1028.

et de sodium; — carbonate de soude. On y a trouvé du manganèse et des traces de fluor et de silice.

Le principal de ces sels est le phosphate tribasique de chaux. Une partie de celui-ci est dissoute, une à l'état colloïdal, une autre est en suspension et se montre au microscope sous la forme d'une poussière dont les grains ont moins de 1/2000 de millimètre (Duclaux). On a remarqué que les granulations phosphatiques visibles au microscope font défaut et sont peu nombreuses dans le lait qui vient d'être recueilli, et augmentent en nombre à mesure que le lait vieillit. En tout cas, les 2,5 environ du phosphate de chaux ne traversent pas le filtre de porcelaine.

Le phosphate tribasique de chaux est complètement insoluble dans l'eau. On s'est demandé comment une bonne partie de ce sel est maintenue en dissolution dans le lait. Autrefois, on invoquait la réaction acide de ce liquide, opinion aujourd'hui abandonnée. Puis on a admis que les phosphates sont dissous grâce à leur combinaison aux matières protéiques; Hammarsten pense que le phosphate de chaux fait partie intégrante de la caséine (ce que nie M. Duclaux), Lubavin de la nucléine, Siegfried de l'acide phosphocarnique, auquel le fer serait combiné comme la chaux. Mais, d'après M. Vaudin, dont les recherches nous semblent à l'abri de la critique, ce sont les citrates alcalins qui, en présence du lactose, maintiennent en dissolution le phosphate de chaux, même dans un liquide neutre ou faiblement alcalin (1).

Il est encore un facteur dont il faut peut-être tenir compte. Le lait, au moment de la traite, contient une forte proportion d'acide carbonique, capable de maintenir en solution une notable quantité du phosphate de chaux. Si ce sel se dépose en partie après la traite, c'est sans doute, pour une part, parce que l'acide carbonique se dégage dans l'atmosphère.

Gaz. — Par la pompe à mercure, on extrait du lait des gaz

(1) Vaudin, Sur le phosphate de chaux en dissolution dans le lait. *Ann. de l'Institut Pasteur*, 1894, p. 502 et 865.

qui y sont en dissolution; pour 100 volumes, le lait de vache renferme 3 volumes de gaz. Ceux-ci sont formés d'acide carbonique, d'oxygène et d'azote. C'est l'acide carbonique qui domine.

EXAMEN MICROSCOPIQUE DU LAIT. — Lorsqu'on examine le lait au microscope, on voit qu'il est constitué par un liquide incolore, transparent, tenant en suspension des globules arrondis très nombreux, à contours très nets, à centre brillant, très réfringents; ces globules sont les globules gras du lait; ils nagent dans le lactoplasma, qui tient en solution la caséine, le lactose et les sels.

Ces globules portent souvent avec eux des fragments de *matière protoplasmique* (Heidenhain, Dogiel, Nissen, Cohn, Lourié). Si on met sous le microscope une goutte de lait frais, colorée avec de la thionine phéniquée ou une solution aqueuse de bleu de méthylène, on peut voir, accolé à un globule gras, un croissant de substance colorée; parfois, les extrémités du

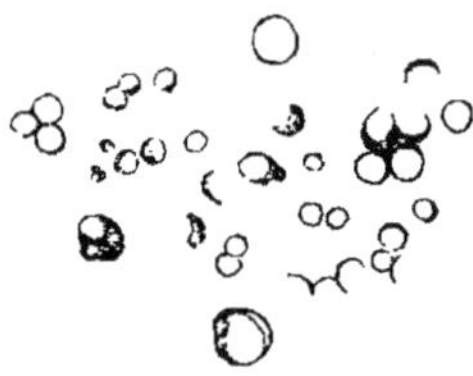

FIG. 2. — Collerette protoplasmique de certains globules gras. (Préparation obtenue par dessiccation, action de l'alcool-éther et coloration à la thionine; la graisse est dissoute par l'alcool-éther; il ne reste que la collerette protoplasmique.)

croissant se touchent et forment un anneau; ailleurs, au contraire, le croissant est réduit à une petite boule attachée à un globule gras (fig. 2). Ces éléments ne se colorent pas par le vert de méthyle, qui est un colorant nucléaire exclusif; ils ne sont donc pas de nature nucléaire; ils représentent un fragment du protoplasma de l'épithélium mammaire, qui est resté attaché au globule gras, au moment de l'excrétion de celui-ci. En étudiant la sécrétion du lait et le colostrum, nous reviendrons sur ces corps protoplasmiques qui affectent la forme d'un croissant, d'un anneau ou d'une boule.

L'ébullition du lait ne les détruit pas. Ils ne se voient que dans le lait de femme ; ils font défaut dans le lait de vache (1).

En outre des globules gras et de leurs corps protoplasmiques, l'examen microscopique permet d'apercevoir, quand le lait est un peu vieux, de fines granulations (moins de 1/2 μ), qui sont du phosphate de chaux ou de la caséine en suspension.

STRATIFICATION DU LAIT AU REPOS. — Le lait de vache, recueilli et conservé d'une manière aseptique, prend, après un certain temps de repos absolu, un aspect spécial ; il se stratifie d'une manière particulière :

1° Au fond de l'éprouvette, on voit un dépôt très peu abondant d'une substance solide, qui tranche par sa blancheur mate sur le reste du liquide. C'est un dépôt pulvérulent de *phosphate tricalcique* ;

2° Au-dessus se trouve un dépôt épais et blanc, plus ou moins abondant, formé de fines particules en suspension. Ce dépôt est formé de *caséine* en suspension ;

3° Au-dessus de ce dépôt, vient une couche opalescente, un peu jaunâtre, qui renferme le sucre de lait ou *lactose*, plus de la *caséine dissoute* ;

4° Enfin, à la surface, s'est rassemblée la matière grasse, le beurre, que sa faible densité fait surnager au-dessus des autres couches et qui apparaît au microscope formée de globules graisseux serrés les uns contre les autres. Cette couche graisseuse est la *crème* du lait ; quand on l'enlève, il reste le *lait écrémé* ou *lait maigre*.

COMPOSITION QUANTITATIVE DU LAIT. — La composition quantitative du lait est sujette à de grandes variations. Elle varie d'abord avec l'espèce : le lait de femme a une compo-

____

(1) Mlle R. LOURIÉ, *Contribution à l'étude des éléments figurés du colostrum et du lait*. Thèse de Paris, 31 janvier 1901.

sition différente du lait de vache. Dans une même espèce, elle varie avec la race : il y a des vaches dont le lait est riche en beurre (vaches beurrières), d'autres dont le lait est riche en caséine (vaches fromagères). D'après Vernois et Becquerel, semblables différences s'observent chez la femme.

Le degré de concentration du lait semble en rapport avec la quantité de ce liquide sécrétée en vingt-quatre heures. Vernois et Becquerel ont avancé que, chez la femme, un lait abondant est en même temps plus concentré, sauf en beurre, tandis qu'il est plus aqueux chez la vache.

D'après ces mêmes auteurs, il y aurait un antagonisme entre la richesse du lait en beurre et en caséine soluble et sa richesse en caséine insoluble et en sucre. Tarnier et Chantreuil ont remarqué que le sucre augmente en même temps que l'eau, tandis que les autres principes solides diminuent.

L'abondance et la composition du lait sont influencées par un certain nombre de conditions physiologiques : période de l'allaitement, heure de la traite, phase de la traite ou de la tétée (le lait n'a pas la même composition au commencement et à la fin), régime alimentaire, conditions de vie de la femelle laitière, race à laquelle elle appartient. La composition du lait peut enfin être modifiée par les maladies. Ces influences seront étudiées par la suite (1).

Les oscillations de la composition quantitative n'empêchent pas qu'en se plaçant dans des conditions semblables, et surtout en prenant des moyennes, on arrive à des nombres à peu près équivalents pour les proportions de caséine, de beurre, de sucre de lait et de sels contenues dans le lait d'une même espèce animale. Ainsi, en analysant des séries de mélanges de laits de plusieurs vaches, on obtient des chiffres sensiblement voisins. Nous devons connaître ces moyennes, car elles sont des points de repère indispensables.

Voici un tableau (2) qui représente la composition moyenne

(1) Voir surtout : Première partie, chap. III; deuxième partie : section I, chap VII; section III, chap. I et V.

(2) D'après les analyses de A. Gautier, Féry, Gautrelet, F. Guiraud,

du lait de femme et des laits des animaux domestiques qui ont été employés pour l'alimentation des jeunes enfants :

Pour 1.000	Lait de femme	Lait de vache	Lait de chèvre	Lait d'ânesse
Caséine et albuminoïdes...........	16	33	38	16
Lactose...........	65	55	43	60
Beurre...........	35	37	45	18
Sels.............	2,5	6	7	5
Densité à + 15°...	1.032	1.033	1.034	1.033

La proportion des sels qui entrent dans la composition du lait est représentée dans les tableaux suivants, dont les chiffres diffèrent notablement suivant les auteurs.

	FEMME		VACHE		
Chlorure de sodium . .	»	1,35	0,81	0,46	0,962
— de potassium.	0,70	0,41	3,41	0,99	0,870
Phosphate de chaux. . .	2,50	3,95	3,87	3,46	1,477
— de soude. . .	0,40	traces.	»	»	»
— de magnésie.	0,50	0,27	0,87	0,66	0,336
— de fer	0,01	traces.	traces.	0,25	»
Carbonate de soude. . .	»	»	»	0,67	»
Soude en excès (à l'état de lactate ou de caséinate).	0,30	»	»	»	»
Sulfate et silicate de potasse	»	»	»	0,79	»
Fluorure de calcium . .	»	traces.	traces.	»	»
Citrate de potassium . .	»	»	»	»	0,495
— de magnésium. .	»	»	»	»	0,367
— de calcium. . . .	»	»	»	»	2,133
	(Schwartz)	(Filhol et Joly)		(Marchand)	(Soldner)

Pfeiffer, Ch. Michel, Camerer et Söldner. Il faut remarquer que les chiffres du tableau ci-dessus sont très différents de ceux que donnaient les analyses anciennes de Becquerel et Vernois, F. Simon, etc. Celles-ci indiquaient que le lait de femme renferme 40 grammes par litre de matières albuminoïdes et seulement 40 à 45 grammes de lactose; ces chiffres sont erronés, et l'erreur provenait de ce qu'on

Voici un tableau emprunté à Bunge :

POUR 1.000	LAIT DE VACHE	LAIT DE FEMME
Potasse (K^2O)	1,766	0,762
Soude (Na^2O)	1,110	0,257
Chaux (CaO)	1,599	0,342
Magnésie (MgO)	0,210	0,065
Oxyde de fer (Fe^2O^3)	0,003	0.005
Anhydride phosphorique (Ph^2O^5)	1,974	0,468
Chlore (Cl)	1,697	0,445

Les chiffres suivants sont dus à Pagès(1) ; 1.000 centimètres cubes de lait contiennent :

	Femme	Anesse	Jument	Vache	Chèvre	Chamelle	Brebis	Chienne
Chlore	0,5	0.3	3,0	1,3-0,9	1,5-2,0	3,0	0,9	1,4
Acide phosphorique	0,3	1,2	0.8	1,4-2,5	2-2,2	1,5	3,7	4,2
Chaux	0,2	1.5	0,6	1.2-2,0	1,9-2,0	1.7	3.0	4,0
Potasse	0,8	0,3	0,3	2,5-2,0	1,9-3,0	3,0	1,6	1,4
Soude	0,6	0,9	2,0	0,5-0,9	0,5-0,5	1,0	0,6	0,7

D'après M. Michel (2), 1 litre de lait de femme renferme :

Chaux	0 gr. 402
Acide phosphorique	0 gr. 436

Les analyses de M. Hugounencq (3) ont donné pour 100 grammes de cendres de lait de femme :

dosait le sucre au polarimètre, qui donnait un chiffre trop faible, et de ce qu'on calculait les albuminoïdes par différence, ce qui donnait un chiffre trop fort. De plus, on ne tenait pas compte comme aujourd'hui des différences de composition qui se manifestent au cours d'une même journée ou d'une même traite.

(1) PAGÈS, *Physiologie de la matière minérale du lait*. Thèse de doctorat ès sciences naturelles, Paris, 1894.

(2) CH. MICHEL, Lait de femme et utilisation de ses matériaux nutritifs dans l'organisme du nouveau-né sain. *L'Obstétrique*, 1897, n° 6, p. 518.

(3) *Acad. des sciences*, 29 mai 1899.

Anhydride phosphorique 21,30
Chaux. 14,79
Magnésie. 2,87
Chlore. 19,73
Peroxyde de fer 0,18
Potasse 35,15
Soude. 10,43

J. Friedjung et Jolles se sont occupés de la teneur du lait en *fer*; ils ont trouvé que, dans le lait de femme, la proportion de fer varie entre 3 mmgr. 52 et 7 mmgr. 21 par litre (moyenne 5 mmgr. 09); dans le lait de vache, la proportion de fer est de 1 mmgr. 58 par litre (1).

Ces chiffres montrent en somme que le phosphate de chaux est la substance minérale prédominante du lait. Ce corps entre pour beaucoup dans la valeur alimentaire de ce liquide. C'est avec lui que le jeune animal en lactation constitue son système osseux. Un autre fait à relever est la richesse en potasse; à l'inverse du plasma sanguin, le lait renferme plus de potasse que de soude.

LE LAIT DANS LES DIVERSES ESPÈCES. — Dans cet exposé, nous avons eu surtout en vue des laits qui servent le plus souvent à l'alimentation de l'enfant du premier âge, le lait de femme et le lait de vache. Nous pouvons résumer leurs caractères dans les tableaux suivants :

LAIT DE FEMME. — *Réaction* faiblement acide. — *Matières protéiques :* faible quantité; il y a à peu près trois parties de caséine pour une partie d'albumines solubles. La caséine coagule difficilement et en grains très fins; dans les digestions artificielles, elle ne donne pas de paranucléine. — *Lactose :* proportion considérable. — *Beurre :* quantité assez grande; sous forme de gros globules; riche en oléine. — *Matières extractives :* richesse en lécithine et en acide phosphocarnique; pauvreté en acide citrique. — *Réaction d'Umikoff :* positive. — *Matières minérales :* le poids total des cendres est faible; proportion de fer toutefois plus considérable que dans le lait de vache.

LAIT DE VACHE. — *Réaction* acide. — *Matières protéiques :* pro-

(1) *Archiv f. Kinderh.*, t. XXXII, Fasc. 1, 2; 1901.

portion considérable ; il y a neuf fois plus de caséine que d'albumine ; la caséine coagule facilement et à gros flocons ; dans les digestions artificielles, elle donne de la paranucléine. — *Lactose :* proportion moyenne. — *Beurre :* proportion considérable ; sous forme de globules assez petits ; riche en triglycérides d'acides gras volatils. — *Matières extractives :* pauvre en lécithine et en acide phosphocarnique ; riche en acide citrique. — *Réaction d'Umikoff :* négative. — *Matières minérales :* proportion considérable ; richesse en phosphate de chaux.

On a voulu prendre le lait de femme et le lait de vache comme des prototypes et diviser les laits en deux catégories : aux *laits faibles*, dont le lait de femme serait le type, se rattacheraient le lait d'ânesse et le lait de jument ; les caractères de ce groupe seraient la faible quantité de la matière minérale et de la matière protéique et la difficulté de faire coaguler la caséine. Aux *laits forts*, dont le lait de vache serait le type, se rattacheraient le lait de chèvre et le lait de brebis ; les caractères de ces laits seraient la forte proportion des matières minérales et azotées et la facilité de coagulation de la caséine. Cette classification ne correspond pas entièrement aux résultats des analyses faites avec des méthodes rigoureuses, et elle ne donne, en tout cas, qu'un groupement superficiel. Certains chimistes, au premier rang desquels il faut placer Bunge, se sont efforcés d'aller plus loin et de découvrir les lois qui régissent les différences de composition des laits des diverses espèces.

LOIS DE LA COMPOSITION DU LAIT DANS LES DIVERSES ESPÈCES. — Si on examine un tableau où se trouve représentée la composition quantitative du lait des différents mammifères, groupés d'après la classification zoologique, de prime abord on n'aperçoit que désordre, et il semble impossible de découvrir la clef des surprenantes différences que l'on constate. Tandis que les albuminoïdes (caséine ou albumine) ne se trouvent dans le lait humain que dans la proportion de 1,6 p. 100, dans le lait du lapin il y en a plus de 6 fois autant ; dans celui du chien, 10 fois autant, et 40 fois autant dans celui du dauphin. Le sucre de lait se rencontre en quantité maxima dans le lait humain ; il y en a 3 fois moins dans le lait du lapin. Inversement, les cendres sont en quantité 12 fois plus grande dans le lait du lapin que dans le lait humain.

Bunge (1) croit avoir trouvé la raison de ces différences. Il considère séparément les principes nutritifs qui servent surtout à la construction du corps : albuminoïdes et sels, et, d'autre part, ceux qui servent surtout à satisfaire les exigences calorigènes de l'organisme : lactose et beurre.

Pour les premiers, la loi de composition est celle-ci : « Les matières albuminoïdes du lait et les substances minérales plastiques (c'est-à-dire la chaux et l'acide phosphorique) sont en proportion d'autant plus grande que le jeune mammifère s'accroît plus rapidement. » Le nourrisson humain a une croissance faible ; il double de poids en 180 jours ; le lait de femme contient 1,6 p. 100 d'albuminoïdes et 0,2 p. 100 de cendres, 0,033 p. 100 de chaux, 0,047 p. 100 d'acide phosphorique. Le lapin a doublé de poids au sixième jour ; le lait de lapin renferme 10,4 p. 100 d'albuminoïdes, 2,5 p. 100 de cendres, 0,891 p. 100 de chaux et 0,997 p. 100 d'acide phosphorique.

En ce qui concerne le sucre et la graisse, l'explication de Bunge paraît plus hypothétique. Le beurre a un pouvoir calorigène qui est le double de celui du lactose. Par suite, le besoin de graisse doit être plus grand pour les animaux des climats froids que pour ceux des climats chauds. Le lait sera donc riche en graisse et pauvre en lactose chez les mammifères des régions septentrionales (renne), ou pour les animaux aquatiques (dauphin), l'eau étant meilleur conducteur de la chaleur que l'air ; ce sera le contraire pour les animaux des pays chauds (chameau, lama) ou pour ceux qui vivaient originairement en climat chaud, qui ont une origine tropicale, comme le cheval, l'âne et l'homme.

(1) C. von Bunge, *Cours de chimie biologique*. Traduction française de Jacquet, 1891, p. 98. — *De l'impuissance croissante des femmes à allaiter leurs enfants. Causes de cette impuissance et moyens d'y remédier.* Traduit en français par Legrain. Paris, 1900, chez Fischbacher et à l'Union française anti-alcoolique.

Cette adaptation de la composition du lait à sa fonction spécifique va plus loin encore. En incinérant le cadavre d'animaux à la mamelle (chien, lapin, chat), Bunge a établi que *les cendres totales du jeune animal présentent une analogie de composition très grande et qui va presque jusqu'à l'identité avec les cendres du lait de la mère* (1). Cette composition des cendres varie d'une espèce à l'autre, mais, dans la même espèce, le parallélisme se maintient entre le squelette minéral du jeune animal et les cendres du lait maternel. Cette concordance entre la composition des cendres du nourrisson et celle des cendres du lait qui le nourrit est d'autant plus remarquable que les cendres du sang et, mieux encore, les cendres du sérum auquel cependant les matériaux nécessaires à la formation du lait sont empruntés, présentent une composition centésimale différente du tout au tout. Bunge énonce donc la loi suivante : « L'épithélium mammaire a l'étonnante faculté d'extraire du milieu sanguin tous les éléments minéraux constitutifs d'un lait dont la composition est totalement différente, et cela justement dans des proportions pondérales en rapport avec les besoins précis du nourrisson. » Une pareille concordance entraîne le maximum d'épargne dans les dépenses de l'économie; il est évident qu'elle n'a pas d'autre raison d'être, dit l'auteur : l'organisme maternel n'abandonne rien qui ne puisse être utilisé complètement par le nourrisson (2).

Bunge reconnaît cependant que cette concordance est en défaut en ce qui concerne la quantité de fer contenue dans le lait. Ce métal est en quantité six fois plus forte dans les cendres du jeune animal que dans le lait de sa mère. Mais Bunge explique cette apparente contradiction : le nouveau-né porte en lui, à la naissance, la réserve de fer nécessaire à l'élabo-

---

(1) Voir là-dessus les travaux d'un élève de Bunge : E. ABDERHALDEN, *Zeitsch. f. phys. Chemie*, t. XXVI, p. 499, 1898; t. XXVII, 1899, p. 356 et 408.

(2) Rob. Burrow a avancé un fait qui serait une confirmation de cette loi; d'après lui, la richesse du lait en lécithine est en rapport avec le poids relatif du cerveau des mammifères (*Zeitsch. f. phys. Chemie*, 1900).

ration de ses organes ; les analyses montrent, en effet, qu'au moment de la naissance l'organisme a son maximum de richesse en fer et qu'à mesure que l'animal se développe, cette richesse diminue. Le foie du nouveau-né, où s'accumule spécialement cette réserve martiale, contient cinq à neuf fois plus de fer que celui de l'adulte. Cet appauvrissement de la réserve de fer à partir de la naissance indique que le lait ne doit jouer qu'un rôle secondaire dans l'alimentation des enfants ayant dépassé la période de l'allaitement. Bunge, qui croit à la fécondité de la doctrine des causes finales, se demande pourquoi la nature a voulu que le fer pénétrât dans l'organisme de l'enfant plutôt par la voie placentaire que par la voie digestive ; il pense que la première est plus sûre. Si le fer arrivait avec le lait dans le tractus gastro-intestinal, ses combinaisons subiraient l'action des bactéries du tube digestif et ne pourraient être résorbées qu'en minime quantité (1).

Il faut reconnaître que tout cela est ingénieux et que le désir de trouver la raison des anomalies apparentes conduit Bunge à des aperçus intéressants.

En voici encore un exemple. Cette loi de la similitude de composition des cendres du lait et de celle du nouveau-né a été trouvée inexacte pour l'espèce humaine. Si elle est vraie pour le chien, le chat et le lapin, il résulte des recherches de Hugounencq (2), Camerer (3), de C. de Lange (4), qu'elle ne s'applique pas au petit de l'homme. Bunge a cherché la raison de cette différence, et il croit l'avoir trouvée : « La concordance signalée entre la composition des cendres du lait et

(1) E. ABDERHALDEN, Das Verhalten des Hämoglobins während der Säuglingsperiode. *Zeit. f. phys. Chemie*, XXXIV, 1902, p. 500, 516. — M. NICLOUX et VAN VYVE, Le fer dans le sang des nouveau-nés. *Soc. de Biologie*, 21 mai 1902.

(2) L. HUGOUNENCQ, La statique minérale du fœtus humain. *Journal de physiologie et de pathologie générale*, n° 4, juillet 1899; n° 1, janvier 1900, p. 1; n° 4, juillet 1900, p. 509. *C. R. de l'Académie des sciences*, 24 avril et 15 juin 1899, 2 avril et 21 mai 1900.

(3) W. CAMERER, *Zeitsch. f. Biol.*, t. XXXIV, p. 186, 1900; et t. XLIII 1-13, 1902.

(4) CORNELIA DE LANGE, *Zeitsch. f. Biol.*, 1900, p. 526.

celle du nourrisson ne peut exister que chez les mammifères
à croissance rapide, comme le lapin et le chien, et non chez
ceux qui croissent lentement, comme l'homme et le bœuf. »
Les premiers constituent une part importante de leur organisme durant l'allaitement, spécialement leur tissu osseux ;
aussi le phosphore et la chaux sont-ils proportionnellement en
bien plus grande quantité dans le lait de leurs mères que dans
celui de la femme et de la vache. Cette manière de voir trouve
un appui dans les recherches de Pagès ; cet auteur a démontré que la richesse minérale du lait d'une espèce animale déterminée est d'autant plus considérable que, dans cette espèce,
la croissance des petits est plus rapide.

On voit avec quelle perfection la nature a proportionné la
composition du lait aux besoins des différentes espèces de
mammifères. Il en découle que l'on ne peut substituer le lait
d'une espèce à celui d'une autre espèce et qu'on ne pourra
jamais fabriquer du lait de femme avec le lait d'un animal,
quelques modifications qu'on fasse subir à ce dernier.

Cette conclusion n'est pas nouvelle. L'observation a depuis
longtemps permis de l'établir. Mais les recherches de Bunge
viennent montrer une des raisons pour lesquelles on n'a pu
trouver un équivalent du lait de femme. Nous avons essayé,
avec le concours de M. Ch. Gillet, d'en faire voir une autre
en étudiant les ferments solubles de divers laits et en les
comparant entre eux. C'est ce que nous allons exposer dans
le chapitre suivant.

CHAPITRE II

Propriétés vitales du lait. — Les enzymes du lait.

C'est une vérité qu'on ne soupçonnait pas il y a peu de temps, et qui est aujourd'hui bien démontrée : le lait n'est pas un liquide inerte ; il possède quelques-unes des propriétés qui n'appartiennent qu'aux substances vivantes ; il renferme des enzymes (1) et peut-être des alexines ; il peut provoquer des réactions, telles que celle qu'on désigne sous le nom de réaction de Bordet, que la matière inerte semble impuissante à réaliser. En un mot, ce lait renferme, au moment de son excrétion, des substances que seules les cellules vivantes peuvent élaborer, qui sont comme une forme extériorisée du protoplasma, et dont l'activité représente comme un prolongement ou comme une émanation de la vie cellulaire. Ces substances font corps avec la matière protéique ; ou, pour dire autrement, les propriétés par lesquelles se révèle leur existence sont des propriétés de la matière albuminoïde.

Cette nouvelle notion a sans doute une importance consi-

---

(1) Nous emploierons comme synonymes les expressions : *enzyme, diastase, ferment soluble.*

dérable et aura de nombreuses répercussions sur la théorie et la pratique (1). Mais, dans un sujet si nouveau, il faut séparer avec soin les faits positifs et les hypothèses par lesquelles on cherche à les interpréter. Dans ce qui suit, nous rassemblerons les données qui concernent chaque ferment en particulier ; dans un chapitre ultérieur (2), nous rechercherons si ces enzymes du lait jouent un rôle dans les échanges nutritifs du nourrisson.

Le lait renferme des ferments solubles. La première mention de ce fait est due à Béchamp, qui, en 1883, démontra qu'il y a dans le lait une diastase capable de transformer l'amidon en sucre (3). Le ferment saccharifiant étant le premier qui ait été signalé dans le lait, c'est par lui que nous commencerons.

Amylase. — Béchamp a prouvé qu'il y a dans le lait de femme une substance qui exerce sur l'amidon une action saccharifiante aussi active que celle de la salive parotidienne, tandis que dans le lait de vache, de chèvre, de brebis et des autres mammifères, cette propriété n'existe pas. Bouchut (4) fut d'abord à peu près le seul à attacher une certaine importance à l'expérience de Béchamp ; il la répéta, obtint les mêmes résultats et en conclut qu'il y a entre le lait de femme et celui des animaux des différences que rien ne saurait supprimer.

En 1898, un élève d'Escherich, Moro (5), confirme à nouveau la découverte de Béchamp. Ses expériences démontrent que

(1) MARFAN, Allaitement naturel et allaitement artificiel; hypothèses sur le rôle des enzymes du lait. *La Presse médicale,* 9 janvier 1901. — Les ferments solubles du lait. Hypothèses sur leur rôle dans l'allaitement et la pathologie du nourrisson. *Revue mensuelle des mal. de l'enfance,* février 1901, p. 88.

(2) Voir le chapitre VIII de la première partie.

(3) A. BÉCHAMP, Sur la zymase du lait de femme. *C. R. de l'Acad. des sciences,* t. XCVI, 1883, p. 1508, 1509.

(4) BOUCHUT, *Hygiène de la première enfance,* p. 99. et suivantes de la 8e édition, 1884.

(5) ERNST MORO, Untersuchungen über diastatische Enzyme in den Stühlen von Säuglingen und in der Muttermilch. *Jahrb. f. Kinderheilk.,* 1898, t. XLVII, p. 342.

le lait de femme renferme une amylase puissante, tandis que le lait de vache n'a aucun pouvoir saccharifiant ; elles prouvent également que, comme Wegscheider l'a déjà indiqué, les selles des nourrissons contiennent de l'amylase, aussi bien dans l'allaitement au sein que dans l'allaitement artificiel, mais plus active dans le premier cas. Elle existe d'ailleurs dans le contenu intestinal au moment de la naissance ; mais sa quantité augmente rapidement dans les premières semaines de la vie. Le ferment saccharifiant des selles n'a donc pas pour unique origine le lait de femme ; il provient aussi de la sécrétion du pancréas et des glandes de l'intestin. Les microbes du tube digestif n'interviennent pas dans sa production.

Dans un second mémoire, publié en 1900 (1), E. Moro étudie quelques-uns des caractères de la substance saccharifiante du lait de femme. Cette substance a tous les caractères des enzymes ; en particulier, elle est détruite par la chaleur, et le lait de femme, chauffé à un certain degré, perd son pouvoir amylolytique.

Ensuite, l'auteur recherche quelle peut être l'origine de ce ferment. Vient-il du sang ? Ou est-il élaboré par l'épithélium mammaire, et l'action saccharifiante est-elle une propriété inhérente aux matières protéiques du lait de femme? C'est cette dernière hypothèse qui est la plus probable. En faveur de l'origine hématique, on pourrait invoquer la présence constante de l'amylase dans le sérum humain ; mais, alors, comment expliquer que le ferment du lait soit plus actif que celui du sérum placentaire ? Si l'amylase du lait venait du sang, le sérum de la vache ne devrait pas en renfermer ; or justement l'action saccharifiante du sérum de la vache est supérieure à celle du sérum humain.

D'après Spolverini (2), l'amylase ne serait pas propre au

(1) E. Moro, Zur Charakteristik des diastatischen Enzyms in der Frauenmilch. *Jahrb. f. Kinderh.*, 1900, N. F. LII, p. 524.

(2) Spolverini, Sur les ferments solubles du lait et sur les moyens propres à provoquer dans le lait de certains mammifères la présence

lait de femme ; on la trouverait aussi dans le lait de chienne ; on pourrait aussi la rencontrer dans le lait d'ânesse, mais elle y serait inconstante et peu active (c'est à peine si elle transforme l'amidon en érythrodextrine). Elle fait toujours défaut dans le lait de vache et le lait de chèvre. Le même auteur avance que le mode d'alimentation a une influence sur la teneur en enzymes des laits de divers animaux ; il remarque qu'on trouve les mêmes, d'une part, dans le lait de femme et le lait de chienne, c'est-à-dire dans les laits de deux espèces omnivores, et, d'autre part, dans le lait de vache et celui de chèvre, c'est-à-dire de deux espèces herbivores ; mais le cas de l'ânesse est contradictoire, puisque c'est un herbivore dont le lait se rapproche de celui de la femme. Le même auteur, ayant donné à manger à une chèvre de l'orge en germination, c'est-à-dire un aliment riche en amylase végétale, aurait vu apparaître dans le lait de cet animal, non seulement l'amylase, mais encore le ferment dédoublant le salol, qui n'y existent ni l'un ni l'autre à l'état normal. Le résultat de cette dernière expérience contredit donc les conclusions de E. Moro au sujet de l'origine de l'amylase du lait ; si elle était répétée avec succès, elle pourrait faire penser que ce ferment vient du sang et qu'il n'est pas élaboré par l'épithélium mammaire, qu'il ne fait que traverser.

MM. Nobécourt et Sevin ont repris à leur tour l'étude du ferment amylolytique du lait. Ils ont recherché les quantités d'amylase que renferment le sérum sanguin, le lait et l'urine des nourrices. Ces recherches leur ont montré que le pouvoir saccharifiant du lait et celui de l'urine sont plus faibles que celui du sérum du sang ; celui du lait est, d'ailleurs, inférieur à celui de l'urine ; mais il n'y a pas de rapports fixes entre les pouvoirs saccharifiants de ces trois humeurs. MM. Nobécourt

des ferments qui, normalement, y font défaut. *Archives de médecine des enfants*, décembre 1901, p. 705.

(1) Nobécourt et Sevin, Le ferment amylolytique chez les nourrices et les vaches laitières. *Bulletin de la Société de pédiatrie de Paris*, janvier 1902, p. 20.

et Sevin concluent de leurs recherches que l'amylase du lait peut être considérée comme un produit d'excrétion, et ils semblent peu disposés à accepter que l'épithélium de la mamelle joue un rôle dans son élaboration.

Le rôle de cet épithélium nous paraît cependant considérable. Nous en trouvons la preuve dans les faits déjà avancés par E. Moro et dans les recherches mêmes de MM. Nobécourt et Sevin. On sait que l'amylase manque dans le lait de vache ; or le sérum de cet animal a un pouvoir saccharifiant notablement plus élevé que celui de la femme, et son urine possède aussi ce pouvoir, quoique à un faible degré ; il faut donc reconnaître que l'épithélium mammaire de la vache a la faculté d'empêcher le passage de l'amylase ; son rôle est donc certain. D'autres recherches portent, d'ailleurs, à croire que l'épithélium mammaire est doué d'une activité considérable et spécifique. A ne considérer que les matériaux du lait dans l'élimination desquels son rôle doit être le moins important, à savoir les éléments minéraux, les recherches de Bunge nous ont appris que l'épithélium mammaire a la faculté d'extraire du milieu sanguin tous les éléments minéraux constitutifs d'un liquide dont la composition est totalement différente, et cela justement dans des proportions pondérales en rapport avec les besoins du nourrisson.

Quant à l'expérience de Spolverini, elle ne prévaut pas contre ces considérations. Nous savons que des ferments en apparence identiques offrent des différences suivant leurs origines ; l'amylase n'est pas une : elle varie suivant qu'elle est d'origine bactérienne, végétale, animale, salivaire, pancréatique. Le ferment de l'orge en germination n'est peut-être pas identique au ferment naturel du lait de femme ; introduit dans l'organisme de la chèvre, il est éliminé comme un corps étranger au même titre que les toxines de la diphtérie ou du tétanos.

Notons en tout cas que MM. Triboulet et Barbellion (1) ont pu faire apparaître dans le lait de chèvre l'amylase et le ferment

(1) *Progrès médical*, juin 1902, 427.

dédoublant le salol, qui n'y existent pas ordinairement, en injectant dans le péritoine de cet animal 10 centimètres cubes de lait de femme, et que ces nouvelles propriétés se conservent longtemps. On ne peut donc penser à une simple élimination, par la mamelle de la chèvre, des ferments introduits dans son organisme avec le lait de femme.

La présence de l'amylase dans le lait paraît à première vue inexplicable ; comme le dit Escherich, il semble qu'il y ait là un véritable gaspillage de la nature ; car il n'y a pas d'amidon dans le lait de la femme, et par suite la présence d'un ferment saccharifiant semble tout à fait inutile.

Pour notre part, l'existence de cette diastase dans le lait de femme nous explique un fait que nous avons observé depuis assez longtemps, sans savoir que Tarnier (1) l'avait déjà constaté : c'est que les nourrissons élevés au sein peuvent recevoir sans inconvénient des bouillies de farine beaucoup plus tôt que les enfants soumis à l'allaitement artificiel. En second lieu, comme le remarque Bouchut, elle donne la raison d'une pratique ancienne qu'on serait, au premier abord, tenté de blâmer : lorsque les nourrices donnent au nourrisson les premières bouillies de farine, elles ont coutume de lui faire prendre le sein tout de suite après ; loin d'être dangereuse, cette pratique peut avoir de bons résultats, puisque le lait de femme aide à la digestion de l'amidon.

Spolverini a affirmé qu'il y a dans le lait un *ferment glycolytique.*

Lipase ou monobutyrinase. — En 1900, nous avons montré avec M. Ch. Gillet que le lait frais décompose la monobutyrine en acide butyrique et glycérine, ce que ne fait pas le lait cuit ; nous en avons conclu que le lait renferme un ferment capable de dédoubler les graisses neutres en acide gras et

_____

(1) L'opinion de Tarnier nous est connue par M. Pinard (*Soc. d'obstétrique, de gynécologie et de pédiatrie*, janvier 1902).

glycérine, une *lipase*. Nous avons vu aussi que ce ferment, très actif dans le lait de femme, est doué d'une faible énergie dans le lait de vache. Nos recherches ultérieures, faites surtout dans le but de répondre aux objections qui pouvaient être adressées aux premières, nous ont conduit aux mêmes conclusions. L'ensemble de ces recherches sera plus tard exposé en détail par M. Ch. Gillet. Nous en donnerons ici un résumé.

Nous nous sommes servis, pour déceler la lipase, du procédé indiqué par M. Hanriot en 1896 (1). Il consiste à faire agir le liquide supposé contenir une lipase sur une matière grasse particulière, la monobutyrine, découverte par Berthelot. Le choix de cette substance était dicté par sa solubilité dans l'eau et son facile dédoublement en acide butyrique et glycérine. On mélange 10 centimètres cubes d'une solution aqueuse de monobutyrine à 1 p. 100 et 1 centimètre cube du liquide à examiner ; on ajoute quelques gouttes d'une solution alcoolique de phénol-phtaléine pour servir d'indicateur de la réaction acide ou alcaline. Le mélange étant neutralisé, on le met à l'étuve à 25° ; au bout de 20 minutes on l'en retire ; s'il est devenu acide, on en conclut que la monobutyrine a été décomposée et que l'acide butyrique a été mis en liberté. Si la réaction ne se produit pas lorsque le liquide a été chauffé au delà de 65°, si la substance active qu'il renferme traverse difficilement le filtre de porcelaine, si elle ne dialyse pas, si la plupart des antiseptiques lui laissent son pouvoir, on en peut conclure qu'elle est bien de la nature des diastases.

On peut doser l'acidité produite en y faisant tomber goutte à goutte une solution titrée de carbonate de soude. Le nombre de gouttes nécessaire pour saturer l'acidité produite mesure l'activité lipasique du liquide examiné.

En se fondant sur les résultats obtenus par ce procédé, M. Hanriot a avancé que le sérum humain renferme une lipase dont l'activité est représentée par 12.

(1) HANRIOT, Sur un nouveau ferment du sang. *C. R. de l'Acad. des sciences*, 9 novembre 1896. — Sur la lipase. *Arch. de physiologie*, 1898, p. 797.

Appliquant le même procédé à l'étude du lait, nous avons vu que le lait de femme a une activité lipasique qui varie entre 20 et 3o, et le lait de vache une activité lipasique de 6 à 8.

On a objecté au procédé de M. Hanriot qu'il n'avait de valeur que pour la monobutyrine et qu'il ne prouvait pas l'existence d'un ferment décomposant toutes les graisses neutres, un ferment méritant vraiment le nom très compréhensif de lipase. Ainsi, d'après M. Arthus, le sérum du sang renferme bien un ferment soluble qui décompose la monobutyrine ; mais ce ferment est sans action sur d'autres corps gras, l'huile en particulier ; le sérum renfermerait donc une *monobutyrinase*, mais non une lipase vraie. Nous avons recherché si, dans le lait, il en est de même que dans le sérum. Les résultats que nous avons obtenus confirment les vues de M. Arthus ; le lait, qui décompose la monobutyrine, est sans action sur l'huile de pied de bœuf. Mais ceci n'enlève rien à l'intérêt de nos constatations. Comme le fait remarquer M. Hanriot, la monobutyrine est le réactif de choix, parce que c'est une graisse soluble dans l'eau et qui, par suite, est attaquée vite et facilement. L'oléine n'a pas les mêmes propriétés, et on peut penser que son dédoublement doit être beaucoup plus lent ; et, de fait, M. Hanriot prétend que, si on laisse agir le sérum assez longtemps, il arrive à décomposer la plupart des graisses neutres. Quoi qu'il en soit, il est bien entendu que, jusqu'à de nouvelles recherches, nos résultats ne sont valables que pour la monobutyrine.

Une objection plus grave au procédé de M. Hanriot a été formulée par MM. Doyon et Morel. D'après ces auteurs, le sérum du sang, recueilli de manière à ce qu'il soit et reste aseptique, est sans action sur les corps gras ; et, d'autre part, le sérum souillé par des microbes devient spontanément acide, même sans addition de corps gras.

A la vérité, les laits sur lesquels nous avons expérimenté ayant été recueillis très proprement, les essais ayant été faits presque immédiatement après la récolte et l'expérience ayant d'ailleurs une durée assez courte, il nous paraissait bien difficile d'attribuer aux microbes du lait la décomposition de la monobutyrine. Quant à attribuer l'acidité du mélange à la fermentation du lait et non au dédoublement de la monobutyrine, l'examen de flacons témoins, renfermant du lait non mélangé de monobutyrine, nous avait assuré qu'on ne le pouvait pas.

Toutefois, pour répondre à l'objection précédente, nous avons voulu répéter ces expériences avec du lait complètement aseptique. Ici, nos recherches sont devenues plus laborieuses et elles ne sont terminées que pour le lait de femme. Mais elles nous ont bien démontré l'existence dans ce lait d'une substance capable de décomposer la monobutyrine et non élaborée par ces microbes.

Pour nous procurer du lait aseptique sans trop incommoder les femmes qui le fournissaient, nous avons procédé de la manière suivante : pour les seins, savonnage à l'eau chaude, lavage à l'alcool, puis à la liqueur de Van Swieten, puis à l'eau stérilisée ; pour la personne qui fait la traite, asepsie des mains comme pour une opération chirurgicale. On laisse perdre les premières gouttes de lait pour chasser les microbes de la partie superficielle des conduits galactophores ; puis on recueille le liquide dans un tube à large orifice qui ne touche pas la mamelle.

Le lait ainsi recueilli n'est que rarement stérile. Si on l'ensemence en milieux aérobies et anaérobies, on voit qu'il n'est complètement dépourvu de microbes que 1 fois sur 10. Il est vrai que les colonies obtenues sont très rares et très lentes à se développer.

Si on fait agir tous ces échantillons de lait sur la monobutyrine, on constate que *celui qui est complètement dépourvu de microbes agit aussi activement que les autres*, et que ceux qui sont très peu souillés décomposent aussi activement que le lait recueilli sans précaution spéciale d'asepsie.

Cette preuve suffit à démontrer l'existence, dans le lait de femme, d'un ferment dédoublant la monobutyrine. Mais nous avons voulu faire des contre-épreuves.

Nous avons d'abord examiné si la réaction se produisait en présence du chloroforme et du fluorure de sodium, qui, généralement, empêchent le développement des microbes sans gêner les actions diastasiques ; or, dans ces conditions, la réaction s'est produite, mais un peu atténuée ; ainsi, tandis que l'activité lipasique des flacons témoins est de 22, celle des flacons renfermant du chloroforme et du fluorure de sodium est de 18.

En ensemençant le lait de femme pour savoir s'il était aseptique, nous avons reconnu que, presque toujours, un seul microbe se développe, aussi bien en milieux aérobies qu'en milieux anaérobies : c'est le *Staphylococcus albus* ; beaucoup plus rarement, nous avons isolé le *Staphylococcus aureus*. Or, nous avons pu nous assurer que ces microbes, cultivés dans du lait de vache ou dans du bouillon, ne produisaient pas de substance capable de décomposer la monobutyrine.

De ces recherches, nous nous croyons autorisé à conclure que le lait de femme renferme une substance qui dédouble la monobutyrine et qui a toutes les propriétés des ferments solubles.

Ferment dédoublant le salol. — MM. Nobécourt et P. Merklen (1) ont montré que le sérum sanguin et les divers organes de l'homme, du cobaye, du lapin renferment un ferment qui dédouble le salol en phénol et acide salicylique. Ils ont trouvé aussi ce ferment dans les laits de femme, d'ânesse et de chienne ; mais ils n'ont pu le mettre en évidence dans les laits de chèvre et de vache.

D'après M. Hanriot, ce ferment dédoublant le salol ne serait autre que la lipase, qui aurait la propriété générale de dédoubler tous les éthers.

MM. Triboulet et Barbellion affirment qu'en injectant 10 centimètres cubes de lait de femme dans le péritoine d'une chèvre, on ferait apparaître dans son lait, avec la propriété de

(1) Nobécourt et P. Merklen, Un ferment du lait de femme et du lait d'ânesse. *Revue mens. des mal. de l'enfance,* mars 1901, p. 138.

saccharifier l'amidon, celle de dédoubler le salol qui n'y existait pas non plus auparavant; ces propriétés apparaissent dès
la 36ᵉ heure et persistent plusieurs semaines (1).

M. Spolverini prétend qu'en nourrissant des chèvres avec
de l'orge en germination, on fait apparaître dans leur lait,
non seulement l'amylase, mais encore le ferment dédoublant
le salol, qui n'y existe pas non plus ordinairement.

Ferment oxydant. — La réaction que le lait de vache cru
et frais donne avec la teinture de gaïac a été indiquée par
Arnold en 1881 ; mais la technique qu'il employait pour la
produire était défectueuse, et son explication du phénomène,
à savoir la présence d'ozone dans le lait frais, était erronée (2).
M. R. Dupouy (de Bordeaux) publia, en 1897, un bon travail
sur les propriétés oxydantes de certains laits. Il avança le
premier qu'il existe probablement un ferment oxydant dans
le lait de vache cru (3).

Nous avons étudié à notre tour cette réaction ; et, à notre
instigation, notre distingué interne en pharmacie M. Charles
Gillet a poursuivi de longues recherches, dont on trouvera l'exposé détaillé dans le mémoire qu'il a publié à ce
sujet (4).

Si, à 1 centimètre cube de lait de *vache* cru, on ajoute 1 centimètre cube de teinture de résine de gaïac fraîchement pré-
parée, on n'observe aucun changement de coloration de
celle-ci ; mais si à ce mélange on ajoute deux ou trois gouttes
d'eau oxygénée, la teinture de gaïac prend une teinte *bleue*
ou *bleu verdâtre* qui résulte d'une oxydation. Si on se sert de
teinture de gaïac vieille, il arrive parfois que la réaction
se produit sans addition d'eau oxygénée : c'est que la teinture

(1) *Progrès médical*, juin 1902, p. 427.
(2) *Archiv der Pharmacie*, juillet 1881, 51.
(3) R. Dupouy, *Étude des propriétés oxydantes de certains laits*. Thèse
pour le diplôme supérieur de pharmacien, Bordeaux, 1897. — *Contribution à l'étude des ferments oxydants des liquides de l'organisme*. Thèse
de doctorat, Bordeaux, 1899.
(4) Charles Gillet, Le ferment oxydant du lait. *Journal de physiologie et de pathologie générale*, mai 1902, n° 3, p. 439.

de gaïac vieille a déjà subi un commencement d'oxydation et même renferme quelquefois de l'eau oxygénée.

L'eau gaïacolée peut aussi servir de réactif. Si, à 1 centimètre cube d'une solution aqueuse à 2 p. 100 de gaïacol cristallisé, on ajoute 1 centimètre cube de lait de vache cru, puis deux ou trois gouttes d'eau oxygénée, le mélange prend une couleur *rouge grenat* ou *rouge brique*.

Tous les corps qui se colorent par oxydation peuvent être employés dans la recherche des substances oxydantes dans le lait ou d'autres liquides organiques : phénol, naphtol, hydroquinone, pyrocatéchine, acide pyrogallique, paraphénylène diamine. Mais, après tous nos essais, nous donnons la préférence à l'eau gaïacolée ; c'est un réactif sûr et d'une préparation simple.

La substance du lait de vache cru qui oxyde l'eau gaïacolée et la rougit en présence de l'eau oxygénée a tous les caractères des ferments solubles.

1° Elle est détruite par une température de 78°-79°. Le lait chauffé à cette température ou au-dessus ne donne plus la réaction, et cette propriété peut être utilisée pour distinguer le lait de vache cru du lait de vache cuit. Mais la congélation et le refroidissement à — 45° laissent cette substance intacte. La température *optima* pour la réaction est entre 40° et 50°. A 70°, la réaction se produit encore ; elle faiblit à 79°, pour disparaître brusquement à 78°-79°.

2° La substance oxydante du lait de vache ne dialyse pas ; elle traverse difficilement et tardivement le filtre de porcelaine.

3° La plupart des antiseptiques l'affaiblissent, mais ne la détruisent pas ; le chloroforme et l'éther lui laissent tout son pouvoir.

Il y a donc dans le lait de vache une diastase capable de provoquer une oxydation, non pas en présence de l'air, à la manière des oxydases vraies, mais en présence seulement de l'eau oxygénée ; c'est donc un ferment oxydant indirect ou une anaéroxydase, si on adopte la classification de M. Bourquelot.

Ce ferment oxydant indirect est diffus dans toute la masse du lait ; il fait corps avec la matière protéique, mais il semble plus adhérent à l'albumine soluble qu'à la caséine.

L'addition d'un sel de manganèse ne favorise pas son action, comme elle favorise l'action des oxydases vraies.

Le ferment oxydant indirect existe dans le lait de chèvre, le lait de vache, le lait de brebis, le lait de chienne (par ordre de pouvoir décroissant). Il fait défaut dans le lait de femme, dans le lait d'ânesse, dans le lait de jument. Telle était la conclusion de M. Dupouy.

Or, avec M. Ch. Gillet, nous avons obtenu parfois des réactions énergiques avec le lait de femme, et nous avons voulu savoir dans quelles conditions ce lait, ordinairement inactif, devenait actif.

Le premier fait qui nous a frappé, c'est que la réaction se produit constamment avec le liquide sécrété par les mamelles pendant les trois ou quatre jours qui suivent l'accouchement, c'est-à-dire avec le colostrum, dont l'étude est faite au chapitre suivant.

Le colostrum du lait de femme rougit constamment l'eau gaïacolée en présence de l'eau oxygénée. A mesure qu'on s'éloigne de l'accouchement, la réaction diminue ; elle disparaît au bout d'un temps variable, après 6 à 10 jours en général ; mais parfois elle existe encore au 12ᵉ jour.

La réaction dépend de la présence dans le colostrum des leucocytes polynucléaires et non des corpuscules granuleux ; c'est ce dont on peut s'assurer en la faisant sous le microscope ; les premiers éléments se colorent, surtout au niveau de leur noyau, tandis que les seconds restent incolores.

On remarque d'ailleurs, en faisant cette expérience, que le plasma du lait rougit aussi légèrement. Donc, le ferment oxydant indirect du colostrum de femme réside surtout dans les leucocytes ; mais il diffuse plus ou moins hors d'eux. Ces faits sont intéressants, si on les rapproche de la théorie généralement admise aujourd'hui : à savoir, que les oxydases sont élaborées par les leucocytes et que celles qu'on peut trouver

dans les humeurs et tissus des animaux proviennent toujours
de la destruction de ces cellules. On sait que le pus donne
toujours la réaction du ferment oxydant indirect. Quand.
7 à 8 jours après l'accouchement, le lait continue à donner
une réaction oxydante énergique, il faut soupçonner une
suppuration de la mamelle.

La période colostrale terminée, le liquide sécrété par les
mamelles ne donne plus la réaction du ferment oxydant.
Cependant, accidentellement, la réaction peut reparaître au
cours de l'allaitement. D'abord, elle reparaît sûrement lorsque
l'allaitement est suspendu, ce qui s'explique facilement,
puisque la mamelle qui n'est pas tétée cesse de sécréter du
lait et n'élabore plus que du colostrum.

Mais le lait de femme peut renfermer le ferment oxydant à
n'importe quelle phase de la sécrétion lactée. Tantôt la réaction qui le décèle est positive avec le lait de chaque sein ;
tantôt on la trouve d'un côté, alors qu'elle fait défaut de
l'autre.

Dans presque tous les cas où la réaction est positive, il
s'agit de nourrissons sans troubles digestifs, mais tétant faiblement et n'augmentant pas de poids. J'ai observé une mère
secondipare qui nourrissait son enfant, et jusqu'à l'âge de
4 mois il ne se produisit aucun incident ; un jour, brusquement, le nourrisson refuse absolument de prendre le sein
droit ; le soir de ce même jour, je trouve la réaction positive
dans le lait du sein droit et négative dans le lait du sein gauche, que l'enfant prend très bien ; après 48 heures, l'enfant reprend le sein droit, et la réaction disparaît. Ces faits semblent
prouver que la présence du ferment oxydant est ou un symptôme de maladie du lait, ou simplement un caractère d'état
colostral apparaissant dès que la mamelle n'est plus assez
tétée. Cette dernière hypothèse paraît la plus probable,
et d'ailleurs, elle n'est pas incompatible avec la première.
Cependant, l'examen microscopique du lait qui donne la
réaction ne laisse pas toujours voir d'éléments colostraux (leucocytes ou corps granuleux) ; mais il est possible que la réaction

du gaïacol soit tellement sensible qu'elle se montre avant l'apparition de ces éléments.

Quoi qu'il en soit, la substance oxydante du colostrum ou du lait de femme a, comme celle du lait de vache, tous les caractères d'un ferment soluble : destruction par la chaleur, résistance au froid, défaut de dialyse, difficulté de filtration, conservation de sa propriété dans le chloroforme et dans l'éther (1). Seulement, *tandis que, dans le lait de vache, la réaction oxydante est constante et normale, dans le lait de femme elle est inconstante, anormale et paraît être un des caractères de l'état colostral.*

Substance coagulant la fibrine. — MM. E. Moro et F. Hamburger (2) ont constaté que, au contact du lait de femme, la sérosité de l'hydrocèle se prend en une masse gélatineuse, c'est-à-dire se coagule, au plus tard en quelques minutes. Le phénomène ne se produit qu'avec le lait de femme et non avec le lait de vache ou de chèvre.

La coagulation ne s'obtient pas si l'on traite, au préalable, la sérosité de l'hydrocèle par l'oxalate d'ammonium, qui enlève les sels calcaires. Cependant on ne parvient pas à faire coaguler le liquide de l'hydrocèle en le saturant simplement de chaux. Donc ce n'est pas aux combinaisons calcaires que tient la coagulation. Il faut admettre que le liquide de l'hydrocèle renferme une substance fibrinogène mettant en liberté de la fibrine en présence d'un ferment que contient le lait de femme

---

(1) Quand on recherche le ferment oxydant dans le lait de femme, on constate souvent que l'addition d'eau oxygénée est suivie d'un dégagement gazeux plus ou moins considérable. Le phénomène est dû à la décomposition de l'eau oxygénée. Il se produit fréquemment, même lorsque l'eau gaïacolée ne rougit pas. On en a conclu que la réaction par laquelle on recherche l'existence du ferment oxydant n'était pas simple et qu'elle exigeait, pour se produire, l'existence de deux ferments : l'un qui décompose l'eau oxygénée, l'autre qui fixe l'oxygène sur le gaïacol. Cette conclusion n'est pas pleinement légitime, et le phénomène sur lequel on la fonde mériterait d'être analysé de plus près.

(2) Moro et Hamburger, Ueber eine neue Reaction der Menschenmilch. *Wien. klin. Woch.,* 1902, 3o janvier, n° 5, p. 121.

et qui n'existe ni dans le lait de vache, ni dans celui de chèvre. Cette hypothèse paraît d'autant plus plausible qu'il suffit de quantités relativement minimes de lait de femme pour amener la coagulation de la sérosité de l'hydrocèle. C'est ainsi que o cmc. 1 du premier transforme instantanément 5 centimètres cubes de la seconde en une masse gélatineuse homogène. Si à la même quantité de cette sérosité on ajoute seulement o cmc. oo1 de lait de femme, on n'obtient qu'un tout petit caillot autour de la gouttelette lactée. A quantités égales, le sang humain, mis en présence du liquide de l'hydrocèle, ne coagule celui-ci que d'une façon partielle, c'est-à-dire bien plus faiblement que ne le fait le lait de femme.

Toutefois, un fait est en désaccord avec l'hypothèse de la nature diastasique de la substance coagulante : l'ébullition ne fait pas perdre au lait de femme sa propriété. Il est vrai qu'après la cuisson la réaction est lente à se produire et peu accusée. En tout cas, le fibrin-ferment du lait ne pourrait être identifié avec la thrombine d'A. Schmidt.

M. Bernheim-Karrer (1) a confirmé les faits avancés par MM. Moro et Hamburger et a complété leurs recherches. D'après cet auteur, le lait de vache n'est pas dénué de toute action coagulante ; seulement avec lui la coagulation est plus tardive et le coagulum moins abondant. Le fibrin-ferment du lait de femme n'est d'ailleurs pas identique à celui du lait de vache, car le sérum des animaux inoculés avec le lait de femme empêche l'action du fibrin-ferment du lait de femme et n'empêche pas l'action du fibrin-ferment du lait de vache, et inversement.

Nous croyons utile de mentionner ici l'*action anticoagulante* que possèdent les injections intraveineuses de lait. D'après M. Camus (2), si l'on injecte dans la veine fémorale d'un chien

---

(1) J. BERNHEIM-KARRER, Untersuchungen über das Fibrinferment der Milch. *Centralblatt f. Bakteriologie*, 1902, 5 avril, t. XXXI, n° 9, p. 388.

(2) L. CAMUS, Action des injections intraveineuses de lait. *C. R. de la Société de biol.*, t. II, 787, 4 août 1900. — Action du lait *in vitro* et

5 centimètres cubes de lait de vache frais et écrémé, et si on recueille après quelques minutes le sang de l'artère fémorale, on constate que celui-ci se coagule lentement, incomplètement, ou ne se coagule pas du tout. La stérilisation du lait à 110° ou 115° ne supprime pas l'action anticoagulante.

Ferments protéolytiques du lait. — L'existence d'enzymes protéolytiques dans le lait a été affirmée par S.-M. Babcock et H.-L. Russel, qui se fondent sur les expériences suivantes (1). On ajoute à du lait de vache frais, cru, recueilli d'une manière aussi aseptique que possible et dont on a dosé exactement la caséine, une substance comme l'éther, le chloroforme, le benzol, qui entrave le développement des bactéries, mais qui ne gêne pas l'action des enzymes.

Au bout de quelques jours, l'analyse montre qu'une bonne partie de la caséine a été transformée en protéides solubles (albumine, albumoses, peptones). Cette transformation s'opère sans changement de réaction du liquide ; elle s'opère aussi lorsqu'on a au préalable alcalinisé ou acidifié le milieu, ce qui prouverait que le lait renferme divers enzymes protéolytiques dont les uns se rapprocheraient de la trypsine pancréatique et les autres de la pepsine. Si le lait a été préalablement chauffé jusqu'aux environs de 100°, la peptonisation ne s'accomplit pas.

Les auteurs ne croient pas que cette digestion soit l'œuvre des microbes ; cependant ils reconnaissent que l'addition d'éther, de chloroforme ou de benzol ne stérilise le lait qu'imparfaitement et qu'elle laisse subsister les spores de certaines bactéries, appelées protéolytiques (2) justement parce qu'elles sécrètent des enzymes qui transforment la caséine en protéides solubles ; mais ils ajoutent qu'il leur semble

des injections intraveineuses de lait sur la coagulation du sang. *Journal de physiol. et de pathol. générale*, 15 janvier 1901. — Voir aussi : DELEZENNE, *Congrès intern. de méd.*, 1900, *section de physiologie*.

(1) S.-M. BABCOCK et H.-L. RUSSEL, Unorganised ferments of milk ; a new factor in the ripening of cheese. *Centralblatt für Bakteriologie*, 1897, 2. Abth. III, p. 615, 620.

(2) Voir plus loin le chap. v, *Microbes du lait.*

impossible que ces spores puissent végéter dans un pareil milieu et élaborer des enzymes.

Mais E. Salkowski (1) n'a pas obtenu les mêmes résultats que les auteurs précédents. Si on ajoute du chloroforme au lait, la caséine est précipitée complètement, mais la lactalbumine reste en solution. En l'additionnant d'une faible proportion de chloroforme (9 centimètres cubes pour 3 litres), Salkowski a pu conserver du lait intact pendant 13 ans ; les albumines de ce liquide n'ayant subi aucune hydratation, il en conclut que le lait ne renferme pas de ferment protéolytique.

On voit par là que la question des enzymes protéolytiques du lait n'est pas encore résolue.

Réaction de Bordet. — La démonstration qu'il existe dans le lait de chaque espèce des substances spécifiques a pu être donnée par l'étude de la réaction dite de Bordet.

M. Bordet (2), au cours de recherches sur l'agglutination, fut conduit à pratiquer sur des lapins des injections intrapéritonéales de lait de vache préalablement chauffé à 65° pendant une heure, pour le stériliser partiellement sans trop altérer ses propriétés vitales.

M. Bordet découvrit que, lorsque l'injection a été répétée 3 ou 4 fois à 3 ou 4 jours d'intervalle, le sérum des lapins traités a acquis, quelques jours après la dernière injection, la propriété de coaguler le lait de vache à la manière de la présure.

Les expériences de M. Bordet ont été vérifiées et étendues par Uhlenluth (3), Wassermann (4), A. Schütze (5) et E. Moro (6).

(1) E. SALKOWSKI, Ueber die eiweissfällende Wirkung des Chloroforms. *Zeits. f. phys. Chemie*, 1901, 329-338.

(2) JULES BORDET, Le mécanisme de l'agglutination. *Annales de l'Institut Pasteur*, 25 mars 1899, p. 240 et suivantes.

(3) UHLENLUTH, Neuer Beitrag zum specifischen Nachweis von Eierweiss auf biologischem Wege. *Deutsche med. Woch.*, 15 nov. 1900.

(4) WASSERMANN, *Soc. de méd. interne de Berlin*, 2 juillet 1900. — Réponse de Heubner, le 16 juillet 1900.

(5) SCHUTZE, Ueber ein biologisches Verfahren sur Differenzirung der Eiweisstoffe verschiedener Milcharten. *Zeitsch. f. Hyg.*, 1901, p. 5, XXXVI.

(6) E. MORO, Biologische Beziehungen zwischen Milch und Serum. *Wiener klin. Woch.*, 1901, n° 44.

Le fait nouveau que ces auteurs ont avancé est que la réaction de Bordet est spécifique ; le sérum des animaux qui ont reçu des injections de lait de vache précipite seulement la caséine du lait de vache et non celle du lait de femme ou du lait de chèvre. Il en est de même quand on a injecté du lait de femme et du lait de chèvre. La réaction est d'une extrême sensibilité ; d'après Uhlenluth, le précipité se produit avec quelques gouttes de sérum dilué à 1/100.000. Aucun réactif chimique n'a une pareille sensibilité. Ce phénomène fournit donc la preuve de la spécificité de la molécule albuminoïde du lait des diverses espèces. Moro a en effet démontré que la substance qui détermine les propriétés du lacto-sérum est la caséine.

Il y a cependant des degrés dans la précipitation du lait et, par suite, des degrés dans la spécificité. Ainsi, d'après E. Moro, le lacto-sérum obtenu avec le lait d'une certaine femme précipite complètement le lait de cette même femme, moins complètement le lait d'une autre femme. D'autre part, E. Moro a constaté que le lacto-sérum préparé avec du lait de vache n'est pas dénué d'action coagulante sur le lait de chèvre ; sous l'influence du premier, le second précipite légèrement en flocons assez fins ; le fait n'est pas pour surprendre, si on réfléchit aux similitudes d'alimentation et de digestion des deux animaux et à la parenté de leurs espèces.

En tube scellé, le lacto-sérum conserve longtemps sa propriété. Il la conserve aussi même si on le chauffe à 6° pendant un certain temps ; cette résistance à la chaleur rapproche la substance active du lacto-sérum des agglutinines et des sensibilisatrices, et l'écarte des enzymes et des alexines. Cette substance, d'après Moro, passerait dans le lait, et on la retrouverait dans le sang du petit de l'animal qui a servi à la préparation du lacto-sérum.

A. Schütze a avancé que le lait soumis à une haute température perd la propriété d'être coagulé par le lacto-sérum. D'après E. Moro, il n'en est rien : le lait stérilisé se coagule bien par le lacto-sérum ; ce fait est important ; il montre que par la stérilisation le lait ne perd pas toutes ses propriétés spécifiques.

Pour compléter ces notions, il faut ajouter que M. Schütze(1) a pu préparer un *antilacto-sérum*, c'est-à-dire qu'il a pu faire apparaître dans le sang de chèvre des propriétés antitoxiques à l'égard du lacto-sérum ; pour cela, il injecte à des lapins du lait de chèvre ; il prépare ainsi un sérum coagulant le lait de chèvre, qu'il introduit ensuite sous la peau d'une chèvre ; le sérum de ce dernier animal, mélangé à volume égal de lacto-sérum, empêche ce lacto-sérum d'exercer son action coagulante.

Alexines. — Le lait renferme-t-il des *alexines*, c'est-à-dire des substances bactéricides et globulicides ? En faisant agir directement le lait de femme ou le lait de vache sur des microbes (2) ou sur des globules du sang, on constate que ni l'un ni l'autre n'exercent une action destructive. On pourrait donc en conclure que le lait ne renferme pas d'alexines. Cependant M. Moro pense que cette conclusion n'est pas absolument légitime, en se fondant sur le fait suivant, qu'il a mis en lumière : le sérum sanguin des enfants élevés au sein possède un pouvoir bactéricide et un pouvoir hémolytique notablement plus grands que ceux du sérum des enfants nourris artificiellement.

D'où vient cette différence ? Provient-elle de ce que les enfants au biberon sont moins forts que ceux qui sont au sein parce qu'ils digèrent et assimilent moins bien ? M. Moro ne le croit pas, parce qu'il a trouvé le sérum d'un enfant très débile, mais nourri au sein, riche en alexines. Il remarque en outre que le sérum des nouveau-nés, après les premières tétées, est plus bactéricide que le sérum placentaire. Il émet donc l'hypothèse que ces alexines du sérum viennent du lait de la nourrice, dans lequel nous ne pouvons les mettre en évi-

(1) *Soc. de méd. interne de Berlin*, 2 décembre 1901.
(2) Voir le chapitre : *Microbes du lait* (Vitalité des microbes dans le lait).

dence par les procédés usuels ; ce liquide renferme peut-être des substances alexogènes, qui trouvent dans l'intestin ou dans l'organisme le complément indispensable pour se transformer en alexines.

Somme toute, ce n'est là qu'une hypothèse. Il est encore douteux que, à l'état normal, le lait renferme des alexines. Mais nous verrons qu'à l'état pathologique, on peut y trouver des substances analogues : des toxines et des antitoxines (1).

Dans ce qui précède, nous nous sommes volontairement borné à l'exposé des faits. Mais on en peut déjà prévoir l'importance. Non seulement le lait possède des propriétés vitales, c'est-à-dire des propriétés qu'on ne peut mettre en évidence par les procédés qui servent ordinairement à la démonstration des phénomènes physiques ou chimiques, mais encore, parmi ces propriétés, s'il en est de communes à tous les laits, il en est d'autres qui sont propres au lait de chaque espèce, qui sont spécifiques. Et ceci nous fait comprendre mieux que par le passé pourquoi on ne peut trouver dans le lait d'une espèce l'équivalent complet du lait d'une autre espèce. En étudiant les échanges nutritifs des nourrissons, nous verrons à quels aperçus nouveaux conduisent ces notions.

---

(1) Le pouvoir de résistance de l'enfant nourri au sein ne s'étendrait pas d'ailleurs à toutes les infections, si l'on en croit M. Flesch, d'après qui le nourrisson élevé au biberon serait plus réfractaire à la grippe que l'enfant à la mamelle. (*Jahrb. f. Kinderh.*, t. LV, f. 4, 1902.)

CHAPITRE III

La Sécrétion du lait. — Le Colostrum.

Le lait est sécrété par les glandes mammaires, dont l'existence caractérise la classe des animaux mammifères. Leur nombre et leur forme varient dans les diverses espèces.

Dans l'espèce humaine, les glandes mammaires sont au nombre de deux ; elles sont situées sur la partie antérieure du tronc, à droite et à gauche du sternum, au-devant du muscle grand pectoral, dans l'espace qui s'étend de la troisième à la septième côte. Elles sont rudimentaires dans le sexe masculin et chez la petite fille avant la puberté. Au moment de la puberté, les mamelles de la jeune fille se développent, mais elles n'entrent en activité que pendant la grossesse et la lactation.

Les mamelles en dehors de la grossesse. — En dehors de la grossesse et de l'allaitement, la mamelle de la femme adulte se présente comme une saillie conoïde ou hémisphérique. Le volume en est variable ; l'une est souvent plus grosse que l'autre.

La peau qui recouvre la glande se divise en trois zones concentriques. Dans la zone périphérique, la plus grande, la peau a ses caractères ordinaires. La zone moyenne constitue *l'aréole du mamelon*; elle forme un cercle de 4 à 5 centimètres de diamètre; à ce niveau, la peau est granuleuse, chagrinée; cet aspect est dû à de petites saillies, qu'on nomme les *tubercules de Montgomery*; l'aréole est d'un brun rosé chez les nullipares, d'un brun plus ou moins foncé chez les femmes qui ont eu des enfants. La partie centrale forme une saillie sur le point culminant de la mamelle, au centre de l'aréole : c'est le *mamelon*. Le mamelon est une protubérance cylindroïque, arrondie à son extrémité, d'une hauteur variable ; chez certaines femmes, la saillie est minime; chez d'autres, le mamelon est même déprimé (*mamelon ombiliqué*), disposition qui est presque toujours un obstacle à l'allaitement. La surface du mamelon est recouverte de papilles très développées, surtout à son sommet, ce qui lui donne un aspect rugueux, mûriforme, caractéristique; sa couleur est la même que celle de l'aréole.

La couleur foncée de la peau au niveau de l'aréole et du mamelon est due à la présence de granules de pigment situés dans les couches profondes de l'épiderme. Les papilles de ces régions pigmentées sont très développées et renferment, les unes des anses vasculaires (papilles vasculaires), les autres des corpuscules de Meissner (papilles nerveuses).

Au-dessous de la peau de la mamelle se trouve une abondante masse fibro-adipeuse, qui repose sur le grand pectoral et dans laquelle sont inclus les éléments qui constituent la glande.

Du sommet du mamelon, où ils viennent s'ouvrir isolément par les *pores galactophores*, partent 15 à 20 conduits excréteurs, qu'on nomme *canaux galactophores*. Ces canaux se dirigent vers la profondeur sans communiquer entre eux. Ils traversent d'abord la région du mamelon ; au-dessous, ils se dilatent en ampoule pour former les *sinus lactifères* ; puis ils reprennent leur première dimension et se dirigent plus ou moins obliquement, suivant qu'ils sont plus ou moins périphériques, vers les bourgeons terminaux ; ceux-ci forment des masses renflées, allongées, digitées, qui, réunies, constituent un lobe ou lobule ; il y a 15 ou 20 lobules pour chaque glande, autant que de canaux galactophores.

Le tube glandulaire se compose de deux couches : 1° une couche externe, membrane propre, de nature conjonctive, d'aspect homogène, formée de grandes cellules plates unies par leur bord. Au niveau des conduits excréteurs, cette membrane est entourée de tissu conjonctif, riche en fibres élastiques et possédant quelques fibres musculaires lisses, longitudinales ; 2° une couche interne épithéliale : l'épithélium est cylindrique à une ou deux couches dans les gros conduits galactophores ; cubique ou polyédrique dans les petits conduits galactophores et dans les bourgeons terminaux.

Un *appareil musculaire* est annexé à la glande mammaire. Dans le derme et le tissu cellulaire de l'aréole du mamelon, on ne trouve pas de cellules adipeuses ; mais le tissu conjonctif renferme un très grand nombre de fibres musculaires lisses.

Sous l'aréole se trouve un muscle à fibres circulaires, *muscle aréolaire* ou *sous-aréolaire*, dont la contraction fait saillir le mamelon et le rend plus rigide, phénomène désigné sous le nom de thélotisme et improprement comparé à l'érection. Le thélotisme s'observe au moment des règles et pendant la grossesse. Il peut être provoqué par les excitations directes, la succion du nourrisson en particulier.

Du muscle sous-aréolaire partent des fibres qui s'élèvent verticalement et obliquement dans le mamelon, entourant l'origine des canaux galactophores ; la contraction de ces fibres longitudinales fait rétracter le mamelon et le durcit ; d'autres fibres longitudinales descendent dans l'intérieur de la glande et accompagnent les canaux galactophores ; enfin, il y a quelques faisceaux musculaires autour des acini qui forment les lobules ; mais ces muscles acineux sont très peu développés chez la femme.

La peau de l'aréole possède un *appareil glandulaire* très développé ; on y trouve : 1° des glandes sudoripares ; 2° des glandes sébacées avec un follicule pileux et un poil follet ; 3° des glandes sébacées très volumineuses qui s'hypertrophient au moment de la grossesse et que certains auteurs considèrent comme des glandes mammaires accessoires, car on peut, pendant la grossesse, en faire sourdre par la pression un liquide semblable à celui qui s'écoule du mamelon. L'orifice de ces grosses glandes correspond aux tubercules de Montgomery. Ajoutons que tous les tubercules de Montgomery ne correspondent pas à l'orifice du conduit excréteur d'une glande accessoire ; il en est où vient s'ouvrir un petit conduit qui va se jeter, d'autre part, dans un sinus lactifère, formant ainsi une sorte de canal de dérivation d'un canal galactophore.

LES MAMELLES PENDANT LA GROSSESSE ET LA LACTATION. — Peu de temps après la fécondation, les mamelles présentent des modifications importantes ; elles se préparent à l'allaitement.

Des signes extérieurs trahissent le travail qui s'opère dans la profondeur de la glande. Les seins deviennent gros, lourds, gonflés, tendus, quelquefois bosselés ; la peau peut être assez distendue pour qu'il se forme des vergetures. Les veines souscutanées se dilatent et leur réseau devient très apparent. En même temps, la mamelle est le siège de picotements et parfois d'élancements douloureux. Ce gonflement de toute la glande s'atténue vers le quatrième mois et reparaît quelques jours avant l'accouchement ; il prend des proportions considérables au moment de la montée laiteuse.

Le mamelon, peu modifié au début, augmente de volume vers le troisième mois ; il devient sensible, hyperesthésique, plus facilement érectile ; la peau qui le recouvre devient très brune.

Au niveau de l'aréole, la pigmentation s'exagère aussi et la coloration devient très foncée. Les tubercules de Montgomery s'hypertrophient. Sur la peau qui entoure l'aréole, il se forme des dépôts de pigment dont l'ensemble décrit un cercle périphérique brunâtre, que l'on désigne sous le nom d'*aréole secondaire* ou gravidique ; la pigmentation respectant le pourtour des poils et des orifices sébacés, elle forme de petites taches irrégulières qui donnent à cette surface un aspect pommelé, tacheté, moucheté (aréole tachetée).

Ces modifications extérieures révèlent le travail qui s'accomplit dans l'intimité de la glande, au niveau des grains glandulaires. Ceux-ci se hérissent de végétations en culs-de-sac, qui sont visibles à l'œil nu dès le troisième ou le quatrième mois de la grossesse et finissent par former de véritables grappes.

Dès le troisième ou le quatrième mois, la glande mammaire a atteint un degré d'activité suffisant pour sécréter un liquide qui est l'ébauche du lait véritable et qu'on nomme le *colostrum*. Il est facile de constater cette sécrétion : en pressant l'aréole et la base du mamelon, on fait sourdre le colostrum. Ce liquide s'écoule parfois spontanément et tache la chemise. Pendant les derniers mois de la grossesse et pendant les premiers jours qui suivent l'accouchement, le liquide sécrété par les mamelles a encore les caractères du colostrum ; ce n'est qu'après quatre ou cinq jours que le nouveau-né trouve dans le sein maternel du lait véritable.

Le colostrum. — Le colostrum de la grossesse est un liquide blanc jaunâtre, épais, visqueux et trouble, qui tache le linge ; à mesure que l'accouchement approche, il devient plus aqueux et finit par prendre l'aspect d'un liquide séreux, d'un gris jaunâtre, un peu trouble, dans lequel se trouvent des stries d'un jaune plus foncé. Après l'accouchement, il est sécrété en plus grande abondance, mais garde son caractère de colostrum jusqu'à l'établissement de la sécrétion laiteuse proprement dite.

Le colostrum a une réaction alcaline ; d'après quelques auteurs, cette réaction deviendrait légèrement acide du onzième jour avant l'accouchement jusqu'au moment de la montée du lait (*troisième ou quatrième jour après l'accouchement*).

Sa densité est élevée : elle est de 1.060 à 1.040. Sa composition diffère de celle du lait parfait. Il renferme une assez grande quantité de matière azotée, mais peu de caséine et beaucoup d'albumine ; la proportion de caséine augmente peu à peu jusqu'au moment de la sécrétion lactée proprement dite. D'après Arthus et Pagès, le colostrum ne se coagule par la présure que si on l'additionne d'un sel de chaux. Le lactose, d'abord en très petite quantité, augmente aussi peu à peu ; le beurre existe dès le début, mais en quantité variable ; les sels sont plus abondants que dans le lait.

La composition du colostrum varie, d'ailleurs, suivant son âge, comme le montrent les tableaux suivants :

COMPOSITION DU COLOSTRUM DE FEMME D'APRÈS CLEMM

POUR 1.000 PARTIES	17 JOURS AVANT TERME	9 JOURS AVANT TERME	24 HEURES APRÈS LA NAISSANCE	2 JOURS APRÈS LA NAISSANCE	4 JOURS APRÈS LA NAISSANCE
Eau	851.72	858.00	842.99	867,00	879,85
Matières fixes	148.28	142.00	157,01	133,00	120,15
Caséine	»	»	»	21,32	35,33
Albumine . . .	74,77	80,00	»	traces	»
Beurre	30,24	30.00	»	48,63	42.97
Lactose	43,69	43.00	»	60,99	41.18
Sels minéraux	4.48	5.40	5,12	non déterminés	2,09

COMPOSITION MOYENNE DU COLOSTRUM DE FEMME
APRÈS L'ACCOUCHEMENT, D'APRÈS F. GUIRAUD

DENSITÉ	EXTRAIT SEC (par litre)	EAU	BEURRE	LACTOSE HYDRATÉ	LACTOSE ANHYDRE	CASÉINE	CENDRES	AUTRES SUBST.
1.034,25	123,25	910,67	25,20	63,33	60,16	20,60	2,50	15,12

Composition du colostrum de femme après l'accouchement d'après Camerer et Soldner (1).

POUR 100 GR. DE COLOSTRUM	AZOTE total	BEURRE	LACTOSE anhydre	SELS	EXTRAIT sec.
Même { 26 à 51 heures après l'accouchement	0,928	4.08	4,09	0,48	16.04
femme { 56 à 61 —	0.508	3,92	5.48	0.41	14.12
Même { 26 à 48 —	0,336	1.67	5.20	0.36	10.32
femme { 48 à 68 —	0.266	2,02	5,08	0,40	10,12

Parmi les caractères qui, dans l'espèce humaine, distinguent le colostrum du lait adulte, nous avons signalé la présence dans le premier et l'absence dans le second du ferment oxydant. Cette réaction paraît très sensible ; il semble qu'elle peut révéler l'état colostral, alors que l'examen microscopique ne permet pas encore d'en constater les caractères. Mais cette question appelle de nouvelles recherches.

L'étude microscopique du colostrum offre un grand intérêt. Elle doit être faite méthodiquement: 1° on doit l'examiner à l'état frais, d'abord sans colorant, puis avec un colorant mais sans réactif fixateur ; 2° on doit ensuite employer la technique suivante : une goutte de colostrum, étalée en couche mince sur une lame de verre, est rapidement desséchée par l'agitation à l'air ; elle est fixée par un mélange à parties égales d'alcool absolu et d'éther ; finalement, elle est colorée par la thionine, la solution aqueuse de bleu de méthylène, l'éosine-hématéine, le triacide d'Ehrlich. C'est la technique employée par une de mes élèves, Mlle R. Lourié, qui, à mon instigation, a cherché à vérifier les derniers travaux sur la matière, ceux de Nissen, Czerny, Unger, Michaëlis. Ses recherches sont contemporaines de celles de Cohn, bien qu'elles aient été publiées un peu après (2). Avec cette tech-

(1) *Zeitsch. f. Biologie*, t. XXXIII, p. 43 et 535.
(2) Mlle R. Lourié, *Contribution à l'étude des éléments figurés du colostrum et du lait*. Thèse de Paris, soutenue le 31 janvier 1901.

nique, la constitution histologique du colostrum est facile à mettre en évidence.

Abstraction faite de quelques cellules d'épithélium pavimenteux provenant du mamelon, de granulations très fines de caséine et de phosphate, le microscope montre dans le colostrum quatre sortes d'éléments : des globules gras, des

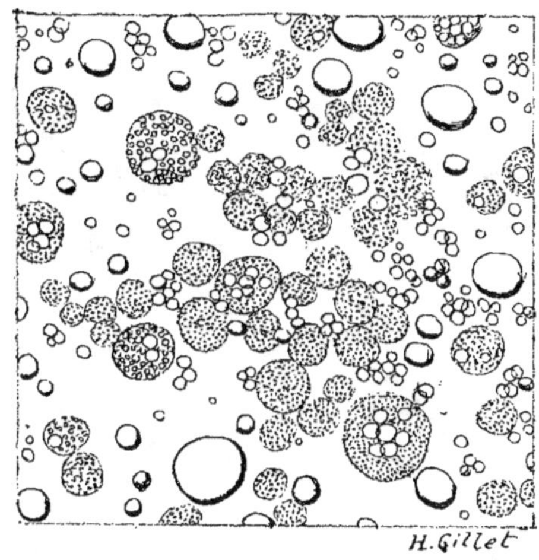

Fig. 3. — Une goutte de colostrum, recueillie quelques heures après l'accouchement, examinée à l'état frais, sans aucun réactif (gross. : 370 fois).

corpuscules du colostrum, des débris nucléaires en forme de croissant, des leucocytes.

1° On voit dans le colostrum des globules de graisse semblables à ceux du lait et des globules graisseux très petits, mal formés, souvent agglutinés, que Donné appelle gouttelettes oléagineuses, et qui apparaissent comme une poussière de graisse ; la présence de ces globules indique l'imperfection de la sécrétion laiteuse. Ces globules ont parfois une collerette ou un croissant protoplasmique, comme ceux du lait adulte (voir la fig. 2 du chap. I).

2° L'élément le plus important est représenté par des cel-

lules spéciales, caractéristiques du colostrum, découvertes en
1837 par Donné, qui les a appelées *corps granuleux* (1). Henle
les a nommées *corpuscules du colostrum*. Ce sont des éléments
sphériques, mûriformes, volumineux, parfois presque géants
(13 à 40 μ de diamètre) ; ils sont constitués par des granulations graisseuses de volume variable et du protoplasma granuleux enfermés dans une membrane d'enveloppe, dans la-

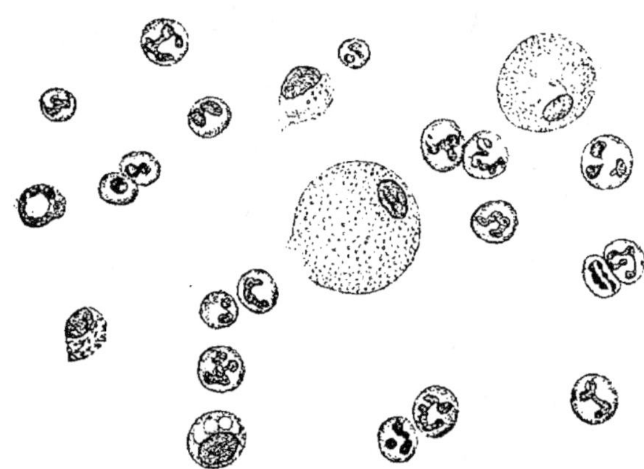

Fig. 4. — Colostrum 24 heures après l'accouchement et avant la première tétée. — Préparation obtenue par dessiccation, action de l'alcool-
éther, coloration par la thionine. — On voit cinq corpuscules du
colostrum, deux grands et trois petits; les autres éléments sont des
leucocytes (2).

quelle se trouve un noyau gros et presque toujours unique
(fig. 4, 5, 6).

A l'état frais, les granulations graisseuses dont la cellule
est habituellement remplie masquent le protoplasma granuleux et le noyau. Mais, après fixation par l'alcool-éther et colo-

(1) Donné, *Du lait et en particulier de celui des nourrices*. Paris, 1837.
Réimprimé dans le *Cours de microscopie*. Paris, 1844. — Voyez aussi :
Conseils aux mères, 7ᵉ édition, Paris, 1863.
(2) Cette figure et celles qui portent les nᵒˢ 5, 6 et 7 ont été faites
d'après les préparations de Mlle Lourié et les dessins de M. Jolly.

ration, on voit nettement un gros noyau, entouré de vacuoles qu'occupait la graisse avant l'action du réactif, vacuoles entre lesquelles se trouve un protaplasma granuleux, dont les granulations se colorent par des réactifs divers : en bleu pâle par la thionine, en rouge par l'éosine, en violet pâle par le triacide ; cette dernière réaction est assez difficile à obtenir. Stricker et A. Czerny ont avancé que ces corps granuleux avaient des mouvements amiboïdes ; mais ceux-ci n'ont pu être constatés par Michaëlis et Lourié.

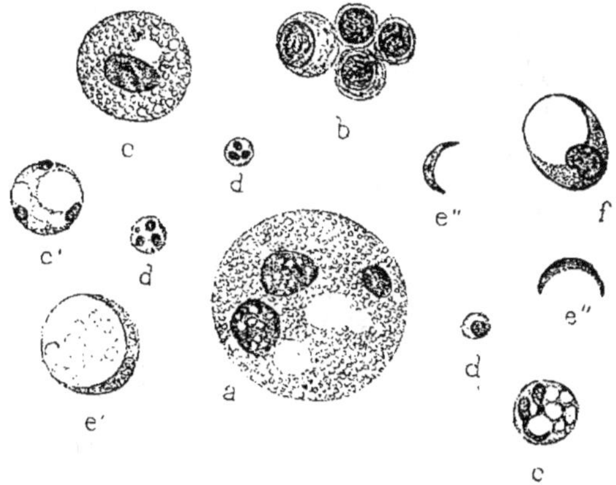

Fig. 5. — Colostrum 48 heures après l'accouchement et après la première tétée. — Préparation obtenue comme celle de la fig. 4.

a, grand corpuscule de colostrum possédant 3 noyaux ; — b, groupe de petits corpuscules du colostrum ; — c, c', leucocytes dont le noyau a subi un commencement d'altération due aux globules de graisse contenus dans leur protoplasma ; — d, leucocytes en picnose (dégénérescence nucléaire) ; — e, e', différentes phases de la formation du croissant aux dépens du noyau des corpuscules du côlostrum ; — f, croissant formé surtout aux dépens du protoplasma.

On a beaucoup discuté sur l'origine et la nature de ces corpuscules, les uns les regardant comme des cellules épithéliales, les autres comme des leucocytes. Nous discuterons ces opinions en étudiant le mécanisme de la sécrétion du lait.

3° Les *corps nucléaires en croissant* (fig. 5) sont des débris de noyau qui ont la forme semi-lunaire. Ils sont bien distincts des corpuscules protoplasmiques qu'on trouve dans

le lait adulte. Ils ont été vus par Nissen sur des coupes de la
glande mammaire ; ils ont été bien étudiés par Cohn et Mlle R.
Lourié. Il est facile de vérifier leur nature, en faisant agir sur
eux le vert de méthyle, qui ne se fixe que sur la chromatine du
noyau ; avec cette substance ils se colorent nettement en vert.
Le croissant n'est pas toujours formé exclusivement par le
noyau ; à celui-ci, il reste parfois accolé un peu de protoplasma ; dans ce cas, quand on colore au vert de méthyle, on

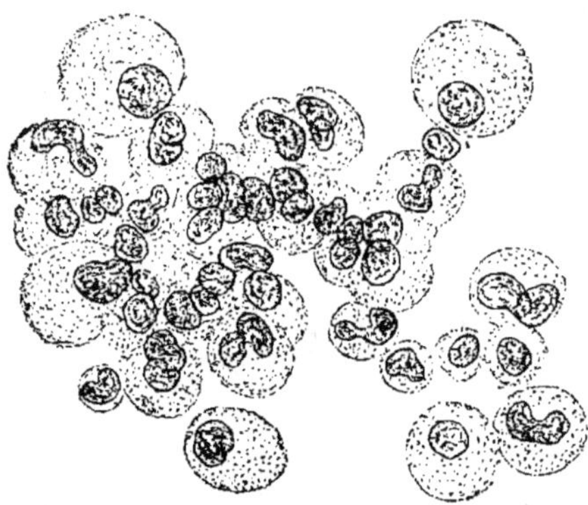

Fig. 6. — Colostrum provenant d'une femme accouchée depuis trois
jours et n'ayant pas donné le sein. — Préparation obtenue comme
celle de la fig. 4. — Elle montre un groupe de corpuscules de colostrum agglomérés.

voit la périphérie du croissant, surtout ses deux extrémités, rester incolore ; ces deux parties peuvent, d'ailleurs, être distinguées même après une simple coloration par la thionine ; la
partie protoplasmique est moins colorée que le noyau. Ces
corps nucléaires en croissant disparaissent avec les autres
éléments du colostrum, caractère qui les distingue encore
des croissants protoplasmiques du lait adulte. Ils proviennent
certainement de la désintégration d'une cellule. Ainsi que
nous le verrons plus loin, c'est sans doute la destruction des
corpuscules du colostrum qui les met en liberté.

4° Le colostrum renferme des *leucocytes* polynucléaires qui
correspondent à ce que Donné appelait globules muqueux

(fig. 4 et 5). Ces leucocytes sont faciles à distinguer des corpuscules du colostrum : ils sont plus petits (12 à 14 μ), ont un protoplasma plus pâle, à granulations neutrophiles, dans lequel on
voit parfois de petits globules graisseux ; leur noyau est polymorphe, comme celui des polynucléaires ; Mlle Lourié a pu
constater que ces éléments avaient des mouvements amiboïdes.
Assez souvent, on trouve des leucocytes à noyau fragmenté,
en chromatolyse, en état de dégénérescence. Quand on examine du colostrum de la grossesse, le nombre des leucocytes
qu'on voit dans une préparation n'est jamais bien considérable
(2 à 5); parfois, ils font défaut ; ils sont plus abondants dans
le colostrum recueilli aussitôt après l'accouchement (1).

SÉCRÉTION LAITEUSE PROPREMENT DITE. — *Montée laiteuse. Modifications du colostrum après l'accouchement.* — Pendant les
premiers jours qui suivent l'accouchement, le liquide sécrété
par la mamelle est encore du colostrum, et la sécrétion reste
peu abondante. Mais, à un moment donné, la glande entre plus
ou moins brusquement en état de suractivité, la sécrétion devient très abondante, le colostrum se transforme en lait, et
cette transformation dans la sécrétion est marquée par un
ensemble de phénomènes locaux et généraux qui constituent
la *montée laiteuse.*

Il importe de bien connaître l'époque de la montée laiteuse.
On dit que c'est vers le troisième jour qu'elle s'opère, et on a
une tendance à croire que, si elle ne s'est pas montrée à ce
moment, c'est que la femme ne sera pas une bonne nourrice.
Des chiffres fournis par Mme Dluski (2), élève de M. Pinard,
il résulte que cette manière de voir est inexacte.

(1) L'état colostral du lait existe aussi chez les animaux; chez la
vache notamment, on décrit le colostrum sous le nom de mouille.
Mais, chez les animaux, les différences de composition du colostrum
et du lait sont moindres et moins durables que chez la femme, et les
corps granuleux sont en petit nombre. D'après M. Vaudin, le colostrum de vache renferme des sulfates, qu'on ne trouve pas dans le
lait. — VAUDIN, *Bull. de la Soc. chimique*, 5 juillet 1894. — HOUDET,
Annales de l'Inst. Pasteur, 1894, p. 506.

(2) Mme BRONISLAS DLUSKI, *Contribution à l'étude de l'allaitement maternel.* Thèse de Paris, 1894.

Chez les multipares, la montée laiteuse se fait en moyenne le troisième jour; chez les primipares, elle se fait en moyenne le quatrième jour. Mais ces chiffres n'ont rien d'absolu; la montée laiteuse peut se faire dès le premier ou le second jour; cela s'observe rarement chez les primipares, plus souvent chez les multipares qui ont déjà allaité. Plus fréquemment, la montée laiteuse est en retard; chez les primipares, il n'est pas rare de la voir s'établir seulement vers le cinquième ou le sixième jour. D'une manière générale, on peut dire que la montée laiteuse est précoce chez les multipares qui ont beaucoup allaité, tardive chez les primipares.

La montée laiteuse se manifeste par des phénomènes locaux et généraux.

Les phénomènes locaux consistent surtout dans l'augmentation de volume et de consistance des mamelles et dans l'écoulement spontané du lait. Les seins deviennent gros et durs et les veines encore plus apparentes que pendant la grossesse; par la palpation, on sent les îlots glandulaires tuméfiés et très nettement appréciables à la périphérie de la région mammaire; le mamelon est un peu moins saillant, ce qui peut créer des difficultés au début de l'allaitement; parfois il se produit un peu d'œdème de l'aréole.

Les phénomènes généraux ont donné matière à des discussions qui sont terminées aujourd'hui. On attribuait à la montée laiteuse tout un ensemble de troubles avec fièvre, que l'on désignait sous le nom de *fièvre de lait*. Il est bien établi maintenant qu'il n'y a pas de fièvre de lait. Lorsque la température s'élève vers le troisième jour, c'est qu'il existe une complication septique du côté des organes génitaux ou des mamelles. Les seuls troubles imputables à la montée laiteuse sont une légère agitation, de la céphalée, un certain degré d'accélération du pouls, lequel s'était ralenti après l'accouchement (Blot), la rougeur et l'animation du visage; mais, en l'absence de complications puerpérales, la montée laiteuse s'établit sans que la température s'élève au-dessus de 38° centigrades.

Au moment de la montée laiteuse, avons-nous dit, la ma-

melle ne sécrète plus de colostrum, mais du lait parfait. Si
on s'en tient aux phénomènes extérieurs, à l'examen du lait à
l'œil nu, cette assertion est exacte. Mais si on examine le lait
au microscope jour par jour, on constate que la transformation n'est pas aussi brusque.

Quand on examine le lait *entre le moment de l'accouchement
et celui de la première tétée* (fig. 4), les éléments qui dominent
sont les leucocytes, dont beaucoup en chromatolyse ; les corpuscules du colostrum sont moins abondants. Si la femme
n'allaite pas, les leucocytes disparaissent au bout de 2 ou
3 jours, et on ne trouve ensuite que des corpuscules du colostrum, les uns avec leurs caractères habituels, les autres en
destruction, les autres avec des dimensions géantes (fig. 6) ;
ces corpuscules ne disparaissent qu'avec toute trace de la
sécrétion mammaire.

Quand la femme allaite, après la première tétée, les corpuscules du colostrum subissent des modifications importantes (fig. 5). Ils sont beaucoup plus chargés de graisse ;
les gouttelettes butyriques repoussent le noyau à la périphérie et le dépriment, de telle sorte que de sphérique il tend à
devenir semi-lunaire ; le corpuscule se dissocie, et le noyau
semi-lunaire est mis en liberté.

Les leucocytes disparaissent, en général, du deuxième au
quatrième jour après l'accouchement.

Les corpuscules du colostrum subsistent, mais de moins en
moins nombreux ; les formes de destruction dominent vers
le quatrième jour, et c'est spécialement à ce moment qu'apparaissent ces éléments particuliers que nous avons désignés
sous le nom de *corps nucléaires en croissant*. La forme semi-
lunaire que prennent les corpuscules du colostrum en désintégration, l'apparition et la disparition simultanées des corps
nucléaires en croissant et des formes de désintégration des
corps granuleux, sont les arguments sur lesquels on se fonde
pour considérer les corps en croissant nucléaires comme des
débris des corpuscules du colostrum.

Le cinquième ou le sixième jour, les corpuscules du colostrum ont disparu, ou leur nombre devient négligeable. Dans les cas où l'allaitement se fait sans incident, on n'en trouve jamais après le huitième jour. Dès que la sécrétion lactée est établie définitivement, les globules graisseux avec leurs croissants protoplasmiques sont les seuls éléments figurés du lait. En résumé, histologiquement parlant, le colostrum n'est remplacé par le lait que 6 à 7 jours après la naissance. A partir de ce moment, la sécrétion se poursuit pendant un temps variable suivant les cas (1).

Le lait reprendra les caractères du colostrum quand l'allaitement sera suspendu ou quand la mamelle sera vidée incomplètement. Vingt-quatre heures ou quarante-huit heures après la cessation de la mise au sein, on aperçoit dans le lait des leucocytes polynucléaires et, un peu plus tard, des corpuscules du colostrum. Les leucocytes disparaissent assez vite, et, vers le quatrième jour, il ne reste que des corpuscules du colostrum. Si l'allaitement est repris, les corpuscules du colostrum disparaissent d'autant plus rapidement que l'interruption a été plus courte. Si on suspend la lactation d'un seul côté, la glande inactive donne seule un lait colostral. Lorsque les mamelles se vident incomplètement, comme c'est le cas chez une nourrice qui a beaucoup de lait et qui a un nourrisson débile, si on ne retire pas l'excès de lait, les corpuscules du colostrum peuvent apparaître. La présence de ceux-ci est donc caractéristique de la rétrocession de la sécrétion lactée.

(1) Donné décrivait l'évolution histologique du colostrum de la manière suivante :

Le *premier jour* après la naissance, le colostrum renferme beaucoup de corps granuleux et des globules graisseux très inégaux en volume: traité par l'ammoniaque, il se prend en une masse visqueuse et filante. Le *troisième jour*, au moment de la montée laiteuse, le lait est encore jaunâtre comme le colostrum; les corps granuleux existent toujours, mais sont beaucoup moins nombreux. Le *sixième jour*, les globules de graisse sont nombreux et moins inégaux en volume; le nombre des corps granuleux diminue encore.

Après le *quinzième jour*, on ne trouve plus, en général, de corps granuleux; le lait est parfait; il n'est plus jaune, il est tout à fait blanc; mêlé à l'ammoniaque, il reste limpide et ne devient pas visqueux.

La persistance ou la réapparition du caractère colostral du lait coïncide parfois avec des troubles digestifs du nourrisson ou avec un retard dans la progression de son poids. Peut-on en conclure que c'est l'état colostral qui engendre ces anomalies ? Nullement, car toutes les fois que le nourrisson présente, pour quelque cause que ce soit, de l'anorexie et de la faiblesse, il tette avec moins de force, il ne vide pas complètement le sein, ce qui peut être regardé comme la cause de la persistance ou de la réapparition de l'état colostral.

A dater du quatrième jour après l'accouchement, la pré-

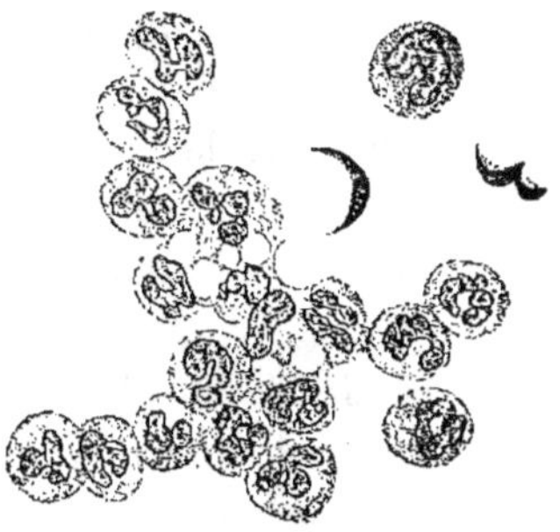

Fig. 7. — Lait provenant d'une femme accouchée depuis 5 jours et ayant eu un abcès de la mamelle 5 jours après cet examen. — Préparation obtenue comme celle de la fig. 4. — On voit des corps en croissants comme ceux du colostrum et de nombreux leucocytes non altérés, dont la présence annonce la suppuration.

sence dans le lait de leucocytes polynucléaires en nombre considérable indique sûrement une infection de la mamelle (galactophorite ou lymphangite) (fig. 7).

Ces faits montrent l'importance de l'examen microscopique du lait en cas de troubles dans la santé du nourrisson ou de la nourrice.

Histologie de la glande mammaire en activité. — L'examen microscopique des lobules de la glande mammaire en activité montre que les alvéoles se sont distendus, que les cellules qui les tapissent sont devenues très volumineuses et ont subi des modifications importantes.

1° Immédiatement sur la paroi, M. E. Lacroix (1) a signalé l'existence de cellules plates, ramifiées, anastomosées les unes avec les autres et formant un réseau dont les mailles sont à peu près régulièrement circulaires. Ce réseau de *cellules en panier*, identiques à celles que F. Boll a décrites dans l'acinus de la glande lacrymale, existe dans toutes les cavités glandulaires de la mamelle, acini et conduits excréteurs. Plusieurs caractères morphologiques de ces cellules permettent de les rapprocher des formations myo-épithéliales.

Si l'on reconnaît à ces cellules des propriétés contractiles, on conçoit le rôle qu'elles doivent jouer dans l'expulsion des produits de la sécrétion accumulés dans la lumière des acini et des conduits excréteurs. Par le resserrement des mailles de ce vaste réseau, elles peuvent d'un seul coup réduire dans des proportions considérables la capacité totale des cavités glandulaires.

2° Sur ce réseau est appliqué l'épithélium sécréteur, constitué par une seule rangée de cellules. Celles-ci ont un aspect variable, suivant que l'acinus dont elles font partie est au repos ou en activité. Comme toutes les parties de la glande ne fonctionnent pas en même temps, on peut voir, sur une même coupe, ces différents aspects de l'épithélium sécréteur. Au repos, les cellules sont prismatiques, basses, d'égale hauteur ; leur protoplasma a une apparence grenue ou spongieuse et renferme quelques granulations graisseuses au niveau du pôle libre ; les noyaux sont ovoïdes et aplatis parallèlement à la membrane propre. En activité, ces cellules sont hautes, turgides, bourrées dans leur portion libre, devenue festonnée, de globules graisseux très gros ; les noyaux sont plus volumineux, et quelques-uns présentent des figures de division indirecte ; le contenu de la lumière glandulaire est moins abondant que dans les parties au repos, parce qu'ici on a sous les yeux le stade qui précède immédiatement le

(1) *Acad. des sciences*, 29 octobre 1894.

phénomène de l'excrétion exocellulaire (Renaut). Ce contenu varie d'ailleurs suivant la phase de l'allaitement, c'est-à-dire suivant que la mamelle sécrète du colostrum ou du lait adulte. Dans ce dernier cas, l'acinus apparaît nettement tapissé d'une seule rangée de cellules appliquées contre la paroi, et la lumière renferme les globules gras excrétés. Dans la phase colostrale, la lumière est encombrée de corpuscules du colostrum diversement chargés de granulations graisseuses, si bien que l'acinus semble tapissé de plusieurs couches de cellules. D'après Mlle Lourié, les corpuscules du colostrum ne se voient que dans la lumière des acini et des canaux galactophores; jamais on n'en rencontrerait dans la couche épithéliale.

Les alvéoles glandulaires sont entourés d'un *réseau vasculaire* à la fois riche et ténu. La turgescence des vaisseaux est considérable autour des lobules qui se préparent à sécréter (congestion prémonitoire); par contre, autour des lobules en pleine sécrétion, il y a anémie manifeste, et les vaisseaux sont peu apparents; c'est la tension du lait accumulé dans les alvéoles qui les comprime et les vide (1).

Des modifications importantes se produisent aussi dans le *tissu conjonctif* qui unit les lobules et les acini de la glande. Il renferme de nombreux leucocytes. Certains auteurs ont décrit leur passage à travers l'épithélium ; ils les ont vus s'insinuer entre les cellules de l'épithélium et pénétrer dans la lumière de l'acinus. Quant à la nature de ces cellules, Unger a relevé la présence des « Mastzellen », et Mlle R. Lourié celle de lymphocytes. Ce dernier auteur a vu aussi des éléments ressemblant aux « Plasmazellen ».

MÉCANISME DE LA SÉCRÉTION LAITEUSE. — Au sujet du mécanisme par lequel l'épithélium mammaire sécrète le lait, deux opinions sont en présence : d'après la première, la ma-

---

(1) KEIFFER (de Bruxelles), Recherches sur l'anatomie et la physiologie de la mamelle. *Société obstétricale de France*. Réunion annuelle du 11 au 14 avril 1900. — *L'Obstétrique*, 15 septembre 1901.

melle est une glande holocrine; d'après la seconde, une glande mérocrine.

Longtemps, on a assimilé la sécrétion des glandes mammaires à celle des glandes sébacées. On supposait que l'épithélium mammaire se gonfle, s'infiltre de graisse et de divers principes, puis éclate, se déchire, mettant en liberté des globules gras, de la matière protéique, du lactose; le noyau tombe lui-même dans la lumière et est éliminé avec tous les débris de la cellule dont la destruction donne le lait. Les cellules disparues sont remplacées par de nouveaux éléments, issus de la prolifération de l'épithélium situé à la profondeur contre la paroi. La glande mammaire serait donc une glande *holocrine*.

Mais Partsch et Heidenhain ont attaqué cette manière de voir. Étudiant les modifications anatomiques que subissent les cellules épithéliales de la glande mammaire de la chienne en lactation, ils ont vu que les cellules polyédriques se gonflent, deviennent sphériques et plus claires; leurs noyaux se multiplient, et on voit apparaître dans le protoplasma des gouttelettes de graisse, qui font saillie vers la lumière de l'alvéole glandulaire en repoussant une certaine quantité de protoplasma; toute la partie saillante — gouttelettes de graisse et protoplasma — tombe dans la lumière du conduit glandulaire; le protoplasma se dissout dans le liquide sécrété, et le globule graisseux devient libre. Mais, pendant que la partie superficielle de la cellule est ainsi expulsée, la partie profonde — noyau et protoplasma — répare la perte de substance, régénère la cellule, et le même processus recommence aux dépens de la même cellule. L'épithélium sécrète donc le lait sans se détruire. Dans cette conception, la glande mammaire est une glande *mérocrine*.

La manière de voir de Partsch et Heidenhain a été soutenue par Unger et Michaëlis; elle est adoptée par un grand nombre d'auteurs. Toutefois, dans ces derniers temps, elle a été l'objet de critiques; d'après les recherches de M. Simon, il semble qu'elle ne peut s'appliquer à la glande mammaire du

cobaye qu'avec des modifications (1); et les travaux de
M. Keiffer (de Bruxelles) conduisent à ne pas l'accepter pour
la sécrétion lactée de la chienne (2).

Il est possible que le mécanisme de l'élaboration histologique du lait ne soit pas le même pour toutes les espèces de
mammifères. En tout cas, la question est encore en suspens et
appelle de nouvelles recherches.

Origine des éléments figurés du lait et du colostrum. — L'origine des éléments figurés du lait adulte, c'est-à-dire des globules gras et de la bordure protoplasmique qu'ils présentent
quelquefois, est facile à établir par l'examen histologique de
la mamelle en lactation. Le globule gras est élaboré dans l'épithélium de la glande; il se montre au sein du protoplasma;
il est excrété au moment de la déhiscence de la cellule épithéliale et il entraîne parfois avec lui un fragment du protoplasma.

Quant aux éléments du colostrum, les leucocytes arrivent
dans la lumière des alvéoles glandulaires par diapédèse.
Ce sont des polynucléaires neutrophiles; ce n'est pas ici
le lieu d'exposer les controverses auxquelles donne lieu la
question de savoir quelle est la matrice de ces éléments;
mais il est très vraisemblable qu'ils viennent dans la mamelle
pour accomplir leur habituelle fonction, la phagocytose; ils
s'emparent des granulations graisseuses imparfaites ou trop
abondantes, car leur protoplasma en renferme habituellement;
leur présence a sans doute aussi pour effet d'assurer l'asepsie
de la glande dans le moment où elle est le plus prédisposée à
l'infection.

Quant aux corps nucléaires en croissants, nous avons dit
quelles raisons portent à croire qu'ils proviennent de la désintégration des corpuscules du colostrum.

---

(1) SIMON, Phénomènes histologiques de la sécrétion lactée. *Congrès
des Sociétés savantes*, Nancy, avril 1901. — *Journal de l'anatomie et de
la physiologie*, 1902, p. 14, 34.

(2) KEIFFER, Recherches sur l'anatomie et la physiologie de la mamelle. *L'Obstétrique*, septembre 1901.

Reste à déterminer la nature et l'origine des corpuscules du colostrum. Autrefois, on considérait ces éléments comme des cellules épithéliales de la mamelle qui, ayant subi l'infiltration graisseuse complète, ne se sont pas encore désagrégées et n'ont pas mis en liberté les globules graisseux qui les composent. Seul, Ch. Robin les regardait comme des globules blancs. Aujourd'hui les conditions sont changées; le plus grand nombre des auteurs admettent l'origine leucocytaire des corpuscules du colostrum. Très peu croient à leur nature épithéliale.

On doit à A. Czerny (1) un des meilleurs travaux en faveur de l'origine leucocytaire des corpuscules granuleux. Nous allons exposer ses arguments; puis nous indiquerons pourquoi cette origine, bien que probable, ne peut être considérée comme pleinement démontrée. Ayant étudié la réapparition du caractère colostral dans le lait des femmes qui suspendent brusquement l'allaitement, Czerny aurait constaté que les leucocytes précèdent toujours les corps granuleux; seuls d'abord, ils finissent par disparaître et sont complètement remplacés par les corps granuleux. Entre les leucocytes et les corps granuleux, il y a une série d'intermédiaires, qui correspondent aux formes cellulaires décrites dans le lait des nouveau-nés ou des nourrices qui cessent d'allaiter (globules muqueux de Donné, cellules encapsulées, cellules coiffées de Dogiel, cellules mûriformes). La propriété qu'ont les leucocytes d'absorber la graisse est bien connue; on peut la démontrer en injectant du lait dans le sac lymphatique de la grenouille; or le leucocyte infiltré de graisse prend tout à fait l'aspect d'un corpuscule du colostrum. Enfin, A. Czerny invoque l'expérience suivante : si on injecte de l'encre de Chine sous la peau d'une souris, on retrouve des granulations noires dans les corpuscules du colostrum; ceux-ci sont donc,

(1) A. Czerny, Ueber die Brustdrüsensekretion bei Neugeborenen und über das Verhältniss der sogenannten Colostrumkörperchen zur Milchsekretion. *Festschrift zu E. Henoch's 70. Geburtstage*, Berlin, A. Hirschwald, 1890.

comme les leucocytes, capables d'absorber les corps étrangers. L'auteur conclut que les corpuscules du colostrum sont des leucocytes qui viennent par diapédèse et ont pour fonction d'absorber les éléments du lait inutilisés, en particulier les globules gras, de les transformer et de les ramener des cavités glandulaires dans la circulation lymphatique. Ainsi s'expliquerait la réapparition des corpuscules toutes les fois qu'il y a excrétion insuffisante du produit élaboré par la mamelle (1).

Si séduisante que soit cette argumentation, elle n'est pas sans soulever quelques objections. Dans ses recherches, Mlle R. Lourié n'a pas réussi à constater la substitution systématique des corpuscules du colostrum aux leucocytes ; elle a vu apparaître les deux éléments en même temps ; elle n'a pu observer de formes de passage entre le leucocyte polynucléaire et le petit corpuscule du colostrum à noyau unique, sphérique ou réniforme. Si ce corpuscule est un leucocyte, ce ne peut être qu'un mononucléaire ; mais alors pourquoi a-t-il un protoplasma granuleux ? Faut-il admettre que le noyau polymorphe s'est transformé en noyau sphérique, comme cela peut s'observer dans le pus et certains exsudats pathologiques ? Mais, s'il en est ainsi, pourquoi les granulations protoplasmiques du corpuscule du colostrum fixent-elles indifféremment des couleurs neutres, acides ou basiques ? Il est bien vrai que les corpuscules du colostrum absorbent les corps étrangers, comme les leucocytes. Mais ceux-ci n'ont pas le monopole de cette absorption ; M. Ranvier attribue aussi cette propriété aux cellules conjonctives et même aux cellules épithéliales (2). Le défaut de mobilité ne saurait, par contre,

(1) Au cours de son exposé, Czerny remarque que les glandes de Montgomery, lorsqu'elles sont très développées, donnent du colostrum et non du vrai lait, parce que le lait y séjourne inutilisé. — Auparavant, Champneys avait affirmé que, chez beaucoup d'accouchées, les glandes sébacées de l'aisselle sont susceptibles de produire une sécrétion analogue au colostrum ; il en conclut que les glandes mammaires ne sont qu'une forme des glandes sébacées, opinion sans doute excessive.

(2) Cours inédit de 1899-1900.

empêcher de considérer les corpuscules du colostrum comme des leucocytes ; ceux-ci perdent, en effet, leur mobilité quand ils ont absorbé un nombre considérable de grains d'amidon (Ranvier) ou lorsqu'ils sont gorgés de graisse (Lourié). Il est donc probable que les corpuscules du colostrum représentent une variété de leucocytes ; mais cette manière de voir ne pourra être acceptée sans réserves qu'après de nouvelles recherches (1).

Origine des principes chimiques du lait. — La graisse du lait dérive du protoplasma de la cellule glandulaire ; elle semble se former aux dépens des matières albuminoïdes. Il est prouvé, du reste, que le lait peut contenir plus de graisse que les aliments, et que l'alimentation azotée augmente la teneur du lait en beurre, ce qui ne fait pas une alimentation riche en graisse.

La caséine provient-elle directement de la matière protéique de l'épithélium glandulaire ou de l'albumine du sang qui transsuderait et se modifierait en transsudant ? D'après K. Basch (2), elle proviendrait à la fois de l'un et de l'autre ; la caséine pourrait être regardée comme une nucléo-albumine, résultant de l'union de l'albumine du sang avec l'acide nucéique issu de la destruction des noyaux de l'épithélium ; cette manière de voir est en contradiction avec l'idée généralement adoptée que la mamelle est une glande mérocrine.

Comment se forme le sucre de lait ? En injectant du glycose à fortes doses dans le sang des animaux qui nourrissent leurs petits, Cl. Bernard a trouvé cette substance dans toutes les sécrétions, sauf dans le lait, où on ne trouve que du lactose.

(1) Il sera nécessaire, dans ces futures recherches, de ne conclure d'abord que pour l'espèce dont le colostrum a été étudié : ce liquide ne paraît pas avoir la même constitution chez tous les mammifères ; à ce point de vue, les travaux de M. Duclert sur la glande mammaire du cobaye méritent d'être signalés. — DUCLERT, *Étude histologique de la sécrétion du lait,* thèse de Montpellier, 1893 ; et surtout : *Les Éléments figurés du colostrum,* brochure, Montpellier, 1901.

(2) K. BASCH, Die Entstehung des Kaseins in der Milchdrüse. *Jahrb. f. Kinderheilk.,* 1898.

Le glycose ne traverse donc pas l'épithélium mammaire. S'il est douteux que le lactose se forme aux dépens du sucre du sang, il est, par contre, très probable qu'il peut dériver de l'albumine, puisque, sous un régime exclusivement carné, les chiennes donnent un lait très riche en lactose. En tout cas, P. Bert et Schutzenberger, Thierfelder ont constaté, dans le pis de la vache en lactation, la présence d'une substance ternaire aux dépens de laquelle se formerait le sucre de lait : ce *lactosogène* serait distinct du glycogène.

On sait, depuis un travail de Blot (1), qu'un certain nombre de nourrices bien portantes rendent des urines sucrées ; le sucre qu'on trouve en pareil cas dans les urines est du lactose (Hofmeister) ; la fréquence et les causes de ce phénomène sont mal connues. D'après de Sinéty, pendant l'allaitement, la présence de corps réducteurs dans l'urine est très inconstante, mais on la constate presque toujours au moment où la femelle cesse d'allaiter. Si on enlève les mamelles à un cobaye femelle qui nourrit, la lactosurie ne se produit pas, et, lorsque l'animal a de nouveau des petits, on ne constate jamais de substances réductrices dans l'urine (2).

L'acide citrique existe dans le lait. Quelques chimistes ont pensé qu'il provenait des aliments absorbés. M. Vaudin ne croit pas pouvoir accepter cette supposition, parce que l'acide citrique introduit dans l'économie doit être détruit pendant la digestion ; il lui semble plus vraisemblable d'admettre que cette formation s'effectue aux dépens du lactose dans la glande mammaire, dont la fonction citrogénique, variable avec les espèces, assure la solubilité partielle du phosphate de chaux contenu dans le lait.

En ce qui concerne les éléments minéraux, les analyses montrent que, si ceux du lait sont les mêmes que ceux du sang, ils se trouvent en proportions relatives bien différentes dans le lait

---

(1) *Acad. des sciences*, 1856.
(2) DE SINÉTY, *Société de biologie*, 9 juillet 1898. — Voir aussi : LEDUC, *Bulletin médical*, 23 novembre 1898, p. 1089.

et dans le sang. Si, d'autre part, on se rappelle ce fait, énoncé par Bunge, que le rapport entre les différentes substances inorganiques est à peu près identique dans le lait et dans l'ensemble de l'organisme du jeune animal, on conclura que la cellule épithéliale de la glande mammaire prend à un plasma sanguin d'une composition différente les sels minéraux nécessaires au jeune animal, exactement dans les proportions voulues pour lui permettre de se développer et d'acquérir une composition semblable à celle de ses parents.

Ainsi, aucune des principales substances organiques contenues dans le lait ne préexiste dans le sang, et les sels de celui-ci ne passent dans le lait que dosés par l'épithélium de la mamelle. La glande mammaire n'est donc ni un simple filtre, ni une glande banale comme les glandes sébacées ; c'est un appareil sécrétoire hautement différencié, dont la cellule a des fonctions actives et complexes.

CIRCULATION DE LA GLANDE MAMMAIRE. — Le travail de sécrétion ne se fait pas sans que la *circulation* de la mamelle ne devienne très active.

Les artères issues de la mammaire interne, de la mammaire externe, de l'acromio-thoracique et des intercostales se dilatent et deviennent flexueuses. Le sang qui afflue ainsi à la mamelle en sort par des veines très développées, très élargies, qui forment un réseau profond, parallèle au réseau artériel, et un réseau superficiel dont les branches sont unies par de nombreuses anastomoses, surtout au niveau de l'aréole (réseau de Haller). Ces veines se rendent dans les veines mammaires internes et axillaires.

Les vaisseaux lymphatiques, déjà très nombreux en dehors de la grossesse, se développent encore pendant l'allaitement ; leurs deux réseaux, le réseau glandulaire et le réseau superficiel, sont également le siège de cette suractivité. Le réseau glandulaire naît dans le tissu conjonctif qui enveloppe les grains glandulaires ; il forme 7 à 8 troncs qui se dirigent vers la face antérieure de la glande et convergent vers l'aréole pour former le plexus sous-aréolaire ; des quatre points cardinaux de ce plexus partent des troncs volumineux, qui vont aux ganglions axillaires. Les lymphatiques superficiels ou cutanés forment un plexus très riche, surtout au niveau de l'aréole : leurs rameaux se jettent dans le plexus sous-aréolaire. Le développement et l'activité de la circulation lymphatique au moment de l'établissement de la sécrétion lactée expliquent avec quelle facilité la moindre fissure du mamelon ou de l'aréole peut donner naissance à l'angioleucite et secondairement aux abcès de la mamelle.

INFLUENCE DU SYSTÈME NERVEUX SUR LA SÉCRÉTION DU LAIT. — Les physiologistes admettent aujourd'hui que le système nerveux dirige la fonction de toutes les glandes, et cela de deux manières : d'abord, les nerfs tiennent sous leur dépendance les vaisseaux glandulaires, et leur action vaso-motrice agit sur la sécrétion ; en second lieu, certaines fibres exciteraient directement les éléments sécrétoires ; ces deux actions, sécrétoire et vaso-motrice, seraient concomitantes, mais indépendantes. Cette vue générale n'est pas encore vérifiée pour toutes les glandes.

Chez la femme, les nerfs de la mamelle sont de deux ordres : *cutanés et glandulaires*. Les nerfs glandulaires viennent des nerfs intercostaux ; les nerfs cutanés viennent des nerfs intercostaux et des branches thoraciques du plexus brachial.

L'influence de ces nerfs sur la sécrétion mammaire a été mise en lumière par l'expérimentation et par l'observation, et les faits fournis par ces deux méthodes ont une grande importance pour la bonne direction de l'allaitement ; aussi les faut-il exposer ici avec quelques détails.

1° Les premières expériences de section des nerfs mammaires, faites par Cl. Bernard, Eckhard, de Sinéty, chez les animaux, n'ont pas permis de constater une modification sécrétoire quelconque. Becquerel et Auber avaient avancé cependant que l'électrisation des nerfs mammaires augmente la sécrétion lactée.

Rohrig a repris ces recherches, en 1876, chez la chèvre. La mamelle de cet animal offre, d'après lui, trois ordres de branches nerveuses : 1° des *branches vasculaires* : leur section augmente beaucoup la sécrétion ; l'excitation du bout périphérique la supprime ; 2° des *branches du mamelon* ou *papillaires* : leur section relâche le mamelon sans modifier la sécrétion ; l'excitation du bout périphérique érige le mamelon ; l'excitation du bout central augmente la sécrétion par action réflexe ; 3° des *branches glandulaires* : leur section ralentit la sécrétion ; l'excitation du bout périphérique l'augmente.

D'après Rohrig, les nerfs agissent surtout par leur fonction vaso-motrice. Pour lui, la quantité de lait s'accroît ou diminue en même temps que la tension du sang dans les vaisseaux. Toutefois Laffont, en 1879, a soutenu l'existence de nerfs sécrétoires distincts des nerfs vaso-moteurs.

Le docteur Mironoff a montré que l'excitation d'un nerf périphérique quelconque diminuait la sécrétion et concentrait le liquide sécrété, augmentant en particulier sa teneur en graisse (1).

La sortie du lait de la mamelle est déterminée par la succion du nourrisson, aidée, sans doute, par la contraction des fibres lisses des conduits excréteurs (2).

2° L'influence du système nerveux sur la sécrétion mammaire est encore prouvée par l'*observation clinique*. La sécrétion lactée peut être augmentée ou diminuée par des *états émotifs* ou des *troubles nerveux divers*.

Il est des femmes chez lesquelles la vue et les pleurs de leur enfant qui demande à téter font gonfler les seins et affluer le lait. En revanche, toutes les émotions dépressives, surtout lorsqu'elles sont brusques, peuvent diminuer ou tarir la sécrétion lactée, au moins d'une manière temporaire. La frayeur, la colère, le chagrin peuvent supprimer la sécrétion lactée ou même la modifier et la rendre délétère. Ces faits ont été quelquefois contestés. M. Budin les a mis hors de

---

(1) *Soc. des méd. russes de Saint-Pétersbourg*, 1893.
(2) BEAUNIS, *Nouveaux Éléments de physiologie humaine*, 3e édition, Paris, 1888, t. II, p. 208.

doute. A la Maternité, au pavillon des débiles, une nourrice allaite plusieurs enfants. Or, M. Budin a vu que les enfants allaités par une même femme subissaient le même jour, sous l'influence d'une grande colère de la nourrice, une notable perte de poids (1).

Chez les animaux, on observe aussi des faits probants. Parfois, pour exciter la sécrétion lactée, chez une vache, une ânesse ou une chèvre, il faut placer près d'elles leur petit ou un animal qui lui ressemble. « Souvent on trompe la sottise des vaches, dit Olivier de Serres, en mettant près d'elles un veau empaillé, à l'approche duquel la mère se laisse traire, prenant ce mannequin pour celui qu'il représente. » D'Ardenne cite le cas d'une vache chez laquelle la sécrétion lactée fut supprimée à la suite d'une violente frayeur.

Ce qu'il faut retenir de tous ces faits, en particulier des expériences de Rohrig, c'est que la sécrétion lactée est le produit d'un *acte réflexe*. Le point de départ habituel du réflexe est l'excitation du mamelon par la succion ou la traite. Le centre spinal est mal déterminé. L'aboutissant est la suractivité circulatoire de la mamelle et la sécrétion du lait.

Le pouvoir galactogène de la succion est démontré par des faits très curieux où l'on voit *la sécrétion lactée s'établir chez des femelles non fécondées et même chez des mâles*. Une femme âgée de 62 ans, chargée d'élever sa petite-fille au biberon, eut l'idée de lui donner le sein pour l'amuser ; au bout de peu de temps, elle eut assez de lait pour allaiter l'enfant ; la sécrétion persista pendant un an (Audebert). Une servante, ayant la garde d'un enfant nouvellement sevré, lui donna le sein pour l'empêcher de crier et ne tarda pas à avoir du lait (Belloc). Baudelocque raconte une histoire analogue pour une petite fille de 8 ans.

Bouchut prétend que c'est un usage traditionnel parmi les

(1) BUDIN, Troubles nerveux chez les nourrices. Retentissement immédiat sur leurs nourrissons. *L'Obstétrique*, 1896, p. 321.

habitants du Cap-Vert, lorsqu'une femme meurt en nourrissant son enfant, d'obliger la plus proche parente, qu'elle soit ou non mariée et quel que soit son âge, à nourrir l'enfant privé de sa mère ; pour cela, la femme est soumise à une série de pratiques bizarres, consistant dans l'application de feuilles de ricin tièdes sur les seins et dans l'emploi de fumigations chaudes vers les parties génitales ; l'enfant est, en outre, approché plusieurs fois par jour du mamelon ; après trois ou quatre jours au plus, la sécrétion lactée s'établirait.

Legroux a vu une jeune chienne, entendant crier un petit chien, s'arrêter et lui livrer ses mamelles ; elle finit par avoir du lait et le nourrir. Aristote parle d'un bouc qui, tété par un petit chevreau, finit par avoir assez de lait pour le nourrir.

Humboldt rapporte qu'un homme de 34 ans avait nourri son enfant de son propre lait.

Enfin, dans les Maternités, certaines nourrices qui allaitent plusieurs enfants arrivent parfois à avoir, par une sorte d'entraînement, une énorme quantité de lait (2 et 3 litres).

Un certain nombre de substances passent pour augmenter la sécrétion lactée; d'autres pour la diminuer. L'histoire des premières, que l'on appelle *galactogogues* ou *galactogènes*, est encore conjecturale ; non seulement on n'a pas étudié leur influence sur la composition du lait, sur sa teneur en tel ou tel principe, mais encore il n'est pas prouvé qu'elles provoquent une augmentation du liquide sécrété. Par contre, l'action *antilaiteuse* de quelques substances paraît assez bien établie.

Rohrig a déduit une théorie des substances galactogènes et des substances antilaiteuses de ses recherches concernant l'action des nerfs par la sécrétion lactée. D'après lui, tous les médicaments qui élèvent la tension artérielle augmentent la sécrétion lactée, et ceux qui abaissent la première diminuent la seconde. Ainsi la digitaline, la caféine auraient une action galactogogue. Sous l'influence de la strychnine, la sécrétion deviendrait 15 ou 16 fois plus abondante ; ensuite la quantité

du lait tomberait au-dessous de la normale. Le chloral diminue la sécrétion laiteuse. Ces assertions n'ont pas été vérifiées en ce qui concerne la digitaline, la caféine, la strychnine.

D'après d'autres auteurs, les mamelles des animaux étant des
glandes cutanées, les substances diaphorétiques seraient galactogogues. A. Robin (1) a avancé que le jaborandi et son alca-
loïde, la pilocarpine, ont une action stimulante sur la fonction
mammaire ; mais cette action est niée par Stumpf, Ch. Cornevin, Hammerbacher et Marmé. La belladone et l'atropine
diminuent beaucoup la quantité de lait, qui devient plus riche
en principes solides (Dolan, Hammerbacher, Neumann).

*Relations de la sécrétion lactée avec l'activité de certains
organes.* — Des rapports étroits unissent la mamelle et les
organes génitaux. Une excitation utéro-ovarienne retentit
d'ordinaire sur la mamelle. La menstruation provoque le thélotisme. La grossesse provoque l'entrée en activité de l'épithélium mammaire. Réciproquement, les excitations du mamelon provoquent, chez certaines femmes, une excitation
voluptueuse des organes génitaux.

D'une manière générale, la menstruation est suspendue
pendant l'allaitement. La réapparition des règles est considérée comme annonçant la régression de l'activité mammaire,
et les nourrices menstruées sont regardées comme médiocres ;
cette manière de voir ne peut être érigée en loi ; c'est un point
sur lequel nous reviendrons. Mais les relations entre l'aménorrhée et la sécrétion lactée n'en sont pas moins bien établies. On a observé une persistance anormale de l'activité
mammaire chez des femmes qui n'allaitaient plus et qui
avaient une atrophie utérine avec suppression des règles (2).

(1) A. Robin, Recherches sur le jaborandi. *Journal de thérapeutique,*
p. 553, 1875.

(2) Tceitline, Un cas de fonctionnement des glandes mammaires
durant depuis cinq ans en l'absence de tout allaitement. *Semaine médicale,* 1900, p. 157. — Schwab, Persistance anormale de la sécrétion
lactée chez deux femmes présentant de l'aménorrhée. *Soc. obstétricale
de France,* réunion annuelle d'avril 1901.

On doit à M. Bouchacourt (1) de curieuses recherches qui l'ont conduit à penser que le *placenta* élabore un ferment soluble, stimulateur de l'activité mammaire ; cet enzyme serait absorbé surtout au moment du décollement placentaire et provoquerait le phénomène de la montée laiteuse.

« Il est d'observation courante, dit M. Bouchacourt, que toutes les femelles des animaux utilisent, pour leur nutrition individuelle, le placenta et les membranes, et que, chez les animaux domestiques, malgré les efforts répétés de l'homme, l'instinct de la placentophagie subsiste dans toute son intégrité. Cette coutume s'est rencontrée à diverses époques chez différents peuples : au Brésil, chez une peuplade de la Russie d'Asie, chez des indigènes de l'Amérique ; enfin, elle existe encore aujourd'hui au Soudan (Raynaud).

« Les préparations placentaires ont été conseillées dans l'antiquité et le moyen âge dans des buts divers : comme aphrodisiaque, contre la stérilité, comme adjuvant de l'accouchement, contre les tranchées de l'accouchée, contre la rétention des membranes, contre les hémorragies utérines, dans l'épilepsie et l'apoplexie, et enfin, récemment, dans les métrites chroniques et l'involution utérine *post-puerpérale* (Iscovesco, 1898). Dans la thérapeutique chinoise, l'organothérapie placentaire est encore très employée, comme adjuvant de l'accouchement et contre la chlorose (Bouffard, 1900 ; J. Regnault, 1902).

« Des recherches expérimentales m'ont conduit à admettre que l'ingestion de placenta, *glande à sécrétion interne*, n'était nullement indifférente. D'après 9 observations cliniques, l'ingestion de placenta de brebis semblerait exercer une *action excitante sur la glande mammaire*. Les femmes nouvellement accouchées à qui il en a été administré ont eu une montée de lait très abondante ; des femmes, qui, au bout de 3 ou

______

(1) Nouvelles recherches sur l'opothérapie placentaire. *Société de biologie*, 1ᵉʳ février 1902. — Voir aussi, dans l'*Obstétrique* de 1902, le mémoire intitulé : Utilisation naturelle de la partie extra-embryonnaire de l'œuf : Placentophagie ; propriétés galactogènes du placenta.

4 jours, n'avaient pas de poussée mammaire, l'ont eu après l'ingestion de placenta, et même, chez une jeune femme qui n'avait jamais été enceinte, l'ingestion d'extrait placentaire a provoqué de la tuméfaction des seins avec début de sécrétion de colostrum.

« Je signale également une action purgative incontestable. »

A coup sûr, ces vues méritent confirmation ; elles ont déjà été critiquées, à un point de vue théorique, par M. de Sinéty (1). La pratique nous apprendra ce qu'il faut en penser.

M. Hertoghe (2) avance que, durant l'allaitement, il y aurait activité excessive de la *glande thyroïde* ; il se fonde sur ce que, chez certaines nourrices soumises à la médication thyroïdienne, on pourrait voir les règles disparaître et la sécrétion lactée augmenter.

SÉCRÉTION LACTÉE DU NOUVEAU-NÉ ET DES SUJETS PUBÈRES. — Le rudiment de la glande mammaire se montre vers le troisième mois de la vie fœtale ; au niveau de la quatrième côte, un bourgeon ectodermique s'enfonce dans le mésoderme ; ce bourgeon végète, et il se forme des prolongements latéraux.

Au moment de la naissance, de nouveaux bourgeons se produisent et, chose singulière, la glande entre en activité. Les nouveau-nés des deux sexes présentent, avec une fréquence telle qu'on peut considérer le phénomène comme physiologique, du gonflement des seins et une sécrétion lactée (Morgagni, Natalis Guillot, Gubler) ; c'est le *lait des sorcières* des Allemands (3).

Ce lait est à peu près semblable au lait de femme ; cependant sa composition se rapproche beaucoup plus de celle du colostrum, et on y trouve des corpuscules granuleux. C'est du huitième au dou-

(1) *Société de biologie*, 22 février 1902.

(2) *Belgique médicale*, 1896, p. 97.

(3) NATALIS GUILLOT, *Arch. gén. de méd.*, 17 octobre 1853. — BOUTEQUOY, Thèse de Paris, 1854. — GUBLER, *Gaz. méd. de Paris*, 1856. — DE SINÉTY, *Arch. de physiol.*, 1875, p. 291. — VARIOT, *Soc. méd. des hôp. de Paris*, 1890. — COMBY, *Ibib.*, 19 février 1892. — A. CZERNY, Ueber die Brustdrüsensekretion bei Neugeborenen und über das Verhältniss der sogenannten Colostrumkörperchen zur Milchsekretion. *Festschrift zu E. Henoch's 70. Geburtstage.* 1890. — KEIFFER, Développement et physiologie de la mamelle. *Soc. obstétricale de France*, 9ᵉ réunion, avril 1902.

zième jour que la sécrétion est le plus accusée. Elle disparaît ensuite rapidement.

On a cru longtemps qu'il était bon d'exprimer le lait des mamelles gonflées du nouveau-né. C'est une pratique contre laquelle on ne saurait trop s'élever. Ces glandes en activité s'infectent, en effet, très facilement sous l'influence de ces pressions, et il en résulte des abcès et des phlegmons, parfois très graves, des mamelles des nouveau-nés.

Au moment de la puberté, il se produit souvent aussi une congestion de la glande et un léger écoulement au niveau du mamelon; le phénomène est plus fréquent chez les filles; mais il peut s'observer chez les garçons.

M. Bouchacourt et M. Keiffer ont expliqué la sécrétion lactée du nouveau-né en faisant intervenir l'action des stimulines placentaires; celles-ci seraient absorbées principalement au moment du décollement du placenta et agiraient sur la glande du nouveau-né et de la mère en excitant l'épithélium sécréteur. Mais, avec M. de Sinéty, on peut objecter à cette manière de voir, d'abord, que la fluxion mammaire des nouveau-nés a lieu, non pas à la naissance, mais 5, 6, 8 jours après, alors que les sécrétions placentaires ne peuvent plus être en cause; ensuite, que la fluxion se produit aussi à la puberté, chez les garçons comme chez les filles, surtout chez ceux qui ont présenté le même phénomène après la naissance, et qu'alors il est impossible de le rattacher à l'activité du placenta.

CHAPITRE IV

Rôle éliminateur de la mamelle.

Sommaire. — Substances qui peuvent s'éliminer par la mamelle. —
1° Substances alimentaires. — 2° Substances médicamenteuses. —
3° Diastases pathologiques (toxines, antitoxines, agglutinines et
substances du même ordre).

Comme la plupart des glandes, la mamelle en activité peut
servir de voie d'élimination pour les matières étrangères in-
troduites accidentellement dans l'organisme ou pour les corps,
analogues aux diastases, qui se forment dans l'économie au
cours des maladies (toxines, antitoxines, agglutinines, etc.).
Mais, de même que dans les autres glandes, cette faculté est
élective ; l'épithélium mammaire a le pouvoir de laisser passer
certaines substances et d'en arrêter d'autres. Il est d'un grand
intérêt de connaître les premières, car elles peuvent avoir une
influence sur le nourrisson, qui les absorbe avec le lait. On
peut les grouper sous trois chefs, suivant qu'elles sont de
l'ordre des aliments, de l'ordre des médicaments, ou de l'ordre
des toxines.

Substances alimentaires. — On savait depuis longtemps
que certaines plantes, lorsqu'elles servent à l'alimentation des
nourrices ou des femelles en lactation, communiquent au lait
une saveur et une odeur particulières ; mais tout se bornait à
des assertions plus ou moins précises, lorsque Parmentier et
Deyeux firent sur ce sujet des recherches expérimentales, qui
ont été le point de départ des travaux ultérieurs, lesquels n'ont

d'ailleurs élucidé qu'une partie de ce que l'empirisme a appris aux agriculteurs.

L'ingestion de certaines plantes donne au lait une odeur ou une saveur particulière, agréable ou désagréable; et en traitant le lait de vache par le sulfure de carbone, on en isole une substance dont l'odeur rappelle celle des herbes qui ont été mangées. D'autres plantes communiquent au lait des propriétés particulières, des propriétés purgatives par exemple; d'autres, enfin, rendent le lait toxique.

L'asphodèle, l'anis, les labiées donnent un goût agréable; le trèfle des Alpes donne un goût sucré. Le lait des vaches qui ont mangé de l'absinthe, des marrons d'Inde, des feuilles d'artichaut, des fleurs de châtaigniers, des fanes de pommes de terre, des pousses de sureau, du laiteron des Alpes, devient amer. Donnent au lait une odeur et une saveur désagréables la varaire, le lin, le colza, le tourteau de navette, la drèche, les pommes de terre germées. Le cresson lui donne un goût de salpêtre. On a signalé l'odeur des asperges dans l'urine de l'enfant dont la nourrice avait mangé ce légume. Le lait donne de la diarrhée lorsque la femelle laitière a ingéré du tithymale, de la rhubarbe, de la gratiole (Cazeaux); il devient astringent, si elle a mangé de la feuille de chêne (Biett), du trèfle gâté (Alt). On a cité des cas d'empoisonnement par le lait de chèvres qui avaient brouté des euphorbiacées (Mackey) ou du colchique. D'après M. Pinard, le lait des vaches nourries de feuilles de betterave fourragère serait capable de provoquer une entérite cholériforme; ce fait expliquerait la fréquence du choléra infantile au mois d'octobre.

Une preuve élégante du passage de certaines substances végétales dans le lait est fournie par une teinte que prend ce liquide lorsque les animaux se nourrissent de *végétaux colorés*. La garance (1), le cactus et le gaillet lui communiquent

(1) La garance n'enlève pas au lait ses propriétés nutritives et ne lui en donne aucune qui soit nouvelle. Flourens, ayant nourri des femelles en lactation avec de la garance, remarqua que le principe colorant allait se déposer dans les os des petits. Dans sa communi-

une couleur *rouge* foncé ; le populage des marais, le safran, la rhubarbe, la carotte, une couleur *jaune* ; le jonc fleuri, l'*hyacinthus carnosus*, le sainfoin, la mercuriale, les polygonums (renouée et sarrasin), le buglosse, les prêles, l'indigo, une couleur *bleue*. Ces colorations, surtout la bleue, n'apparaissent pas toujours immédiatement après la traite ; le lait, d'abord blanc, ne se colore que lorsqu'il a été exposé au contact de l'air ; la substance qui s'élimine est un chromogène qui ne donne une matière colorante que par l'oxydation.

L'*alcool* ingéré par la nourrice s'élimine-t-il par le lait ? L'observation clinique montre que les nourrissons des femmes qui abusent des liqueurs spiritueuses présentent des troubles identiques à ceux de l'alcoolisme : de l'agitation alternant avec de la torpeur, de l'insomnie, parfois même des convulsions. C'est un point sur lequel nous reviendrons (1). Cependant la plupart des auteurs avançaient que l'analyse chimique ne permettait pas de constater la présence de l'alcool dans le lait. Les recherches de M. M. Nicloux (2) semblent devoir lever tous les doutes ; elles ont porté sur des femmes et des femelles d'animaux (chiennes et brebis) ; elles ont démontré que, de même que l'alcool ingéré par la femme grosse passe au fœtus, l'alcool ingéré par la nourrice passe dans le lait ; la teneur en alcool du sang de la mère, celle du sang du fœtus et celle du lait sont presque identiques.

Substances médicamenteuses (3). — Sur la question de l'élimination par le lait de l'*opium* et de la *morphine*, question capitale en raison de la sensibilité de l'enfant à ces subs-

cation à l'Académie des sciences (13 janvier 1862), il terminait ainsi : « La lactation agit comme la gestation ; le lait a le même pouvoir que le sang de porter au fœtus le principe colorant de la garance, de rougir ses os. En d'autres termes, la mère influe sur le petit par la lactation comme elle influait sur lui par la gestation : prolongation précieuse de l'influence de la mère sur le petit... »

(1) Deuxième partie, section I, chapitre V.

(2) Maurice Nicloux, Passage de l'alcool ingéré de la mère au fœtus et passage de l'alcool ingéré dans le lait, en particulier chez la femme. *L'Obstétrique*, mars 1900, p. 97.

(3) Fehling, *Arch. f. Gynæk.*, Bd. XXVII, Heft 2.

tances, nous nous trouvons en présence d'assertions et de faits contradictoires. Si nous consultons les recherches cliniques les plus récentes, nous voyons que, d'après Pinzani, l'opium et la morphine, administrés à doses thérapeutiques, ne s'éliminent pas par le lait, au moins sous forme d'alcaloïdes connus et que, d'après Fehling, ce passage est rare et très faible. D'autre part, Tarnier et Chantreuil font remarquer avec raison que, dans la pratique médicale, on a souvent l'occasion d'administrer du laudanum à la nourrice sans que l'enfant en souffre. Et pourtant on a rapporté un nombre assez considérable de cas dans lesquels un narcotisme grave et quelquefois mortel a été observé chez des enfants dont les nourrices prenaient de l'opium. Gorup-Besanez parle d'un nourrisson dont la mère prit 3o gouttes de teinture d'opium et qui eut un sommeil de 43 heures. Fubini et Cantu racontent l'histoire d'une nourrice qui mettait du coton imbibé de laudanum dans une dent cariée; son nourrisson fut pris d'un coma qui dura plusieurs heures. Dans d'autres cas, l'enfant se serait endormi pour ne plus se réveiller. Bien que tous ces faits ne soient pas à l'abri de la critique, nous devons, en attendant des données certaines, être très réservés dans l'emploi des préparations opiacées chez les nourrices, ne les prescrire qu'à faibles doses et en surveillant attentivement l'enfant.

Quand on donne de l'*atropine* à une nourrice, il survient chez l'enfant une dilatation pupillaire assez persistante (Fehling). Les principes du datura et de la jusquiame passeraient également dans le lait.

Contrairement à Chevallier et Henry, Landerer a affirmé que la *quinine* passait dans le lait et lui donnait un goût amer. D'après Burdel, le passage de la quinine est incontestable, mais très irrégulier; c'est lorsque le remède est donné à jeun qu'il est le mieux absorbé et qu'il s'élimine abondamment par le lait; dans ces conditions, le nourrisson peut en subir l'influence, surtout lorsqu'il prend le sein 3 heures après l'ingestion et qu'il est âgé de moins de 4 mois. Aussi Burdel conseillet-il de vider la mamelle 3 heures après l'ingestion de la quinine, afin que l'enfant ne puisse en absorber, ou mieux encore d'administrer le remède aux repas. Grâce à cette pratique, on pourra prescrire couramment la quinine et éviter de se passer d'un remède excellent et quelquefois indispensable (1).

Les femmes accouchées sous le *chloroforme* ne paraissent pas présenter d'anomalies de la sécrétion lactée. Cependant, d'après Hofmeier (2), les nouveau-nés dont la mère a été chloroformée pendant l'accouchement seraient prédisposés à l'ictère. Voici un fait dû à M. Godey et qui se rapporte à l'*éthérisation*. Un nouveau-né refusa pendant trois jours de prendre le sein et trois fois on se servit d'un tire-lait pour dégorger la mamelle. Enfin, il se décida à téter; immédiatement après, il vomit la plus grande partie du lait ingéré. Le même fait se renouvela plusieurs fois de suite. Pendant la nuit il prenait le sein d'une autre nourrice accouchée depuis un mois et ne vomissait pas. Le lait de la mère était très abondant, mais très séreux; au microscope, il offrait des corps granuleux assez nombreux. Cette femme avait été soumise pendant son accouchement aux inhalations d'éther; faut-il les accuser d'avoir altéré le lait? De nouvelles observations peuvent seules permettre de répondre à cette question.

L'*iode* et les préparations iodées s'éliminent par la mamelle de la *femme*. Si on l'administre sous forme de teinture, l'iode apparaît dans le lait 96 heures après son ingestion. Sous forme d'iodure de potassium (2 gr. 50 par jour), il apparaît au bout de 4 heures; l'élimination dure assez longtemps (44 heures chez la mère, 72 heures chez l'enfant). Lorsqu'on fait des pansements à l'iodoforme, l'iode apparaît aussi dans le lait.

L'iode ne s'élimine pas sous forme d'iodure, mais sous forme

---

(1) Oui, Le passage du sulfate de quinine dans le lait. *Journal de méd. et de chir. pratiques*, février 1893.
(2) *Virchow's Archiv*, LXIX, 3.

d'une combinaison avec la caséine. La quantité d'iode qui s'élimine par la mamelle est fort variable et n'est nullement en proportion avec la dose ingérée. C'est là le côté défectueux de la méthode qui consiste à traiter les enfants syphilitiques en donnant de l'iodure de potassium à la mère. E. Lewi a observé des symptômes très prononcés d'iodisme chez un nourrisson dont la nourrice prenait de l'iodure (1).

On a cru longtemps que l'iode ne peut s'éliminer par la mamelle des animaux. Cependant, les recherches de M. Flamini (2) démontrent le passage de ce corps dans le lait de chèvre. Cet auteur injecte à une chèvre une solution huileuse d'iode à 5 p. 100 ; l'injection est intramusculaire. L'iode passe rapidement dans l'urine et dans le lait, environ en quantité moitié moindre dans ce dernier que dans la première. La quantité éliminée augmente avec la dose injectée ; après avoir obtenu un degré de saturation correspondant à une certaine quantité d'iode dans le lait, on peut maintenir constante cette quantité par des injections convenablement espacées. — L'iode éliminé avec le lait est en partie dissous dans le sérum, en partie en combinaison organique. L'administration prolongée de l'iode n'altère pas la santé de l'animal et ne modifie pas la composition du lait.

La question de l'élimination du *mercure* a été fort discutée : nié par Péligot, Chevallier, Henry et Ettore Somma (3), le passage de ce métal a été affirmé par Personne, Reveil, Lewald, Labourdette et Bouyer. D'après Fehling, l'élimination serait très irrégulière et la quantité de mercure qui passe serait très faible. D'autre part, Orfila a cité plusieurs cas de stomatite mercurielle chez des personnes qui avaient bu du lait d'une vache soumise à des frictions hydrargyriques pour la destruction des tiques et qui avait elle-même de la salivation.

(1) Lewi, Iodism of the nursing infant. *Arch. of Pediatrics*, mars 1894.
(2) M. Flamini, Contribution à l'étude de la production des laits médicamenteux. Le lait iodé. *Revue mensuelle des maladies de l'enfance*, mars 1902.
(3) E. Somma, *La Pediatria*, 1899, n° 9, p. 68.

Les recherches récentes de MM. Sigalas et Dupouy (1) paraissent pouvoir expliquer ces résultats discordants; le mercure passe constamment par le lait; mais son élimination est tardive et ne commence que 10 à 15 jours après le début de la mercuralisation. Le traitement indirect de la syphilis des nouveau-nés par la mercuralisation de la nourrice pourra donc être employé, mais en tenant compte de ce temps perdu et aussi de l'inégalité des quantités éliminées; on ne devra le mettre en œuvre que lorsqu'on est dans l'impossibilité d'employer le traitement direct. D'autre part, les données précédentes doivent nous porter à n'user des frictions mercurielles chez les nourrices qu'avec certaines réserves.

Le *salicylate de soude* s'élimine par le lait, mais faiblement (Stumpf). Les glandes mammaires de la femme l'éliminent moins que celles des animaux. Il en faut des doses assez fortes pour qu'on puisse constater sa présence dans le lait. Ingéré par la nourrice à des doses de 1 à 3 grammes, l'acide salicylique se trouve toujours dans l'urine de l'enfant, bien qu'on n'en décèle que rarement la présence dans le lait. Le salicylate de soude donne à ce liquide une réaction nettement alcaline. Si on est obligé de donner ce médicament à une nourrice, il sera bon de ne pas dépasser la dose de 3 grammes par jour.

L'influence de l'*antipyrine* sur la sécrétion du lait a donné lieu à des assertions contradictoires. Comme ce médicament réussit bien à calmer les tranchées utérines qui suivent l'accouchement, il importerait pourtant d'être fixé là-dessus. D'après Touin, l'antipyrine ne s'élimine pas par la mamelle. Guibert avance au contraire qu'elle passe dans le lait et qu'elle diminue notablement et parfois tarit la sécrétion. Pinzani constate qu'elle passe en faible proportion, qu'elle n'a pas d'influence sur la quantité du lait sécrété, mais que les nourrissons dont les nourrices prennent de l'antipyrine ont des

----

(1) Sigalas et Dupouy, Élimination du mercure par la glande mammaire. *Congrès international de médecine de Paris*, 1900, section de Pathologie générale, p. 393.

troubles gastro-intestinaux. Boissard pense, d'après l'observation clinique, que ce médicament employé avec prudence n'a aucune action fâcheuse sur la nourrice et sur l'enfant. Les recherches les plus récentes et les plus complètes sont celles de Fieux (1); grâce à un procédé d'analyse très sensible, il a pu constater que l'antipyrine passe dans le lait, mais en proportion excessivement faible, que le passage commence 6 à 9 heures après l'ingestion et cesse au bout de 19, 20 et 23 heures, que ce remède n'agit en rien sur la quantité et la qualité du lait et qu'il n'a aucune influence fâcheuse sur le nourrisson. Donc, à doses raisonnables et passagèrement, l'antipyrine peut être administrée aux femmes en couches et aux nourrices.

Le *chloral* paraît aussi s'éliminer par le lait; lorsqu'une nourrice qui a pris du chloral donne le sein avant que 2 heures soient écoulées depuis l'administration du médicament, l'enfant peut présenter de la somnolence ou de l'agitation.

On ignore si le *camphre* passe dans le lait; mais on l'emploie pour supprimer la sécrétion mammaire au moment du sevrage (A. Herrgott).

Spinola, Lewald et Hertwig ont affirmé le passage de l'*arsenic*. Tedeschi et Ewald l'ont nié. Brouardel et Pouchet, ayant repris leurs recherches, ont constaté que l'arsenic s'éliminait par le lait en quantité notable et qu'en somme un nourrisson pouvait être intoxiqué par le lait de sa nourrice lorsque celle-ci prenait une préparation arsenicale.

Le passage du *fer* dans le lait, nié tout d'abord, ne paraît plus douteux; il a été constaté par de nombreux observateurs. Il s'élimine en combinaison avec la caséine. Il augmenterait la quantité du lait.

L'*antimoine*, surtout quand il est donné sous une forme soluble, passe dans le lait (Lewald.) Le *zinc*, même sous forme d'une préparation insoluble (oxyde de zinc), s'élimine également par le lait (Harnier et Lewald); il en est de même du *bismuth* (Lewald, Chevallier et

(1) FIEUX, Antipyrine et lactation. *Bulletin médical*, 5 septembre 1897, n° 71, p. 839.

Henry); le *plomb* s'élimine en petite quantité, mais très longtemps (Lewald, Stumpf). D'après Tedeschi, il n'est pas certain que le cuivre s'élimine par le lait. Le borax (Harnier), le bicarbonate de soude, le proto-carbonate de soude, le sulfate de soude (Chevallier et Henry), le sulfate de magnésie (Harnier) (1), le carbonate d'ammoniaque (Harnier), le chlorate de potasse, le bromure de potassium, le bicarbonate de potasse (Dolan), l'acétate de potasse (Duncan Bulkley) passent dans le lait. Par contre, on ne retrouve pas dans le lait les sulfures de sodium et de potassium, le nitrate de potasse (Chevallier et Henry, Marchand). La *rhubarbe* et la *gratiole* (Cazeaux), la *scammonée*, l'*huile de ricin* et le *séné* (Dolan) communiquent au lait des propriétés purgatives. Le *colchique* lui donne des propriétés toxiques. Le *copahu* donne au lait son odeur caractéristique, et Dolan l'a retrouvé dans l'urine d'un enfant dont la nourrice avait pris cette substance. Quand la nourrice absorbe de la *térébenthine* par une voie quelconque, l'odeur de violette apparaît dans l'urine du nourrisson.

Weiske a affirmé, en 1871, que les *phosphates de chaux* ne s'éliminent pas par le lait. Cependant on trouve dans le commerce, sous le nom de « lait phosphaté naturel », du lait de vaches qui absorbent tous les jours 80 grammes de phosphate de chaux, ou du lait de chèvres qui absorbent tous les jours 30 grammes de cette substance, et on affirme dans les prospectus que ce lait renferme des phosphates en plus grande quantité que le lait ordinaire. Mais les recherches de M. Duclaux et de V. Tedeschi ont démontré qu'il n'en est rien ; l'addition du phosphate de chaux à l'alimentation des bêtes laitières n'augmente pas la teneur du lait en phosphates. On assure toutefois qu'il y a vraiment augmentation des phosphates du lait si les femelles laitières reçoivent des fourrages très riches en phosphates, obtenus en fumant les prairies avec des phosphates et superphosphates ; de cette manière, on pourrait porter la teneur du lait en phosphate de chaux de 2 grammes à 4 ou 5 grammes (2). En faisant dissoudre du

(1) Le passage de la magnésie a cependant été contesté par V. Tedeschi (expériences sur l'ânesse).

(2) JOLLY, *Soc. de méd. pratique*, 1ᵉʳ décembre 1892.

phosphate de soude dans l'eau qui dilue le son donné aux vaches, M. Sanson a noté aussi une augmentation d'acide phosphorique dans le lait (1).

Les *acides* passent-ils dans le lait et le rendent-ils plus coagulable ? Parmentier et Deyeux ont donné à une vache 15 kilogrammes d'oseille par jour sans que la coagulabilité du lait en parût augmentée. Landerer affirme que l'acide acétique passe dans le lait ; A. Sicard avance que les chèvres qui ont mangé des feuilles de vigne ou d'oseille ont un lait purgatif. Les recherches de Fehling montrent qu'en somme les acides ont une action nulle sur le lait. Il est donc inutile d'interdire la salade aux nourrices.

Parmi les faits que nous venons de citer, il en est quelques-uns qui demandent une vérification. Mais tels qu'ils sont, ils comportent des enseignements.

Des facultés éliminatrices que possède la mamelle, on peut tirer parti pour administrer certains remèdes à l'enfant ; c'est là une ressource qui peut devenir précieuse en quelques cas ; c'est ainsi qu'on peut quelquefois traiter un enfant par l'iodure de potassium et le mercure en administrant ces remèdes à la nourrice. Mais, par contre, quels dangers l'absence de surveillance dans le régime des nourrices ou des femelles laitières peut faire courir à l'enfant !

DIASTASES PATHOLOGIQUES (*Toxines, antitoxines, agglutinines, etc.*). — Les substances élaborées par l'organisme malade et qu'on désigne sous le nom de toxines et d'antitoxines, substances analogues aux diastases, peuvent s'éliminer par le lait.

La toxine tétanique traverse la mamelle. Il en est de même de son antitoxine. Brieger et Ehrlich ont montré que les jeunes souris allaitées par des animaux réfractaires au tétanos pouvaient acquérir l'immunité ; l'ingestion de lait provenant de ces animaux confère également l'immunité ; ce lait conserve ses propriétés après l'élimination de la caséine. M. Vaillard a

(1) *Soc. de biologie*, 17 février 1894.

vérifié ces faits pour la souris ; mais il a trouvé que, pour les cobayes et les lapins, l'allaitement par une femelle immunisée contre le tétanos ne confère aucune résistance appréciable aux petits issus d'une mère normale (*Ann. de l'Institut Pasteur*, 1896, p. 77).

MM. Brieger et Ehrlich ont constaté nettement le passage de la toxine (1) et de l'antitoxine diphtérique. Ehrlich et Wassermann (2) rapportent que les chèvres immunisées contre la diphtérie sécrètent un lait qui renferme l'antitoxine diphtérique et que ce lait possède, comme le sérum, le pouvoir immunisant. Une vache en lactation, bien immunisée, est une source d'antitoxine, disent MM. Roux et Martin ; le lait qu'elle donne est, sans doute, bien moins actif que son sérum, mais il est possible de condenser, sous un petit volume, l'antitoxine qu'elle contient ; il constitue donc une bonne matière première pour la préparation de l'antitoxine (3).

En ce qui concerne le passage des antitoxines, deux faits sont à remarquer. Tandis que la transmission du pouvoir antitoxique de la mère au fœtus par le placenta est exceptionnelle, la transmission par l'allaitement est assez fréquente.

(1) Dans l'espèce humaine, le passage de la toxine diphtérique par le lait est très probable, mais n'est pas encore formellement prouvé. M. Arnozan a rapporté le fait suivant. Une nourrice atteinte d'une angine diphtérique grave, à laquelle on avait retiré son nourrisson, avait soin, pour conserver son lait, de se faire chaque jour la traite manuelle. Lorsque les fausses membranes eurent disparu, avant de l'autoriser à reprendre son enfant, M. Arnozan fit faire quelques expériences. Un cobaye nourri exclusivement avec le lait de la malade mourut au bout de trois jours avec un amaigrissement excessif et des accidents convulsifs ; un second cobaye succomba dans les mêmes conditions, tandis qu'un troisième, pris comme témoin, nourri avec du lait de vache, subit seulement un certain amaigrissement. La toxicité du lait est ici vraisemblable ; car un cobaye résiste plusieurs jours à l'inanition complète. Il serait néanmoins intéressant de savoir comment ces animaux supportent le lait de femme normal (*Archives cliniques de Bordeaux*, 1898).

(2) *Zeitschrift für Hygiene und Infectionskrankh.*, 1894.

(3) Voir aussi : A. Schmid et E. Pflanz, Die Gegenwart von Diphterie-Antitoxinen in der Frauenmilch. *Wien. klin. Woch.*, 1896, 15 octobre, n° 42, p. 955.

D'autre part, la muqueuse digestive des jeunes sujets est capable d'absorber l'antitoxine, ainsi que le prouve l'immunité relative qu'ils acquièrent en absorbant le lait. En tout cas, les sucs digestifs ne dénaturent pas les antitoxines, puisqu'on a pu les retrouver dans les matières fécales avec leurs propriétés (1).

L'*agglutinine de la fièvre typhoïde* s'élimine aussi par le lait. MM. Achard et Bensaude (2), MM. Thiercelin et Lenoble (3) ont montré que le lait des femmes typhiques a cette même propriété agglutinatrice sur le bacille d'Eberth que possède le sérum. MM. Mossé et Daunic l'ont retrouvée dans le colostrum de femmes atteintes ou convalescentes de fièvre typhoïde (4).

Il était intéressant de rechercher si la substance agglutinante peut être absorbée par les voies digestives avec le lait et si elle est susceptible de se transmettre par l'allaitement.

On a d'abord étudié la question sur l'animal. MM. Widal et Sicard (5) ont pu, par l'allaitement, communiquer la réaction agglutinante aux petits des souris, de même qu'Ehrlich a pu leur transmettre par le même procédé les antitoxines de l'abrine, de la ricine et du tétanos. Les petits acquièrent ainsi un pouvoir d'agglutination qui est passif et de courte durée. Par contre, des cobayes ou des chattes, auxquels ces auteurs ont conféré un pouvoir agglutinant passif ou actif, n'ont jamais pu par l'allaitement transmettre ce pouvoir à leurs petits. Ces faits concordent avec les expériences de M. Vaillard, qui, tout en confirmant l'exactitude des observations d'Ehrlich sur la souris, a montré qu'elles n'ont pas de portée générale et ne sont pas applicables à toutes les espèces animales. L'ingestion

(1) Römer, Untersuchungen über die intra-uterine und extra-uterine Antitoxinübertragung von der Mutter auf ihre Descendenten. *Berliner klin. Wochenschrift*, 18 novembre 1901.
(2) *Soc. méd. des hôpitaux*, 31 juillet 1896.
(3) *Presse médicale*, 5 août 1896.
(4) *Soc. méd. des hôpitaux*, 27 novembre 1896, p. 818.
(5) *Société de biologie*, 24 juillet 1897.

prolongée chez l'homme d'un lait de chèvre fortement agglutinatif ne transmet pas la réaction au sang.

Il est difficile d'expliquer cette différence dans la transmission du pouvoir agglutinatif par le tube digestif suivant les espèces animales. Loin d'avoir une aptitude spéciale pour acquérir la réaction agglutinante, la souris est,
au contraire, un animal dont le sang, après inoculation de
bacilles typhiques, présente la réaction agglutinante plus
tardivement que les autres espèces de laboratoire, comme
M. Widal a pu le voir avec M. Nobécourt. Peut-être y a-t-il là
une question de chimisme digestif. MM. Widal et Sicard
rappellent qu'un lait fortement agglutinatif, coagulé naturellement ou par l'action d'un acide, tel que l'acide acétique ou
l'acide chlorhydrique, ne perd qu'une partie de son pouvoir.

En tout cas, il est des faits qui prouvent que la transmission de la substance agglutinante par l'allaitement est possible dans l'espèce humaine. Chez une femme de 19 ans,
entrée à l'hôpital trois mois après un accouchement pour
une fièvre typhoïde de moyenne intensité, MM. Landouzy et
Griffon trouvèrent que le lait avait des propriétés agglutinantes. Bien que l'enfant allaité par cette femme parût en
parfaite santé, on eut l'idée de rechercher si son sang agglu-
tinait aussi ; le résultat fut nettement positif (1). M. Castaigne
a rapporté un fait analogue (2). Dans un autre semblable,
MM. P. Courmont et Cade (3) ont trouvé qu'au quinzième
jour de la maladie de la nourrice le pouvoir agglutinant des
humeurs était le suivant : sang de la nourrice, 1 pour 200 ;
lait de la nourrice, 1 pour 30 ; sang du nourrisson, 1 pour 10.
L'enfant n'a eu, à aucun moment, des phénomènes de dothiénentérie, ni fièvre, ni diarrhée (4).

Ainsi la substance agglutinante se transmet du sang de la

(1) *Soc. de biologie*, 6 novembre 1897.
(2) *Soc. de biologie*, 13 novembre 1897.
(3) *Soc. de biologie*, 8 juillet 1899.
(4) C. MAHRT a aussi rapporté un cas du même ordre. *Centralblatt
für Stoffwechsel-und Verdauungs krankheiten*, 1901, t. II, p. 1 à 7.

mère au lait, en subissant une atténuation notable, puis du lait au sang du nourrisson, en s'affaiblissant encore à son passage dans l'intestin.

M. R. Kraus (1) a recherché la présence des hémolysines et des hémo-agglutinines dans le lait. Il a constaté que les premières ne traversent pas la mamelle. Les secondes sont éliminées par elles, mais elles ne pénètrent pas dans l'organisme du petit.

Nous verrons dans le chapitre suivant que M. Pasquale de Michele soutient que les toxines tuberculeuses s'éliminent aussi par le lait.

D'après Popoff (2), le lait d'une vache vaccinée contre le choléra immunise contre cette maladie les cobayes et les chiens.

M. Neumann (3) a montré que les nourrissons élevés au sein par une mère qui a eu la coqueluche, tant qu'ils tettent le lait maternel, sont beaucoup moins sujets à cette maladie que ceux élevés au biberon. Il en conclut que l'antitoxine coquelucheuse s'élimine par le lait et immunise les nourrissons. Il n'a pas fait la même constatation pour la rougeole.

En somme, il est acquis que le lait d'une nourrice peut transmettre au nourrisson des toxines, des antitoxines et des agglutinines.

La connaissance de ces faits conduit à se poser une importante question. On sait aujourd'hui le rôle que jouent les auto-intoxications dans la pathologie. Une femme qui présente des phénomènes d'empoisonnement autogène par le fait du surmenage, de la menstruation, d'un état dyspeptique, d'une néphrite, d'une affection hépatique, d'une affection thyroïdienne, ne peut-elle sécréter un lait nuisible pour son nourrisson ? Si nous ne possédons pas là-dessus de documents nombreux,

(1) *Wien. klin. Wochenschr.*, 1901, n° 31, p. 737.
(2) *Wratsch*, 1893, n° 10.
(3) Alimentation et maladies infectieuses des nourrissons. *Revue mensuelle des mal. de l'enfance*, octobre 1895, p. 453.

quelques faits portent néanmoins à répondre par l'affirmative.

En cas de goitre simple ou de goitre exophtalmique de la nourrice, M. Bézy a relevé chez les nourrissons la fréquence des convulsions et de la tétanie (1). Ce fait est à rapprocher de l'observation de MM. Mossé et Cathala (2), dans laquelle un nourrisson atteint de goitre congénital se montra très sensible au traitement thyroïdien suivi par la mère, et de celle de Byrom-Bramwell, dans laquelle un enfant était pris d'agitation, de vomissements et de sueurs profuses chaque fois que sa nourrice prenait de l'extrait thyroïdien (3).

M. Leblanc (de Lyon) a démontré un fait que l'observation clinique laissait déjà pressentir, à savoir : que *le lait fourni par des bêtes en période de rut ou atteintes de nymphomanie est toxique.* Il a nourri quatre chiens, deux jeunes et deux adultes, avec du lait de vaches en période de rut ou nymphomanes; les quatre chiens furent malades; au bout de vingt-quatre heures, ils présentèrent de la diarrhée jaune et fétide qui ne cessa que par la suppression de ce lait. Des chiens témoins, nourris dans les mêmes conditions avec du lait de vaches normales, ne furent atteints d'aucun trouble digestif (4).

Il est facile de comprendre l'importance des notions précédentes. Il y a des cas où un nourrisson, élevé au sein et bien réglé, présente des troubles digestifs sans que l'analyse microscopique et bactériologique du lait en donne la raison. N'y a-t-il pas lieu de penser que le lait renferme alors des substances de l'ordre des toxines ou des ferments solubles ? Le fait est probable lorsque la nourrice est atteinte d'une maladie déterminée; ne l'est-il pas aussi lorsque la nourrice est bien portante en apparence ? C'est ce que l'avenir nous apprendra.

---

(1) Bezy, A propos des nourrices goitreuses. *Congrès international de médecine,* Paris, 1900, section de médecine de l'Enfance, p. 88.

(2) *Acad. de médecine,* 12 avril 1898.

(3) *The Lancet,* 18 mars 1899.

(4) *Société des sciences médicales de Lyon,* 13 février 1901.

CHAPITRE V

Les Microbes du lait.

C'est une des données importantes acquises de nos jours :
le lait, quelle que soit sa provenance, est toujours souillé par
la présence de micro-organismes, qui y pullulent, pour la plupart, avec une extrême activité. La rapidité de multiplication
des microbes dans le lait est mise en lumière par une expérience de M. Miquel (1). Du lait, trait à 6 heures du matin,
contenait, deux heures après, 9.000 bactéries par centimètre
cube ; puis des examens successifs décèlent les chiffres suivants :

Arrivée au laboratoire............	9.000 bactéries
Une heures après.................	21.750 —
Deux heures plus tard...........	36.250 —
Sept heures plus tard...........	60.000 —
Neuf heures plus tard.	120.000 —
Vingt-cinq heures plus tard........	5.600.000

(1) *Annales de micrographie*, 1890.

La pullulation des bactéries est favorisée à un très haut degré par la chaleur. M. Miquel a trouvé que, dans un même lait, après 15 heures, le nombre des bactéries était de 100.000 par centimètre cube à 15°, de 72.000.000 à 25°, de 165.000.000 à 35°.

Quels sont ces microbes ? D'où viennent-ils ? Altèrent-ils le lait de manière à le rendre impropre à l'alimentation du nourrisson ou à le rendre toxique ? Et parmi eux en existe-t-il de pathogènes ?

En ce qui concerne leur origine, une question se pose qu'il nous faut d'abord résoudre.

LE LAIT D'UN ANIMAL SAIN, RECUEILLI D'UNE MANIÈRE ASEPTIQUE, EST-IL PRIVÉ DE MICROBES ? — C'est une loi générale établie par Pasteur que les tissus et les humeurs d'un être vivant sain, lorsqu'ils ne sont pas en contact direct avec le milieu extérieur, sont dépourvus de germes. Cette loi est contestée de temps à autre ; cependant, jusqu'ici, elle n'a pas été sérieusement entamée. Le lait nous offre une occasion de la vérifier.

Les premières recherches avaient permis de conclure que le lait contenu dans la mamelle d'un animal sain et recueilli d'une manière aseptique est privé de microbes (1). Cette conclusion, d'abord confirmée par la plupart des expérimentateurs, fut remise en question par le travail de Lehmann et Schulz pour le lait de vache et celui de Cohn et Neumann (2) pour le lait de femme.

Ces travaux montrèrent que le lait provenant de sujets sains et recueilli très proprement renferme des micro-organismes 19 fois sur 20 environ ; le plus souvent ce sont des staphylocoques blancs, quelquefois des staphylocoques dorés. Des résultats semblables ont été obtenus par divers auteurs (3).

---

(1) DUCLAUX, *Chimie biologique*, 1883, p. 60 et 61. — ESCHERICH, *Fortschritte der Medicin*, 1885, t. III, p. 231.

(2) COHN et NEUMANN, Ueber den Keimgehalt der Frauenmilch. *Virchow's Archiv*, Bd. CXXVI, 1891.

(3) HONIGMANN, *Hyg. Rundschau*, III, n° 22, 15 novembre 1893. — PAL-

Mais, si on examine les conditions dans lesquelles ces résultats ont été obtenus, on voit qu'ils n'infirment pas la loi de Pasteur. En effet, tous les observateurs s'accordent à reconnaître que les premières portions du lait recueilli renferment seules des germes et que les suivantes sont d'ordinaire stériles ; ils s'accordent à reconnaître que les bactéries trouvées dans le lait ne se rencontrent qu'à l'orifice ou à la périphérie des canaux galactophores, non dans la profondeur de la mamelle, et que, par suite, elles ne peuvent altérer le lait renfermé dans la glande.

Cette localisation des bactéries à la surface prouve qu'elles viennent de l'extérieur ; leur présence est indépendante de la sécrétion lactée et n'est pas le fait d'une élimination à travers la glande mammaire. Elles viennent soit de la peau voisine des orifices du mamelon, soit de la bouche de l'enfant, habitats ordinaires des staphylocoques. En règle générale, ces microbes sont dépourvus de virulence lorsque la nourrice et le nourrisson sont en bonne santé. Enfin, M. Genoud a montré que si on parvient à réaliser l'asepsie du mamelon, ce qui est très long et très difficile, le lait recueilli est complètement stérile.

En résumé, seules les premières gouttes de lait déglulies par le nourrisson sont souillées par un petit nombre de bactéries ; celles-ci sont presque toujours dépourvues de pouvoir pathogène, et, d'ailleurs, les sucs digestifs les détruisent sans doute en grande partie.

Origine des microbes du lait. — Les microbes du lait ont ordinairement l'une des deux origines suivantes :

1° Ils proviennent le plus souvent de la souillure du lait par l'acte de la traite ou par les manipulations qui l'ont suivie ;

2° Plus rarement, les microbes du lait proviennent de la

LESKE, *Virchow's Arch.*, t. CXXX. fasc. 2. — RINGEL, *Münch. med. Woch.*, 1893, n° 27. — KNOCHENSTIERN, *Revue des sciences médicales*, 1894, 15 juillet, t. XLIV, p. 151.— GENOUD, Thèse de Lyon, 1894. — CHARRIN, *Soc. de biologie*, 1894. — TRINCI, I batteri nella secrezione lattea. *Lo Sperimentale*, 1898, p. 112.

femelle laitière elle-même atteinte d'une maladie infectieuse, les germes de cette maladie pouvant rendre le lait virulent.

Les premiers sont d'ordinaire des microbes saprophytes, très répandus dans la nature; ils ne sont point pathogènes, mais ils corrompent le lait et lui communiquent ainsi des propriétés plus ou moins nocives. Parfois, et par exception, une souillure accidentelle peut introduire dans le lait des microbes pathogènes.

Les seconds, c'est-à-dire les microbes qui proviennent d'une maladie de la femelle laitière, sont presque toujours des microbes pathogènes pour l'homme; ils peuvent infecter les sujets qui boivent le lait qui les renferme, de sorte que le lait apparaît aujourd'hui comme un agent de transmission des maladies infectieuses.

Les microbes saprophytes du lait (agents de fermentation et de putréfaction du lait). — Les saprophytes du lait proviennent toujours d'une souillure accidentelle pendant ou après la traite. C'est ici le lieu d'énumérer les causes de contamination du lait de vache recueilli dans les conditions ordinaires. Ces causes sont nombreuses, et on peut dire que la souillure du lait est inévitable (1).

Nous avons vu déjà qu'à son issue même de la glande mammaire, à l'orifice des canaux galactophores, le lait pouvait être souillé par les microbes de la peau normale; c'est là une première cause de contamination; mais elle est vraiment négligeable, eu égard à la puissance de celles que nous allons indiquer.

____

(1) Le lait, dit très bien M. Rodet, est, en somme, une partie d'un organisme rejetée dans le monde extérieur, qui, si elle n'est pas utilisée par un autre organisme ou protégée par une intervention toute spéciale, doit faire retour au monde minéral par la série des mutations chimiques qui constituent la fermentation et la putréfaction. C'est le plan de la nature; et, pour y satisfaire, les agents de ces opérations chimiques sont répandus partout, prêts à attaquer le lait comme toute matière organique privée de vie. (Rodet, De la stérilisation du lait. *Lyon médical*, 23 et 30 décembre 1894, 6 et 13 janvier 1895.)

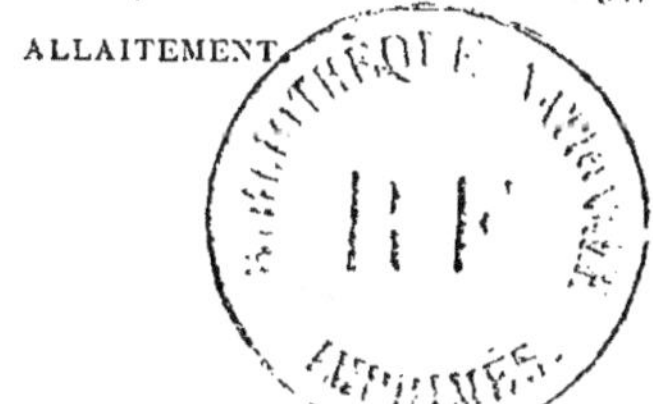

La personne qui fait la traite n'a pas les mains propres et le pis de l'animal est souvent souillé par les matières fécales, le foin, l'herbe et la paille qui forment sa litière : voilà la cause la plus efficace de contamination (1). En outre, le lait est recueilli dans des vases qui ont pu être salis de bien des manières, par des lavages avec de l'eau impure en particulier : autre cause de contamination. Dans un but de falsification, le lait peut être additionné d'eau impure ou de diverses substances renfermant des germes : nouvelle cause de contamination.

Naguère, on accusait surtout le contact de l'air de souiller le lait ; or, l'air est une cause de souillure peu importante. « Relativement à ces sources de contamination, dit M. Duclaux, l'air ne compte pour ainsi dire pas, et si on l'accuse souvent, c'est ou bien qu'on ne se rend pas compte de son peu d'importance, ou bien qu'on veut se dispenser des soins de propreté qu'il est possible de prendre, sous prétexte qu'il est inutile de détruire les germes des vases du moment qu'on reste exposé aux germes de l'air. C'est la malpropreté des laitiers et des laiteries qui est la cause à peu près unique des difficultés de conservation du lait (2). » Cela est si vrai que le lait parfaitement stérilisé, laissé à l'air libre, mais à l'abri de toute agitation et de tout contact, reste parfois longtemps, voire plusieurs semaines, sans se coaguler.

Ces causes de souillure expliquent la présence dans le lait d'une multitude d'organismes inférieurs. La vie de ces êtres altère la composition de ce liquide.

Presque tous les microbes saprophytes du lait ont pour effet de provoquer, au bout d'un temps plus ou moins long, la coagulation de la caséine. Mais les uns coagulent le lait en l'aci-

---

(1) Par la centrifugation, Soxhlet a isolé dans le lait de vache les impuretés suivantes : des excréments, des poussières, des parcelles de foin, d'herbes, de pailles, des bactéries dont les unes provoquent la formation d'acide lactique et d'acides gras, d'autres la formation de ptomaïnes, de toxines, de gaz (*Münch. med. Woch.*, 1891, p. 31).

(2) DUCLAUX, *Principes de laiterie*, p. 54.

difiant : ce sont les ferments qui transforment le lactose en acide lactique. Les autres le coagulent en sécrétant des diastases analogues à la présure, la réaction du liquide restant ou devenant alcaline : tels les microbes du fromage. Nous étudierons d'abord les ferments du lactose, puis les ferments de la caséine (1) ; nous rechercherons leur action sur le beurre ; enfin, nous signalerons les microbes qui sont la cause de certaines maladies du lait : laits colorés, laits amers, laits visqueux.

Ferments du sucre de lait. — La modification la plus précoce et la plus constante du lait abandonné à lui-même est la *fermentation lactique*. Lorsqu'on conserve du lait frais, il prend d'abord une réaction acide et une saveur aigrelette ; puis il se coagule au bout d'un temps qui varie, suivant le degré de la température ambiante, entre 1 et 4 jours ; le lait « a tourné », dit alors le vulgaire. Ces modifications sont liées à la transformation du lactose en acide lactique ; dès que l'acide lactique est en suffisante quantité (7 à 8 p. 1.000), la caséine se coagule, comme elle le fait en présence des acides. Lorsqu'on chauffe le lait, la coagulation se produit avec une beaucoup moins grande quantité d'acide lactique ; aussi le fait de chauffer du lait révèle-t-il souvent une fermentation lactique

(1) Si on cultive les microbes dans le lait bleui par la teinture de tournesol, il est facile de séparer ceux qui produisent un acide de ceux qui n'en produisent pas, à la condition que ces microbes, comme le pneumo-bacille de Friedlænder ou le bacille virgule de Koch, ne décolorent pas entièrement la teinture de tournesol (Lœffler).

Il faut remarquer que cette division qui consiste à classer les saprophytes du lait d'après leur action sur le lactose ou sur la caséine n'implique pas que les ferments du sucre de lait n'agissent pas sur la caséine, ou réciproquement. Il s'agit ici d'une action prédominante, ou mieux de la manière dont la caséine est coagulée. Le *B. coli*, ferment lactique, peut élaborer une diastase qui coagule le lait comme la présure (G. Finizio). Le bacille de la pomme de terre (*B. mesentericus vulgatus*) est surtout un ferment de la caséine ; mais il produit une diastase qui attaque les amylacés (Vignal). Le bacille butyrique peut produire la fermentation butyrique aux dépens de certaines matières albuminoïdes et non seulement aux dépens des sucres ou de l'acide lactique ; et par là il se rapproche de certains ferments de la caséine, de la tribu du *B. subtilis* (Voir plus loin : *Ferments de la caséine*).

latente. La fermentation lactique s'accompagne d'un dégagement d'acide carbonique déplacé par l'acide lactique. Elle cesse lorsqu'il s'est produit 16 à 20 grammes d'acide lactique par litre.

Pasteur a montré que la transformation du lactose en acide lactique est l'œuvre de microbes, qu'il a appelés *ferments lactiques*; il pensait qu'il n'y avait qu'une espèce de ces ferments. Mais Lister et Hueppe montrèrent qu'un assez grand nombre de bactéries avaient le pouvoir d'opérer cette transformation et méritaient le nom de ferments lactiques. Les unes transforment à peu près tout le sucre en acide lactique (ferments lactiques à fort rendement ou ferments lactiques vrais); d'autres n'en transforment qu'une partie plus ou moins grande (ferments lactiques à rendement moyen ou faible) (1).

Ce qui nous intéresse ici, c'est de savoir quels sont les ferments lactiques qui souillent habituellement le lait. Or, il semble bien que ce sont presque toujours des espèces de la famille du *Bacterium coli*, dont on connaît le pouvoir fermentatif sur le lactose.

En 1891 et 1893, MM. Wurtz et Leudet (2) ont publié des travaux qui établissent l'identité d'un des ferments lactiques du lait avec un microbe qui habite le tube digestif de presque tous les mammifères, le *Bacterium lactis aerogenes* d'Escherich. Mais le *Bacterium lactis aerogenes* est lui-même une espèce très voisine du *Bacterium coli commune* d'Escherich, lequel provoque aussi la fermentation lactique; peut-être même n'en est-ce qu'une variété, qui s'en distingue seulement par son action fermentative plus grande (il fournit une production plus abondante de gaz et de l acide acétique), par son immobilité, l'absence d'indol dans les cultures en bouillon peptonisé, ses colonies saillantes, ayant la forme d'une tête de clou sur les plaques de gélatine. D'autre part, on trouve

(1) E. Duclaux, *Traité de Microbiologie*, t. IV, 1901, chap. xv, xvi, xvii.
(2) Leudet et Wurtz, Identité du bacille lactique de Pasteur avec le Bacterium lactis aerogenes. *Société de biologie*, 20 mai 1893.

constamment des variétés de *Bacterium coli commune* dans le lait de vache (1).

Ces faits nous conduisent donc à admettre que les ferments lactiques pénètrent dans le lait au moment de la traite, qu'ils viennent des matières fécales qui souillent d'ordinaire le pis de la vache, et que, le plus souvent, ils représentent des variétés du *Bacterium coli commune* et du *Bacterium lactis aerogenes*.

Entre ces microbes, on peut distinguer des races diverses suivant qu'ils donnent de l'acide lactique inactif, de l'acide lactique droit ou de l'acide lactique gauche (2); suivant aussi qu'ils décomposent une molécule de lactose en deux molécules d'acide lactique sans résidu, ou qu'ils donnent de l'acide lactique mélangé d'acide formique, acétique, butyrique, même d'acétone, comme une variété isolée par Baginski.

Les laits de diverses espèces ne paraissent pas offrir un milieu de culture également favorable aux bactéries coliformes. Tandis que dans les laits de vache, de chèvre, d'ânesse, elles végètent longtemps et en abondance, dans le lait de femme, d'après O. Cozzolino, elles cessent de se mulplier au bout de vingt-quatre heures (3).

Les bactéries de l'intestin ne sont pas les seuls microbes capables de provoquer la fermentation acide du lait. D'autres possèdent la même propriété; mais ils n'interviennent qu'accidentellement et rarement; nous pouvons les négliger ici (4).

---

(1) ABBA, Sulla presenza costante del bacillus coli nel latte di vacca. *Lo Sperimentale*, 30 nov. 1892, p. 436. — POTTEVIN, Note insérée par M. Lesage dans son article sur les « Infections digestives des nourrissons » du *Traité des maladies de l'enfance*, 1897, t. II, p. 549, 550. — RAPPIN et BERTIN, Recherches bactériologiques sur le lait livré à la consommation à Nantes. *Congrès de Gynécologie, d'Obstétrique et de Pédiatrie*. Nantes, septembre 1901.

(2) H. POTTEVIN, *Contribution à l'étude de la fermentation lactique*. Thèse de Paris, 1897, n° 513.

(3) O. COZZOLINO, Ueber die Vegetation von Bacterium coli commune in der Kuh-Ziegen-Eselin und Frauenmilch. *Arch. für Kinderheilkunde*, XXXIII, 405-444, 1902.

(4) M. ED. DE FREUDENREICH (*Les Microbes et leur rôle dans la laiterie*.

Quand on abandonne à lui-même un lait déjà aigri, il arrive souvent, qu'après un temps plus ou moins long, il prend une odeur de beurre rance due à l'acide butyrique. Il s'est produit une fermentation butyrique. Pasteur a montré que cette fermentation est l'œuvre d'un bacille anaérobie, le *Bacillus butyricus*, qu'on identifie aujourd'hui au *Bacillus amylobacter* de Trecul et Van Tieghem et au *Clostridium butyricum* de Prasmowski (1). Ce bacille entre en activité lorsque les ferments lactiques ont achevé leur action ; il se nourrit de l'acide lactique et le transforme en acide butyrique. Le bacille butyrique a été trouvé dans le lait aussitôt après la traite ; il doit avoir une origine analogue à celle des ferments lactiques.

La fermentation butyrique n'est pas la seule qui puisse succéder à la fermentation lactique ; on a observé encore la for-

Paris, 1894) cite encore comme ferments lactiques : le *Bacterium acidi lactici de Grotenfell*, qui, en outre de l'acide carbonique et de l'acide lactique, produit aussi de l'alcool; le *Micrococcus lactis I et II de Hueppe*; le *Micrococcus acidi lactici de Marpmann*; le *Streptococcus acidi lactici de Marpmann*; le *Micrococcus acidi lactici de Krueger*; le *Streptococcus acidi lactici de Grotenfell* : le *Bacillus prodigiosus*, et la liste n'est sans doute pas close.

Certaines bactéries pathogènes ensemencées dans le lait peuvent le coaguler en l'acidifiant; les *Staphylococcus pyogenes*, le *pneumocoque* de Talamon-Fraenckel, le *Micrococcus de la mammite contagieuse de la vache* (Nocard et Mollereau), le *Micrococcus de la mammite gangreneuse de la brebis* (Nocard), le *bacille du choléra* (Netter, de Hann et A.-C. Huysse). Le *Streptococcus de l'érysipèle* acidifie le lait sans le coaguler (Lœffler).

(1) Mais il ne paraît pas identique au *Bacillus butyricus* de Hueppe, qui n'est pas exclusivement anaérobie, coagule le lait comme les ferments de la caséine et paraît analogue à un des *Tyrothrix* de M. DUCLAUX (*Tyrothrix turgidus*). Voyez plus loin : *Ferments de la caséine*. Il faut probablement aussi en distinguer le *bacille amylozyme* de Perdrix, le *bacille butyrique* de Botkin, le *bacille saccharobutyricus* de Klecki.

D'ailleurs l'acide butyrique du lait peut avoir plusieurs origines. Il peut provenir : 1° de l'action de certains microbes sur l'acide lactique; 2° de l'action de certains autres sur la caséine, comme nous allons le voir; 3° de la saponification du beurre, qui renferme normalement de la butyrine, saponification qui peut s'accélérer sous l'influence des microbes, mais qui peut probablement se faire en dehors d'eux, par l'action de la lipase.

mation d'acide propionique et d'acide valérique; la fermentation propionique, qui s'accompagne de formation d'acide acétique, et la fermentation valérique sont aussi l'œuvre de microbes particuliers, encore peu connus, mais dont quelques-uns semblent appartenir à l'espèce des coli-bacilles.

M. Duclaux a décrit une levure qui fait fermenter le sucre de lait, comme la levure de bière fait fermenter le sucre de l'orge, et le transforme en alcool et acide carbonique (*saccharomyces lactis*). Des levures ayant des effets analogues, mais non identiques, ont été découvertes par Grotenfelt, Kayser, Adametz, Weigmann et Mix. La levure du *Képhir* et celle du *Koumys* rentrent dans ce groupe (1). D'après Duclaux, l'*actinobacter polymorphus* provoque aussi dans le lait la fermentation alcoolique.

Ferments de la caséine. — Les ferments de la caséine sont pour la plupart des saprophytes qui se rattachent aux groupes un peu confus du *Bacillus subtilis*, du *Bacillus mesentericus vulgatus*, du *Bacillus butyricus* de Hueppe (bien distinct du vibrion butyrique de Pasteur) et des *Tyrothrix* de M. Duclaux. Tous ces microbes agissent sur la caséine par l'intermédiaire de produits solubles sécrétés par eux ; ils coagulent la caséine sans acidifier le lait à l'aide d'un ferment analogue à la présure de l'estomac des animaux, et ils liquéfient le coagulum en le peptonisant à l'aide d'un autre ferment, analogue à la trypsine et dénommé *caséase* par M. Duclaux, qui

____

(1) Le *Képhir* et le *Koumys* sont des breuvages originaires du Caucase. Le premier est fabriqué avec du lait de vache, le second avec du lait de jument; des levures font fermenter ces laits et transforment leur lactose en alcool et acide carbonique (d'où le nom de champagne du Caucase donné au Képhir); mais, à elles seules, ces levures ne sont pas capables de décomposer le lait. Il leur faut le concours d'autres microbes (*Bacillus caucasicus*) qui modifient le sucre de lait de façon à le rendre attaquable par la levure et qui provoquent en même temps une fermentation lactique. L'histoire du Képhir offre donc un exemple de symbiose de microbes. Les produits de leur action sont l'alcool, l'acide lactique et l'acide carbonique. Le Képhir est aujourd'hui employé en médecine (alimentation des dyspeptiques et des phtisiques).

l'a découvert (1). La peptone issue de la caséine est appelée *caséone*.

Dans le lait abandonné à lui-même, l'action des ferments de la caséine semble ne commencer que lorsque celle des ferments lactiques est à peu près achevée. On en a conclu que la présence du sucre de lait empêche la décomposition bactérienne de la matière protéique (2) et on a pensé que cette propriété, s'exerçant dans le tube digestif, contribuait à prévenir les putréfactions. Il suffit de savoir que, dès les premières portions de l'intestin, le lactose est transformé ou absorbé, pour ne pas admettre que cette prétendue protection de la matière azotée par le sucre de lait puisse s'exercer dans le tube digestif.

Les ferments de la caséine comprennent plusieurs espèces de microbes.

On peut toujours isoler dans le lait le *Bacillus subtilis* (bacille du foin), bactérie aérobie très répandue dans l'air, la poussière, l'eau, les couches supérieures du sol, les plantes fraîches ou sèches, surtout le foin ; absorbé par les herbivores, il est tué par le suc gastrique ; mais les spores résistent et se retrouvent dans la matière fécale. Ce microbe brunit le lait et le peptonise sans le coaguler (3).

On rencontre aussi presque toujours dans le lait (4) le *Bacillus mesentericus vulgatus*, ou bacille de la pomme de terre,

---

(1) Duclaux, *le Lait*, 2ᵉ tirage, 1894. — Flügge, Die Aufgaben und Leistungen der Milchsterilisierung gegenüber den Darmerkrankungen der Säuglinge. *Zeitsch. für Hyg.*, t. XVII, 2ᵉ fasc. — Sterling, Les micro-organismes peptonisants du lait de vache. *Centralblatt für Bakt. und Parasitenkr.*, 1895, p. 473, 482.

(2) Seelig, *Virchow's Archiv*, 1896, t. CXLVI, p. 53 ; et Blumenthal, *ibid.*, 1896, t. CXLVI, p. 65.

(3) Un certain nombre de microbes saprophytes, cultivés artificiellement dans le lait, semblent agir comme ceux du groupe du *Bacillus subtilis*. Tels sont : le *Bacterium termo*, qu'on trouve dans la plupart des putréfactions et qui habite souvent la bouche ; le *Leptothrix buccalis*, parasite ordinaire de la bouche ; le *Spirillum rugula*, qu'on trouve dans le tartre dentaire ; le *Bacillus fluorescens liquefaciens* (Vignal).

(4) Emma Strub, *Centralb. f. Bakt.*, 1890, t. VII.

qu'il faut rapprocher du *subtilis* ; c'est une bactérie aérobie très répandue, qui existe dans les couches supérieures du sol (aussi l'obtient-on souvent dans les laboratoires, sur les pommes de terre mal stérilisées qui ont gardé des parties de la pelure) et dans les excréments de l'homme et des animaux. Ce bacille coagule le lait, puis liquéfie le coagulum et le transforme en caséone ; il produit aussi un peu d'acide lactique (1).

D'après M. Jemma (2), le *Bacillus butyricus* de Hueppe est constamment présent dans le lait ; il coagule la caséine et la redissout ensuite.

Les espèces précédentes sont assez voisines et d'ailleurs assez mal définies ; elles semblent dans tous les cas renfermer un grand nombre de variétés.

Dans la fabrication du fromage, lorsque le lait a été coagulé par la présure de l'estomac du veau, le caillé est égoutté et soigné de façon à être amené à maturation ; or, ce qu'on appelle la maturation n'est autre chose qu'une fermentation et une putréfaction qui s'opèrent dans le caillé par la vie de certains microbes, dont quelques-uns deviennent prédominants. Ces microbes de la maturation du fromage ont été décrits par M. Duclaux sous le nom de *Tyrothrix*. Ils se divisent en anaérobies et aérobies. Les premiers sont très voisins du *Bacillus subtilis*.

Nous n'en mentionnerons qu'une variété, le *Tyrothrix tenuis*, qui peut servir de type et qui, d'après M. Lesage, jouerait peut-être un rôle dans la pathogénie de certaines formes de choléra infantile ; mais cette dernière question est loin d'être éclaircie. Le *Tyrothrix tenuis* est un microbe aérobie qui se présente sous forme de bâtonnets grêles, mobiles, assez souvent en chaînettes. Recueilli dans le fromage et cultivé dans le lait, il sécrète un ferment semblable à la présure, qui coagule

---

(1) VIGNAL, *Le Bacillus mesentericus vulgatus*. Paris, 1889.

(2) R. JEMMA, Recherches sur l'action pathogène des microbes du lait désignés sous le nom de ferments de la caséine ou de bactéries protéolytiques. *Revue mensuelle des mal. de l'enfance*, janvier 1900, p. 20.

le lait (1) ; mais il ne sécrète pas seulement que de la présure, il élabore aussi un autre ferment soluble qui redissout le caillot, à la manière de la pepsine ou de la trypsine pancréatique, quoique avec des différences ; M. Duclaux l'appelle *caséase*. Si l'action de ce microbe s'arrêtait à la coagulation de la caséine et à sa transformation en caséone soluble, elle serait en somme bienfaisante et serait l'auxiliaire de la digestion (2).

Mais la caractéristique de tous ces ferments, c'est qu'après ces premiers actes de digestion, la caséine étant devenue assimilable, ils l'utilisent et la transforment pour les besoins de leur existence en produits variés, que l'on retrouve d'ailleurs partout où des microbes détruisent de la matière albuminoïde : leucine, tyrosine, urée et carbonate d'ammoniaque, acides de la série grasse (formique, acétique, propionique, butyrique, valérique), ammoniaque et composés ammoniacaux (valérianate d'ammoniaque), acide carbonique, eaux, gaz hydrocarbonés, hydrogène, azote. Ces corps sont en général associés, mais la nature ou la proportion du mélange

---

(1) Certains microbes pathogènes, cultivés dans le lait, le coagulent à la manière des *Tyrothrix* : la bactéridie charbonneuse, par exemple.

(2) Les ferments lactiques habituels, c'est-à-dire les bactéries coliformes, peuvent attaquer la matière protéique, ainsi que le démontre l'analyse des milieux de culture. Mais, jusqu'ici, on n'admettait pas qu'ils pussent agir sur la caséine à la manière des ferments habituels de la caséine. Divers travaux sont venus récemment ébranler cette notion. D'après M. G. Finizio, le *B. coli* sécrète un ferment soluble qui coagule la caséine comme la présure, et la coagulation spontanée du lait serait due le plus souvent à l'action de ce ferment, car on ne trouve pas en général une dose d'acide lactique suffisante pour expliquer la coagulation (*La Pediatria*, juillet 1902, p. 32). D'autre part, M. Freudenreich pense que les ferments lactiques peuvent solubiliser la caséine coagulée comme la trypsine et qu'ils jouent le principal rôle dans la maturation des fromages. Mais ces assertions veulent être confirmées par des expériences nouvelles. Celles de M. de Freudenreich sont formellement contredites par MM. Chodat et Hoffman-Bang (*Annales de l'Institut Pasteur*, janvier 1901).

En ce qui concerne la maturation des fromages, il serait important de savoir si, comme Babcok et Russel l'ont avancé, le lait normal renferme une trypsine ; dans l'affirmative, il est probable que cet enzyme doit jouer un rôle dans le phénomène.

varie beaucoup d'un microbe à l'autre, assez, d'après M. Duclaux, pour permettre de différencier des variétés.

Les bactéries peptonisantes du lait ont presque toutes la remarquable propriété de donner des spores qui résistent à des températures supérieures à 100°, ce qui est un des écueils de la stérilisation. Flügge et son élève A. Lübbert (1) ont utilisé cette propriété pour isoler et étudier les bactéries peptonisantes. Si on chauffe du lait à 90°-95°, on détruit les ferments du sucre de lait, mais on ne détruit pas les ferments de la caséine. On voit alors que ceux-ci sont représentés, comme M. Duclaux l'a indiqué, par deux groupes de bactéries : les anaérobies obligatoires, qui ne paraissent pas jouer un rôle pathogène ; les aérobies ou anaérobies facultatives, qui appartiennent au groupe du *Bacillus subtilis* ou du *Bacillus mesentericus vulgatus* ou du *Bacillus butyricus* de Hueppe et dont quelques variétés seraient pathogènes. Sur 12 variétés d'aérobies, 3 seraient susceptibles de provoquer des accidents graves.

Lübbert a surtout étudié celle de ces trois bactéries que Flügge désigne sous le nom de *bacille I*. Ensemencé sur le lait, ce bacille laisse intacts le sucre et la graisse, mais transforme la caséine, sans modifier l'aspect, le goût et l'odeur de ce liquide.

Quatre lapins qui avaient pris une certaine quantité de lait ensemencé depuis 24 heures avec une culture de ce bacille ont tous succombé en l'espace de 4 jours ; 3 jeunes chiens ont présenté, après la prise de ce lait, une diarrhée violente et ont succombé respectivement aux 5e, 6e et 7e jours après l'ingestion. Les chiens âgés sont réfractaires. Le bacille n'est donc pathogène que pour les jeunes animaux. A l'autopsie de ceux qui avaient succombé, on trouva une injection et une tuméfaction notable de la muqueuse de l'intestin. Les bacilles se trouvaient dans le contenu intestinal, mais faisaient défaut dans le sang ou dans les autres organes.

(1) Lubbert, Ueber die Natur der Giftwikung peptonisirender Bakterien der Milch. *Zeitsch. f. Hyg. und Inf.*, t. XXII, 1896.

L'inoculation d'une petite quantité de culture pure et récente sous la peau ou dans le péritoine de cobayes est sans effet; mais avec une quantité plus grande (plus de 2 centimètres cubes), la mort survient dans la dyspnée et les convulsions, et, à l'autopsie, on trouve une entérite intense, principalement au niveau de l'intestin grêle, une infection du péritoine, qui renferme parfois du liquide hémorragique. Lübbert en conclut que ce microbe agit par une toxine. Il suppose que cette toxine est contenue dans le corps même du bacille; ce qui expliquerait pourquoi il faut une grande quantité de culture pure pour provoquer des accidents. Mais cette dernière partie de son travail est obscure, et la première n'a pas été confirmée pleinement par les travaux ultérieurs (1). Toutefois Flügge et Lübbert ont mis en lumière des faits intéressants et bons à retenir pour la pratique de la stérilisation et pour la pathogénie des entérites infantiles. Leurs recherches permettent de croire que les ferments de la caséine, considérés jusqu'ici comme de purs saprophytes, sont susceptibles de devenir pathogènes. Lesage a également rencontré dans le lait fermenté un *Bacillus mesentericus* pathogène (2). Il est intéressant de rapprocher ces faits des recherches de Charrin et de Nittis, qui, au moyen de passages par l'animal, ont pu donner au *Bacillus subtilis*, regardé comme non pathogène, une virulence extrême, qui paraît liée à une élaboration de toxines mortelles à faible dose(3). Toutefois, après les recherches de M. R. Jemma (4), il faut bien le reconnaître, les cas où ces microbes se trouvent dans le lait avec les propriétés pathogènes sont si rares que, dans la pratique, on peut les négliger.

(1) WATJOFF, Les bactéridies peptonisantes de Flügge. *Jahrb. f. Kinderheilk.*, 1897. — R. JEMMA, *loco citato*.

(2) LESAGE, Infections et intoxications digestives. In *Traité des maladies de l'enfance*, publié sous la direction de MM. Grancher, Comby et Marfan, t. II, p. 556.

(3) CHARRIN et DE NITTIS, Le Bacillus subtilis rendu pathogène. *Société de biologie*, 10 juillet 1897.

(4) R. JEMMA, Recherches sur l'action pathogène des microbes du lait. *Revue mens. des mal. de l'enfance,* janvier 1901, p. 20.

Il y a des microbes qui attaquent le lactose, d'autres qui attaquent la caséine. Y en a-t-il qui corrompent le beurre ? La matière grasse du lait peut subir deux altérations principales : l'oxydation, qui semble être la cause du caractère suiffeux ; le dédoublement en glycérine et acide gras, qui aboutit en particulier à la mise en liberté de l'acide butyrique, d'où résulte le rancissement. L'oxydation paraît d'ordre chimique ; elle est surtout favorisée par la lumière du soleil ; les microbes l'empêchent en prenant pour eux l'oxygène. La saponification et le rancissement paraissent être l'effet d'un ferment soluble, la lipase, qui peut être élaborée par certains microbes et qui existe aussi dans le lait frais et aseptique. Mais les lipases, quelles que soient leurs origines, n'agissent qu'en milieu neutre ou légèrement alcalin ; elles sont presque inactives en milieu acide ; les ferments lactiques empêchent donc le rancissement du beurre. C'est ce qui explique la longue conservation de la matière grasse du lait. Celle-ci ne s'altère que tardivement et lentement. Mais, quand elle a été dédoublée, l'action des microbes s'exerce avec activité sur les produits de la saponification (1).

Microbes des laits colorés. — Les laits conservés pour l'écrémage deviennent quelquefois colorés ; on a vu des laits bleus, des laits jaunes, des laits rouges. Ces maladies du lait sont transmissibles d'un lait à un autre, ce qui permet déjà de supposer leur nature parasitaire. La maladie du lait bleu est due au *Bacillus cyanogenus* ou *syncyanus*, qui donne son pigment seulement dans le lait acide (2). La maladie du lait rouge est causée par divers parasites chromogènes (*Micrococcus prodigiosus, Sarcina rosea, Bacterium lactis erythrogenes, Saccharomyces ruber*). La maladie du lait jaune est due au *Bacillus synxanthus*. Lorsqu'une de ces espèces a pénétré dans une laiterie, tous les échantillons du lait peuvent être inoculés jusqu'à ce qu'on ait pris les mesures de désinfection néces-

____

(1) E. Duclaux, *Traité de microbiologie*, t. IV, 1901. p. 731 et suivantes.
(2) C. Gessart, Microbes chromogènes à pigments bleus. Pus bleu et lait bleu. *Bulletin médical*, 1899, 8 juillet, n° 55.

saires. Les observations de Mossler et de Zundel prouvent que l'ingestion de laits colorés peut provoquer de la gastro-entérite avec phénomènes d'intoxication. Celles de Demme mettent en cause la levure rouge.

En 1888, Demme a trouvé, à la surface et sur les coupes d'un morceau de fromage blanc, de nombreux points framboisés formés par le *saccharomycète rouge*. Le phénomène disparut après désinfection de la laiterie et des ustensiles. En 1889, il a retrouvé le même champignon dans du lait qui avait donné lieu à de la diarrhée et à des vomissements chez sept enfants au-dessous de trois ans; la même levure se rencontrait dans les selles des petits malades. Dans la ferme qui fournissait le lait, on avait remarqué un sédiment rougeâtre dans les vases, depuis qu'on se servait comme litière de feuilles de hêtre sèches, et l'on découvrit la même levure rouge dans les couches inférieures de la litière (*Hyg. Rundsch.*, 1er mars 1892).

Microbes des laits amers. — M. de Freudenreich cite comme espèces qui peuvent rendre le lait amer : le *bacille du lait amer* de Weigmann; le *microcoque du lait amer* de Conn; le *Tyrothrix geniculatus* de Duclaux.

Microbes des laits filants ou visqueux. — La maladie du lait visqueux peut être engendrée par le *microcoque* de Schmidt-Mühlheim, l'*Actinobacter* (Duclaux), le *Bacillus lactis piluitosi* (Lœffler), le *Bacillus lactis viscosi* (Adametz), le *Streptococcus hollandicus* (Weigmann), qui paraît exister sur les feuilles de la grassette (*Pinguicula vulgaris*), le *Micrococcus* de Freudenreich, le *Bacillus* de Guillebeau, le *Bacterium Hessii*, etc. On ignore quelles modifications ces bactéries font subir au lait pour le rendre visqueux.

Levures et moisissures. — Nous avons déjà signalé l'action de certaines levures sur le lait (*Saccharomyces lactis*, *Saccharomyces ruber*).

Dans les laiteries, il se forme souvent, à la surface du lait caillé ou dans les couches superficielles de la crème, une peau épaisse et veloutée qui est constituée par l'*Oïdium lactis*, dont il importerait de connaître les relations avec l'*Oïdium albicans* du muguet. Il vit aux dépens du lactose ou de l'acide lactique; il est surtout un agent de combustion. Il peut aussi s'attaquer à la caséine et sécrète, pour cela, une caséase assez active (1).

Le *Penicillium glaucum* (moisissure du pain) se développe souvent à la surface du lait aigri; dans le fromage de Roquefort, c'est ce parasite qui provoque la formation des stries verdâtres.

DANGERS DES SAPROPHYTES. — *Poisons du lait corrompu.* — Nous pouvons maintenant apprécier les dangers qui résultent de la contamination et de la corruption du lait par des microbes saprophytes.

Les microbes des laits colorés, des laits filants, des laits amers, sont beaucoup moins à craindre que les ferments du sucre de lait et de la caséine; outre que leur présence est rare, ils déterminent des modifications grossières, qui frappent de suite l'attention et qui font d'ordinaire écarter le lait qui les présente. Au contraire, les ferments du lactose ou de la caséine sont toujours présents; les modifications qu'ils engendrent restent cachées tant que le lait n'est pas franchement aigre ou n'est pas coagulé.

Les ferments de la caséine et du lactose sont en général des saprophytes; ils ne possèdent pas de propriétés pathogènes. On peut supposer que leur présence dans le lait, si elle n'entraînait pas une altération des éléments constituants de ce liquide, serait sans danger. Cependant cette supposition n'est pas toujours légitime. Le *Bacterium coli*, dont les ferments lactiques ne sont que des variétés, inoffensif habituellement, peut, dans certains cas, acquérir une grande virulence (2); nous venons de voir qu'il en est peut-être de même pour les ferments de la caséine. A virulence égale, les microbes d'une même espèce sont d'autant plus nuisibles qu'ils sont plus

____

(1) E. DUCLAUX, *Traité de Microbiologie*, t. IV, p. 723, 1901.

(2) Voir LESAGE, Infections et intoxications digestives. *Traité des maladies de l'enfance*, de Grancher, Comby, Marfan, t. II, p. 552 et suivantes, 1897.

nombreux. Pour ces raisons, il est permis de penser que quelquefois ce sont les ferments lactiques ou peptonisants eux-mêmes, et non les produits de leur vie, qui sont nuisibles. La fréquence et la gravité des diarrhées estivales des nourrissons tient peut-être en partie à la rapide multiplication de ces ferments et à l'augmentation de leur virulence sous l'action d'une température éminemment favorable à leur vie. De même, dans les longs tubes de biberons tenus sans propreté, la végétation des microbes se fait probablement dans des conditions telles que leur virulence peut augmenter beaucoup.

Mais, dans d'autres cas, ce n'est pas à l'augmentation du nombre ou de la virulence des ferments qu'il faut attribuer les propriétés nuisibles du lait corrompu ; c'est à l'altération de ses principes constituants par ces microbes. Les ferments lactiques engendrent d'abord une acidité qui peut être défavorable aux actes de la digestion ; ensuite les produits de leur vie, acide lactique, acide butyrique, acide propionique et valérique sont des substances qui irritent la muqueuse gastro-intestinale et peuvent y déterminer du catarrhe. Les ferments de la caséine, utiles peut-être lorsque leur action ne s'étend pas au delà de la peptonisation, deviennent nuisibles dès qu'elle dépasse ce stade ; si, parmi les produits de décomposition de la matière azotée, il y en a d'inoffensifs, comme la leucine et la tyrosine, il y en a d'autres, comme les composés ammoniacaux et les acides gras, qui exercent sur la muqueuse digestive une action irritante.

Les laits qui ont subi l'influence trop prolongée ou trop active de ces ferments sont donc impropres à l'allaitement. Ils renferment des produits plus ou moins irritants. Il est probable qu'ils peuvent renfermer aussi des corps vraiment toxiques. Ceux-ci sont encore peu connus. Deux pourtant ont été signalés avec une certaine précision.

Dans des crèmes et des fromages putréfiés qui avaient engendré des accidents de gastro-entérite cholériforme, Vaughan a pu isoler un poison, le *tyrotoxicon*, qui se présente sous forme d'aiguilles cristallines ; on pourrait l'obtenir en faisant agir de l'acide butyrique sur la caséine du fromage ; peut-être le tyrotoxicon est-il identique au diazobenzol. Vaughan pense que ce poison se produit sous l'influence de certains microbes et qu'il est cause du choléra infantile (1). Newton et Wallace ont découvert le même poison dans du lait avarié, dont l'usage avait déterminé aussi des accidents de gastro-entérite cholériforme. Le tyrotoxicon, très vénéneux pour le chien, le chat, le cobaye, le rat et la souris, a une action qui se rapproche de celle de la muscarine ; il résiste à l'action des hautes températures.

Brieger a signalé un autre poison provenant du lait putréfié, la *spasmotoxine*, qui cause des convulsions graves.

D'après le même auteur, le lait putréfié et le fromage renferment de la neuridine et de la triméthylamine ; mais ni l'une ni l'autre de ces substances ne sont vénéneuses.

MICROBES PATHOGÈNES DU LAIT. — *Transmission des maladies infectieuses par le lait.* — On a cité, dans ces dernières années, un assez grand nombre de faits montrant que le lait peut être l'agent de la transmission de certaines maladies infectieuses. Ces faits sont de valeur inégale ; mais si tous ne sont pas probants au même titre, il en est de fort clairs, dont on peut tirer des conséquences d'une haute portée.

Les microbes pathogènes qui ont été rencontrés dans le lait peuvent avoir les deux origines déjà signalées : une maladie infectieuse de la femelle laitière ; une souillure accidentelle du lait.

Des expériences ont fixé quelques-unes des conditions de l'élimination des microbes par le lait. Il faut d'abord que les microbes circulent avec le sang ; il faut ensuite que ces microbes altèrent l'épithélium de la glande mammaire ; on trouve ici une application de cette loi de Wyssokowitsch : les épithéliums glandulaires sains ne laissent point passer de

(1) V. VAUGHAN et J.-T. MAC-CLYMOND, Some bacteriological poisons in milk and milkproducts. *Festschrift de Jacobi*, New-York, 1900, p. 108.

microbes (1). En outre, Lustig et V. Trinci ont montré que l'élimination des microbes ne s'opérait guère qu'à travers une mamelle en activité (2).

Les recherches de Basch et Weleminsky ont apporté une nouvelle contribution à ce sujet. Elles ont été faites avec des bactéries pathogènes (bactéridie charbonneuse, streptocoque, bacille diphtérique, bacille pyocyanique, etc.), ou non pathogènes (*Bacillus prodigiosus* et *Bacillus cyanogenes*).

Ces microbes étaient injectés dans le péritoine, dans les veines et sous la peau de cobayes femelles; on examinait ensuite le lait au point de vue de la présence des bactéries injectées. Ces recherches ont montré que, parmi les nombreuses bactéries examinées, seul, le bacille pyocyanique passait dans le lait et était éliminé par la glande mammaire. Les auteurs attribuent ce passage à la propriété que possède ce microbe de produire des hémorragies viscérales; dans ces conditions, il est entraîné avec le sang hors des vaisseaux, passe dans les canaux galactophores et est éliminé avec le lait. C'est ainsi que s'expliquerait l'absence, dans le lait des cobayes femelles infectées, des bactéries qui ne possèdent pas de propriétés hémorragipares (3). Mais il ne faut accepter cette dernière conclusion qu'avec réserves. Les faits que nous allons exposer tendent à prouver que si, pour éliminer des micro-organismes, il est en général nécessaire que la glande mammaire soit le siège d'une lésion, il n'est pas indispensable que cette lésion soit hémorragique.

---

(1) D'après Biedl et Kraus, cette loi ne s'appliquerait pas au rein et au foie, qui auraient pour fonction en quelque sorte physiologique l'élimination des bactéries. (*Zeitsch. f. Hyg. und Infectionskr.*, 1898, t. XVI, n° 3. p. 353.)

(2) Lustig et Trinci, L'élimination des bactéries à travers la glande mammaire en activité. *La Settimana medica*, 13 juin 1896, n° 24. — Trinci, I batteri nella secrezione lattea. *Lo Sperimentale*, 1898, p. 112.

(3) Basch et Weleminsky, Ueber die Ausscheidung von Bakterien durch die Brustdrüsen. *Berl. klin. Woch.*, 1897, 8 novembre, n° 45, p. 977; et *Arch. f. Hygiene*, XXXV, 205, 225, 1899.

Tuberculose. — Chauveau, en 1863, Villemin et Parrot, en 1869, ont prouvé expérimentalement que l'ingestion de matière tuberculeuse peut infecter l'organisme. D'autre part, la clinique montre tous les jours que le phtisique qui déglutit ses crachats peut tuberculiser son intestin. Nous devons donc nous demander si le lait provenant d'un sujet tuberculeux peut renfermer le bacille et par suite servir à transmettre la tuberculose. Nous devons nous poser la question d'abord pour le lait de femme, ensuite pour le lait de vache.

I. — Il est très rare que le lait d'une femme tuberculeuse renferme le bacille et puisse infecter le nourrisson ; cependant la chose peut arriver.

Bang a fait des expériences d'inoculation avec du lait provenant de 8 femmes phtisiques. Quoique toutes ces femmes fussent atteintes d'une tuberculose avancée, il n'a jamais trouvé leur lait virulent. M. A. Moussous a obtenu des résultats analogues. Mais il y a des faits qui permettent de croire que le lait peut être infectant.

Demme a cité le cas d'un enfant qui tétait sa mère phtisique ; vers la troisième semaine de sa vie, il fut pris de diarrhée rebelle, puis présenta deux fistules rectales. La mort survint à l'âge de 3 ans. A l'autopsie, on trouva un abondant semis de tubercules miliaires sur le péritoine, 6 à 8 ulcérations tuberculeuses sur la muqueuse de l'intestin, une tuméfaction notable de tous les ganglions mésentériques, dont un certain nombre étaient caséifiés, quelques tubercules isolés dans le foie ; aucune lésion ne fut rencontrée dans le cerveau, le poumon, les plèvres, les ganglions bronchiques et le cœur (1).

MM. H. Roger et Garnier (2), dans le lait d'une femme atteinte de tuberculose pharyngée et pulmonaire, et morte de granulie 17 jours après son accouchement, ont constaté la présence du bacille de Koch sans qu'il y ait eu de lésions

(1) Demme, Beiträge zur Kenntniss der Tuberculöseninfection. *Wiener med. Woch.*, 1885, n° 14.

(2) *Société de biologie*, 24 février 1900.

tuberculeuses cliniquement appréciables de la glande mammaire. Ce lait fut injecté à deux cobayes : l'un reçut 4 centimètres cubes sous la peau et mourut en 33 jours, avec des lésions typiques de tuberculose généralisée ; le second, à qui l'on injecta 2 centimètres cubes dans le péritoine, survécut ; sacrifié 10 mois après l'inoculation, il présentait des lésions cicatricielles banales sans tubercule ni bacille de Koch. L'enfant, que sa mère désirait nourrir, prit le sein pendant deux jours seulement ; il mourut 6 semaines après sa naissance, 12 jours après le premier cobaye ; il présentait des granulations dans les ganglions mésentériques, le foie, la rate, les reins. Il semble donc que la porte d'entrée du bacille ait été le tube digestif.

En raison de ce danger possible, il faudra donc interdire à toute femme tuberculeuse d'allaiter. D'ailleurs, le plus souvent, les mères phtisiques, du fait de leur état de dénutrition, sont incapables de mener à bien l'allaitement.

Nous croyons utile de citer ici des faits de tuberculose alimentaire d'une origine très spéciale et sans doute exceptionnels. Ces faits ont été racontés par Demme. Trois petits enfants, confiés à une nourrice sèche et sans antécédents héréditaires, succombèrent, dans le cours de leur première année, à une tuberculose intestinale primitive constatée à l'autopsie. Un quatrième enfant, placé dans les mêmes conditions, chez la même nourrice sèche, mourut également ; et, à l'autopsie, on constata des ulcérations tuberculeuses de l'intestin grêle, avec dégénérescence caséeuse des ganglions mésentériques ; les autres organes étaient sains. L'examen de la nourrice sèche révéla l'existence d'une affection tuberculeuse de la mâchoire droite ; il y avait une fistule communiquant avec la cavité buccale. Cette femme avait l'habitude de prendre préalablement dans sa bouche la bouillie qu'elle faisait avaler aux enfants pour en apprécier la température ; il est probable que l'infection tuberculeuse des enfants provenait de cette contamination de la bouillie par la salive chargée de bacilles de cette femme.

II. — Le lait de vache servant fréquemment à l'alimentation des enfants, et les bovidés étant très sujets à la tuberculose (pommelière), il y a lieu de se demander si le lait d'une vache phtisique est capable de transmettre cette maladie.

D'après R. Koch, la question ne devrait pas se poser, parce que, contrairement à l'opinion reçue, la tuberculose bovine est spécifiquement distincte de la tuberculose humaine (1). Cette assertion de l'inventeur du bacille, formulée avec éclat, n'a pas été confirmée. Des discussions qu'elle a fait naître, il est résulté que le bacille de la tuberculose bovine et celui de la tuberculose humaine sont deux variétés d'une même espèce (2), que l'homme présente pour le premier une réceptivité qui varie sans doute avec les sujets, mais qu'on ne peut contester, et que, par suite, la pommelière lui fait courir des dangers, dont on doit le protéger par de sévères mesures hygiéniques (3).

Le lait de vaches phtisiques peut rendre tuberculeux les animaux de laboratoire auxquels on le fait ingérer (Gerlach) ou auxquels on l'inocule sous la peau ou dans le péritoine (H. Martin), et, partant, il est certain qu'il peut renfermer le virus. Mais, d'accord sur le fait, les auteurs sont loin de s'entendre sur sa fréquence et ses conditions. Bollinger, Nocard et Galtier avancent que le lait d'une vache n'est sûrement virulent que lorsque le pis est atteint par la tuberculose ; si la tuberculose est limitée au poumon, par exemple, le lait n'est pas virulent. Nocard affirme que la tuberculose mammaire est rare ; Dégive et van Hersten, Bang la croient assez fréquente (4). Dautre part, Bang, Csokor, Ernst, Hirschberger,

---

(1) R. Koch, *Congrès britannique pour la préservation de la tuberculose.* Londres, juillet 1901. — *La Presse médicale,* 27 juillet 1901.

(2 S. Arloing, *Unité de la tuberculose. La Presse médicale,* 12 février 1902.

(3) R. Koch fût-il dans le vrai, ce ne serait pas, comme on l'a prétendu, une raison pour ne pas stériliser le lait ; il y a dans le lait bien d'autres microbes pathogènes que le bacille de la tuberculose.

(4) M. Nocard a montré que la glande mammaire en activité est, de tous les tissus vivants, le meilleur milieu de culture du bacille de Koch. La faible résistance de la mamelle qui fonctionne aux infections en général est prouvée, d'autre part, par la fréquence des abcès du sein (*Congrès international de médecine de Paris,* 1900, sect. de path. générale, p. 335).

Koubassoff ont trouvé le lait virulent alors même que les animaux dont il provenait ne présentaient point de tuberculose mammaire. Il est vrai qu'on s'accorde à reconnaître que le diagnostic de la mammite tuberculeuse au début est très difficile. Il importe aussi de noter que, d'après Gaffky, la souillure stercorale des trayons d'une vache tuberculeuse peut introduire des bacilles dans le lait sans qu'il existe de la tuberculose mammaire. En tout cas, *il reste avéré que le lait d'une vache phtisique peut être virulent.*

La virulence se conserve dans les produits du lait, dans le fromage (Galtier), dans le beurre (Heim, Gasperini); il semble même, d'après les expériences de Kanthack et Seden (1), que le beurre, considéré comme moins dangereux que le lait lui-même, est plus riche en bacilles virulents que les autres parties (2).

D'autre part, des faits cliniques prouvent que le lait de vaches phtisiques peut déterminer la tuberculose chez l'homme qui en fait usage, particulièrement chez l'enfant.

Stang a rapporté le fait suivant. Un médecin est appelé pour donner ses soins à un garçon de 5 ans, bien constitué en apparence,

(1) *La Médecine moderne*, 11 mars 1899, p. 155.

(2) D'après Lidia Rabinowitsch, dans les expériences faites avec le beurre, on peut être facilement induit en erreur, car il existe souvent dans cette substance un bacille pseudo-tuberculeux (*Zeitsch. f. Hyg. und Infectionskr.*, 1898, n° 1, p. 90).

Hermann et Morgenroth ont fait des recherches en tenant compte de cette cause d'erreur; ils ont reconnu que, sur dix échantillons de beurre prélevés dans le commerce, trois ont déterminé, par l'inoculation aux animaux, une tuberculose indéniable (*Hyg. Rundschau,* 1er mars 1898).

Depuis, cette question de la distinction des bacilles tuberculeux d'avec les pseudo-tuberculeux du beurre a été l'objet de nombreux travaux. — L. Rabinowitsch, *Zeitsch. für Hygiene*, 1899, Bd. XXXI, n° 1, p. 137; *Deutsche med. Woch.*, 28 juin 1900, 416. — Klein, *Centralbl. f. Bakter.*, XXVIII, 111, 114, 1900. — O. Korn, *Centralbl. für Bakt.*, XXVII, 481, 486, 1900. — Coggi, *Médecine mod.*, 3 janvier 1900. — Maria Tobler, *Zeitsch. f. Hyg.*, 1901, 120, 148. — Markl, *Wien. klin. Woch.*, 7 mars 1901. — Moeller, *Société de médecine interne de Berlin*, 3 février 1902. — M. Potet, *Étude sur les bactéries dites « acidophiles ». Les Paratuberculibacilles.* Thèse de Lyon, 1902.

né de parents sains, dont les familles du côté du père et de la mère étaient exemptes de toute maladie héréditaire ; l'enfant succomba quelques semaines plus tard à une tuberculose miliaire des poumons avec hypertrophie énorme des ganglions mésentériques. On apprit que, peu de temps auparavant, les parents avaient fait abattre une vache que le vétérinaire de l'abattoir avait reconnue atteinte de phtisie. Cette vache était bonne laitière et, pendant longtemps, l'enfant avait bu de son lait aussitôt après la traite.

M. Brouardel a raconté que, dans une grande institution de jeunes filles, cinq pensionnaires de 14 à 17 ans moururent tuberculeuses dans un espace de deux années. Elles ne présentaient aucune tare héréditaire ; le médecin connaissait les familles, dans lesquelles n'existait aucun tuberculeux. Il ne savait à quelle cause attribuer ces décès, lorsque le vétérinaire de l'abattoir eut à examiner, avant qu'elle ne fût livrée à la consommation, la vache appartenant à cette institution. L'animal avait une mammite tuberculeuse.

Ollivier et Boulay ont relaté une histoire analogue : dans un pensionnat, 6 cas de tuberculose se développèrent durant le séjour d'une vache laitière tuberculeuse dans l'étable de la maison.

Bang a relaté plusieurs observations d'infection par le lait. Nous lui empruntons la suivante. Un marchand, dont les deux filles étaient atteintes de chlorose, voulut leur faire boire du lait fraîchement recueilli du pis; il se procura une bonne vache et la nourrit abondamment; elle devint néanmoins tuberculeuse, et il dut la faire abattre. Une autre vache, qui prit la place de la première, contracta la pommelière à son tour, avec des lésions (probablement tuberculeuses) de la mamelle. Les deux filles moururent tuberculeuses, à l'âge de 16 et 18 ans. Deux enfants plus jeunes de ces mêmes parents ont actuellement 20 et 24 ans et sont en bonne santé.

Pruemers voit, dans une même famille, trois enfants succomber à la tuberculose, à l'âge de 3 ans, bien que leurs parents et leurs grands-parents fussent en bonne santé. Ces enfants avaient été nourris avec le lait d'une vache qu'on croyait absolument saine et à qui on donnait une alimentation spéciale. Après l'abatage, on reconnut que cette bête était profondément tuberculeuse.

Un exemple souvent rappelé est celui de la fille du docteur Gosse, à Genève, qui mourut de tuberculose intestinale pour avoir bu longtemps du lait de vaches en apparence saines, mais dont deux étaient atteintes de mammite tuberculeuse.

La tuberculose par ingestion est sans doute plus rare que la tuberculose par inhalation. Mais on se tromperait si on jugeait de sa fréquence d'après celle de la tuberculose intestinale. Le bacille ingéré peut traverser la muqueuse sans la léser d'une manière appréciable et se développer seulement dans les ganglions mésentériques. On est donc autorisé à compter comme faits de tuberculose alimentaire ceux dans lesquels, à l'autopsie, on trouve des lésions tuberculeuses de ces ganglions manifestement plus anciennes que toutes les autres, même quand il n'y a pas de lésions de la muqueuse intestinale. De cette manière, on constate que la tuberculose alimentaire se rencontre surtout de 2 à 5 ans et qu'elle comprend environ 8 p. 100 des cas de tuberculose observés dans cette période de la vie; ce sont les chiffres donnés par Fadyean et Woodhead (1); ils concordent avec ce que nous avons observé nous-même.

La rareté de la contagion par le lait tient à diverses causes. Sans compter que l'ébullition et la stérilisation détruisent sûrement le virus, il ne suffit pas que le lait soit virulent pour qu'il transmette la tuberculose. Imlach, Gallavardin, Bollinger, Wurzburg, Nocard, ont réuni des observations d'animaux ou d'enfants ayant pris longtemps du lait de vaches phtisiques, sans qu'ils soient devenus tuberculeux.

Dans les expériences, on fait ingérer aux animaux, en grande quantité, d'une manière répétée, des produits très virulents. Ce n'est pas ainsi que les choses se passent dans la pratique; des bacilles très rares, très dilués, comme ils le sont d'ordinaire dans le lait, peuvent traverser le tube digestif sans produire l'infection. Ou bien, dans les laboratoires, on a recours, pour déceler la virulence du lait, à l'inoculation sous-cutanée ou intra-péritonéale, infiniment plus dangereuse que l'ingestion du lait tuberculeux. Il est vraisemblable qu'un épithélium intestinal, préalablement altéré par des lésions vulgaires, est susceptible de laisser passer plus facilement le bacille de

(1) *Congrès international d'hygiène*, 1891.

la tuberculose. Enfin, il faut tenir compte de l'état plus ou moins réfractaire de l'organisme.

On s'est demandé si le suc gastrique normal ne peut pas détruire le bacille. Les expériences de Wesener, de Miller, de Bollinger, d'Hirschberger semblent confirmer cette hypothèse ; toutefois, celles de Straus, de Wurtz, de Falck, de Baumgarten, de Fischer ont montré qu'il ne fallait guère compter sur l'action microbicide du suc gastrique, tout au moins en ce qui concerne le bacille de Koch ; c'est aussi le résultat des recherches de Cadéac et Bournay (1) et des nouvelles expériences de Straus (2), qui ont montré la présence de bacilles virulents dans les excréments des animaux à qui on fait ingérer le virus. Il y a même là un mode de dissémination des bacilles que la prophylaxie ne doit pas négliger.

Le chauffage du lait à 75° pendant une demi-heure, à 80° pendant 15 minutes, à 85° pendant 10 minutes, et une ébullition de 2 ou 3 minutes, détruisent sûrement le bacille de la tuberculose. Puisque les vaches sont fréquemment phtisiques, puisque, lorsqu'elles le sont, leur lait est assez souvent virulent pour qu'en pratique on doive le regarder comme toujours dangereux, *il faut faire bouillir ou stériliser le lait destiné à l'alimentation, surtout chez les très jeunes enfants.*

Mais, quand on a détruit le bacille de la tuberculose par la chaleur, a-t-on enlevé au lait qui le renfermait toutes ses propriétés nuisibles ? Pasquale de Michele (3), dans des recherches exécutées au laboratoire de Maffucci, a constaté les faits suivants. Ayant rendu des femelles tuberculeuses après le part, il a vu que leur lait ne renfermait pas de bacilles, mais que cependant les petits qui les tétaient mouraient de cachexie ; cette cachexie était due aux toxiques tuberculeuses, mais non au virus lui-même. Il en résulterait que les toxines s'éliminent par la mamelle et qu'elles peuvent

(1) Cadéac et Bournay, *Soc. de biol.*, 1893.
(2) *Arch. de méd. expérim.*, novembre 1896.
(3) *La Pediatria*, août 1894.

créer, chez les êtres nourris du lait qui les renferme, une cachexie toxique, sans infection bacillaire. Un autre élève de Maffucci, Michelazzi, a confirmé ces données: il a montré que la toxine passe dans le lait des animaux, car ce lait injecté à des animaux tuberculeux détermine l'élévation caractéristique de la température (1). D'autre part, Jemma a fait voir que, si on nourrit de jeunes lapins avec du lait stérilisé additionné de cadavres de bacilles tuberculeux, les animaux maigrissent, se cachectisent et meurent (2).

Ces faits, rapprochés de cette notion bien connue que les toxines tuberculeuses ont une influence favorisante sur le développement dans l'organisme du bacille de Koch, montrent qu'il ne suffit pas de soumettre le lait à l'action de la chaleur, mais qu'il faut interdire l'usage du lait provenant d'un animal tuberculeux. On ne doit pas se fier à l'aspect extérieur pour supposer qu'une bête est saine : des vaches primées dans les concours n'en étaient pas moins tuberculeuses. Mais l'usage de la tuberculine permet de déceler sûrement la pommelière. Il faut donc ne faire servir à l'alimentation que le lait des animaux qui ont subi l'épreuve de cette substance.

Fièvre aphteuse. — Certains animaux, surtout les bovidés, sont sujets à une maladie contagieuse et inoculable, dont le microbe est encore inconnu, et qu'on désigne sous le nom de *cocotte* ou de *fièvre aphteuse.* Elle est caractérisée par un état fébrile initial, suivi d'une éruption vésiculeuse en certains points des téguments : sur les muqueuses apparentes, à la bouche principalement, et dans les endroits où la peau est peu épaisse et vasculaire, entre les onglons et sur les mamelles.

Nombre de médecins et de vétérinaires admettent que cette maladie peut se transmettre à l'homme et que la stomatite aphteuse est le résultat de cette transmission ; la lecture de certaines observations nous porte à accepter cette manière

____

(1) MICHELAZZI, *Supplem. al Policlinico,* XXII, 673, 976, 1900.
(2) *Revue mens. des mal. de l'enfance,* novembre 1901, p. 541.

de voir (1). Cependant elle est repoussée par quelques auteurs, ce qui s'explique assez facilement. D'abord, cette transmission paraît très rare. Ensuite, en médecine humaine, l'expression stomatite aphteuse a servi à désigner les affections les plus dissemblables : la stomatite ulcéro-membraneuse, l'herpès buccal, la diphtérie, le noma, le muguet. Il faut désormais n'employer l'expression de stomatite aphteuse que dans le cas d'inflammation vésiculo-fibrineuse de la bouche, qui résulte d'une manière évidente d'une contagion par un bovidé malade.

En acceptant ce critérium, la vraie stomatite aphteuse serait caractérisée, dans l'espèce humaine, par de grosses vésicules, localisées surtout à la face dorsale de la langue, plus ou moins rapprochées, quelquefois confluentes, qui s'affaissent très vite et sont remplacées par des disques fibrineux. L'affection s'accompagnerait, au moins au début, de fièvre vive et de céphalalgie.

La transmission de cette maladie par le lait paraît incontestable. Elle sévit sur les enfants qui boivent le lait des vaches atteintes. Ce lait est dangereux, non qu'il soit virulent par lui-même, mais parce qu'il est presque inévitablement souillé par des matières virulentes. Recueilli purement, ou pris directement dans la mamelle, disent Nocard et Leclainche, le lait n'est pas virulent ; il le devient s'il est mélangé, pendant la traite, au contenu des aphtes développés sur les trayons. Les recherches de Lœffler et Frosch montrent qu'une minime quantité du contenu des aphtes suffit à rendre virulent une grande masse de liquide.

Plusieurs observations semblent aussi établir que le beurre et le fromage frais conservent la virulence et peuvent transmettre la maladie à l'homme.

---

(1) DAVID, *Stomatite aphteuse et son origine*. Paris, 1887. — PROUST, *Revue d'hygiène*, 1888. — CHAUVEAU, *Congrès international d'hygiène de Paris*, 1889. — A. OLLIVIER, *Études d'hygiène publique*, 4ᵉ série, 1893, p. 43. — E. NOCARD et LECLAINCHE, *les Maladies microbiennes des animaux*, 2ᵉ édition, 1898, p. 410. — J. BOUTANT, *la Fièvre aphteuse chez les animaux et chez l'homme*. Thèse de Paris, 1900, 21 février, n° 213.

En Allemagne et en Italie, on a interdit la vente du lait des animaux atteints de la cocotte. Mais il est établi que l'*ébullition* lui enlève sûrement sa virulence.

Pneumonie. — Le pneumocoque se cultive bien dans le lait. Foa et Bordoni Uffreduzzi, inoculant ce microbe à des lapines pleines, le retrouvèrent dans le lait ; l'inoculant à des lapines en lactation, ils le mirent en évidence dans le sang des petits. Ces expériences ont été répétées avec succès par M. Aymard. Il est vrai que, chez les animaux, l'infection pneumonique est presque toujours généralisée, tandis que chez l'homme, surtout chez l'adulte, elle est ordinairement localisée. Il faut donc se demander si les cas où le pneumocoque passe dans le lait de femme ne sont pas des infections généralisées. Or, justement, les deux seuls faits que nous possédions permettent de répondre par l'affirmative.

Bozzolo a trouvé le pneumocoque dans le lait d'une nourrice atteinte de pneumonie et d'endocardite ; l'enfant resta indemne (1). M. P. Aymard (2) a relaté l'histoire d'une nourrice qui mourut d'une pneumonie et dont le nourrisson succomba peu de temps après avec une méningite cérébro-spinale et une péritonite fibrino-purulente à pneumocoques. Ce dernier cas nous porte à conseiller de suspendre l'allaitement chez toutes les femmes atteintes de pneumonie, car on ne sait jamais si une pneumonie, d'abord localisée, ne deviendra pas infectante à un moment donné.

Le pneumocoque virulent pouvant être transporté par l'atmosphère sous forme de poussières de crachats desséchés de pneumonique, il est possible qu'il puisse souiller le lait et transmettre la maladie dans l'allaitement artificiel.

Fièvre typhoïde. — Une nourrice atteinte de fièvre typhoïde peut-elle transmettre la maladie à son nourrisson ? Schädler, Hérard et Uffelmann ont cité des cas d'enfants nourris par des

(1) *Giornale d. R. Accad. di Torino,* juin 1890, p. 536.
(2) P. Aymard, *Recherches sur le passage des micro-organismes (et en particulier du pneumocoque) de la mère à l'enfant par le lait.* Thèse de Paris, 1891, n° 304.

mères typhiques qui prirent la maladie et moururent en quelques jours. Par contre, Gerhardt a vu 5 nouveau-nés qui ont été nourris sans inconvénients par leur mère atteinte de dothiénentérie. Mais, en pareille matière, les faits négatifs ne prouvant rien contre les faits positifs, il en résulte que toute femme atteinte de fièvre typhoïde doit suspendre l'allaitement.

Microbes de la suppuration. — Même chez les femelles saines, l'extrémité superficielle des canaux galactophores renferme des staphylocoques, qui souillent les premières gouttes de la sécrétion lactée ; mais ces microbes, en petit nombre, peu ou pas virulents, n'altèrent pas le lait et n'ont aucune action nuisible sur le nourrisson.

Il n'en est plus de même dans certains états morbides : alors le lait renferme des microbes de la suppuration (streptocoques ou staphylocoques), nombreux, doués de virulence et pouvant provoquer des accidents plus ou moins graves chez le nourrisson qui les ingère. En 1880, Doléris a vu des streptocoques dans le lait d'une femme atteinte de fièvre puerpérale. Escherich a montré en 1886 que les pyogènes virulents se trouvent dans le lait des femmes qui ont une inflammation de la mamelle, superficielle ou profonde, ou qui ont de la septicémie puerpérale ; dans ce dernier cas, les microbes de l'infection s'éliminent par la mamelle, tantôt en la lésant, plus souvent sans la léser.

Paul Dubois (cité par Donné) et Bouchut avaient déjà remarqué que l'ingestion d'un lait purulent est une cause de maladie pour les nourrissons. De nos jours, les recherches cliniques de M. Budin et de ses élèves ont confirmé cette remarque. M. Damourette classe ainsi les accidents qu'on peut observer chez les nourrissons dont les nourrices sont atteintes de galactophorite :

1° Accidents gastro-intestinaux, légers ou graves ;

2° Accidents d'inoculation aux muqueuses des premières voies (stomatite, abcès rétro-pharyngien, otites moyennes, conjonctivite catarrhale ou purulente, abcès sous-maxil-

laires, abcès sous-cutanés multiples superficiels de la tête et
du cou);

3° Accidents d'inoculation péri-anale (abcès des fesses et des
cuisses);

4° Accidents d'inoculation cutanée (furoncle, ecthyma, otite
externe, abcès sous-cutanés superficiels multiples);

5° Accidents pyosepticémiques (septicémie suraiguë sans
manifestation locale, pyohémie, abcès cutanés multiples pro-
fonds) (1).

On a cité aussi des cas d'infection chez des nourrissons qui
avaient tété le lait d'une femme atteinte de fièvre puerpérale.
Quinquaud, dans sa thèse sur le *Puerpérisme infectieux*, rapporte l'histoire d'un enfant qui, dans ces conditions, mourut de
péritonite, et M. Karlinski a signalé le cas d'un nouveau-né
qui succomba à une parotidite suppurée. Mais les faits de cet
ordre sont pour la plupart passibles d'une objection. Est-ce
bien le lait qui a été l'agent de la transmission infectieuse?
Celle-ci ne s'est-elle pas opérée de la mère infectée à l'enfant
par une autre voie? A ce point de vue, la question appelle de
nouvelles recherches.

D'après M. Roger, le lait des femmes atteintes d'érysipèle
ne provoque aucun trouble chez le nourrisson.

Mammites des animaux. — Dans la *mammite suppurée contagieuse de la vache*, Nocard et Mollereau (2) ont trouvé un *streptocoque* qui coagule le lait, et qu'il serait intéressant de comparer
aux streptocoques de la pathologie humaine. En tout cas, le lait
qui provient des vaches atteintes de cette affection doit être rejeté
de l'alimentation, car les faits rapportés par Holst (3), bien qu'in-

(1) Damourette, *Affections des nourrissons déterminées par la galactophorite de la nourrice.* Thèse de Paris, 1893. Même sujet dans *la
Revue mensuelle des maladies de l'enfance*, janvier 1894.

(2) Nocard et Mollereau, Sur une mammite contagieuse des vaches
laitières. *Ann. de l'Institut Pasteur*, 1887, n° 3, p. 109.

(3) Holst, Catarrhe gastro-intestinal aigu consécutif à l'ingestion
de lait provenant de vaches atteintes de mammite streptococcique,
Kristiania, 1895. Analyse dans le *Journal des connaissances médicales*,
16 juillet 1896, n° 29.

complètement étudiés au point de vue bactériologique, sont assez nombreux et assez clairs pour permettre de croire que ce lait peut déterminer des gastro-entérites graves.

La *mammite gangreneuse de la brebis* (mal de pis, araignée) est une maladie contagieuse très grave, due à un micrococcus étudié par Nocard et qui fourmille dans le lait provenant des animaux malades. Nous ne savons pas si cette bactérie est pathogène pour l'homme.

Malaria. — La transmission de la malaria de la mère au nourrisson par le lait, admise par Boudin, Luc, Ebrard, Leroux, Aymard, paraît peu probable à M. Rouvier (de Beyrouth) (1).

Charbon. — Les expériences de Feser (1879) et d'Emler (1880), de Garreau (1883), de Chambrelent et Moussous (1884), ont montré que, si on inocule le charbon à des femelles en gestation ou en lactation, la bactéridie peut passer dans le lait. Bien qu'on n'ait pas cité de cas de transmission du charbon à l'homme par le lait d'un animal charbonneux, on doit proscrire l'usage du lait des mammifères infectés, parce que la maladie peut se transmettre par les voies digestives (charbon intestinal).

Rage. — Les expériences de Bardach, Nocard, Pasteur et Roux ont montré que le lait des femelles rabiques est rarement assez virulent pour déterminer la rage; cependant leurs expériences prouvent que, dans quelques cas, la rage pourrait bien se transmettre par le lait d'une femelle atteinte de cette maladie. Aussi sera-t-il légitime d'interdire, comme en Allemagne et en Italie, la vente du lait de femelles atteintes de rage.

Syphilis. — Une nourrice qui ne présente pas de lésions de syphilis secondaire au niveau du mamelon peut-elle contaminer son nourrisson par le seul effet de la virulence du lait? La majorité des auteurs répond par la négative (2). Cependant des faits publiés par Melchior Robert invitent au doute (3). Woss aurait déterminé la syphilis chez une femme saine en lui injectant sous la peau du lait fourni par une syphilitique (4).

Voici maintenant des maladies qui ont pu se transmettre par le lait souillé accidentellement, au moment de la traite ou après la traite.

(1) Rouvier, *le Lait*. Paris, 1893, p. 179.
(2) Mireur, *la Syphilis et la Prostitution*. Paris, 1886.
(3) Rouvier, *le Lait*. Paris, 1893, p. 162.
(4) *Ann. de gynécol.*, 1877, t. I, p. 158.

Fièvre typhoïde. — Il est très probable, nous l'avons vu, qu'une nourrice atteinte de fièvre typhoïde peut transmettre la maladie à son nourrisson. Il paraît certain que le lait de vache peut aussi transmettre la dothiénentérie lorsqu'il a été souillé accidentellement par le bacille typhique qui s'y cultive très bien. Elgar Buck a donné la relation d'une épidémie ayant cette origine. A l'infirmerie de Leicester survinrent 12 cas de fièvre typhoïde parmi les pensionnaires qui buvaient le lait non bouilli. Un seul fournisseur desservait l'infirmerie; il succomba à une fièvre typhoïde. Le puits de sa ferme était voisin d'une fosse d'aisances non étanche et débordant. *L'eau servant à laver les vases à lait était souillée par des matières fécales.* Il suffit de changer l'approvisionnement du lait pour mettre fin à l'épidémie. Les exemples de ce genre se sont multipliés depuis quelques années (1).

Diphtérie. — Le bacille de Klebs-Lœffler, agent pathogène de la diphtérie, se cultive assez bien dans le lait. Le lait peut donc théoriquement servir d'agent de transmission de la diphtérie, et les Anglais admettent qu'il en est ainsi. A Addlestone, en 1879, dans une soirée chez l'attorney général, 14 personnes contractèrent la diphtérie pour avoir bu de la crème qu'on y servait.

Plus près de nous, Eyre, ayant observé une épidémie de diphtérie dans une école, ensemença le lait que buvaient les enfants; il obtint des cultures de bacilles de la diphtérie qui tuaient le cobaye avec des lésions caractéristiques; l'injection de sérum antitoxique empêchait les animaux de succomber (2).

Mais d'où provient, en pareil cas, le bacille qui infecte le lait? Il est probable que, lorsque la diphtérie existe dans une ferme, le lait est souillé par les personnes qui font la traite

(1) KOBER, Épidémies de fièvre typhoïde, de scarlatine et de diphtérie causées par le lait. *Congrès intern. de méd. de Paris*, 1900 (section d'hygiène et d'épidémiologie). — Épidémies de mal. infectieuses causées par le lait. *The Amer. Journ. of med. Sc.*, mai 1901.

(2) *Brit. med. Journal*, 2 septembre 1899.

et par les vases qui le renferment. Mais Klein admet que la vache peut être atteinte de diphtérie sous une forme spéciale (éruption particulière de la mamelle et du pis) et que son lait peut renfermer le bacille spécifique. Cette manière de voir n'a pas été confirmée. Quoi qu'il en soit, la transmission de la diphtérie par le lait est assez rare (1).

Le bacille de la diphtérie a été retrouvé dans le fromage. Voici un fait relaté par la *Médecine moderne* du 6 octobre 1894 :

Une épidémie de diphtérie éclate dans une localité de l'État de New York et atteint plusieurs habitants d'une fromagerie des environs, tels que l'enfant du propriétaire et un des ouvriers occupés à la fabrication des fromages. Le conseil d'hygiène fit immédiatement fermer la fromagerie et procéder à l'examen bactériologique des fromages préparés depuis l'apparition de la maladie. Les recherches faites au laboratoire de bactériologie de New-York ont démontré que ces fromages contenaient le bacille de Lœffler.

D'après Schottelius, dans le lait frais, les bacilles de la diphtérie trouvent un milieu très favorable à leur développement et à leur multiplication. Mais, dans le lait stérilisé, leur développement est beaucoup moins abondant.

Feinberg (2) a fait une série d'expériences pour étudier : 1° les modifications du lait ensemencé avec des bacilles diphtériques ; 2° les modifications du lait dans lequel on avait cultivé d'abord le *Bacillus sublilis* et qui avait été ensuite ensemencé avec les bacilles diphtériques ; 3° les modifications du lait ensemencé simultanément avec les bacilles du foin et les bacilles diphtériques. Ces recherches ont montré que, dans le lait stérilisé, le bacille diphtérique laisse intact la caséine, mais provoque, aux dépens du sucre du lait, une fermentation s'accompagnant de formations d'alcool, d'aldéhyde et d'acides volatils et non volatils. Il en est de même du lait préalable-

---

(1) Vladimirow, Contribution à l'étude du rôle du lait dans l'étiologie de la diphtérie. *Archives russes des sciences biologiques*, 1894, n° 2.
(2) *Zeitsch. f. klin. Med.*, t. XXXIII, n°s 5 et 6, p. 432, 1897.

ment infecté avec des bacilles du foin, avec cette différence que, dans ce cas, il ne se forme pas d'acide lactique. La réaction acide du lait exerce une influence défavorable sur la formation des toxines. Si on l'alcalinise, la formation des toxines est plus active et est en rapport avec l'alcalinité. Mais si celle-ci dépasse un certain degré, la production des toxines diminue. C'est dans le lait additionné de bicarbonate de soude, dans la proportion de un demi-centimètre cube d'une solution de bicarbonate de soude à 10 p. 100 pour 50 centimètres cubes de lait, que la production des toxines est la plus active.

Choléra asiatique. — On n'a pas trouvé le bacille virgule dans le lait des femmes cholériques. Mais le lait de vache coupé avec de l'eau souillée peut transmettre la maladie. L'équipage du navire *Ardenclutha*, de Hambourg, fut à Calcutta la proie d'une épidémie de choléra ; les hommes atteints avaient bu du lait mélangé à de l'eau contaminée par des déjections de cholériques. Le microbe du choléra asiatique se cultive bien dans le lait stérilisé mis à l'étuve à 37° ; il le rend acide et coagule la caséine ; dès que l'acidité devient trop grande, le bacille meurt ; mais, à 20°, l'acidification est lente, et on peut retrouver des bacilles vivants après trois semaines. Dans le lait non stérilisé, l'acidification étant rapide par le fait d'autres microbes, le microbe succombe très vite.

Scarlatine. — Depuis assez longtemps, les Anglais citent des cas de transmission de la scarlatine par le lait de vache. Mais des discussions se sont élevées sur le mode de transmission.

Les assertions de Klein et Power, d'après lesquelles les vaches seraient sujettes à la scarlatine sous des formes variées (perte des poils et état languissant, ou pustules de la mamelle), ont été réfutées par Crookshank. Le *Streptococcus* décrit par Klein comme le microbe de la scarlatine n'est autre que le *Streptococcus pyogenes*. L'opinion de W. Stickler, pour qui la scarlatine prendrait chez les bovidés l'aspect de la fièvre aphteuse, ne repose sur aucune base solide.

Il est bien établi cependant que, dans certaines épidémies, la scarlatine frappe uniquement la clientèle de certaines laiteries, et certains faits permettent de supposer que le lait a été souillé accidentellement par le virus pendant ou après la traite. Ainsi, au mois de février 1899, 21 cas de scarlatine furent signalés dans un quartier de Buffalo. Tous ces cas s'étaient produits dans la clientèle du même marchand de lait. L'enquête démontra qu'il n'y avait pas de scarlatine dans la famille du laitier, mais elle fit savoir qu'un des laitiers qui lui fournissaient du lait était convalescent d'une maladie dont la nature exacte ne put être déterminée ; en continuant l'enquête, on finit par apprendre que quatre autres membres de la famille étaient atteints de fièvre scarlatine. Défense fut faite à ce fermier d'envoyer pendant quelque temps du lait à la ville. L'épidémie de scarlatine cessa immédiatement. Il ne se produisit quelques nouveaux cas que dans les familles primitivement infectées (1).

Entérite hémorragique de la vache. — Gaffky vit survenir, chez trois personnes attachées à l'Institut d'hygiène de Giessen, des phénomènes d'entérite typhoïdique. Ces personnes consommaient du lait cru. On reconnut que la vache qui le fournissait était atteinte d'entérite hémorragique. Les déjections de la vache et des malades renfermaient le *Bacterium coli commune*, doué d'une virulence extrême. Ni le sang, ni le lait de la vache, recueillis avec précaution, ne renfermaient ce microbe ; la matière fécale avait donc souillé le lait au moment de la traite.

D'après Oglesby, le lait d'une vache qui buvait de l'eau souillée directement par une fosse d'aisances, et qui devint malade par la suite, communiqua à tous ceux qui le buvaient une septicémie ictérique grave.

Épidémie de diarrhée dysentériforme engendrée par le lait. — D'après Klein (2), le lait renferme parfois un microbe anaérobie, le *Bacillus enteritidis sporogenes*, capable de provoquer une entérite

(1) *La Médecine moderne*, 31 mai 1899.

(2) KLEIN, Sur un bacille pathogène, anaérobie, de l'intestin (Bacillus enteritidis sporogenes). *Centralbl. f. Bakteriologie*, t. XVIII, n° 24, p. 737.

dysentériforme grave. Mais tous les cas qu'il a étudiés concernaient des adultes.

Vitalité des microbes pathogènes dans le lait. — Le lait ne possède aucun pouvoir bactéricide (Honigmann, Moro) et il est un excellent milieu de culture pour beaucoup de microbes (1).

Combien de temps peuvent vivre les microbes pathogènes dans le lait ?

M. Sabrazès (2) a stérilisé du lait de vache à l'autoclave, deux à trois heures après la traite ; il l'a ensemencé ensuite avec du bacille de Koch et laissé pendant deux mois et demi à l'étuve à 39°. A cette date, il n'existe aucune différence entre ce lait et un lait témoin ; le bacille tuberculeux ne s'est pas développé ; l'analyse démontre que la composition du milieu n'a pas varié. Par contre, l'inoculation en série au cobaye des laits ensemencés reste positive. Si le bacille tuberculeux ne se multiplie pas dans le lait, même à la température optima de 39°, il n'en reste pas moins vivant dans ce milieu, et cela pendant plusieurs mois.

M. Galtier a étudié la vitalité du bacille de la tuberculose dans les produits du lait. En faisant coaguler, à la façon ordinaire, du lait auquel il avait ajouté du virus tuberculeux, il obtint du fromage et du sérum dans lesquels le bacille se conserva plusieurs mois, voire même pendant une année. M. Bang a fait des constatations analogues. Gasperini, après avoir intimement mélangé le virus tuberculeux à du lait, en fait du beurre, dans lequel il retrouve des bacilles de Koch. Ce beurre s'est encore montré virulent après 120 jours.

M. Heim a cherché combien de temps peuvent vivre dans le lait et ses produits les microbes du choléra, du typhus

_____

(1) Cependant, Hunziker a avancé que, dans les heures qui suivent la traite, le lait de vache possède une action bactéricide, qui disparaît après une demi-journée et que la chaleur détruit immédiatement (*New York Cornell Agricult. Experiment. Station. Bull.*, 1901).

(2) *Soc. de biologie,* 23 avril 1898.

abdominal et de la tuberculose. Pour se tenir sur le terrain de la pratique, il a expérimenté spécialement sur du lait *non stérilisé*. Mais, avec cette méthode, les résultats obtenus sont très variables; ce que nous venons de dire au sujet de la vitalité du bacille du choléra dans le lait en donne la raison. Quoi qu'il en soit, voici le tableau dans lequel M. Heim a consigné la durée *maxima* de vitalité dans le lait non stérilisé ou ses produits :

	CHOLÉRA	FIÈVRE TYPHOÏDE	TUBERCULOSE
Lait.............	6 jours	35 jours	10 jours
Beurre.........	32 —	21 —	30 —
Fromage blanc..	0 —	1 —	2 —
Petit lait.......	2 —	1 —	14 —
Fromage........	1 —	3 —	15 —

Dans le lait *stérilisé*, Heim a vu que le bacille du choléra garde sa vitalité plus de quatre semaines; celui de la fièvre typhoïde, quatre mois. Ces différences montrent à quel point la concurrence vitale des microbes et l'acidité du milieu peuvent changer les résultats (1).

(1) DUCLAUX, De la vitalité des divers microbes pathogènes dans le lait. *Annales de l'Institut Pasteur*, 1890, p. 185.

CHAPITRE VI

Falsifications du lait. Analyse pratique du lait.

I. — FALSIFICATIONS. — Le lait de vache, lorsqu'il passe par un certain nombre d'intermédiaires avant d'arriver au consommateur, est presque toujours l'objet de falsifications. Les plus usitées sont l'écrémage et le mouillage; le premier consiste à enlever au lait une partie de sa crème, environ la moitié; le second, dans l'addition d'eau. Sous l'influence de ces opérations, l'opacité du lait diminue, sa teinte passe du blanc jaunâtre au blanc bleuâtre, sa saveur devient sèche et plate. Pour lui restituer ses qualités physiques, on y introduit diverses substances :

1° Des substances colorantes : carottes, oignons torréfiés, caramel, pétales de souci, extrait de chicorée, rocou, etc. ;

2° Des substances qui ont pour but d'en augmenter la densité et d'en relever la saveur : décoction de son ou de diverses farines, gélatine, gomme, jaune d'œuf, sucre, dextrine, sel, blanc d'œuf battu;

3° Des cervelles ou des graisses d'animaux, pour remplacer les globules gras enlevés par l'écrémage.

Un autre genre de falsification consiste à introduire dans le lait, pour le conserver, des substances plus ou moins toxiques : acide borique, acide salicylique, etc. ; ou, pour masquer la fermentation lactique, des alcalins, surtout du bicarbonate de soude.

M. Denigès (de Bordeaux) a découvert une sophistication particulièrement dangereuse : l'addition de chromates, qui agissent comme antiseptiques et comme colorants. Le même auteur a attiré l'attention sur une autre falsification, usitée d'abord à l'étranger, mais qui commencerait à l'être en France : l'addition d'aldéhyde formique, à la dose de 3o à 5o centigrammes de produit anhydre. Certains industriels auraient même poussé l'audace jusqu'à renfermer le lait additionné de formaldéhyde dans des récipients semblables à ceux dans lesquels le public a l'habitude de trouver le lait stérilisé par la chaleur (1).

Pour éviter les inconvénients très graves qui résultent de ces falsifications, il faut se procurer le lait d'une vache du voisinage, à la traite de laquelle on peut assister; ou, quand cela est impossible, comme dans les grandes villes, acheter du lait stérilisé d'une marque connue. Si toutefois on a des doutes sur la pureté du liquide, on le soumettra à un chimiste qui en fera une analyse complète.

II. — ANALYSE PRATIQUE DU LAIT. — L'analyse complète du lait est une opération longue et délicate, que des chimistes exercés peuvent seuls mener à bien. Nous renvoyons là-dessus aux traités spéciaux. Dans la pratique, on se contente de procédés d'examen rapides, approximatifs; ce sont les seuls dont nous nous occuperons.

On apprécie les qualités et la richesse du lait en recherchant : 1° comment ce liquide se comporte sous l'influence de la chaleur; 2° en étudiant le phénomène de la décoloration du carmin d'indigo par le lait; 3° en déterminant sa réaction;

---

(1) LANGLOIS, Les conservateurs du lait. *La Presse médicale*, 12 août 1897, n° 66, t. VII.

4° en mesurant sa densité ; 5° en dosant sa matière grasse ; 6° en pratiquant l'examen microscopique ; 7° en recherchant quelques-unes des falsifications les plus communes.

1° *Action de la chaleur.* — D'après la commission municipale du lait de 1897, le lait ne pourra être considéré comme acceptable que s'il supporte sans se coaguler les deux opérations suivantes : 1° séjour d'un quart d'heure à une température comprise entre 30° et 40° centigrades ; 2° ébullition prolongée pendant 5 minutes. Le lait qui se coagule sous l'influence de la chaleur a subi un commencement de fermentation et est impropre à l'alimentation.

2° *Décoloration du carmin d'indigo par le lait.* — D'après M. Vaudin, il est assez difficile d'être fixé sur l'âge du lait par sa coagulation ou sa non-coagulation sous l'influence de la chaleur, et il est préférable d'utiliser la propriété que possède un lait de décolorer le carmin d'indigo d'autant plus rapidement que la flore microbienne de ce lait est plus développée. Le carmin d'indigo se décolore sous l'influence des agents réducteurs et reprend sa coloration sous l'influence des agents oxydants. Si on ajoute à du lait une ou deux gouttes de carmin d'indigo de façon à le colorer en bleu pâle, au bout d'un temps variable suivant l'âge du liquide et la température ambiante, le lait reprend sa teinte blanche ; la réduction qui s'est produite est le fait des bactéries aérobies du lait, qui, en se multipliant, ont absorbé de l'oxygène. Le lait décoloré bleuit à nouveau, si on le transvase avec lenteur et en mince filet, de façon qu'il puisse s'aérer pendant l'opération. Le carmin d'indigo, réoxydé au contact de l'air, ne tarde pas à se décolorer et plus rapidement que la première fois, en raison de la multiplication des microbes. Une température élevée hâte la décoloration.

M. Vaudin propose d'utiliser cette propriété pour la surveillance du commerce du lait. Un agent prélève les échantillons de lait dans des flacons contenant la dose prescrite de solution d'indigo ; il inscrit sur l'étiquette le nom du marchand, l'heure de la coloration et celle de la décoloration. La fixation du temps minimum pendant lequel le lait doit rester coloré est une chose délicate, car on doit tenir compte de la température. D'après l'auteur, le temps minimum pendant lequel un échantillon de lait doit rester coloré est de :

12 heures au-dessous de 15 degrés ;
 8 —   de 15 à 20 degrés ;
 4 —   au-dessus de 20 degrés.

3° *Réaction.* — Le lait de femme fraîchement recueilli est très légèrement acide. Un lait fortement acide provoque de la diarrhée chez le nourrisson ; cet excès de réaction acide s'observe dans les maladies de la mamelle et au moment de la menstruation (Monti). Le lait de vache fraîchement trait possède une réaction acide plus considérable que celle du lait de femme ; une réaction acide franche indique une fermentation lactique avancée.

4° *Densité.* — Cadet de Vaux, Chevalier et Henry ont proposé d'apprécier la valeur du lait en mesurant sa densité à l'aide d'aréomètres spéciaux, qu'on appelle *galactomètres* ou *pèse-laits*. On se sert aujourd'hui du lacto-densimètre de Quevenne pour le lait de vache, et de celui de Conrad pour le lait de femme. Ce sont des aréomètres dont la tige porte les chiffres de 14 à 42, ce qui correspond aux densités comprises entre 1.014 et 1.042.

D'après Monti, le lait de femme de bonne qualité doit avoir un poids spécifique compris entre 1.030 et 1.034.

Quand on veut connaître la quantité d'un lait de vache par la recherche de la densité, il faut déterminer d'abord s'il n'a pas été écrémé et, partant, il faut au préalable doser la graisse ; l'écrémage modifie en effet la densité, et l'addition d'une certaine quantité d'eau compense à ce point de vue l'enlèvement d'une certaine quantité de crème. C'est pour ce motif que le lacto-densimètre de Quevenne porte deux graduations accessoires, placées à droite et à gauche de la principale, indiquant en dixièmes quelle quantité d'eau a été ajoutée, l'une dans le cas où le lait a été écrémé, l'autre dans celui où il ne l'a pas été. Ainsi, l'affleurement se faisant dans le lait de vache entre 1.030 et 1.034, le lait doit être considéré comme pur s'il n'a pas été écrémé, et comme coupé d'un dixième d'eau si on lui a enlevé une partie de sa crème.

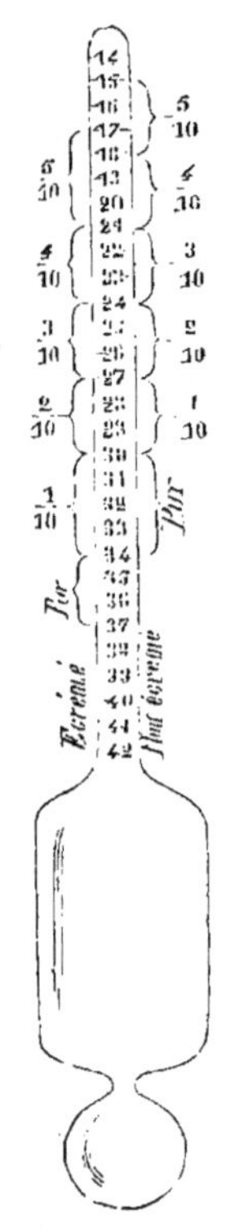

Fig. 8. — Lacto-densimètre de Quevenne.

La graduation des lacto-densimètres est établie pour une température de 15°. Une table indique la correction à faire pour les autres températures.

Les pèse-laits exposent à des erreurs ; ils sont souvent inexacts et mal construits (Duclaux). Pour donner des résultats de quelque valeur, ils exigent le dosage préalable de la graisse.

5° *Dosage du beurre.* — On a imaginé divers procédés pour doser rapidement le beurre du lait, car on a supposé que, de la quantité de cette substance, on pouvait déduire celle des sels, du lactose, de la caséine, en se fondant sur le rapport que les analyses ont établi entre ces substances et la graisse ; or, cette manière de voir est erronée, puisque ce rapport est variable, même à l'état normal. Il ne faut donc demander à ces procédés que ce qu'ils peuvent donner, c'est-à-dire le dosage approximatif du beurre. Ce résultat est assez précieux par lui-même.

Pour doser rapidement et avec facilité la quantité de graisse qui existe dans le lait, on en a mesuré l'opacité, on en a compté les globules gras au microscope ; ces procédés exposent à des erreurs. La méthode de lacto-butyrométrie, découverte par Marchand (de Fécamp), donne de meilleurs résultats.

Lactoscopes. — Le lait est d'autant plus transparent qu'il est plus pauvre en matière grasse. Donné eut l'idée de doser le beurre en mesurant l'opacité du liquide avec un instrument spécial. C'est un récipient où l'on introduit le lait et dont les deux faces sont formées de glaces parallèles : on rapproche ces glaces pour déterminer l'épaisseur maxima de la couche de lait qui permet d'apercevoir les contours de la flamme d'une bougie, placée à 1 mètre de distance, dans une chambre obscure. Une graduation donne l'écartement des glaces, d'où l'on déduit la quantité de beurre au moyen d'une table spéciale. Le lactoscope de Vogel dérive du même principe que celui de Donné.

Le lactoscope construit par Hénocque, sur le modèle de son hématoscope, n'est aussi qu'une application de la méthode diaphanométrique (1).

Conrad et de Wencki, Tarnier et Chantreuil ont indiqué les nombreuses causes d'erreur des lactoscopes.

Un moyen plus simple et presque aussi sûr d'apprécier l'opacité du lait, c'est d'en mettre quelques gouttes sur l'ongle ou dans une cuiller d'argent. Si le liquide est opaque, il est très

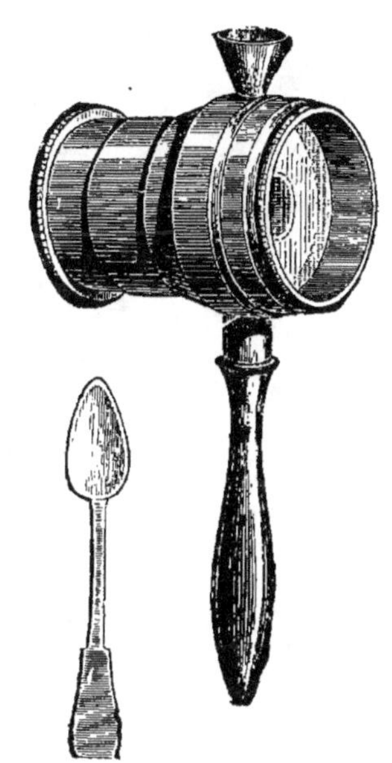

FIG. 9.— Lactoscope Donné.

riche en graisse; s'il est opalescent, il est d'une richesse moyenne; le lait pauvre est presque transparent.

Lactomètre. — Lorsqu'on met une goutte de lait sous le champ du microscope, on peut apprécier, comme le faisait Donné, sa richesse approximative en beurre, suivant que les globules gras sont plus ou moins rapprochés. Bouchut (2) a proposé de pratiquer la numération des globules gras à l'aide

(1) GERSON, Thèse de Paris, 1892.
(2) BOUCHUT, *C. R. de l'Acad. des Sciences*, 12 octobre 1877.

d'un appareil semblable à celui qui permet de compter les globules du sang. Cette méthode est compliquée et sujette à erreur, en raison de la nécessité d'une dilution préalable et de l'inégalité de volume des globules.

Lactobutyromètres et galactimètres. — E. Marchand (de Fécamp) a imaginé, en 1854, un appareil de dosage du beurre, un *lactobutyromètre*, qui donnait un résultat approximatif, rapidement et sans outillage compliqué. Toutefois, l'emploi de cet appareil expose à des causes d'erreur qu'on s'est efforcé de supprimer. Le *galactimètre* d'Adam est beaucoup plus exact, sans être plus compliqué ; c'est cet instrument dont on se sert dans les hôpitaux de Paris. Dans ses *Principes de laiterie*, M. Duclaux en donne la description et l'appréciation suivantes :

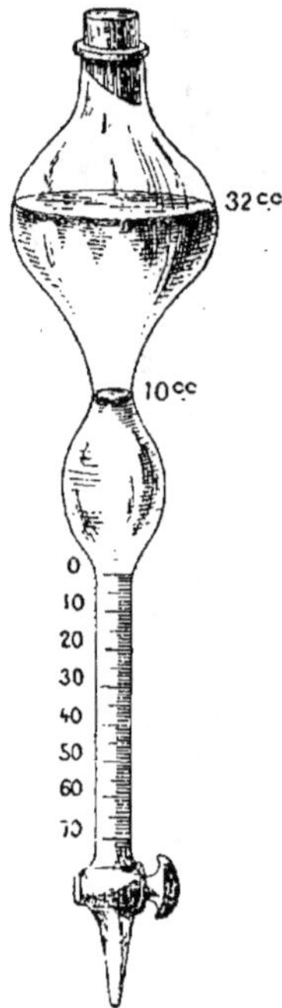

Fig. 10. — Galactimètre d'Adam.

Méthode d'Adam. — Adam a proposé pour le dosage du beurre, et aussi pour l'analyse complète du lait, un appareil ayant la forme de la figure 10 et qui porte deux graduations. L'une, comptée à partir du robinet, comprend 10 centimètres cubes jusqu'au niveau du premier étranglement, et 32 centimètres cubes jusqu'au milieu environ de la boule supérieure. L'autre graduation, portée par le tube cylindrique inférieur, comprend 0 cmc. 80, divisés en 70 divisions, dont nous allons voir tout à l'heure la signification.

Pour faire un dosage de beurre, on plonge l'ouverture inférieure du robinet dans le lait convenablemet agité, et on aspire jusqu'au trait 10 centimètres cubes. On ferme le robinet, on essuie, et on ajoute dans le tube, jusqu'au trait de jauge marqué 32 centimètres cubes, un mélange fait de 110 volumes d'éther pur à 65° et de 100 volumes d'alcool à 75° ammoniacal. Ce dernier est obtenu en amenant à 1 litre, avec de l'eau distillée, 833 centimètres cubes d'alcool à 90° et 30 centimètres cubes d'ammoniaque. Toutes ces quantités doivent être mesurées avec précision, car de petites variations dans la composition des liquides peuvent avoir une influence sensible sur le résultat.

Le mélange introduit, on bouche avec un bouchon fin et taillé en biseau, et on retourne plusieurs fois l'appareil sur lui-même, jusqu'au moment où le liquide est bien homogène et la paroi bien nette. On laisse alors au tube cinq minutes de repos, en le plaçant verticalement sur un support ou une éprouvette ; le liquide se partage en deux couches : l'une supérieure, limpide, contenant le beurre, l'autre inférieure, opaline, contenant tous les autres principes du lait.

Disons tout de suite que Adam propose de se servir de cette couche inférieure pour y doser la caséine, qu'on y précipite par l'acide acétique, et le sucre de lait, qu'on y détermine par la liqueur de Fehling. Mais il est impossible de recommander ce procédé. L'acide acétique ne précipite jamais toute la caséine. Le dosage du lactose peut se faire directement sur le lait, comme nous l'avons vu plus haut. Il vaut donc mieux sacrifier cette partie de l'analyse et se borner au dosage de la matière grasse, qui se trouve simplifié dès qu'on a fait ce sacrifice.

Il suffit, en effet, d'évacuer, en ouvrant le robinet, toute la couche inférieure ou à peu près, car il faut éviter que la surface de séparation arrive au niveau de la clef du robinet. On remplace le liquide évacué par un volume égal d'eau distillée, qu'on fait couler lentement le long des parois de l'appareil, pendant qu'on fait tourner lentement celui-ci dans sa main gauche. De cette manière, on lave bien les parois et on évite toute émulsion.

Après cinq minutes, on évacue, et on recommence jusqu'à ce que la couche inférieure ressorte parfaitement limpide : on aspire alors avec un tortillon de papier buvard la petite portion de ce liquide restée dans le robinet au dessous de la couche butyreuse, et on fait écouler celle-ci dans une capsule de porcelaine à fond plat. On rince l'appareil à plusieurs reprises avec 1 à 2 centimètres cubes d'éther à chaque fois. On ajoute cet éther à celui qu'on a déjà recueilli, on évapore le tout, on dessèche à 100° et on pèse.

La graduation que porte l'appareil est faite pour permettre d'opérer volumétriquement, c'est-à-dire de déduire la quantité de matière grasse d'une mesure de volume. Il faut pour cela remplacer les lavages à l'eau que nous avons décrits par un lavage à l'acide acétique, qu'on fait de la façon suivante. On verse jusqu'au trait marqué 32 centimètres cubes du liquide obtenu en étendant à 1 litre, avec de l'eau distillée, 150 centimètres cubes d'acide acétique cristallisable. On laisse éclaircir ; on rejette cet acide, qu'on remplace par une dose nouvelle et égale, et on met le tout dans un bain dont on élève la température à 75°. On évacue avec précaution la couche inférieure, on la remplace par 2 à 3 centimètres cubes d'acide acétique concentré, et on reporte dans un bain à 85°-90° jusqu'à ce que la solution butyreuse ait acquis une limpidité parfaite. A ce moment on évacue ce qu'il faut de liquide pour que la couche de matière grasse soit toute entière dans la portion graduée, et on en lit la hauteur, après avoir laissé le tout pendant cinq minutes à 80° pour assurer l'uniformité de la température. Une table permet de déduire de la hauteur lue la richesse du lait en beurre. Mais cette partie de l'opération est longue, délicate et minutieuse, et la valeur des résultats reste toujours inférieure à celle que fournit la méthode des pesées. Il ne faut donc pas compter sur une précision scientifique. Tout ce qu'on peut dire, c'est que la méthode est une des plus exactes parmi les méthodes volumétriques.

On doit considérer comme lait de vache très bon celui qui renferme plus de 40 grammes de beurre par litre ; comme lait bon, celui qui en renferme de 35 à 40 grammes ; comme lait médiocre, celui qui en renferme 30 à 35 grammes ; comme lait mauvais et à rejeter, celui qui en renferme moins de 30 grammes.

Quand on veut procéder au dosage du beurre dans le lait de femme, il faut avoir présent à l'esprit que la proportion de cette substance est différente dans le lait du commencement et dans celui de la fin de la tétée. Pour éviter toute erreur, l'analyse devra porter sur un mélange de parties recueillies avant et après la tétée ; ou mieux encore, deux heures environ après une tétée, on videra complètement les deux seins avec une téterelle armée d'une pompe.

6° *Examen microscopique.* — L'examen microscopique donne sur le lait des renseignements qu'on ne peut demander à une autre méthode d'investigation ; de plus, il peut, dans une certaine mesure, suppléer à l'analyse chimique sommaire.

Il permet d'abord de voir si le nombre des globules gras est suffisant. Dans un lait normal, ces éléments sont presque aussi rapprochés les uns des autres que les hématies dans une goutte de sang. Quand on a pratiqué souvent cet examen, on arrive à juger approximativement la richesse du lait en graisse.

Le microscope permet aussi d'apprécier le volume des globules gras, et nous verrons que ce caractère n'est pas dénué d'importance.

Il permet de chercher les éléments du colostrum, dont la réapparition révèle une régression, passagère ou définitive, de la sécrétion lactée.

Il fait connaître la présence de globules du pus en cas de galactophorite ou d'abcès, la présence du sang en cas d'hémorragie.

Lorsqu'on a ajouté au lait, dans un but frauduleux, des farines, des fécules ou de la cervelle de mouton, le microscope permet aisément de déceler les grains d'amidon et les cellules nerveuses.

Lorsqu'on suppose qu'une maladie épidémique s'est transmise par le lait, l'examen bactériologique devra être pratiqué, mais il ne pourra l'être avec fruit que par un spécialiste.

7° *Recherche de quelques falsifications.* — Pour rechercher le bicarbonate de soude, l'acide borique et le borax, il faut d'abord évaporer du lait, puis incinérer l'extrait sec. Les cendres du lait, additionnées d'une goutte d'acide chlorhydrique, ne sont pas effervescentes si ce liquide n'a pas été additionné de bicarbonate de soude. Pour la découverte de l'acide borique et du borax, les cendres sont traitées par quelques gouttes d'acide sulfurique pur, on ajoute 5 centimètres cubes d'alcool et on enflamme à l'obscurité ; l'acide borique et ses sels colorent la flamme en vert.

Pour reconnaître l'acide salicylique, le petit lait est très légèrement acidulé avec quelques gouttes d'acide sulfurique et on agite avec l'éther. On décante ; on lave l'éther à l'eau distillée et on l'évapore sur une soucoupe ; le résidu, touché au perchlorure de fer très étendu, donne une coloration violette intense s'il y a de l'acide salicylique.

On décèle le formol, en distillant le petit lait et en recherchant sur le produit de distillation les réactions réductrices et colorantes du formol.

III. — Conclusion. — Il s'agit maintenant, en manière de

conclusion, de déterminer quelles sont les investigations qui incombent au médecin et à quel point son examen doit s'arrêter, celui du chimiste intervenant.

En ce qui concerne le lait de vache, le médecin doit en rechercher la source, les qualités physiques (ce sont deux points sur lesquels nous reviendrons en étudiant l'allaitement artificiel) et en pratiquer l'examen microscopique. Pour tout le reste, il confiera l'analyse à un chimiste.

Pour le lait de femme, il appréciera le degré d'opacité du lait à l'aide de quelques gouttes mises sur l'ongle ou dans une cuiller d'argent ; il le goûtera, pour savoir s'il est assez sucré et s'il ne possède pas de saveur anormale ; il en pratiquera l'examen microscopique, pour s'assurer sommairement de sa richesse en beurre, pour déterminer le volume des globules gras et pour constater la présence ou l'absence de corps granuleux et de leucocytes. Il n'oubliera pas, d'ailleurs, qu'un lait un peu clair, un lait à petits globules, ou renfermant des éléments du colostrum, peut très rapidement récupérer ses qualités normales, lorsque la nourrice est en bonne santé et l'allaitement bien dirigé. Il ne jugera pas sur ces seuls caractères les qualités de la nourrice ; il y joindra la connaissance de son état de santé et de celui de l'enfant.

Quand son exploration, forcément limitée, ne lui fournira pas l'explication de troubles qu'il suppose être dus aux qualités du lait, il demandera une analyse à un chimiste (1).

(1) Pour les procédés d'analyse du lait de femme, voir particulièrement : F. Guiraud, *le Lait de femme à l'état physiologique*. Thèse de Bordeaux, 1897 ; — Ch. Michel, Lait de femme et utilisation de ses matériaux nutritifs dans l'organisme du nouveau-né sain. *L'Obstétrique*, 1897, n° 6, p. 518.

CHAPITRE VII

La digestion du lait chez le nourrisson.

Dans la première enfance, la digestion ne s'accomplit pas tout à fait de la même manière qu'aux autres époques de la vie. Le tube digestif est encore inachevé et incapable de digérer les aliments communs ; le nourrisson ne peut élaborer que l'aliment spécial préparé pour lui par la nature dans les mamelles de sa mère.

DIGESTION BUCCALE

La bouche est dépourvue de dents jusqu'au septième mois et par conséquent incapable de mastiquer ou de broyer des aliments solides. Les glandes salivaires renferment le ferment amylolytique quelques jours après la naissance, au moins la glande parotide (Zweifel) ; mais elles sécrètent très peu de liquide pendant les trois premiers mois, ce qui explique la sécheresse de la bouche et la fréquence du muguet à cette période de la vie. Il est vrai que la nature de l'aliment du nouveau-né rend inutile la digestion buccale. Le lait est liquide; il n'est donc pas nécessaire qu'il soit mastiqué et imbibé. Il renferme du sucre et ne contient pas d'amidon ; donc l'enfant peut se passer de ferment saccharifiant (1).

Si elle n'est pas encore organisée pour la mastication, l'imbibition et la saccharification, la bouche du nouveau-né l'est par contre très bien pour la succion. Dès la naissance, l'enfant à terme et bien portant a les muscles des lèvres, des joues, de la langue et du pharynx bien développés; l'isthme du gosier est très étroit, se ferme facilement, ce qui favorise la transformation de la cavité buccale en ventouse. Le nouveau-né peut donc tirer le lait de la mamelle en tétant, c'est-à-dire en suçant le mamelon ; il entoure le mamelon avec ses lèvres et ses mâchoires, il abaisse le voile du palais, il ferme l'isthme du gosier, et opère la succion par un mouvement en arrière et en

(1) Sur cette question, souvent controversée, des enzymes digestifs du nourrisson, voici quelques indications bibliographiques, qui seront complétées par la suite. — Ritter, *Jahrbuch für Physiologie und Pathologie des ersten Kindesalters*, I. Prag., 1860, p. 131-151. — Schiffer, *Dubois-Reymond's und Reichert's Archiv*, 1872, p. 463, 473. — Korowin, *Jahrbuch f. Kinderheilk.*, VIII, p. 381. — Schlesinger, *Zur Kenntniss der diastatischen Wirkung des menschlichen Speichels, nebst einem kurzen Abriss der Geschichte dieses Gegenstands.* Inaug. Dissert. Tübingen, 1891. — Zweifel, *Untersuchungen über den Verdauungsapparat der Neugeborenen.* Berlin, Hirschwald, 1874. — Moriggia, Poteri digerenti del feto ed autodigestioni. *Rivista clin.*, 1893. — Krüger, *Die Verdauungsfermente beim Embryo und Neugeborenen.* Wiesbaden, Bergmann, 1891. — O. Heubner, Ueber die Ausnützung des Mehles im Darm junger Säuglinge. *Berliner klinische Wochenschrift*, Marz, 1895. — A. Schlossmann, Ueber die mutmasslichen Schicksal des Mehles im Darm junger Säuglinge. *Jahrbuch f. Kinderheilk.*, XLIX. Band. 1898. — O. Heubner, Säuglingsdarm und Mehlverdauung. *Jahrbuch f. Kinderheil.*, XLIX. Band. 1898. — Leo, Ueber die therapeutische Anwendung der diastatischen Fermente. *Therap. Monatsheft*, 1896, p. 635. — Enrico Mensi, Sulla digestione degli amidacei nei primi nesi della vita. *Giornale della reale Accademia di medicina di Torino*, VI, 1900. — Bierry, Recherches sur les ferments de l'embryon. *Soc. de biologie*, 15 décembre 1900. — Pottevin, Les diastases du méconium. *Soc. de biologie*, 16 juin 1900.

bas de la langue et du maxillaire inférieur, mouvement qui fait le vide, attire le lait dans la bouche et se trahit par la dépression des joues. Lorsqu'une série de succions ont rempli la bouche et gonflé les joues, l'enfant avale, et le bruit de la déglutition est perçu à distance. La succion est, chez le nourrisson, un phénomène réflexe, dont le centre, double et symétrique, serait situé des deux côtés du corps restiforme (Basch), la voie centrifuge est représentée par la branche sensitive du trijumeau ; la voie centripète, par l'hypoglosse, le facial et le rameau moteur du trijumeau.

D'après Kussmaul, le nouveau-né distingue assez bien les substances douces de celles qui sont amères, acides, salées ; mais le *sens du goût* est généralement obtus chez le nourrisson.

Peu à peu, le développement de la bouche s'opère et ses fonctions se perfectionnent. Le phénomène le plus saillant de cette évolution est la sortie des dents.

Dentition. — Les premières dents sortent en général vers 6 mois et demi ; ce sont les incisives inférieures médianes. Presque aussitôt après, apparaissent les incisives supérieures médianes. Vers le 10ᵉ mois, se montrent les incisives supérieures latérales ; les incisives inférieures latérales sortent du 10ᵉ au 12ᵉ mois. Après 1 an, le groupe des 8 incisives a opéré sa sortie. A partir de ce moment, les dents font leur éruption par groupes qui sortent d'une façon assez régulière, à des intervalles déterminés. Sauf pour les incisives, dont nous venons d'indiquer le mode spécial d'éruption, les dents inférieures sortent en général avant les supérieures.

Les 4 incisives médianes sortent vers.... 6 ou 7 mois.
Les 4 incisives latérales sortent vers..... 1 an.
Les 4 premières prémolaires sortent vers. 1 an et demi.
Les 4 canines sortent vers............. 2 ans.
Les 4 dernières prémolaires sortent vers. 2 ans et demi.

A 30 mois environ, l'enfant possède les 20 dents qui constituent la première dentition (dents de lait) ; ces dents sont temporaires : vers l'âge de 7 ans, elles commencent à tomber et sont remplacées successivement, dans l'ordre même de leur apparition, par des dents définitives. Vers la sixième année, sortent les 4 premières grosses molaires, qui sont définitives (21e, 22e, 23e, 24e dents); les secondes grosses molaires sortent vers 12 ans (25e, 26e, 27e, 28e dents); les dernières sortent vers la vingtième année (dents de sagesse) (29e, 30e, 31e, 32e dents).

Le retard et l'irrégularité dans l'éruption des dents indiquent en général un trouble dans le développement de l'enfant; ils dépendent le plus souvent de l'allaitement artificiel, des troubles digestifs et du rachitisme; mais ils peuvent être la conséquence de toutes les maladies de longue durée.

DIGESTION GASTRIQUE ET INTESTINALE

NOTIONS ANATOMIQUES. — L'*estomac* du nouveau-né et du nourrisson, rappelant les dispositions de la vie intra-utérine, a une direction presque verticale, ce qui laisse supposer que le bol alimentaire peut passer rapidement du cardia au pylore, en vertu de son propre poids, et ce qui explique la facilité des régurgitations chez le jeune enfant. La grosse tubérosité et l'antre pylorique sont peu développés. Le pylore est presque toujours situé sur la ligne médiane du corps, à égale distance de l'appendice xiphoïde et de l'ombilic. L'estomac dans son ensemble a une situation profonde et médiane; il est presque complètement caché par le foie et le côlon transverse. Sa capacité varie avec le poids, la taille, le régime alimentaire; en comparant les chiffres de Beneke, Fleischmann, Frolowsky, d'Astros et Zucarelli, on arrive aux moyennes suivantes :

A la naissance............	40 à 50	centim. cubes.
A 1 mois	60 à 70	—
A 3 —	100	—
A 5 —	150 à 200	—
De 6 mois à 1 an	200 à 250	—
A 2 ans.................	350	—

Bien qu'ils ne représentent que des moyennes, ces chiffres sont intéressants à connaître. Ils constituent un point de repère pour apprécier sur le cadavre l'existence de la dilatation de l'estomac. On s'en est servi aussi pour déterminer approximativement la quantité de lait à donner à chaque tétée dans l'allaitement artificiel. Mais on ne doit pas là-dessus faire des inductions trop rigoureuses, car la capacité de l'estomac est sans doute plus petite sur le vivant que sur le cadavre et, de plus, quand on la mesure après la mort, on risque de se tromper, car elle varie suivant que l'estomac est contracté ou relâché, en systole ou en diastole, au moment où la vie a cessé (1). En outre, il n'est pas prouvé qu'il soit nécessaire qu'un repas remplisse totalement l'estomac. Enfin, autre cause d'erreur, il est probable que, pendant la tétée, une partie du lait ingéré passe immédiatement de l'estomac dans l'intestin.

A la naissance, la tunique musculaire de l'estomac est faiblement développée; la couche à fibres circulaires est la plus avancée (Fleischmann), sauf au niveau du cardia, où le sphincter fait défaut; la couche à fibres longitudinales vient ensuite; quant à la couche à fibres obliques, elle est parfois absente. A partir du dixième mois, la tunique musculaire ne se distingue plus de celle de l'adulte.

La *muscularis mucosæ* n'est nettement différenciée qu'à partir du sixième mois.

Pendant la vie intra-utérine, les cellules des glandes gastriques sont d'abord globuleuses ou polyédriques : elles deviennent ensuite un peu granuleuses. A quelle époque apparaît la différenciation en cellules de revêtement et cellules principales? Les opinions les plus contradictoires ont été émises. D'après nos recherches, cette époque est très variable suivant les sujets. Il y a des enfants qui, à la naissance, possèdent des glandes gastriques très serrées et très bien dé-

---

(1) PFAUNDLER, Ueber Magencapacität im Kindesalter. *Wiener klin. Woch.*, 1897, n° 44; et *Bibliotheca medica*. Stuttgart, 1898.

veloppées, avec des cellules principales et cellules de revêtement nettement différenciées; d'autres, au contraire, qui ont
des glandes courtes, peu serrées, avec des cellules à peine
différenciées. On s'explique ainsi les divergences des auteurs
qui ont étudié le contenu de l'estomac du fœtus, les uns ayant
trouvé, les autres n'ayant pas trouvé, soit de l'acide chlorhydrique, soit de la pepsine.

L'orifice et la lumière des glandes gastriques sont plus
larges chez le nourrisson que chez l'adulte. D'après Soltau
Fenwick (1), les cellules mucipares de la surface sont plus
nombreuses, d'où on peut déduire que, dans les premiers
temps de la vie, la sécrétion de mucus est plus abondante.

Les amas lymphoïdes qui existent dans l'estomac de l'adulte
entre le fond des glandes et la *muscularis mucosæ* sont petits
et mal développés jusqu'à six mois, sauf dans la région de la
petite courbure; à partir de cet âge, ils se développent graduellement (2).

L'*intestin* du nouveau-né et du nourrisson est remarquable
par sa longueur proportionnellement plus grande que chez
l'adulte. A l'état normal, et pour un même âge, il existe un
rapport assez constant entre la longueur de l'intestin et la
longueur de la taille. Si on représente par les lettres *Lti* la
longueur totale de l'intestin (intestin grêle et gros intestin), et

(1) Soltau Fenwick, *Disorders of digestion in infancy and childhood.*
London, 1897.

(2) Soltau Fenwick, à qui nous empruntons ces détails, se sert, pour
compter les amas lymphoïdes, du procédé suivant. La muqueuse,
séparée de la musculaire sous-jacente, est plongée, pendant quelques
heures, dans une solution étendue d'acide acétique cristallisé; les
amas lymphoïdes apparaissent comme des taches opaques au milieu
du tissu gonflé et gélatineux. Si, au préalable, on a coupé la muqueuse
en morceaux de 1 centimètre carré, il est facile de déterminer le
nombre relatif des glandes dans les différentes régions de l'organe.
Soltau Fenwick a vu ainsi que le nombre de ces amas atteint son
maximum à 10 ans; à cet âge, on en trouve 5 ou 6 par centimètre
carré dans la grosse tubérosité et 10 ou 12 au voisinage du pylore. A
partir de la puberté, les glandes solitaires commencent à disparaître
de la région du centre, et, à 40 ans, il est très difficile de retrouver
leur présence sans l'aide du microscope dans la portion cardiaque.

par la letttre T la taille du sujet, on trouve en moyenne
que (1) :

$$\text{A la naissance} \dots \dots \dots \dots \dots \quad Lli = 6\ \text{T}$$
$$\text{De 3 mois à 3 ans} \dots \dots \dots \dots \quad Lli = 7\ \text{T}$$
$$\text{Chez l'adulte} \dots \dots \dots \dots \dots \quad Lli = 5\ \text{T}\ 1/2$$

Le duodénum a la forme d'un anneau, au lieu de la forme
en fer à cheval habituelle chez l'adulte. Sa longueur est proportionnellement beaucoup plus grande que chez l'adulte. La
deuxième portion est la partie la plus basse de l'anse duodé-
nale ; elle constitue un réservoir, où peuvent s'accumuler et
séjourner la bile et le suc pancréatique.

Le cæcum, à la naissance, est presque lisse, sans bosselure ;
ses limites sont mal déterminées, ainsi que celles qui le séparent de l'appendice ; le cæcum a une situation très élevée,
il n'est pas encore descendu dans la fosse iliaque.

L'anse sigmoïde est très longue et représente à la naissance
près de la moitié du gros intestin ; elle offre des flexuosités
multiples et très marquées, qui la mettent en rapport avec le
cæcum : elle est presque complètement contenue dans l'abdomen et non dans la cavité pelvienne, très étroite.

Au point de vue de la structure, l'intestin du nourrisson est
remarquable par : 1° le faible développement des parties mus-

____

(1) MARFAN, Le gros ventre des nourrissons dyspeptiques et l'augmentation de longueur de l'intestin. *Revue mensuelle des mal. de l'enfance*, février 1895, p. 56. — Des intumescences de l'abdomen chez le
nourrisson et en particulier du « gros ventre flasque » dans les rapports avec l'allongement de l'intestin. *Semaine médicale*, 19 février 1896,
n° 10, p. 73. — Dans les mensurations telles que nous les avons faites,
il y a une cause d'erreur, qui tient à ce que nous n'avons pas tenu
compte de l'état de relâchement ou de contraction de l'intestin au
moment de l'autopsie ; nous n'avons pu éloigner cette cause d'erreur,
parce que les divers segments de l'intestin ne sont jamais dans le
même état, les uns étant contractés, les autres relâchés ; mais, si on
considère que, chez les enfants à gros ventre flasque, nous avons toujours trouvé une augmentation de la longueur de l'intestin, on voit
que cette cause d'erreur n'infirme pas nos résultats et peut être
négligée.

culaires; 2° le développement relativement avancé de la muqueuse, particulièrement de son appareil lymphoïde; seules les glandes de Brünner, quoique nombreuses, sont au stade initial de leur développement; 3° la vascularisation plus grande des villosités; 4° la richesse en nerfs imparfaitement myélinisés.

Le développement et la vascularisation des villosités, l'évolution presque complète du tissu lymphoïde sont des conditions très favorables à l'absorption du chyle. Mais l'appareil sécrétoire est moins achevé, ce qui nécessite un aliment de digestion facile. Les caractères du tissu nerveux expliquent l'excitabilité facile de l'intestin, mais aussi la rapidité de l'épuisement.

A l'état normal, l'*abdomen* des nourrissons est un peu proéminent, un peu volumineux; d'autre part, le rachis lombaire est presque rectiligne et non curviligne comme chez l'adulte. La cavité abdominale du nourrisson est donc très grande. C'est qu'en effet, elle est destinée à contenir les organes de la digestion, c'est-à-dire de la fonction la plus active à cette époque de la vie; elle est destinée à contenir un intestin plus long: en outre, à la naissance, le côlon pelvien n'est pas dans le bassin, mais dans les fosses iliaques; enfin, le foie est aussi proportionnellement plus volumineux que chez l'adulte.

MICROBES DU TUBE DIGESTIF. — Toutes les cavités de l'organisme qui communiquent avec l'extérieur sont habitées par des parasites, même à l'état de parfaite santé; parmi elles, il n'en est pas de plus peuplée que le tube digestif, et, dans celui-ci, deux segments sont plus peuplés que les autres, la bouche et l'intestin.

Dès la naissance, les parasites y sont introduits par le lait, ou y pénètrent par l'intermédiaire de l'air et de tout objet qui arrive au contact de la bouche. Il en est qui paraissent ne prospérer que dans le tube digestif, car on ne les retrouve pas facilement dans le milieu extérieur. Certains se rencontrent dans tous les segments du tube digestif ; d'autres semblent habiter plus spécialement telle ou telle région. Si on ne retrouve pas dans l'intestin tous les parasites de la bouche, c'est sans doute que l'estomac en détruit quelques-uns, et si on trouve dans l'intestin des parasites qui ne se rencontrent que rarement dans la bouche, c'est que le milieu buccal leur est défavorable et qu'ils ne font que le traverser sans s'y multiplier.

Les bactéries de la bouche sont entraînées dans l'estomac par la déglutition du bol alimentaire. Mais toutes n'y peuvent pas pulluler. L'acidité du milieu gastrique met obstacle au développement de quelques-unes. On est d'accord toutefois pour ne plus attribuer au suc gastrique les propriétés microbicides puissantes qu'on lui accordait naguère.

Dans l'intestin, les microbes trouvent une série de conditions favorables à leur pullulation : humidité, température, alcalinité, nourriture abondante, obscurité, abri dans les anfractuosités de la muqueuse. Le milieu intestinal est très pauvre en oxygène : si on songe que certains microbes aérobies s'emparent de ce gaz, on comprendra que les anaérobies peuvent aussi prospérer dans ce milieu, D'après Miller, la bile et le suc pancréatique n'ont aucune action destructive sur ces microbes.

De toutes les parties du tube digestif, c'est dans le duodénum que les microbes sont le moins nombreux, ce qui tient, d'après Gilbert et Dominici, à ce qu'ils y sont dilués dans le suc pancréatique et la bile. Du pylore à la valvule iléo-cæcale, leur nombre s'accroît, et c'est à la fin de l'iléon qu'il atteint son maximum. A partir de la valvule iléo-cæcale, leur nombre semble décroître jusqu'à l'anus.

Ces parasites, dont le rôle en pathologie est important, interviennent peut-être dans la digestion normale, et c'est pourquoi nous devons mentionner ici les caractères de la flore digestive du nourrisson.

Peu de recherches ont été faites sur la *flore buccale* des

nourrissons. D'après M. X. Lewkowicz (1), auteur du travail le plus récent et le plus complet sur ce sujet, cette flore, un peu différente de celle de la bouche des adultes, comprendrait un très grand nombre d'espèces aérobies ou anaérobies. Mais, en vérité, on se demande si M. X. Lewkowicz n'en a pas trop multiplié le nombre, en séparant des microbes qu'on doit confondre, et si, dans sa longue liste, il n'y a pas beaucoup d'hôtes de hasard. Quoi qu'il en soit, voici le tableau qui résume ses recherches.

MICROBES DE LA BOUCHE DES NOURRISSONS. — I. AÉROBIES. — Ce groupe comprend, non seulement les aérobies stricts, mais encore les aérobies facultatifs.

a) GROUPE DES STREPTOCOQUES : 1° *Pneumocoque*, espèce à peu près constante, mais jamais pathogène ; 2° *Streptocoque à longues chaînettes*, analogue au pyogène, mais jamais pathogène ; 3° *Streptocoque de la salive* de Veillon ; 4° *Streptococcus aggregatus albus* de Seitz, quelquefois pathogène, ressemble au *Staphylococcus pyogenes albus* ; cette ressemblance a été une cause d'erreur ; 5° le *Streptococcus intestinalis* de Hirsch-Libmann, ou *entéro-strepto-coque* d'Escherich ; 6° le *Streptocoque ne gardant pas le Gram* de Doléris et Bourges ; 7° le *Streptococcus compactus*, espèce nouvelle, non pathogène ; 8° le *Streptococcus aerophilus*, espèce nouvelle, non pathogène ; 9° le *Streptococcus penetrans*, espèce nouvelle, non pathogène.

b) GROUPE DES MICROCOQUES : 10° *Micrococcus candidans* de Flügge ; 11° *Micrococcus candidans b*, non identifié ; 12° *Micrococcus ureæ liquefaciens* de Flügge ; ces trois microbes donnent au lapin de l'œdème inflammatoire et parfois un petit abcès ; 13° *Micrococcus meningococcoïdes*, espèce nouvelle, non pathogène.

c) GROUPE DES BACILLES : 14° *Bacillus acidophilus* de Moro ; c'est le plus abondant et le plus constant des bacilles de la bouche du nourrisson ; 15° *Bacillus fluorescens* ; 16" *Bacille pseudo-diphtérique* ; 17° *Bacille* strictement aérobie, liquéfiant, non identifié.

II. ANAÉROBIES. — Ce groupe comprend seulement des anaérobies stricts. A première vue, l'existence de ces bactéries dans une

(1) X. LEWKOWICZ, Recherches sur la flore microbienne de la bouche des nourrissons. *Archives de médecine expérimentale*, septembre 1901, n° 4, p. 633.

cavité aérée est un peu surprenante; cependant, elle peut s'expliquer par la présence des replis de la muqueuse buccale, au fond desquels l'air ne pénètre pas facilement, et par la symbiose des anaérobies avec les aérobies qui s'emparent de tout l'oxygène libre et permettent aux premiers de végéter. Ce groupe comprend : 18° le *Bacillus bifidus communis* de Tissier, qui est l'espèce prédominante dans l'intestin des nourrissons bien portants et élevés à la mamelle; 19° le *Streptococcus anaerobius micros*, espèce nouvelle, qui peut déterminer chez le lapin un abcès sous-cutané à pus stérile; 20° le *Micrococcus gazogenes alcalescens anaerobius*, espèce nouvelle, trouvée une seule fois; 21° le *Bacillus anaerobius gracilis*, espèce nouvelle, et sans doute accidentelle, car elle ne fut rencontrée qu'une fois; 22° le *Bacillus helminthoïdes*, rencontré une seule fois aussi; 23° le *Leptothrix anaerobius tenuis*, que l'auteur a pu cultiver; c'est le premier leptothrix dans ce cas; il n'est point pathogène.

La *flore stomacale* du nourrisson est encore assez mal connue. On y a trouvé le *Bacterium coli commune*, le *Bacterium lactis aerogenes*, le *Bacillus subtilis* et les espèces voisines (*Tyrotrix granulatus*, *Bacillus butyricus* de Hüeppe), le *B. pyocyaneus*, le *B. lactis erythrogenes*, le *B. megaterium*, le *Spirillum rugula*, un *leptothrix*, des *staphylocoques dorés* — la *Sarcina ventriculi* — des *oïdiums*, des *levures* et des *moisissures*.

La *flore intestinale* du nourrisson, ou plus exactement la *flore du contenu rectal*, a été beaucoup plus étudiée, car il est facile de recueillir des selles en évitant une souillure extérieure.

La bactériologie des selles du nouveau-né et du nourrisson a été l'objet de travaux importants de la part de M. Escherich et de M. H. Tissier. Le meilleur moyen de faire connaître l'état de la question est d'exposer successivement les recherches de l'un et de l'autre.

I. Les premières recherches systématiques sur la flore des selles normales du nourrisson ont été faites par Escherich, en 1885 et en 1886 (1).

(1) ESCHERICH, *Die Darmbakterien des Säuglings*. Monographie, Stuttgart, 1886.

A. — Cet auteur a d'abord étudié les selles au *microscope*.

Le méconium recueilli aussitôt après la naissance est stérile; mais, dès la 3ᵉ ou la 4ᵉ heure, on y constate la présence de microbes. Comme l'air dégluti par le nouveau-né n'a pu encore parvenir jusqu'au gros intestin, Escherich admet que l'infection se fait par la voie anale. L'eau du premier bain serait une source de cette infection anale. Mais les recherches de Popoff prouvent que les microbes pénètrent surtout par la bouche. Dans le méconium, on voit des diplocoques gros et petits, des levures, des bâtonnets de formes variées.

Dans les *selles qui suivent l'ingestion de lait de femme*, on constate que les microbes pullulent et sont plus nombreux que dans le méconium et les selles d'adulte. Puis la flore semble s'unifier et, finalement, elle n'est guère composée que d'une seule espèce. Ce sont des bacilles grêles, appartenant à l'espèce désignée par Escherich sous le nom de *Bacterium coli commune*. Cependant on trouve quelques bactéries un peu différentes, ayant des formes plus arrondies et plus courtes; elles sont très rares et appartiennent à l'espèce désignée par Escherich sous le nom de *Bacterium lactis aerogenes*. Par exception, on trouve des diplocoques, gros ou petits, isolés, en chaînettes ou en tétrades. Chez les enfants nourris au biberon, l'aspect de la flore est toujours plus compliqué.

Escherich a recherché ensuite la répartition de ces bactéries dans toute la longueur de l'intestin. Dans le duodénum et la partie supérieure du jéjunum, il y a très peu de microbes; leur nombre augmente vers le cæcum, où on trouve des diplobacilles, les uns gros et courts (*B. lactis*), les autres longs et effilés (*B. coli*); ceux-ci prédominent dans le gros intestin. Ces différences tiennent à ce que les germes pullulent là où les sécrétions sont peu abondantes et où les matières sont stagnantes.

B. — Pour les *cultures*, Escherich s'est servi de la gélatine et de l'agar-agar. Il a pu isoler ainsi 14 espèces : 1° le *B. coli* et le *B. lactis aerogenes*, dont la présence est constante, et qu'il appelle bactéries obligatoires ; 2° d'autres microbes dont la présence est inconstante et qu'il appelle bactéries facultatives ; ce sont : le *Proteus*, le *Streptococcus coli gracilis*, le *B. subtilis*, le *B. fluorescent vert liquéfiant*, le *B. liquéfiant jaune*, le *bacille en voile*, le *bacille fluorescent vert non liquéfiant*, le *Streptococcus coli brevis* (liquéfiant blanc jaunâtre), le *staphylocoque blanc*, le *staphylocoque jaune*, le *Micrococcus ovalis*, le *coccus porcelainé*, le *coccus en tétrades* (*Sarcina ventriculi*), une *levure blanche*, une *levure rouge*, une *levure encapsulée*, la *Monilia candida*.

Comme le milieu intestinal est privé d'oxygène, Escherich a recherché les espèces anaérobies ; il déclare qu'il n'en a pas rencontré. Mais les espèces qu'il a isolées sont capables de vivre comme anaérobies, et, pour connaître leur véritable action fermentative dans l'intestin dont le contenu est privé d'air, il a étudié leur manière de se comporter vis-à-vis des principes du lait en milieu privé d'air et d'oxygène libre. Il a vu ainsi que, seul, le *B. lactis aerogenes* agit sur le lactose et le transforme en acide lactique, en produisant CO_2 et H ; le *B. coli* n'a qu'une faible action sur le glycose et aucune sur le lactose ; il pense que cette dernière espèce se nourrit aux dépens des sécrétions intestinales. De cette étude, l'auteur conclut que l'activité de ces microbes n'est pas un auxiliaire important des processus de la digestion.

Les résultats des recherches de M. Escherich sont restés intacts dans leur partie essentielle. Mais ils ont été complétés et modifiés par la suite : d'une part, on a été conduit à penser que le *B. lactis aerogenes* n'est qu'une variété de colibacille ; d'autre part, la présence des anaérobies a été démontré par H. Tissier ; enfin, l'action fermentative de ces microbes a été plus approfondie. Mais, somme toute, jusqu'au travail de M. Tissier, on a admis à peu de chose près les conclusions d'Escherich, à savoir : que dans les fèces du nourrisson bien portant on trouve deux bactéries constantes : le *Bacterium coli commune* et le *Bacterium lactis aerogenes*, qui semble n'être qu'une variété du premier ; ces bactéries sont associées à d'autres inconstantes, présentes ou absentes, suivant le sujet et le moment de l'examen. Souvent, surtout chez l'enfant exclusivement nourri au sein, on ne trouve que les deux premiers.

Mais déjà certaines recherches d'Escherich, parues après les premières, faisaient pressentir la nécessité de reviser ces notions (1). En se servant de la méthode de Gram, Escherich avait vu que, chez le nourrisson au sein et bien portant, le plus grand nombre des bacilles des selles reste coloré, ce qui était surprenant, puisqu'une propriété constante du colibacille est de se décolorer par la solution iodo-iodurée. Escherich admit donc que le colibacille des selles du nourrisson au sein et bien portant possède la propriété de résister à la décoloration par la méthode de Gram. En fait, comme M. H. Tissier l'a montré, ce microbe qui garde le Gram appartient à une espèce distincte du colibacille, le *Bacillus bifidus*.

II. Les recherches de M. H. Tissier (2) conduisent à modifier les conclusions précédentes. Elles montrent d'abord, avec plus de précision que celles d'Escherich, qu'il y a une différence considérable entre la flore intestinale du nourrisson normal qui est élevé au sein et celle du nourrisson bien portant soumis à l'allaitement artificiel.

L'enfant naît avec un tube digestif dépourvu de parasites ; mais, dès qu'il a vu le jour, dès qu'il a fait sa première respiration, l'air, l'eau, les aliments, déposent dans sa bouche des microbes, qui sont déglutis et vont s'implanter dans telle ou telle portion du tube digestif. Cette invasion se fait d'après certaines lois, que M. H. Tissier a étudiées.

Chez l'*enfant au sein*, la flore normale s'établit régulièrement et passe par trois phases. Après une première phase aseptique, qui va de la naissance à la dixième ou vingtième

(1) Escherich, Ueber Streptokokkenenteritis im Säuglingsalter. *Jahrb. f. Kinderh.*, t. XLIX, 2ᵉ et 3ᵉ fasc., p. 137.

(2) H. Tissier, *Recherches sur la flore intestinale normale et pathologique du nourrisson*. Thèse de Paris, 1900.

heure, les microbes apparaissent avant toute alimentation. Dans la seconde phase, ou phase d'infection croissante, on trouve dans le contenu intestinal de petits cocci, le *B. coli* (variété *commune*) et un petit bacille grêle ; après la première alimentation, on voit successivement apparaître de gros bacilles, puis le *B. putrificus coli* de Bienstock, le *B. bifidus communis* (*espèce nouvelle*) ; cette invasion est à son maximum vers le troisième jour. Dans une troisième phase, ou phase de transformation, la flore se simplifie ; une espèce devient prépondérante : le *Bacillus bifidus communis*, anaérobie strict, qui prend le Gram, et que H. Tissier a décrit le premier, en 1899. Vers la fin du quatrième jour, la flore normale est constituée ; elle restera invariable tant que l'enfant sera bien portant et nourri exclusivement au sein. Un anaérobie strict, le *B. bifidus*, prédomine et représente parfois à lui seul toute la flore ; toutefois on trouve ordinairement, mais en nombre extrêmement faible, le *Bacterium coli* (variété *commune*), le *streptocoque* d'Hirsch-Libmann (entéro-streptocoque), le *B. lactis aerogenes*. Accidentellement et passagèrement, chez les enfants mal tenus, on y peut trouver des espèces anormales (1).

Les caractères de cette flore dépendent, sans doute, de la perfection des actes digestifs. Chez l'enfant au sein, la digestion est complète, les déchets qui en proviennent sont pauvres en substances fermentescibles. La rareté où l'absence des microbes ferments, comme le *B. coli*, tient sans doute à la perfection de la digestion. Quant au *B. bifidus*, il est sans action sur le lactose (il n'agit que sur le glucose) ; il paraît vivre aux dépens des résidus de la digestion des matières protéiques.

Les recherches précédentes démontrent un fait capital : la constance et la simplicité de la flore intestinale de l'enfant au sein, bien portant. Ce phénomène est sans doute lié à la com-

____

(1) Au point de vue des anaérobies, les recherches de M. H. Tissier ont été confirmées et complétées par A. RODELLA (*Zeitsch. f. Hygiene,* XXXIX, 201, 216, 1902).

position chimique presque invariable de l'aliment et du contenu intestinal. Il est l'expression et en même temps la condition du fonctionnement normal de l'intestin. La composition de la flore normale est indépendante des nombreuses bactéries qui pénètrent par la bouche; à l'état de santé, l'estomac et l'intestin détruisent ou éliminent toutes celles qui n'en font pas partie. Mais on comprend que des modifications légères des conditions de l'état de santé pourront amener des changements; une altération de l'aliment, un trouble des sécrétions digestives ou de la motilité gastro-intestinale pourront transformer les bactéries normales, ou permettront la fixation de bactéries anormales, et ceci montre le rôle important de l'état antérieur du tube digestif dans la genèse des infections gastro-intestinales.

Nous allons voir d'ailleurs que le seul fait de l'allaitement artificiel suffit pour changer les caractères de la flore des selles.

Chez le *nourrisson soumis à l'allaitement artificiel*, la phase d'infection croissante des premiers jours de la vie est plus longue et plus intense; les espèces sont encore plus variées; elle atteint son maximum vers le 4ᵉ jour. La phase de transformation est beaucoup plus lente, plus tardive et à peine marquée; très peu d'espèces sont éliminées. Une fois établie, la flore est variable d'un sujet à l'autre; elle renferme: le *B. acidophilus* de Moro; l'entérocoque de Thiercelin (cette espèce paraît identique au *Micrococcus ovalis* d'Escherich et peut-être à l'entérostreptocoque); le *B. coli* (variété *commune*); le *B. lactis aerogenes*; le streptocoque d'Hirsch-Libmann; le *B. bifidus*; une espèce nouvelle, le *B. exilis* (anaérobie facultatif), assez voisin du *B. acidophilus*; plus rarement, des sarcines et le staphylocoque blanc. Aucune espèce n'est prépondérante.

Les caractères de cette flore sont en relation avec le mode de la digestion. L'élaboration du lait de vache est imparfaite; elle laisse des déchets fermentescibles; c'est ce qui explique la présence d'un grand nombre d'espèces fermentatives : *B. coli, B. lactis aerogenes, B. exilis, B. acidophilus* (1).

Les caractères de la flore intestinale sont les mêmes, quel que soit le mode d'allaitement artificiel, qu'on emploie du lait stérilisé ou du lait ordinaire.

L'examen microscopique des selles suffit donc pour reconnaître le mode d'alimentation de l'enfant et permet même de le surveiller. Des selles où il n'y a guère que des bacilles et qui presque tous gardent le Gram caractérisent l'enfant au sein ; des selles qui renferment des microbes très variés, et dont les bacilles se décolorent en majeure partie par la solution iodo-iodurée, sont le propre de l'enfant soumis à l'allaitement artificiel (2).

Chez les enfants nourris à l'allaitement mixte, l'aspect de la flore rappelle beaucoup celui de l'enfant au sein. Mais il faut noter que les caractères varient suivant l'âge où l'enfant est mis à cette alimentation. Quand il y est mis dès la naissance, l'aspect des selles rappelle celui de l'enfant au biberon. Quand il y est mis tardivement et que jusque-là il a été ali-

---

(1) M. Peré a découvert une particularité du coli-bacille du nourrisson. Le coli-bacille de certains animaux fait de l'acide lactique *droit* dans la solution de glucose-peptone et de carbonate de chaux. Celui de l'homme adulte fait de l'acide lactique *gauche,* dont le sel de zinc est dextrogyre. Le coli-bacille du nourrisson fait de l'acide lactique *droit,* dont le sel de zinc est lévogyre. Pour expliquer cette différence, on peut se demander s'il n'y a pas, du fait du changement de l'alimentation, lorsqu'un enfant est sevré, une substitution d'un bacille à l'autre, ou si le changement du régime alimentaire ne suffit pas à produire cette modification. M. Peré est porté à accepter cette dernière hypothèse, car il a démontré que les coli-bacilles donnent de l'acide lactique droit ou de l'acide lactique gauche, suivant la nature des corps azotés du milieu de culture. Ces faits sont intéressants. Malheureusement, l'auteur ne nous dit pas si les nourrissons qu'il a étudiés étaient nouris au sein ou soumis à l'alimentation artificielle. (PERÉ, Le coli-bacille du nourrisson et le coli-bacille de l'adulte. *Société de biologie,* 2 mai 1896.)

(2) D'après les numérations de Cornelia de Lange, le mode d'alimentation n'exerce aucune influence sur le nombre total des microbes contenus dans 1 milligramme de fèces desséchées (*Jahrb. f. Kinderh.,* 1901, t. IV, p. 721).

menté au lait maternel, l'aspect microscopique se rapproche de celui de l'enfant au sein.

Rôle des microbes dans la digestion normale. — Avant d'exposer les principaux actes de la digestion du lait chez le nourrisson, nous devons faire une remarque. Avant la naissance de la microbie, les physiologistes admettaient que la transformation des aliments s'opère uniquement par l'influence des sucs digestifs : suc gastrique, bile, suc pancréatique, suc intestinal. En étudiant *in vitro* l'action de ces liquides sur les diverses substances alimentaires, ils étaient arrivés à la conception d'une digestion s'opérant toujours de la même manière, suivant un type déterminé, au moins à l'état normal.

Dès l'avènement de la microbie, Pasteur et Duclaux émirent l'idée que les microbes qui habitent constamment le tube digestif sont des auxiliaires utiles, peut-être indispensables, des sucs digestifs. Cette idée souleva des objections. M. Frémy disait : « Il paraît impossible de subordonner un acte physiologique aussi nécessaire que la digestion au hasard des germes venus de l'extérieur. » M. Duclaux se retrancha derrière les résultats obtenus avec les tyrothrix (voir *Ferments de la caséine*). Il remarqua d'ailleurs que le fait d'une digestion microbienne n'est pas en contradiction avec les lois de la physiologie générale. Les travaux de Laurent, Schlœsing et Muntz, Frankland et Winogradsky nous ont appris qu'il y a dans le sol des microbes (*Micrococcus nitrificans*) qui sont chargés de transformer l'ammoniaque des détritus organiques en nitrates, forme sous laquelle la plante absorbe l'azote.

M. Duclaux admit donc que les microbes servent en quelque sorte de doublure aux cellules qui sécrètent les liquides digestifs, et que les actions sont si intimement mêlées qu'il est difficile de faire la part de l'une et de l'autre. Comme conséquence, la digestion d'un individu ne ressemble pas à celle d'un autre : il n'y a pas un type de digestion normale. On put alors se demander si vraiment la digestion était possible sans bactéries.

On a cherché à résoudre le problème par l'expérimentation. MM. Nuttal et Thierfelder (1) font l'opération césarienne à une cobaye pleine avec toutes les précautions aseptiques nécessaires ; les fœtus sont mis aussitôt dans un espace clos aseptique, dans lequel circule un air pur, débarrassé de germes, et d'où les produits d'élimination, urine et excréments, sont évacués de suite. On leur fait parvenir de l'extérieur une nourriture stérile. Dans ces conditions, l'animal se développe un peu moins vite seulement que les témoins; et quand on le sacrifie, au bout d'une dizaine de jours, on ne trouve aucune bactérie dans son canal intestinal.

La digestion est donc possible sans bactéries. A vrai dire, dans la-réalité, il n'y a pas de digestion sans intervention des microbes ; mais il est probable qu'une digestion se rapproche d'autant plus du type normal que les bactéries ont moins d'action sur les aliments. On doit donc, dans la description de la digestion normale, s'occuper surtout de l'action des sucs digestifs et mettre au second plan, sans pourtant la négliger, l'influence des microbes (2).

---

(1) *Zeitsch. f. phys. Chemie*, t. XXI, p. 109, 1895.

(2) On oppose souvent, et à tort, les expériences de Schottelius à celles de Nuttal et Thierfelder. Schottelius prive les œufs de poule de microbes en vernissant leur coquille, et il les fait incuber dans une chambre stérile. Les poulets, à leur naissance, ne contiennent pas de bactéries ; leurs premières déjections en sont également privées. Si on les nourrit aseptiquement, ils déclinent et meurent. Tandis qu'une nouriture normale les fait augmenter de 250 p. 100 de poids en dix-sept jours, une nourriture stérilisée les fait décliner jusqu'à la mort. Ces expériences ont besoin d'une confirmation. Si elles étaient répétées avec succès, elles prouveraient seulement que la nourriture stérilisée est insuffisante pour la vie du poulet, mais non pas que la digestion est impossible sans microbes. — M. Schottelius, Die Bedeutung der Darmbacterien für die Ernährung (Signification des bactéries de l'intestin pour la nutrition). *Archiv für Hygiene*, XXIV, 210, 243, 1899, et LXII, 48, 71, 1902.

DIGESTION GASTRIQUE

La digestion dans l'estomac est l'œuvre du suc gastrique, liquide sécrété par les glandes de cette cavité et composé essentiellement de trois substances : 1° un ferment soluble qui coagule la caséine : c'est la *présure*, ou *ferment lab*, ou *pexine* ; 2° un ferment soluble qui dissout et transforme en peptone le coagulum : c'est la *pepsine* ; 3° des composés *chlorés* qui, se combinant à la caséine en voie de transformation, forment des composés chloro-organiques analogues aux acides amidés (Ch. Richet), et qui, lorsque cette transformation touche à sa fin, peuvent dégager de l'acide chlorhydrique libre ; mais chez le nourrisson bien portant, l'HCl libre fait défaut ou est en petite quantité (1).

On voit par là que les modifications du lait dans l'estomac portent surtout sur la caséine ; étudions donc, tout d'abord, les transformations de cette substance.

Presque aussitôt après son arrivée dans l'estomac, la caséine se coagule ; cette modification n'est pas due aux acides, puisque, au commencement de la digestion, le suc gastrique est neutre ou légèrement alcalin ; elle s'opère sous l'influence de la présure.

La présure est toute formée chez le nourrisson, tandis que chez l'adulte, d'après Hammarsten, Arthus et Pagès, elle est à l'état de proferment (*proprésure* ou *labzymogène*), substance analogue à la propepsine et qui donne de la présure dans une solution faiblement acide.

La présure existe dans l'estomac des fœtus nés avant terme, dans l'estomac des enfants sains ou malades. Sa présence est constante chez tous les mammifères en lactation.

La coagulation de la caséine dans l'estomac sous l'influence de la présure est achevée en moins de 15 minutes. Pour

______

(1) L'existence d'une lipase dans le suc gastrique n'est pas pleinement démontrée ; il n'est pas certain que les saponifications qui s'opèrent dans l'estomac ne soient pas l'œuvre des microbes.

M. Duclaux, la coagulation est le résultat d'une simple modification dans le mode d'agrégation des molécules ; toute la caséine du lait est coagulée par la présure ; puis une partie, attaquée par les composés chlorés et la pepsine, se liquéfie et se transforme en peptone (caséose ou caséone) directement absorbable ; une autre partie passe dans l'intestin à l'état de caillots, et sa transformation est opérée ou achevée par le suc pancréatique. Mais Hammarsten, Arthus et Pagès conçoivent autrement la coagulation de la caséine et partant sa digestion gastrique. La coagulation par la présure est un dédoublement en albumine soluble et en caséogène, qui forme avec les sels de chaux un composé insoluble, qui est le caillot ou caséum. L'albumine soluble serait directement absorbée par l'estomac, sans avoir subi d'autres modifications ; quant au caséum, il ne serait pas digéré dans l'estomac, mais uniquement dans l'intestin, par l'action du suc pancréatique. La digestion gastrique se bornerait donc à la coagulation de la caséine par la présure.

Quoi qu'il en soit, il est certain que les phénomènes de coagulation sont différents suivant qu'il s'agit du lait de vache ou du lait de femme. Le caillot du premier forme un bloc homogène, riche en graisse, qui doit être d'une digestion difficile ; le caillot du second est en flocons très fins, pauvres en graisse, sans doute plus accessibles à l'action du suc gastrique. Cependant le caillot du lait de vache tend à se rapprocher de celui du lait de femme, lorsque le lait de vache a été stérilisé, bouilli ou pasteurisé, lorsqu'il est étendu d'eau ou d'une solution alcaline, lorsqu'il est à une basse température, lorsqu'il est agité au moment de la coagulation.

Si on extrait le contenu gastrique une demi-heure après le repas chez un enfant nourri au sein, on voit que le chyme est presque complètement liquide et filtre facilement ; chez un nourrisson élevé au lait de vache, il y a encore des caillots de caséine au bout de trois quarts d'heure. Donc le lait de femme est digéré presque en totalité dans l'estomac, tandis que le lait de vache ne l'est qu'en partie.

La liquéfaction du caillot est l'œuvre de la pepsine, qui agit en milieu acide. On trouve de la pepsine dans l'estomac du fœtus et du nouveau-né ; mais, dans les premiers temps de la vie, elle a une activité faible et, *in vitro*, elle ne digère bien que les protéides du lait de femme et celles du lait de vache dilué.

Une demi-heure après le repas, on trouve toujours les réactions des protéoses (albumoses et peptones) dans le contenu gastrique, aussi bien chez les enfants sains que chez les enfants malades, qu'ils soient alimentés avec du lait de femme ou avec du lait de vache (1). Mais des digestions artificielles avec la pepsine en liqueur acide montrent des différences entre le lait de femme et le lait de vache. Le premier donne des protéoses qui diffèrent par leur pouvoir rotatoire de celles qui proviennent de la digestion du lait de vache. On a, pour le lait de femme digéré : $[\alpha]_D = - 79^\circ,5$; pour le lait de vache digéré : $[\alpha]_D = - 53^\circ,2$.

D'autre part, l'analyse du suc gastrique montre que la caséine du lait de vache est décomposée en protéoses et pseudo-nucléine, tandis que celle du lait de femme donne des protéoses sans pseudo-nucléine.

Hayem et Winter, qui ont rencontré dans le suc gastrique retiré par la sonde les produits intermédiaires de transformation des albuminoïdes en peptones (syntonine et albumose précédant la peptone), ont remarqué qu'avec le lait de vache la syntonine est plus abondante et apparaît au bout d'une demi-heure.

On trouve aussi dans le contenu de l'estomac, au cours de la digestion du lait, des composés ammoniacaux (chlorhydrate d'ammoniaque), de la tyrosine, de la leucine et divers autres corps cristallisés, acides ou basiques, produits qui se forment ordinairement pendant la digestion des matières albuminoïdes.

Nous pouvons donc conclure que la caséine n'est pas seule-

(1) Siegfried Toch, *Archiv für Kinderheilkunde*, 1893, vol. XVI.

ment coagulée dans l'estomac des nourrissons, mais encore que le coagulum y est en partie liquéfié et peptonisé, et que cette seconde partie de la digestion gastrique est beaucoup plus complète lorsque l'enfant est nourri au sein que lorsqu'il est nourri avec du lait de vache.

Le sucre de lait subit en partie la fermentation lactique; l'acidité qui apparaît 15 ou 20 minutes après le repas proviendrait pour une part de l'acide lactique. La fermentation lactique est due à certains microbes de l'estomac, sans doute au *Bacterium coli commune* et au *Bacillus lactis aerogenes*. Le rôle et la destinée de cet acide lactique sont mal connus. Il importe toutefois de noter que Zotow (1) n'a jamais pu déceler la présence de l'acide lactique dans l'estomac du nourrisson sain; la fermentation lactique serait donc un phénomène de dyspepsie; l'acidité normale du chyme, d'ailleurs faible, serait surtout due à l'acide chlorhydrique combiné (à ce que MM. Hayem et Winter appellent la valeur C). Quant au lactose non attaqué, il est dédoublé en glycose et galactose directement absorbables, sous l'influence d'un ferment particulier (lactase); la transformation et l'absorption se passent en partie dans l'estomac, en partie dans l'intestin.

Les sels non précipités sont absorbés en majeure partie par l'estomac. Le beurre n'est que peu modifié dans cette cavité; si une faible partie y est saponifiée par une lipase (glandulaire ou microbienne), la plus grande passe telle quelle dans l'intestin, soit libre, soit emprisonnée dans des caillots de caséine. On admet en général que l'eau est en grande partie absorbée par l'estomac; seul, von Mering affirme qu'elle passe tout entière dans l'intestin.

Telles sont les principales modifications du lait dans l'estomac du nourrisson.

Chimisme gastrique. — Pour apprécier en clinique les troubles de la sécrétion et de la digestion gastrique, on

(1) Zotow, *Détermination de HCl dans l'estomac des enfants à la mamelle, d'après le procédé de Winter*. Thèse de Saint-Pétersbourg, 1895.

propose d'examiner le chyme à diverses phases de la digestion.

Avec MM. Hayem et Winter, on étudie surtout les combinaisons du chlore du chyme. On prend pour type d'étude le chyme retiré une heure après le repas d'épreuve d'Ewald, parce que, chez l'adulte sain, la digestion atteint son maximum au bout d'une heure. La digestion du lait, chez le nourrisson élevé au sein et bien portant, atteint son maximum au bout d'une demi-heure; il faut donc, pour l'apprécier correctement, retirer le chyme une demi-heure après la tétée. Voici les chiffres normaux fournis par MM. Hayem et Winter pour les combinaisons chlorées : ces chiffres sont rapportés à 100 centimètres cubes de liquide et exprimés en HCl. Dans cette nomenclature, T représente le chlore total, — F, les chlorures fixes, — H, l'acide chlorhydrique libre, — C, l'acide chlorhydrique combiné aux matières organiques et à l'ammoniaque, — A, la mesure de l'acidité totale. Lorsque l'acidité est due exclusivement aux combinaisons de l'acide chlorhydrique et à l'acide chlorhydrique libre, $A = H + C$, et le rapport $\alpha = \dfrac{A - H}{C} = 1$. S'il existe, en outre de HCl libre et combiné, des acides organiques (lactiques, acétiques, butyriques, etc.), le rapport α est plus grand que 1. Si, au contraire, HCl a formé des combinaisons volatiles autres que les chlorhydrates d'acides amidés et ne possédant pas la réaction acide, α est plus petit que 1.

	Adulte sain, une heure après le repas d'épreuve d'Ewald.	Nourrisson bien portant au sein, une demi-heure après la tétée.
T =	0,321	0,136
F =	0,109	0,045
H =	0,044	0,000
C =	0,168	0,091
A =	0,189	0,024
$\dfrac{A - H}{C} = \alpha =$	0,86	0,26

Clopatt (1) et Thiercelin (2) ont obtenu des chiffres à peu près équivalents.

On doit remarquer que chez le nourrisson : 1° l'acidité totale est faible ; elle est due à l'acide lactique et surtout à C ; 2° que C est relativement fort ; 3° que T est très faible, ce qui indique que le lait détermine une excitation stomacale faible ou que l'aptitude sécrétoire de l'estomac est encore peu développée chez le nourrisson ; 4° que, après une demi-heure, le rapport $\frac{T}{F}$ est le même que chez l'adulte au bout d'une heure $\left(\frac{T}{F} = 3\right)$; ce qui montre que, après une demi-heure, la digestion est à peu près aussi avancée que la digestion du repas d'épreuve chez l'adulte après une heure.

MM. Marcel et Henri Labbé (3) ont montré que le chimisme gastrique présentait quelques différences suivant l'âge des enfants. Voici les chiffres moyens qu'ils ont obtenus :

NOUVEAU-NÉS	DE 1 A 6 MOIS	DE 6 MOIS A 1 AN	DE 1 AN A 2 ANS
T = 0,09	0,23	0,22	0,24
F = 0,05	0,16	0,17	0,12
H = 0,00	0,00	0,00	0,00
C = 0,04	0,06	0,04	0,11
A = 0,03	0,11	0,13	0,14
α = 0,75	1,75	3,68	4,11

D'où on peut tirer les conclusions suivantes :

1° Le suc gastrique des enfants au-dessous de deux ans est toujours dépourvu de HCl libre pendant la digestion ; 2° les

(1) CLOPATT, Contribution à l'étude du chimisme gastrique chez le nourrisson. *Revue de médecine*, 10 avril 1892.

(2) THIERCELIN, *De l'infection gastro-intestinale chez le nourrisson*. Thèse de Paris, 1894.

(3) MARCEL et HENRI LABBÉ, Du chimisme gastrique normal chez les nourrissons. Ses modifications dans le rachitisme et au cours des entérites. *Revue mensuelle des maladies de l'enfance*, septembre 1897, p. 401.

chlorures fixes existent en proportions assez constantes chez les nourrissons : leur quantité augmente rapidement pendant les premiers mois ; ils atteignent à un an leur maximum, puis décroissent ensuite ; 3° le chlore combiné et le chlore total augmentent avec l'âge ; 4° l'acidité totale, faible chez le nouveau-né, augmente très vite pendant les premiers mois, grâce aux fermentations stomacales, puis elle s'élève ensuite plus lentement, parallèlement au chlore combiné organique ; 5° le rapport α, inférieur à l'unité chez le nouveau-né, s'élève rapidement pendant les premiers mois et reste supérieur à l'unité pendant les deux premières années pour redescendre ensuite.

Chez les enfants nourris avec du lait de vache pur et en apparence bien portants, on note que l'acidité totale est plus forte ; cette acidité n'est pas due à HCl libre, mais à l'acide lactique, qui se produit en plus grande abondance qu'avec le lait de femme, et à la valeur de C qui est aussi plus forte. La valeur de T est plus élevée et arrive, après trois quarts d'heure, presque aussi haut que chez l'adulte, une heure après le repas d'épreuve. Mais le rapport $\dfrac{T}{F}$ est assez inconstant, tantôt plus petit, tantôt plus grand, ce qui indique une anomalie dans le chimisme, en rapport d'ailleurs avec l'élévation exagérée de α. L'élévation de α indique un excès d'acides de fermentation. Ces caractères peuvent être considérés comme liés à un certain degré de dyspepsie.

Tous les auteurs s'accordent à reconnaître que l'acide chlorhydrique libre est absent dans le chyme pendant toute la durée de la digestion stomacale du lait, chez le nourrisson sain ou malade. Mais il y a désaccord sur la question de savoir si HCl n'apparaît pas à la fin de la digestion, ou après l'évacuation du contenu gastrique dans l'intestin. D'après Reichmann, Leo, Cassel et Heubner, Wohlmann, A. Czerny, René Borie (1), l'acide chlorhydrique apparaît vers la fin de la diges-

(1) R. Borie, *l'Estomac du nourrisson (Anatomie et physiologie)*. Thèse de doctorat de Toulouse, juillet 1899.

tion ou après l'évacuation de l'estomac. D'après A. Czerny, chez l'enfant au sein, il se montre une heure un quart après l'ingestion, pour atteindre son maximum une heure et demie ou deux heures après ; chez l'enfant au biberon, l'HCl n'apparaît qu'environ deux heures après la tétée. Einhorn et Hayem n'auraient point trouvé d'HCl libre. M. Thiercelin n'a pas trouvé d'HCl libre chez les nourrissons bien portants ; mais, chez les enfants dyspeptiques, il en a rencontré quelquefois.

L'absence d'HCl libre, au moins pendant la digestion, est attribuée à ce que la caséine et les phosphates du lait en fixent une grande quantité ; on explique ainsi pourquoi HCl apparaît plus tardivement avec le lait de vache qu'avec le lait de femme (1).

L'estomac du nourrisson contient des gaz dont la composition est celle de l'air atmosphérique, ce qui prouve qu'ils proviennent de l'aérophagie ; ils sont plus abondants dans le cas d'allaitement au biberon ; ce mode d'alimentation favorise donc la déglutition de l'air (2).

Marche et durée de la digestion gastrique. — On peut diviser la digestion gastrique en trois phases. Dans la première, qui dure un quart d'heure environ, la réaction du chyme res-

(1) L'analyse du suc gastrique devrait être complétée par la recherche de l'activité des ferments qu'il renferme. Après les travaux de Pawlow il semble que cette recherche doive donner des résultats aussi intéressants que la détermination des composés chlorés. Mais, jusqu'ici, elle a été rarement faite. En ce qui concerne l'enfant, on ne peut guère citer que Wolf et Friedjung (*Arch. f. Kinderh.*, 1898), Jacubowitsh (*Jahrb. f. Kinderh.*, 1898) et Gaëtano Finizio (*La Pediatria*, Aprile, 1902), qui l'aient exécutée. Les conclusions de ce dernier sont les suivantes : 1° dans le contenu gastrique des enfants sains ou malades, on trouve toujours de la pepsine, de la présure, de la lipase ; 2° tous ces ferments ont leur pouvoir maximum dans le suc gastrique retiré à jeun, particulièrement dans celui que Pawlow appelle suc d'appétit ou suc psychique ; 3° leur pouvoir diminue au commencement de la digestion, pour s'élever ensuite et atteindre des chiffres peu inférieurs aux chiffres primitifs ; 4° la dyspepsie gastrique s'accompagne ordinairement, mais non toujours, d'une diminution de ce pouvoir ; il en est de même des maladies avec lésions de l'estomac. A l'état pathologique, on peut observer une dissociation de la force des divers ferments gastriques.

(2) H. Leo, *Zeitsch. f. klin. Med.*, 1900, XLI.

tant neutre ou alcaline, la présure coagule la caséine. Dans la seconde, la réaction du chyme devient acide ; cette phase correspond à la formation de l'acide lactique et aux combinaisons de la caséine avec les composés chlorés du suc gastrique ; la réaction acide est due aux combinaisons chloro-organiques et à l'acide lactique ; cette phase terminée, l'estomac se vide, et alors, mais alors seulement, apparaissent chez le nourrisson les réactions de l'acide chlorhydrique libre.

La durée totale de la digestion stomacale varie avec les sujets et avec le régime alimentaire. D'une manière générale, chez un nourrisson bien portant élevé au sein, l'estomac se vide une heure et demie à deux heures après la tétée. Chez les enfants nourris avec du lait de vache cuit et dilué, l'estomac ne se vide guère que deux heures et demie à trois heures après le repas ; si le lait de vache est pur et cru, l'évacuation n'a lieu qu'après quatre heures (Reichmann).

La paroi musculaire de l'estomac est relativement mince au début de la vie, et les mouvements péristaltiques sont sans doute assez faibles chez le nouveau-né. Mais le lait de femme, après coagulation de la caséine, reste presque liquide ; il peut être digéré sans être brassé ; il s'évacue d'autant plus facilement dans l'intestin que, l'estomac étant presque vertical, la pesanteur aide au passage. L'insuffisance du brassage doit faire sentir ses effets quand l'enfant est nourri avec du lait de vache pur, à cause du volume des caillots. C'est là sans doute une des causes de l'imperfection et du retard de sa digestion.

DIGESTION INTESTINALE. — PANCRÉAS ET FOIE

Lorsque le lait a été élaboré par l'estomac, il se présente dans l'intestin sous la forme suivante :

L'eau qui n'a pas été absorbée par l'estomac s'évacue dans le duodénum par jets successifs. Les protéides passent, en partie sous forme de petits caillots peu modifiés, en partie sous forme de syntonine, d'albumose, de peptone, avec des composés chlorés et ammoniacaux, des acides gras, de la leucine, de la tyrosine, des gaz (CO_2 surtout). Le lactose n'arrive qu'en petite quantité ; il a été en partie absorbé par l'estomac ; l'acide lactique passe probablement en partie par l'intestin. La graisse arrive non modifiée ; une partie est en suspension dans l'eau, une autre est incorporée aux petits caillots de caséine. Les sels non dissous arrivent aussi dans ces caillots pour la plus grande partie. L'ensemble de la pâte alimentaire qui passe dans le duodénum a une réaction acide.

Quand le chyme lacté arrive dans le duodénum, il est soumis à l'action de trois sucs : le suc pancréatique, la bile, le suc intestinal. Chez le nourrisson, ces trois liquides ont quelques caractères particuliers.

A la naissance, le *pancréas* a sa forme et sa structure normales ; ses dimensions relatives sont considérables ; il pèse 32 grammes, c'est-à-dire la 1/100e partie du poids du corps, tandis que chez l'adulte il pèse de 80 à 100 grammes, c'est-à-dire environ la 1/600e partie du poids du corps.

Le suc pancréatique élabore chez l'adulte trois ferments : un ferment qui, en présence du suc intestinal, transforme les albuminoïdes en protéoses, leucine et tyrosine : *trypsine* ; un second qui saccharifie l'amidon : *ptyaline* ou *amylapsine* ou *amylase* ; un troisième qui émulsionne les graisses et les dédouble : *stéapsine* ou *lipase* (1). La trypsine existe dès la naissance, et même avant la naissance (Albertoni, Langendorff, Hammarsten) ; mais, dans les premières semaines, sa sécrétion est

(1) Il est très probable que le pancréas du nourrisson élabore aussi de la *lactase*, ferment qui dédouble le sucre de lait en dextrose et galactose. Cet enzyme a été trouvé par E. Fischer, W. Niebel et Portier dans la muqueuse intestinale ; E. Weinland affirme qu'il existe aussi dans le pancréas des animaux, surtout après alimentation lactée (*Zeitsch. f. Biologie*, XXXVIII, 607, 617, 1899). Vernon a avancé que le pancréas renferme aussi un ferment coagulant analogue à la présure et capable de coaguler le lait (*Journ. of Phys.*, 1902, 8 mars, p. 174).

peu abondante. La stéapsine existe aussi dès le début de la vie. Mais il n'en est pas de même du ferment saccharifiant.

D'après Korowin, l'amylapsine fait défaut jusqu'au 20ᵉ jour, et jusqu'au 4ᵉ mois on n'en trouve que des traces ; à partir de 6 mois, le pouvoir saccharifiant est net. Zweifel a trouvé l'extrait pancréatique sans action sur l'amidon jusqu'au 18ᵉ jour. Krüeger a obtenu les mêmes résultats en opérant sur des animaux nouveau-nés. Seul E. Moro a trouvé des traces de ferment saccharifiant dans le pancréas des nouveau-nés. En somme, ce ferment est absent ou en très petite quantité dans les premiers temps de la vie ; à la vérité, le jeune enfant n'en a pas besoin, puisque le lait ne renferme point d'amidon. Mais on comprend l'importance de cette notion lorsqu'il s'agit de savoir si on peut alimenter les nourrissons avec des féculents dès les premiers mois.

H. Gillet a avancé que l'extrait pancréatique des enfants morts de diarrhée a perdu toute action sur les albuminoïdes et les amylacés (1). D'après Jacubowitsch, dont les recherches ont été faites avec le suc pancréatique d'enfants ayant succombé à des affections diverses, le ferment saccharifiant garde en général son activité, la trypsine est très affaiblie, la stéapsine est absente ou très affaiblie (2).

Les recherches de Nencki, Sieber, Simanowski, Charrin et Levaditi ont démontré que l'extrait de pancréas jouit de propriétés antitoxiques énergiques, tout au moins à l'égard de la toxine diphtérique ; Zaremba a constaté que le pancréas du nourrisson possédait un pouvoir antitoxique égal à celui de l'adulte (3).

A la naissance, le *foie*, encore très volumineux, perd sa propriété hématopoiétique et acquiert les fonctions qu'il pos-

(1) H. GILLET, Note sur quelques digestions pancréatiques artificielles chez l'enfant à l'état normal et à l'état pathologique. *Annales de la policlinique de Paris*, 5 septembre 1890, nº 2.

(2) *Jahrb. f. Kinderh.*, 1898, t. XLVII, p. 195.

(3) *Archiv f. Verdauungskrankh.*, 1900, VI, p. 403, 437.

sède chez l'adulte : biligénie, glycogénie, toxicolyse, uro-
poïèse. Seule, la fonction biligénique nous intéresse ici (1). Elle
commence dès le troisième mois de la vie fœtale, et la *bile*
forme la majeure partie du méconium. Il semble que la quantité totale de bile excrétée par le nouveau-né et le nourrisson
soit relativement plus considérable que chez l'adulte. D'après
Jacubowitsch, la bile du nouveau-né est pauvre en cholestérine, en lécithine et en graisse; les sels minéraux y sont
peu abondants, à l'exception des sels de fer. Elle ne contient
qu'une faible proportion de taurocholate de soude, et le glyco-
cholate y fait presque entièrement défaut : comme on a attribué
aux acides biliaires une action antifermentative, on a vu là
un des facteurs de la facilité des putréfactions intestinales
chez le nourrisson. Par contre, la bilirubine et la biliverdine
sont en grande quantité dans la bile du jeune enfant. D'après
Schützenberger, la bile du nouveau-né est riche en urée. La
bile n'intervient que faiblement dans la digestion; elle paraît
cependant contribuer à l'émulsion des corps gras. Cl. Bernard
a montré que la bile seule n'émulsionne pas la graisse;
mais Dastre a vu que le suc pancréatique n'émulsionne la
graisse qu'imparfaitement sans la bile. La bile n'est pas antiseptique, mais peut être antitoxique (J. Teissier). Chez le
nourrisson, sa faible teneur en acides biliaires est considérée
par Baginski comme favorable à la digestion pancréatique;
celle-ci, peu prononcée chez le jeune enfant, s'arrêterait en
milieu trop acide. La réaction de la bile chez l'adulte passait
pour être alcaline; il semble bien que la bile de la vésicule est
légèrement acide, au moins chez les animaux.

(1) D'ailleurs, on ne possède que peu de données sur la plupart des
autres fonctions, et ces données sont souvent contradictoires. Ainsi,
au sujet de la fonction antitoxique du foie, dont l'existence a été
reconnue par Roger et Charrin chez le fœtus et le nouveau-né,
Pétrone affirme que, chez les jeunes chiens, elle est plus développée
que chez les chiens adultes (*Congrès intern. de méd. de Paris*, 1900,
section de Pédiatrie, p. 235); mais Pfaundler admet que le pouvoir
oxydant du foie, qui est probablement un des éléments de la toxicolyse, est plus faible chez le nourrisson que chez l'adulte.

Que deviennent dans l'intestin les principaux éléments constituants de la bile ? La cholestérine n'est ni absorbée ni modifiée ; elle s'élimine telle quelle avec les fèces. Les sels biliaires sont décomposés en acides amidés (taurine et glycocolle) et noyau cholique ; les premiers sont réabsorbés presque entièrement et retournent au foie ; le second est en partie réabsorbé, éliminé en partie avec les fèces. Le dédoublement serait opéré par les microbes, car, dans l'intestin du fœtus où les bactéries sont absentes, on trouve de l'acide taurocholique inaltéré (Zweifel).

Chez l'adulte, la bilirubine et la biliverdine se réduisent et forment l'hydrobiliburine ou urobiline ; on suppose que la réduction s'opère sous l'influence de l'hydrogène à l'état naissant produit par les fermentations microbiennes (f. butyrique en particulier). La destinée de l'urobiline est mal connue ; on suppose qu'une partie s'élimine avec les fèces, auxquelles elle donne leur coloration, qu'une autre partie est réabsorbée et fixée par le foie, qu'une troisième passe dans le sang et est éliminée par l'urine sous forme de chromogène.

Dans l'intestin du fœtus, il n'y a point de microbes ; aussi, dans le méconium, rencontre-t-on les pigments biliaires normaux inaltérés (bilirubine et biliverdine) et un pigment rouge d'oxydation (Zweifel). Tandis que, dans l'intestin de l'adulte, il se produit des réductions, dans celui du fœtus il se fait des oxydations (Hoppe-Seyler).

Dans l'intestin du nouveau-né et du nourrisson, il y a réduction d'une partie seulement des pigments normaux, en sorte que les matières renferment à la fois de la bilirubine et de l'hydrobilirubine ; de plus les phénomènes d'oxydation se produisent facilement à l'état pathologique, et les selles renferment alors de la biliverdine (diarrhée verte).

Le *suc intestinal*, sécrété par les glandes de Lieberkühn, est un liquide très alcalin, qui, jusqu'à ces derniers temps, passait pour n'être pas doué de propriétés fermentatives importantes. Son rôle principal paraissait être d'alcaliniser et de diluer le chyle pour en favoriser l'absorption et la progression. Accessoirement, on lui accordait le pouvoir d'intervertir le sucre de canne par un ferment. Aujourd'hui, le pouvoir fermentatif du suc intestinal paraît être considérable. O. Cohnheim avance qu'il renferme un ferment protéolytique, l'*érepsine*, qui agit sur les albumoses et les peptones pour les transformer en produits cristallisés comme la leucine et la tyrosine. On admet en outre que le suc intestinal renferme de la *lactase*, qui dédouble le sucre de lait en galactose et dextrose. Enfin, il renferme une substance, l'*entérokinase*, de Pawlow, sans le concours de laquelle le suc pancréatique serait sans action sur les albuminoïdes; cette substance agirait sur la trypsine comme les sensibilisatrices agissent sur les alexines; elle serait élaborée par les leucocytes, abondamment répandus dans la muqueuse intestinale (1). L'amylase et la lipase du pancréas paraissent pouvoir agir seules ; mais leur activité est très augmentée par l'entérokinase. Il y aurait lieu de vérifier l'existence de tous ces ferments dans le suc intestinal des nourrissons; jusqu'ici, le ferment inversif seul a été recherché et trouvé par M. Miura (2) dans l'intestin grêle du fœtus et du nouveau-né.

Le suc particulier des glandes duodénales de Brünner, d'ailleurs peu développées chez le nouveau-né, est alcalin et assez riche en mucus; son rôle digestif n'est pas connu.

Revenons maintenant à la digestion intestinale. L'action la plus importante est la transformation de la *caséine*, non modifiée dans l'estomac, par la trypsine pancréatique, aidée probablement par l'entérokinase. La trypsine est surtout active en milieu alcalin, bien qu'elle puisse agir en milieu faiblement acide. Or, justement, l'acidité du chyme gastrique est neutralisée, dans le duodénum, par le suc pancréatique, le suc des glandes de Brünner et de Lieberkühn.

---

(1) Voir DELEZENNE, *Société de biologie*, 1901 et 1902. (Communications multiples.)

(2) *Zeitsch. f. Biologie*, XXXII, p. 255.

La trypsine liquéfie la caséine coagulée et la dédouble en une peptone inaltérable, qui est absorbée telle quelle (antipeptone), et en une autre (hémipeptone) qui, sous l'action prolongée du suc pancréatique et peut-être de l'érepsine, donne des acides amidés (leucine, tyrosine, hypoxanthine) et divers produits cristallisés peu connus, susceptibles de donner de l'albumine par synthèse au moment de leur passage à travers l'épithélium intestinal (1). Si l'enfant est nourri au sein, le chyme gastrique arrive dans le duodénum avec une partie de la caséine transformée; son acidité est faible, les caillots non encore digérés sont très menus; en sorte que l'action des sucs digestifs s'accomplit vite et bien. Mais s'il est nourri avec du lait de vache, la transformation de la caséine dans l'estomac est beaucoup moins avancée, le chyme est plus acide, les caillots plus volumineux et d'une attaque plus difficile, et la digestion de la matière albuminoïde est lente et imparfaite.

Le lactose a été absorbé en partie dans l'estomac; le reste arrive dans l'intestin sous forme d'acide lactique, dont la fonction bien douteuse serait de s'opposer aux putréfactions, et sous forme de lactose non modifié. Celui-ci est dédoublé en galactose et dextrose directement absorbables; ce dédoublement est dû à l'existence, dans le suc intestinal, d'un ferment particulier, la lactase (2). Il ne paraît pas douteux qu'une partie du lactose subit aussi dans l'intestin la fermentation lactique.

Le beurre arrive dans le duodénum non modifié; une partie est libre, l'autre emprisonnée dans le coagulum de caséine; mais celle-ci est mise en liberté dès que la trypsine a dissous ce coagulum. La matière grasse subit deux ordres de modifications : une partie est finement émulsionnée; l'autre est dédoublée en acides gras et glycérine, et une partie des acides

---

(1) Schmoll. La digestion gastrique et intestinale et l'assimilation des substances albuminoïdes. *La Semaine médicale*, 30 juillet 1902, n° 31, p. 249.

(2) Portier, *Soc. de biologie*, 2 avril 1898.

gras libérés se combine aux alcalis des sucs digestifs pour former des savons ; ces deux modifications sont l'œuvre du suc pancréatique, mais la seconde est produite aussi par les microbes intestinaux, qui peuvent élaborer des lipases. D'autre part, l'action émulsive du ferment, favorisée par la viscosité naturelle et la réaction alcaline du suc pancréatique, l'est aussi par la présence des savons et des acides gras libres. Une partie de la graisse émulsionnée est directement absorbée par les lymphatiques chylifères des villosités; une partie de celle qui a été saponifiée traverse l'épithélium intestinal et passe dans le sang. Mais nous verrons que cette absorption est incomplète, car on trouve dans les selles des nourrissons une certaine quantité de graisses neutres, de savons et d'acides gras.

Chez un nourrisson sain, alimenté avec du lait de femme, le fait le plus remarquable de la digestion intestinale, c'est sa rapidité. Après le passage du chyle dans le duodénum, elle est à peu près achevée. L'*absorption* s'opère également dans les parties supérieures de l'intestin grêle; cela est surtout vrai pour les matières albuminoïdes; on n'en trouve plus trace dans les portions inférieures. Comme l'a remarqué Sénator, c'est dans cette digestion et cette absorption si rapides que sont les véritables causes du faible degré des putréfactions intestinales chez l'enfant nourri au sein. C'est dans le duodénum que le nombre des microbes est le plus faible; ce nombre augmente au delà, mais la prompte disparition des matériaux putrescibles ne leur permet pas de troubler les actes digestifs.

Après absorption des principes alimentaires, le chyle est surtout constitué par les substances suivantes : des résidus biliaires, des acides amidés, divers acides de fermentation microbienne, des savons, produits qui sont en partie absorbés par la veine porte et transformés dans le foie et en partie éliminés avec les fèces; de la graisse neutre et des acides gras qui, non absorbés, se retrouvent dans les matières. Les quelques parcelles de matière alimentaire non digérée et ces

divers résidus sont en partie rejetés tels quels, en partie atta-
qués par les microbes, qui les transforment en produits de
putréfaction : indol, scatol, phénol, ammoniaque, toxines diverses ; ceux-ci sont en partie aussi absorbés et transformés par
le foie et en partie éliminés avec les fèces. Les phénomènes
de putréfaction atteignent leur maximum dans le gros intestin. Mais, dans l'état normal, ils restent toujours peu marqués ; la preuve en est dans la minime quantité des gaz du
côlon et l'absence d'odeur fécale des matières.

Le trait caractéristique de la digestion normale du lait de
femme est donc le faible degré de la putréfaction. Chez les
enfants nourris au lait de vache pur, même quand il est stérilisé, même quand le sujet est bien portant, il n'est pas rare,
au contraire, de constater des phénomènes de putréfaction.
Nous verrons mieux, d'ailleurs, en étudiant les matières fécales,
quelles différences il y a dans la digestion intestinale, suivant
que l'enfant est nourri avec du lait de vache ou avec du lait
de femme.

DÉFÉCATION

Chez le nouveau-né et chez le nourrisson, la tunique musculaire de l'intestin est imparfaitement développée et les mouvements péristaltiques sont faibles. Zweifel a fait la remarque
que, chez le fœtus, les matières contenues dans l'intestin pro-
gressent avec une extrême lenteur ; chez un fœtus de 3 mois
l'iléon et le côlon sont vides ; à la fin du 4ᵉ mois seulement,
le cæcum renferme du méconium ; le côlon n'en contient
qu'au 5ᵉ mois.

Après la naissance, par le fait de l'introduction d'un aliment
et de l'établissement des sécrétions digestives, le tube digestif
se remplit de matière, et la progression devient plus active.
Mais elle s'opère sans doute plus par une sorte de *vis a tergo*
que sous l'influence des mouvements péristaltiques, encore

faibles. Le chyle met six heures environ à traverser l'intestin du nourrisson.

Ce qui caractérise la défécation du jeune enfant, c'est la fréquence des évacuations. D'une manière générale, le nourrisson bien portant a tous les jours 3 ou 4 évacuations pendant le premier mois de la vie ; 2 ou 3 pendant les 5 ou 6 mois qui suivent ; 1 ou 2 dans le reste de la première année et dans la seconde année. Cette fréquence des évacuations est due à diverses causes. Le grand nombre des repas, l'abondance relative de l'aliment et, par suite, la proportion relative plus considérable des matières fécales, sont les facteurs principaux de cette fréquence. Il faut y joindre l'état semi-liquide des fèces et la faiblesse du sphincter anal. Il faut remarquer enfin que, si la tunique musculaire de l'intestin est peu développée à la naissance, le cerveau, encore imparfait, ne réfrénant pas les fonctions de la moelle plus avancée en évolution, l'excitabilité réflexe est plus grande chez le nouveauné et le nourrisson ; l'enfant du premier âge ne résiste pas au besoin d'évacuer.

MÉCONIUM

On donne le nom de *méconium* au contenu de l'intestin avant la naissance ; on l'appelle ainsi à cause de sa ressemblance avec le suc de pavot. C'est une pâte molle, homogène, brune ou verdâtre, quelquefois presque noire, visqueuse, adhérant aux doigts et aux linges, d'ordinaire inodore. Il est constitué par du mucus, des granulations grisâtres (Ch. Robin), des granulations graisseuses, des leucocytes, des cellules épithéliales diverses : les unes pavimenteuses, provenant du pharynx, les autres cylindriques, provenant de l'estomac, ou de l'intestin, ou de la vésicule biliaire (Ch. Robin); des cristaux de cholestérine de petites dimensions ; des cristaux d'hématoïdine et parfois des cristaux d'acides gras et des savons calcaires. La matière colorante, très abondante, dérive des pigments biliaires ; elle est constituée par de la bilirubine, de la biliverdine et un pigment rouge d'oxydation ; elle apparaît au microscope sous la forme de petits grains isolés ou agglutinés les uns aux autres par du mucus ; ils sont verts et deviennent violets par addition d'acide nitrique. Le méconium a donc pour origine principale la desquamation épithéliale et la sécrétion muqueuse de l'estomac et de l'intestin, ainsi que la sécrétion biliaire.

L'analyse chimique a permis de constater dans le méconium la présence de chlorures et de sulfates alcalins, d'une très faible quantité de phosphates, d'acide taurocholique, de mucine, d'une minime quantité de fer (1). Le microscope nous apprend qu'il contient de la cholestérine, de la biliverdine et un pigment rouge, de la graisse, parfois des acides gras et des savons.

Le méconium aseptique, recueilli aussitôt après la naissance, renferme des ferments digestifs : de la présure, de l'amylase, de la trypsine (2).

On n'y trouve pas d'urobiline, d'albuminoïdes, de peptones, de glycogène, de glycose, d'acide lactique, de leucine, de tyrosine ; on n'y rencontre aucun des produits habituels de la putréfaction, ce qui tient à l'absence de microbes ; pas de gaz, d'indol, de scatol, de phénol (3).

Ces caractères sont ceux du méconium examiné aussitôt après la naissance. Plus tard, la pénétration des microbes et l'introduction des aliments dans le tube digestif les modifient notablement.

Le méconium commence à être expulsé de 6 à 12 heures après la naissance. S'il n'y a pas eu d'évacuation après 24 heures, l'attention du médecin doit être en éveil. Quand ce

(1) GUILLEMONAT, Présence du fer dans le méconium. *Soc. de biologie*, 26 mars 1898.

(2) POTTEVIN, Les diastases du méconium. *Soc. de biologie*, 16 juin 1900.

(3) Une ancienne analyse du méconium faite par John Davy indique dans 1.000 parties :

défaut d'évacuation n'est pas dû à ce que le contenu intestinal a été déjà rejeté dans l'amnios pendant le travail de la parturition, ce qui arrive surtout dans les accouchements laborieux, c'est qu'il y a rétention du méconium. Cet accident n'offre en général aucune gravité; il est dû à l'insuffisance de l'allaitement ou à la consistance poisseuse du méconium; d'ordinaire, soit après un lavement, soit spontanément, l'intestin finit par se libérer. Mais il faut s'assurer qu'aucune oblitération ou aucun rétrécissement n'existe du côté de l'intestin et, si cela a lieu, agir selon les circonstances pour rétablir les voies.

Les premières évacuations de l'enfant sont exclusivement composées de méconium. Après 2 ou 3 jours, les selles n'en renferment plus; cependant, par exception, l'expulsion peut n'être terminée que le cinquième jour. La totalité du méconium évacué varie entre 70 et 200 grammes.

SELLES DES NOURRISSONS

Après l'évacuation complète du méconium, les selles du nouveau-né gardent quelques jours encore une coloration

Eau	727,0
Matières solides	273,0
Comprenant : Mucus et épithélium.	233,0
Cholestérine et corps gras	10,9
Matières colorantes biliaires.	30,0

D'après un travail plus récent, M. Zweifel donne pour la composition de ce produit :

Eau.	800
Cendres	10
Corps gras.	7,72
Cholestérine	7,97

Les cendres renferment 3,41 p. 100 de phosphate ; 23 p. 100 d'acide sulfurique ; 2,53 p. 100 de chlore ; 3,44 p. 100 d'acide phosphorique ; 3,7 p. 100 de chaux ; 4 p. 100 de magnésie ; 8,6 p. 100 de potasse ; 41 p. 100 de soude. (GORUP-BESANEZ, *Traité de Chimie physiologique.*)

verdâtre. Vers la fin de la première semaine, elles prennent la couleur jaune d'or, qu'elles auront pendant toute la durée de l'allaitement naturel exclusif, si l'enfant est bien portant.

I. — Les matières fécales du nourrisson sain, élevé avec du *lait de femme*, sont remarquables par leur couleur et leur consistance. Elles ont une couleur jaune clair ou jaune d'or, rappelant celle des œufs brouillés. Leur consistance est celle d'une pâte molle, semi-liquide. Elles sont homogènes, bien liées; cependant, elles présentent parfois de petits grumeaux blancs ou d'un blanc jaunâtre; à l'état normal, ces grumeaux sont petits et peu nombreux; quand ils sont gros et abondants, on peut affirmer qu'il existe des troubles dyspeptiques.

Les matières du nourrisson sont dépourvues d'odeur fécaloïde; elles ont une odeur fade ou de lait aigri, qui n'est pas trop désagréable. Chez les enfants bien portants, nourris au sein, la réaction est acide; cette réaction est due à l'acide lactique, à l'acide acétique, peut-être aux acides butyrique et valérique qui proviennent de la fermentation du lactose. Ces acides doivent se former en certaine abondance, puisqu'ils sont capables de neutraliser le suc intestinal, toujours alcalin. Formés par les microbes aux dépens du lactose, on a supposé qu'ils protègent la matière albuminoïde contre la putréfaction.

Un enfant au sein, âgé de moins d'un mois et prenant un demi-litre de lait chaque jour, expulse en moyenne chaque jour 15 grammes de selles humides, soit 3 grammes de selles sèches (Michel); dans les mois suivants, cette quantité peut aller jusqu'à 80 grammes; l'adulte rend en moyenne 170 grammes de selles par jour. D'après Monti, à l'état de santé, l'enfant au sein rend de 3 à 5 grammes de fèces par kilogramme de poids du corps.

Parmi les caractères précédents, il en est un très important, surtout au point de vue des déductions pathologiques: la coloration. Elle dépend des pigments biliaires.

Les deux principaux pigments qu'on trouve dans la bile de la vésicule du foie, chez tout homme sain, sont la bilirubine et la biliverdine. La bilirubine, d'une couleur jaune orangé, est le pigment primitif, le seul formé par la cellule hépatique normale. La biliverdine, d'un vert foncé, résulte de l'oxydation d'une partie de la bilirubine ; cette oxydation commence dans le foie et se poursuit dans la première partie de l'intestin ; M. Dastre suppose qu'elle s'opère sous l'influence d'un ferment oxydant contenu dans la bile. Chez l'adulte, bilirubine et biliverdine, arrivées dans le gros intestin, perdent une certaine quantité d'oxygène et, ainsi réduites, donnent de l'hydrobilirubine (encore appelée urobiline ou stercobiline). Cette réduction est probablement l'œuvre des microbes. Chez l'adulte, l'urobiline est le seul pigment des matières fécales. On n'y constate pas la réaction de Gmelin ; il n'y a donc pas de bilirubine ni de biliverdine. Au contraire, chez le nouveau-né et chez le nourrisson, à l'état normal, le pigment des matières fécales est surtout la bilirubine. Zweifel et Hoppe Seyler ont nié la présence de l'hydrobilirubine ; mais Wegscheider en a trouvé des traces (1). Puisqu'on admet que la réduction des pigments biliaires est due aux microbes, il faut supposer que

(1) En se servant du procédé de A. Schmidt, qui permet de déceler à la fois la présence de la bilirubine et de l'urobiline dans les fèces, Schikora (Dissertation inaugurale, Breslau, 1901) est arrivé aux conclusions suivantes : 1° Dans les premiers mois de la vie, chez l'enfant élevé au sein, les fèces contiennent de la bilirubine d'une manière exclusive ou prépondérante à l'état de parfaite santé ; elles peuvent ne contenir que de l'urobiline, si l'enfant est malade ou convalescent, même en l'absence de troubles digestifs manifestes ; 2° Les fèces des enfants soumis à l'alimentation artificielle renferment de l'urobiline, même en l'absence de troubles digestifs manifestes ; 3° Chez l'enfant au sein, la présence d'urobiline nettement constatée signifie qu'il n'est plus en condition normale, sauf le cas où, quoique élevé au sein, il est en état d'hyponutrition.

Ces recherches ont été confirmées par le docteur Gennaro Gallo (*Archivio intern. di med. e chir.*, Anno XVII, fasc. 16, 1901).

D'après Uffelmann et von Jacksch, aussi bien chez l'enfant que chez l'adulte, on peut, à l'état pathologique, trouver la bilirubine cristallisée, comme l'hématoïdine.

l'absence de réduction chez le nourrisson tient au peu d'action des microbes ou à ce que les actions microbiennes sont différentes. Les selles jaunes du nourrisson verdissent parfois à l'air; c'est sans doute qu'il y a un excès de bilirubine qui s'oxyde sous l'influence de l'air atmosphérique; ce phénomène peut être regardé comme normal. Mais les selles vertes à l'émission représentent toujours un phénomène pathologique.

L'analyse chimique montre que les matières fécales du nourrisson renferment une grande quantité d'eau (80 à 85 p. 100 environ), des résidus alimentaires, des restes des liquides sécrétés et des bactéries.

Chez le nourrisson bien portant élevé au sein, l'assimilation atteint un haut degré de perfection, puisqu'il y a absorption de 96 p. 100 de la nourriture ingérée (chez l'adulte, 93 p. 100).

Examinons d'abord ce qui reste des divers principes constituants du lait.

On trouve dans les matières à peine quelques traces de matière *protéique*, sous forme de peptones. D'après Wegscheider (1), on n'y rencontrerait pas les résidus habituels de la digestion pancréatique de la caséine : leucine ou tyrosine. Mais Uffelmann (2) prétend qu'on y voit parfois de la leucine, plus rarement de la tyrosine. Les produits de la putréfaction des matières protéiques sont absents, ce qui explique la faible toxicité des matières fécales des nourrissons (Bouchard). L'indol fait ordinairement défaut; on le rencontre dès qu'il y a un processus de putréfaction; une partie est absorbée, se transforme dans le foie en indican et s'élimine par les urines; l'indicanurie dépend donc pour une part du degré des putréfactions intestinales. Le phénol et le scatol n'ont pas été ren-

---

(1) WEGSCHEIDER, *Ueber die normale Verdauung bei Saüglingen*. Diss. inaug., Strasbourg, 1875.
(2) UFFELMANN, Untersuchungen über das microscopische und chemische Verhalten der Fæces. *Deutsches Arch. f. klin. Med.*, XXVIII, 437-475.

contrés. On a calculé que 94 à 99 p. 100 de la caséine ingérée
sont absorbés chez le nourrisson normal élevé au sein.
D'après Michel (1), les fèces normales d'un enfant nourri de lait
de femme ne doivent pas renfermer plus de 6,4 p. 100 de
l'azote ingéré.

On ne trouve pas de traces de sucre dans les fèces ; mais on
y rencontre des produits de fermentations du lactose, surtout
de l'acide lactique, puis les acides acétique, butyrique, valérique. La petite quantité de gaz que renferme l'intestin
provient surtout de ces fermentations (CO_2,H, plus rarement CH_4).

La graisse constitue la majeure partie des fèces du nourrisson. On l'y trouve sous forme de graisse neutre (globules
graisseux), de cristaux d'acides gras et surtout de savons calcaires (oléate, palmitate, stéarate de chaux). On ne s'entend
guère sur la teneur en matières grasses des fèces desséchées
du nourrisson : chez les enfants au sein, Wegscheider l'évalue
de 9 à 12 p. 100 ; Tschernow, de 20 à 30 p. 100 ; Michel,
à 20 p. 100 (2). Cette forte proportion de graisse non assimilée
est remarquable. Il semble qu'une bonne digestion du lait
exige un excès de beurre, dont une partie n'est pas absorbée.

La constitution des grumeaux blanchâtres, semblables à des
morceaux de fromage, que l'on rencontre fréquemment dans les
selles d'enfants et qui sont surtout abondants dans les selles dyspeptiques, a donné lieu à des travaux nombreux (3), sans qu'on
soit parvenu à des conclusions définitives. Les uns les ont considérés comme des caillots de caséine non digérée ; d'autres, comme
des amas de graisse et de savons unis par du mucus. D'après
Uffelmann, ceux qui sont mous sont constitués par des gouttelettes graisseuses qu'agglutine une substance non définie ; les
grumeaux plus durs sont formés de savons calcaires en aiguilles
et de bactéries. On tend aujourd'hui à admettre que la constitution

(1) MICHEL, *l'Obstétrique*, 1897, n° 6, p. 518.
(2) MICHEL, *l'Obstétrique*, 1897, n° 6, p. 518.
(3) On en trouvera la mention dans le travail de W. KNÖPFELMACHER :
Untersuchungen über Caseinflocken. *Wien. klin. Woch.*, 1899, n° 41.

de ces grumeaux est sujette à varier, mais qu'on y trouve, comme éléments constants, des matières minérales (chaux, acide phosphorique), de la graisse et surtout une substance azotée qui n'est ni de la caséine, ni de la paracaséine, mais qui en est un dérivé très différent (Heubner, Knöpfelmacher).

Les matières minérales représentent 10 p. 100 des matières desséchées. L'absorption des sels du lait se fait dans la proportion de 80 à 89 pour 100 ; celle de la chaux, de 59,42 p. 100, et celle de l'acide phosphorique dans la proportion de 91,63 p. 100 (Michel). C'est donc l'utilisation des substances minérales et en particulier de la chaux qui est la plus imparfaite.

Les résidus biliaires sont abondants ; on retrouve dans les selles des pigments biliaires (voir plus haut) et de la cholestérine. On admet en général la présence de l'acide cholalique, quoique Wegscheider ne l'ait pas constatée. On trouve dans les matières une petite quantité de mucine. On y a mis en évidence un ferment saccharifiant (Wegscheider, Moro), un ferment inversif (Jackchs, Miura), un ferment peptonisant (Baginski) ; ce dernier serait identique à la trypsine et non à la pepsine. Ces enzymes proviennent de plusieurs sources : le lait de la nourrice, le suc pancréatique, le suc des glandes intestinales, et pour une part aussi les sécrétions microbiennes.

Même chez l'enfant élevé au sein et bien portant, la composition des matières fécales est sujette à varier. Mais les différences entre les résultats des diverses analyses sont assez peu considérables.

Analyses de M. Wegscheider :

Eau	85,13
Matières organiques	13,71
Sels	1,16
	100,00

Les parties solides sont composées des matériaux suivants (moyennes de 10 analyses) :

Mucine, restes d'épithélium, savons calcaires   3,39
Cholestérine   0,32
Graisses et acides gras.   1,44
Extrait alcoolique   0,82
Extrait aqueux   5,35
Sels minéraux   1,36

Parmi les matériaux provenant de la bile, M. Wegscheider a signalé la bilirubine, l'hydrobilirubine et la cholestérine. Les acides biliaires et la biliverdine n'ont pas été rencontrés.

Analyses d'Uffelmann. — Eau, 84,9 p. 100 ; peu de matières albuminoïdes ; graisses et acides gras, 13,90 ; cholestérine, 0,30 à 0,70 ; sels minéraux, 10 p. 100 sur les fèces sèches (dont le tiers de sels de calcium) ; on peut y caractériser la bilirubine, 99 fois la leucine, la tyrosine et l'indol, jamais le lactose. Sur 15 parties de substances sèches provenant en moyenne de 100 parties de fèces, il y en a 1,5 d'inorganiques et 13,5 d'organiques, dont 2 à 3 formées de sels et d'acides gras ; 0,2 d'albuminoïdes, 0,1 de cholestérine et le reste de cellules épithéliales, de mucine, de bactéries et de matières biliaires.

Analyses de Michel. — Michel a fait 10 analyses de fèces provenant d'enfants bien portants élevés au sein et âgés de 5 à 15 jours. Voici les moyennes de ces 10 analyses rapportées à 100 grammes de matières sèches :

Extrait éthéré . . . .   20,65 gr.
Azote total . . . .   4,101 »
Sels minéraux . . . .   10,78 »
      Dont { chaux . . . .   3,32 »
           { acide phosphorique . . .   0,73 »

Donc, 100 parties de selles desséchées à 100° contiennent 10,78 parties de sels minéraux et 89,22 parties de matières organiques, dont 20,65 parties sont formées de graisses et d'acides gras libres ; il reste donc 89,22 — 20,65, soit 68,57 parties de matériaux organiques indéterminés.

Si on admet, avec Tschernoff, que presque tout l'azote fécal est sous forme de matières albuminoïdes, celles-ci constitueraient, d'après ces analyses, 4,101 × 6,75, soit 27,68 pour 100 du poids des selles desséchées, et la quantité de matériaux organiques indéterminés se trouverait alors réduite à (68,67 — 27,68) 40,99 parties. La composition des fèces se résumerait ainsi :

Sels minéraux   10,78
Acides gras libres, graisses et cholestérine.   20,65
Mat. albuminoïdes.   27,68
Mat. organ. indéterminées   40,89
                                          ─────────
                                            100,00

Pour savoir dans quelle mesure les matériaux du lait de femme sont utilisés par le nourrisson, l'auteur a mesuré, dans 7 cas, les quantités de lait ingérées pendant 3 à 6 jours, en pesant le nourrisson avant et après chaque tétée, et récoltant les fèces pour les analyser, de même que le lait de la mère. Les analyses lui ont montré que le nourrisson, faisant des gains de poids normaux de 25 à 30 grammes par jour, utilise le lait de sa mère dans les proportions suivantes :

Extrait sec de lait . . . .   96,11 p. 100
Graisses   95,35   —
Matériaux azotés   93,60   —
Sels minéraux   78,26   —
        Dont ⎰ chaux   59,42   —
             ⎱ P^2O^5   91,63   —

C'est-à-dire que l'utilisation du lait de femme est presque totale. De tous les principes contenus dans le lait, ce sont les minéraux qui sont le plus imparfaitement utilisés : environ 40 p. 100 de la chaux et 10 p. 100 du P^2O^5 ingérés sont rejetés avec les fèces. L'utilisation de l'azote est au moins aussi parfaite que celle des graisses, le chiffre 93,60 étant inférieur à sa valeur réelle, puisqu'une portion de l'azote des fèces provient des sucs, des épithéliums intestinaux et non du lait (1).

Analyses de Levine. — Les recherches de Levine montrent que les selles de nourrissons contiennent 75 à 85 p. 100 d'eau ; pour les matières solides, 10 à 11 p. 100 sont constitués par des matières minérales chez les enfants nourris au sein et 15 p. 100 chez les enfants nourris au lait de vache ; de plus, chez les premiers, 4,5 p. 100 de résidu sec sont formés par de l'azote, tandis que chez les derniers l'azote est un peu plus abondant. Dans les deux cas, 80 p. 100 d'azote sont contenus dans les matières albuminoïdes. Enfin 30 p. 100 au moins de résidu sec sont constitués par des graisses et des

____

(1) CH. MICHEL, Les selles du nourrisson au sein ; utilisation des matériaux nutritifs du lait de femme. *Union pharm.*, 1898, 15 octobre.

acides gras libres, et 6 à 8 p. 100 de ce résidu sont formés par des acides gras combinés sous forme de savons, d'alcools et de terres alcalines. L'acidité totale des fèces fraîches des nourrissons sains n'est pas supérieure à 2-8°, ces degrés étant calculés d'après le nombre de centimètres cubes d'une solution normale de soude caustique nécessaire pour neutraliser 100 grammes de selles fraîches (1).

L'examen microscopique montre surtout des globules gras du lait et des savons calcaires, sous forme de plaques vitreuses polygonales, incolores ou jaunâtres. On peut voir aussi, mais d'une manière inconstante, des acides gras libres, sous forme d'aiguilles réunies en gerbe ou en barbe de plume, et des savons alcalins sous forme d'aiguilles courtes, réunies en agglomérations plus trapues. On aperçoit encore des granulations de bilirubine qui sont jaunes et par addition d'acide nitrique passent au vert, au bleu, au rose violacé; des masses de mucus qui présentent des stries sous l'influence de l'acide acétique; des débris d'épithélium; quelques très rares leucocytes. Enfin le microscope montre une innombrable quantité de bactéries. Celles-ci ont déjà été étudiées.

II. Les matières fécales des nourrissons alimentés avec du *lait de vache*, même stérilisé, surtout lorsque ce lait est donné pur, diffèrent notablement de celles de l'enfant au sein. Tout d'abord, il existe une constipation plus ou moins marquée; l'enfant expulse, parfois péniblement, une assez grande quantité de matières pâteuses, mais fermes, un peu sèches, d'une couleur jaune pâle; ces matières ressemblent au mastic des vitriers. Elles ont une odeur faiblement ammoniacale. Au lieu d'avoir une tendance à passer au vert après émission, comme les selles du nourrisson au sein, la teinte jaune tend parfois à passer au gris (Uffelmann). Nous avons remarqué qu'en agitant

(1) G. Levine, *la Richesse des selles normales des nourrissons bien portants en azote, graisses, matières solides et eau.* Thèse de Saint-Pétersbourg, 1900.

alors les matières avec l'éther, la teinte jaune reparaît, plus intense souvent qu'au moment de l'émission. A l'inverse des selles de l'enfant au sein, les matières du nourrisson élevé artificiellement sont plus riches en urobiline qu'en bilirubine. La réaction est, en général, neutre ou plus souvent alcaline; cependant nous l'avons trouvée parfois faiblement acide. La réaction alcaline serait due soit à la fermentation ammoniacale, soit à l'excès de sécrétion muqueuse liée à un certain degré de catarrhe; ce qui revient à dire qu'un enfant élevé au lait de vache n'a presque jamais une digestion normale.

Les matières fécales du nourrisson élevé avec du lait de vache sont plus copieuses, relativement à la quantité de lait ingéré, que celles des enfants au sein. L'assimilation de la nourriture ne se ferait chez les premiers que dans la proportion de 94 p. 100, alors que chez les seconds elle est de 96 p. 100. Dans l'allaitement artificiel, l'utilisation du lactose et du beurre est à peu près la même dans l'allaitement au sein, à la condition qu'il n'y ait pas de phénomènes dyspeptiques; le déchet porte sur la matière azotée et, par-dessus tout, sur la matière minérale.

La majorité des auteurs (1) admet que le chiffre de la matière azotée résorbée par l'intestin chez les enfants nourris de lait de vache est très variable, mais en général inférieur à celui qui a été trouvé chez le nourrisson au sein; il oscillerait entre 93 et 70 p. 100; chez les enfants dyspeptiques, il pourrait même descendre au-dessous de ce dernier chiffre. Mais Blauberg et Heubner (2) avancent que l'azote n'est pas en plus

(1) RAUDNITZ, *Prager med. Woch.*, 1893, t. XVIII, p. 369. — LANGE, *Jahrb. f. Kinderheilk.*, 1895, t. XXXIX, p. 216. — BENDIX, *Jahrbuch für Kinderheilk.*, 1896, t. XLIII, p. 23. — GROSZ, *Jahrbuch für Kinderheilk.*, 1897, t. XLIV, p. 380. — LANGE et BEREND, *Jahrbuch für Kinderheilk.*, 1897, t. XLIV, p. 339. — KNÖPFELMACHER. *Beiträge zur klin. Med. und Chirurgie*, 1898, fasc. 18. — KELLER, *Centralblatt für innere Medicin*, 1898, n° 51. — MICHEL, *France médicale*, 1er juillet 1898, p. 402.

(2) BLAUBERG, *Étude exp. et critique sur les fèces du nourrisson dans l'alimentation naturelle et artificielle*, Berlin, 1897. — HEUBNER, 73e réunion des médecins et des naturalistes allemands, tenue à Hambourg, du 22 au 28 septembre 1901.

grande quantité dans les selles de lait de vache que dans celles de lait de femme. En tous cas, les premières renferment des nucléines qui sont absentes dans les matières des enfants au sein (Blauberg).

La présence de l'indol est plus fréquente dans les déjections des enfants nourris au lait de vache que dans celles des nourrissons au sein (Uffelmann).

Tous les auteurs sont d'accord sur l'imperfection de l'utilisation de la matière minérale dans l'allaitement artificiel ; avec celui-ci, les selles sont très riches en cendres (1), composées surtout de chaux et d'acide phosphorique (2). L'excès de phosphore est-il en combinaison organique ? C'est ce qu'affirme Knöpfelmacher (3), pour qui cet excès proviendrait de la caséine du lait de vache éliminée en partie sous forme d'une pseudo-nucléine; mais c'est ce que nie P. Müller (4), qui avance que l'excès de phosphore n'est pas en combinaison organique.

D'après Heubner, les caractères physiques grossiers des selles de l'enfant au biberon (dureté, sécheresse, couleur jaune pâle) ne tiendraient pas à la présence de caséine non digérée, comme on l'admet généralement, non plus qu'à l'excès de stéarine dans le lait de vache (alors que le lait de femme est riche en oléine), mais à un excès considérable de chaux. Cet excès est si grand, qu'on pourrait, d'après Heubner, se demander si ce corps provient exclusivement de l'alimentation et si les sécrétions digestives n'en fournissent pas une partie.

---

(1) D'après Bendix, 15 à 22 p. 100 de cendres dans les selles de l'allaitement artificiel, 3 à 6 p. 100 dans les selles de l'allaitement naturel.

(2) MICHEL, Utilisation des matériaux nutritifs du lait. Comparaison chez le nourrisson des deux modes d'alimentation : lait de femme et lait de vache. *France médicale*, 1er juillet 1898, p. 402.

(3) W. KNÖPFELMACHER, Ueber Caseinverdauung. *Wien. klin. Woch.*, 1898, n° 45.

(4) PAUL MÜLLER, Ueber den organischen Phosphor der Frauenmilch und der Kuhmilch Fäces. *Zeits. f. Biol.*, XXXIX, 451-481, 1900.

DIFFÉRENCES ENTRE LA DIGESTION DU LAIT DE FEMME
ET CELLE DU LAIT DE VACHE

Cet exposé a mis en lumière les différences de la digestion, suivant que le nourrisson est nourri avec du lait de femme ou du lait de vache.

Dans l'estomac, avec le lait de vache, coagulation de la caséine en grosses masses (tandis qu'avec le lait de femme, les flocons de caséine sont grenus, à peine visibles), liquéfaction lente et imparfaite du coagulum, retard dans l'évolution de la digestion gastrique et séjour plus prolongé du chyme dans l'estomac ; l'analyse du suc gastrique montre une acidité plus forte, due surtout à des acides en fermentation.

Tandis que la digestion intestinale du lait de femme a pour caractère sa rapidité et surtout le faible degré des putréfactions, celle du lait de vache est retardée, incomplète, s'accompagne de putréfactions plus accusées.

Les matières fécales des nourrissons au sein ont une couleur jaune souci et une consistance demi-molle ; elles sont dépourvues d'odeur fécaloïde ; elles ont une réaction faiblement acide ; elles sont expulsées 2 ou 3 fois dans les 24 heures. Chez l'enfant nourri au lait de vache stérilisé, il existe une constipation plus ou moins marquée : l'enfant expulse, avec difficulté, une assez grande quantité de matières pâteuses, fermes, un peu sèches, d'une couleur jaune pâle, semblables au mastic des vitriers ; elles ont une odeur faiblement ammoniacale ; elles sont souvent neutres ou légèrement alcalines.

M. Escherich et M. H. Tissier ont démontré que la flore microbienne de l'intestin n'est pas la même chez l'enfant au sein et chez l'enfant au biberon.

En somme, dans l'allaitement artificiel, la digestion ne peut être considérée comme étant rigoureusement normale ; il y a comme une sorte de dyspepsie latente, qui se transforme facilement en dyspepsie évidente et qui explique la fréquence des troubles digestifs chez l'enfant qui y est soumis.

Néanmoins l'utilisation des substances alimentaires n'est, chez l'enfant au biberon sans vrais phénomènes dyspeptiques, que peu inférieure à ce qu'elle est chez l'enfant au sein. L'assimilation du beurre et du lactose est à peu près la même dans les deux cas ; celle de la matière azotée est un peu imparfaite chez l'enfant nourri de lait de vache ; celle de la matière minérale, surtout de la chaux et de l'acide phosphorique, est notablement moins complète dans l'alimentation artificielle que dans l'allaitement naturel. En considérant l'ensemble des principes du lait, l'utilisation de la nourriture se fait dans la proportion de 93 à 94 p. 100 dans l'allaitement artificiel au lait de vache ; elle est de 96 p. 100 dans l'allaitement naturel. Mais, comme le lait de vache est plus riche en matériaux nutritifs que le lait de femme, il en résulte qu'au total, l'enfant au biberon sans troubles dyspeptiques assimile à peu près autant de substances alimentaires que l'enfant au sein. Et pourtant, il suffit d'avoir observé de près un certain nombre de nourrissons pour savoir que, malgré une assimilation presque équivalente dans les deux cas, les échanges nutritifs de l'enfant au biberon en apparence bien portant diffèrent souvent de ceux de l'enfant au sein. C'est un point sur lequel nous allons revenir dans le chapitre suivant.

CHAPITRE VIII

Les échanges nutritifs chez le nourrisson.

Le lait maternel représente un aliment parfait et complet pour le nourrisson : il renferme, sous la forme qui convient à son appareil digestif, tous les principes nécessaires à son entretien, à ses activités fonctionnelles et à son accroissement si considérable : de l'eau et des sels, de la matière protéique sous forme de caséine, d'albumine et de globuline, des hydrates de carbone sous forme de lactose, de la graisse sous forme de beurre. Il est intéressant de rechercher comment ces divers principes se comportent dans son organisme lorsqu'ils ont été modifiés par la digestion et absorbés. Nous rassemblerons donc les notions que nous possédons sur la nutrition des enfants du premier âge. Mais, au préalable, nous rappellerons quelques données primordiales sur la nutrition normale des adultes (1).

(1) Nous n'exposerons ici que les notions les plus importantes et les mieux établies. Pour de plus amples renseignements, on con-

I. — GÉNÉRALITÉS SUR LES ÉCHANGES NUTRITIFS. — L'alimentation a pour but de fournir à l'organisme : 1º de la matière qui s'incorpore à sa substance (énergie latente) ; 2º de la matière destinée à se brûler pour produire de la chaleur ou à se transformer pour produire du travail. De cette seconde partie, d'ailleurs la plus considérable de beaucoup, les neuf dixièmes se dissipent sous forme de chaleur et servent à maintenir le corps à une température constante.

Bien que toute la substance alimentaire ne soit pas immédiatement dépensée pour la production d'énergie, bien que l'énergie qu'elle représente soit dépensée aussi bien sous la forme de chaleur que sous la forme de travail, on tend à exprimer la valeur de l'alimentation en calories et à considérer comme équivalents le besoin nutritif et le besoin calorique.

C'est l'application des données thermo-chimiques établies par Berthelot qui a conduit à admettre cette équivalence. On suppose d'abord que les graisses et les hydrates de carbone ingérés sont brûlés en totalité et donnent finalement de l'eau et de l'acide carbonique; et que les substances protéiques se transforment en urée, eau et acide carbonique (1). Ce n'est qu'une approximation, mais elle est assez voisine de la réalité. Or, si on calcule la quantité de chaleur produite par ces transformations pour une ration alimentaire normale de 24 heures (c'est-à-dire pour celle d'un homme bien portant, dont l'alimentation suffit aux efforts qu'il accomplit), on arrive à ce

sultera les publications suivantes : BOUCHARD, *Troubles préalables de la nutrition. Traité de Path. générale*, t. III, première partie, p. 179 et suivantes, 1900. — LAMBLING, Notions générales sur la nutrition à l'état normal, *ibid.*, p. 1. — VAN NOORDEN, *Path. des Stoffwechsels.* Berlin, 1893. — RUBNER, Physiologie der Nährung und der Ernährung, dans le « *Handbuch der Ernährungstherapie und Diœtetik* » de *Leyden.* Leipzig, 1897.

(1) Les substances qui entrent dans l'organisme comme aliments sont riches d'énergie potentielle, ont une haute force de tension; celles qui en sortent comme excréments ont une faible force de tension. La force de tension a été utilisée pour les actes vitaux (production de chaleur et de travail).

résultat, que cette quantité est à peu près équivalente à celle que dégage l'organisme en 24 heures, telle que l'enregistre le calorimètre.

D'autre part, si on mesure dans les fèces la quantité d'aliments inutilisés et dans les excreta (urine, air expiré, sueur) la quantité d'eau, d'acide carbonique et d'urée éliminés en 24 heures, et si l'on calcule la quantité de chaleur qui a dû se produire pour transformer les aliments utilisés en ces substances, on arrive à un chiffre qui concorde à peu près avec la valeur calorique des aliments ingérés et avec la quantité de chaleur émise par l'organisme.

Dans le calorimètre, 1 gramme de sucre, en se brûlant et en se transformant totalement en eau et acide carbonique, dégage 4 calories ; dans l'organisme, on peut donc admettre qu'il en est de même.

Bien que l'identification du besoin nutritif et du besoin calorique soit passible de critiques, que les calculs sur lesquels elle repose soient faits avec des chiffres obtenus par des analyses forcément incomplètes (combien il est difficile de doser la totalité des excreta, et combien imparfaits les calorimètres où on place l'être vivant!), cependant, en raison de la concordance approximative des résultats empiriques et des résultats théoriques, en raison de la commodité que cette identification apporte dans l'établissement de la ration alimentaire et du bilan des échanges nutritifs, elle tend à être adoptée.

Cette identification une fois admise, on calcule souvent la quantité de calories que dégage l'organisme en 24 heures d'après la valeur thermogène des aliments ingérés (calorimétrie indirecte) ; ce calcul fournit ce qu'on appelle des calories *brutes*, parce qu'elles sont calculées sur la ration brute, telle qu'elle est ingérée et non telle qu'elle est absorbée. Le déchet à déduire est d'environ 10 p. 100. Dans ce qui suit, c'est ordinairement de calories brutes qu'il s'agit.

Les chiffres suivants, dus à Rubner, représentent la chaleur de combustion des principes alimentaires :

```
1 gramme d'albumine.  . . . . . . .  4,1 calories (1)
1    —    de graisse . . . . . . . .  9,3    —
1    —    d'hydrate de carbone . . . .  4,1    —
```

L'organisme de l'adulte sain produit, par kilogramme de son poids et en 24 heures, un nombre de calories différent, suivant que le sujet est en repos ou en activité :

```
Repos . . . . . . .  32 à 38 calories ⎫ par kilogramme
Travail modéré . . .  35 à 55    —    ⎬   de poids en
Travail considérable. 50 à 70    —    ⎭   24 heures.
```

Pour produire ce nombre de calories, l'organisme absorbe une quantité d'aliments dont la chaleur de combustion est équivalente. Mais l'expérience apprend qu'une alimentation qui serait exclusivement composée d'albumine, ou exclusivement composée de graisse et d'hydrates de carbone, ne pourrait entretenir la vie normale. Pour qu'une ration d'adulte soit suffisante, il faut qu'elle renferme :

1° Une quantité minima d'albumine, soit environ 1 gramme d'albumine par kilogramme et en 24 heures ;

2° Un complément d'hydrates de carbone et de graisse qui peuvent être associés en proportions variables, mais dont la quantité totale doit être telle qu'elle couvre le besoin de calories non fournies par l'albumine.

Ces deux données fondamentales exigent un bref commentaire.

Les graisses et les hydrates de carbone peuvent se suppléer dans une large mesure (Rubner). On peut, dans un régime, presque entièrement supprimer la graisse, à la condition qu'on fournisse en hydrates de carbone le nombre nécessaire de calories. Toutefois, si on composait un régime uniquement avec la quantité minima d'albumine indispensable et avec des hydrates de carbone, comme le pouvoir calorigène de ces der-

---

(1) Il s'agit ici de la grande calorie, c'est-à-dire de la quantité de chaleur nécessaire pour élever de 1° centigrade la température de 1 kilogramme d'eau distillée.

niers est faible, il en faudrait une telle quantité qu'il y aurait surcharge gastro-intestinale et que des troubles digestifs se produiraient. Les corps gras doivent donc entrer presque forcément dans le régime, car leur pouvoir calorigène est considérable, et une petite quantité de graisse équivaut à une quantité considérable d'hydrates de carbone (100 grammes de graisse équivalent à 240 grammes d'hydrates de carbone). D'autre part, une alimentation qui serait composée uniquement de la quantité minima d'albumine indispensable et de corps gras, à l'exclusion d'hydrates de carbone, ne peut être poursuivie longtemps parce que la digestion de la graisse, qu'il faudrait ingérer en abondance, se fait plus difficilement que celle des amylacés et des sucres.

Si la graisse et les hydrates de carbone peuvent se suppléer dans des limites fort larges, par contre on ne peut abaisser la quantité d'albumine au delà d'un certain minimum ; les aliments protéiques ne peuvent être suppléés par aucun autre.

On a calculé qu'en moyenne, un adulte, pesant environ 70 kilogrammes, compose sa ration d'entretien au repos de la manière suivante :

Albumine.	100 grammes
Graisse	50 —
Hydrates de carbone.	450 —

Ce qui lui donne environ 37 calories en 24 heures par kilogramme de poids. Dans cette ration normale, on voit que le rapport des matières protéiques aux autres substances alimentaires est de un cinquième.

Les chiffres précédents mettent en lumière le rôle secondaire de l'albumine et le rôle prédominant des hydrates de carbone et des graisses dans la production de l'énergie. Sur 2.515 calories que représente la ration normale, l'albumine n'en fournit que 410, soit la sixième partie environ.

Il nous reste à étudier le rôle de l'eau et des sels dans la nutrition.

L'eau qui se trouve dans les tissus et les humeurs provient

pour une part de la combustion ou des modifications des aliments organiques. Mais l'eau résiduelle serait tout à fait insuffisante pour les besoins de la vie, et l'alimentation doit en faire pénétrer une quantité considérable. En effet, si l'eau, étant dans un état de haute oxydation et dépourvue d'énergie potentielle, n'a pas de valeur nutritive, elle est indispensable à presque toutes les mutations chimiques qui s'accomplissent dans l'organisme. Elle sert à l'élimination des produits de désassimilation ; les reins ne peuvent excréter ces produits qu'en solution aqueuse. La diffusion des gaz n'est possible dans les poumons que si la surface des alvéoles est humide ; l'air expiré est saturé d'humidité. Enfin, l'évaporation à la surface de la peau joue un rôle considérable dans la régulation de la chaleur animale.

Les aliments organiques usuels, qu'ils soient d'origine végétale ou animale, renferment une quantité de sels minéraux relativement considérable et en tout cas bien suffisante pour les besoins de l'organisme. On s'est même demandé si ces substances étaient vraiment nécessaires à l'organisme adulte. En effet, si on reconnaît facilement la nécessité de l'absorption d'une certaine quantité d'eau, il n'en va plus de même pour l'absorption des substances minérales. Une fois que le corps possède un taux suffisant de substance minérale, comme celle-ci ne produit pas d'énergie, étant fortement oxydée et presque dépourvue de force de tension, comme elle ne peut être ni usée ni mise hors d'état de servir, le corps ne peut-il retenir sa réserve minérale, utiliser les sels résultant de la destruction des tissus pour leur rénovation et finalement se passer d'aliments inorganiques ? Aucune raison théorique ne permet de répondre par la négative. Et pourtant l'expérience prouve que la vie ne peut subsister sans une alimentation minérale suffisante et peut-être d'une qualité spéciale.

Forster, ayant nourri des animaux avec des aliments dépouillés artificiellement de substances minérales, observa le dépérissement et la mort rapide de ces animaux. Bunge donna de ce résultat une intéressante explication. Les matières albuminoïdes renferment du soufre, qui, lors de leur dédoublement et de leur oxydation, se transforme en acide sulfurique. A l'état normal, l'acide sulfurique s'unit aux bases des sels des aliments (surtout aux bases des carbonates) qui le neutralisent. Si on supprime toute substance minérale, l'acide sulfurique, ne trouvant plus de bases pour se neutraliser, s'attaque aux alcalis faisant partie intégrante des tissus, et arrachant aux cellules une partie de leurs éléments, en détermine la destruction. Pour vérifier l'hypothèse de Bunge, Lunin reprit les expériences de Forster ; il remarqua que les animaux qui reçoivent une nourriture déminéralisée survivent plus longtemps si on alcalinise celle-ci avec du carbonate de soude. Ce n'est pas l'addition d'une faible quantité de matière minérale qui les fait survivre, mais bien l'addition d'un alcalin, car l'addition du chlorure de sodium ne donne pas de survie. Ces premières expériences semblaient en faveur de l'hypothèse de Bunge. Mais il faut remarquer que si, par la neutralisation de l'acide sulfurique, la longévité des animaux était doublée, elle n'en était pas moins remarquablement courte. L'absence de neutralisation de l acide sulfurique n'explique pas entièrement les effets de déminéralisation des aliments.

D'autres expériences de Lunin viennent démontrer qu'il faut faire intervenir d'autres facteurs. Si, à du lait préalablement déminéralisé, on ajoute tous les sels inorganiques du lait dans les proportions naturelles, les animaux nourris de ce lait, qui a la même composition que le lait normal, périssent dans le même temps que ceux qui reçoivent du lait déminéralisé et additionné de bicarbonate de soude. Il est fort difficile d'expliquer ce dernier résultat. Peut-être faut-il admettre que, dans les aliments usuels, les substances minérales se trouvent sous une certaine forme, par exemple en combinaison avec la matière organique, et qu'elles ne peuvent être absorbées et assimilées que sous cette forme. Peut-être aussi que, dans les expériences précédentes, les procédés employés pour déminéraliser les aliments font subir à la matière organique des modifications profondes qui la rendent inapte à la nutrition.

En règle générale, l'animal trouve dans les aliments organiques tous les sels nécessaires. Pourtant, il en est un que l'homme tire de la nature pour l'ajouter à son alimentation : le chlorure de sodium. Cette exception est d'autant plus surprenante que le sel de cuisine est contenu en quantité notable dans nos aliments. Bunge semble avoir trouvé l'explication

de ce fait. Il remarque que les carnivores ont de la répugnance
pour le sel, tandis que les herbivores en sont très avides. Pourtant, les quantités de NaCl absorbées avec la nourriture par
les herbivores et rapportées au poids du corps ne sont pas
inférieures aux quantités absorbées par les carnivores.

La grande différence entre les cendres des tissus végétaux
et celles des tissus animaux réside dans la proportion de potasse. L'herbivore absorbe trois ou quatre fois plus de potasse
que le carnivore. « Or, dit Bunge, si un sel de potasse, par
exemple le carbonate de potasse, se rencontre en solution
aqueuse avec NaCl, une transposition partielle se produira ;
il se formera du chlorure de potassium et du carbonate de
soude. Mais NaCl est le composant inorganique principal du
plasma sanguin. Si donc des sels de potasse entrent dans le
sang par la résorption de la nourriture, une double décomposition identique se produira. Il se formera du chlorure de potassium et le sel de soude de l'acide auquel la potasse était
unie. Au lieu de chlorure de sodium, le sang contient un sel
de soude ne faisant pas partie de sa composition normale. Un
corps étranger, ou tout au moins un excès d'un composant
normal (par exemple, du carbonate de soude), se trouve dans le
sang ; mais le rein a pour fonction de maintenir la composition du sang dans des limites constantes et d'éliminer par conséquent tout corps étranger ou tout excès d'un composant
normal. C'est pourquoi le sel de soude ainsi formé sera éliminé en même temps que le chlorure de potassium, et le sang
aura perdu une certaine quantité de chlore et de sodium.
Pour remplacer cette perte, l'organisme doit absorber une
quantité de sel supplémentaire, et c'est ce qui explique le
besoin de sel marin qu'éprouvent les animaux vivant de
substances riches en potasse. »

11. Échanges chez le nourrisson élevé au sein. — Les principes que nous venons d'exposer sont, d'une manière générale, applicables au nourrisson, en tenant compte toutefois
d'une différence fondamentale. Chez l'adulte, l'aliment sert à
rénover sa substance, à entretenir sa chaleur et à produire

du travail ; chez l'enfant, il doit, en plus, fournir les matériaux de la croissance.

Le caractère physiologique primordial de l'enfance, celui qui domine tous les autres, c'est qu'elle est par excellence la période d'accroissement. C'est dans l'enfance que l'accroissement est le plus rapide, et il l'est d'autant plus que l'enfant est plus près de la naissance. Pour ne parler que du nourrisson, le poids, qui est à la naissance de 3 kgr. 250, est de 9 kilogrammes à 1 an et de 12 kilogrammes à 2 ans. Par suite, chez l'enfant et surtout chez le nourrisson, l'assimilation doit l'emporter sur la désassimilation.

Pour établir le bilan de la nutrition dans la première enfance, nous devons noter : 1° la quantité d'aliments qu'il prend ; 2° l'accroissement de poids ; 3° le nombre de calories dégagées par son organisme ; 4° le chiffre de l'urée, de l'eau et de l'acide carbonique excrétés. Malheureusement, sur les deux derniers points, nos connaissances sont encore imparfaites. Cependant nous devons beaucoup aux recherches de Camerer (1), de M. Rubner et O. Heubner (2), de Ch. Michel (3) et de quelques autres (4).

(1) CAMERER, *Der Stoffwechsel des Kindes*. Tübingen, 1894, p. 150. — *Jahrb. f. Kinderh.*, Bd. LI. — *Zeitsch. f. Biologie*, XXXIX, 37, 73, 1900.

(2) MAX RUBNER und O. HEUBNER, Die natürliche Ernährung eines Säuglings. *Zeits. f. Biologie*, Bd. XXXVI, H. 1, 1898. — M. RUBNER und O. HEUBNER, Die künstliche Ernährung eines normalen und eines atrophischen Säuglings (Alimentation artificielle d'un nourrisson normal et d'un atrophique). *Zeitschrift für Biologie*, XXXVIII, 815-899; 1899. — HEUBNER, Zur Kenntniss der Säuglingsatrophie. *Jahrb. f. Kinderh.*, N.-F. LIII, 1, 1900. — HEUBNER, Die Energiebilanz des Säuglings. *Zeitsch. f. diätetische und physikalische Therapie*, 1901-1902. Bd. V, H. 1.

(3) CH. MICHEL, Recherches sur la nutrition normale du nouveau-né. Échanges nutritifs azotés et salins. *L'Obstétrique*. 15 mars 1896, p. 141. — Sur le lait de femme et l'utilisation de ses matériaux nutritifs dans l'organisme du nouveau-né sain. *L'Obstétrique*, 1897, n° 6. — Utilisation des matériaux nutritifs du lait. Comparaison, chez le nourrisson, des deux modes d'alimentation : lait de femme, lait de vache. *France médicale*, 1er juillet 1898, p. 403. — Étude des échanges nutritifs azotés et minéraux chez un nourrisson de deux mois et demi. *Bulletin de la Société d'obstétrique de Paris*, 16 mars 1899.

(4) Dans un livre de ce genre, nous avions le devoir de nous en tenir,

Examinons d'abord le cas de l'*enfant au sein*, bien portant, et, pour fixer les idées, prenons un nourrisson de 3 mois, pesant en moyenne 5 kilogrammes, prenant en 24 heures près de 800 grammes de lait et augmentant de 25 à 30 grammes par jour. .

Le lait de femme qu'il reçoit renferme en moyenne, pour 1.000 grammes :

Caséine	16 p. 1.000
Beurre.	35 —
Lactose	65 —

L'adulte n'ingère par jour et par kilogramme que 1 gr. 7 d'albumine, 0 gr. 85 de graisse, 7 gr. 5 d'hydrates de carbone. Le nourrisson ingère, par kilogramme, 2 fois plus d'albumine et 3 fois plus de graisse que l'adulte (la quantité de sucre de lait étant réduite en graisse en la multipliant par le rapport 10/24 et étant ajoutée à la graisse du lait). Il y a donc une assimilation très active dans la première enfance.

Le rapport de la matière protéique aux autres aliments, qui est de 1/5 dans la ration alimentaire de l'adulte, est de 1/6 dans le lait de femme et de 1/3 dans le lait de vache.

D'après les chiffres donnés par Rubner, la chaleur de combustion est : pour 1 gramme de matières protéiques du lait, environ de 4,4 calories; pour 1 gramme de lactose, de 3,9 calories; et pour 1 gramme de beurre, de 9,2 calories. On a calculé que 1 litre de lait de femme représente environ 650 calories, et 1 litre de lait de vache environ 700 calories.

Un nourrisson de 3 mois, en prenant 800 grammes de lait de femme, absorbe une ration d'environ 500 calories; comme

sur cette question, encore à l'étude, des échanges nutritifs du nourrisson, aux notions les plus importantes et les mieux établies. Nous avons laissé de côté les parties inachevées, les hypothèses sans fondements solides, les détails sans intérêt pratique. Ceux qui désirent une analyse complète des travaux parus sur la matière la trouveront dans l'ouvrage de CZERNY et KELLER : *Des Kindes Ernäh-rung, Ernährungsstörungen und Ernährungstherapie*, 1er et 2e fascicules, 1901.

il pèse 5 kilogrammes, cela fait à peu près 100 calories brutes par kilogramme et par jour. Dans un cas qu'il a suivi longtemps, M. Lambling a trouvé par ce procédé que, dans les 6 premiers mois, le nourrisson absorbait une ration moyenne de 91 calories brutes par kilogramme et par jour (1).

La calorimétrie *directe* des nourrissons faite par M. Bonniot (2), avec un appareil imaginé par M. d'Arsonval, donne un chiffre à peu près concordant. M. Bonniot a trouvé que le nourrisson de 2 à 8 mois dégage 7 à 9 calories par heure, soit 168 à 216 calories par 24 heures. Ce chiffre, d'après d'Arsonval, doit être doublé, parce que l'enfant était placé dans le calorimètre *tout habillé*, ce qui fait de 336 à 432 calories par 24 heures. On en peut conclure que le nourrisson produit environ 80 calories par kilogramme en 24 heures. Si on se rappelle que le calcul des calories brutes, c'est-à-dire de la valeur thermique des aliments ingérés, donne un chiffre qui doit être réduit de 10 p. 100, on voit que les nombres fournis par la calorimétrie directe et ceux fournis par la calorimétrie indirecte diffèrent assez peu.

Donc, par kilogramme, un enfant de 3 mois dépense un nombre de calories double de celui qui suffit à un adulte appliqué à un travail moyen. Le chiffre de 100 calories brutes par kilogramme est à peu près constant jusqu'à 1 an; il diminue un peu dans le courant de la seconde année. Il faut dire qu'il ne s'applique pas aux 10 premiers jours de la vie; à cette phase, Gaus a vu des enfants dont le développement était normal ne dépenser que 45 à 50 calories, d'où on peut conclure que, dans les premiers jours, l'augmentation de poids dépend plus de la teneur en eau de l'aliment que de sa richesse en énergie (3).

(1) Lambling, Notes sur la nutrition de l'enfant et de l'adulte. *Nord médical*, 1er mai 1900.

(2) D'Arsonval et Bonniot, Calorimétrie clinique. *Société de biologie*, 1898, 5 mars, p. 248 et 249.

(3) Gaus, Ueber Nährungsausnützung der Neugeborenen. *Jahrb. f. Kinderh.*, 3 F. 1982, 129, 156.

Des données fournies par Rubner et Heubner, par Lambling, on peut déduire que, sur ces 100 calories, 20 sont employées à l'accroissement et 80 sont dépensées en chaleur et en travail. C'est ce dernier chiffre qui est vraiment considérable, si on le compare à celui qui représente le besoin de calories de l'adulte en équilibre.

Ce taux élevé de la calorigénie tient, comme Rubner l'a montré, à ce que *les nourrissons ont par rapport à leur poids une surface plus grande que celle des adultes et perdent, dans le même temps, des quantités de chaleur plus considérables.* Ils ne peuvent maintenir leur température qu'à la condition d'avoir des échanges très actifs. Ce qui démontre que c'est bien la grandeur de la surface de déperdition qui règle le phénomène, c'est que, si l'on rapporte le nombre de calories dégagées, non plus à l'unité de poids, mais à l'unité de surface, on trouve une dépense à peu près égale pour l'enfant et pour l'adulte.

Pour la part que prennent les divers principes du lait dans la genèse de la chaleur totale, le calcul a conduit Lambling (1) aux chiffres suivants :

SUR 100 CALORIES FOURNIES, L'ORGANISME EN A TROUVÉ :

	Chez l'adulte.	Chez le nourrisson.
Dans l'albumine	19	18
Dans les graisses	30	53
Dans les hydrates de carbone	51	29

Tandis que l'alimentation des adultes est caractérisée par la prépondérance de l'apport calorifique des hydrates de carbone, celle du nourrisson se distingue donc, au contraire, par le rôle prépondérant des graisses dans l'apport thermique total.

Cette prépondérance des corps gras est destinée à restreindre la décomposition de l'albumine, dont une partie doit

(1) LAMBLING, Notes sur l'alimentation. *Le Nord médical*, 1er janvier 1898.

être retenue pour servir à l'édification des tissus en voie d'accroissement. Le rôle considérable des corps gras dans la croissance du nourrisson est donc indirect. Ce rôle diminue à partir du sevrage ; dès que le lait n'est plus l'aliment unique, l'apport thermique des graisses va s'affaiblissant, tandis que celui des hydrates de carbone va augmentant, jusqu'à devenir prépondérant, comme chez l'adulte.

Après un an, le développement est moins rapide que dans la première année ; la ration d'albumine et de graisse diminue, tandis que celle des hydrates de carbone augmente et dépasse finalement de près du double la graisse et l'albumine réunies. Cependant les échanges nutritifs sont encore très actifs ; de 1 an à 2 ans, l'enfant absorbe par kilogramme 2 fois plus d'albumine que l'adulte, 3 fois plus de graisse, 1 fois et demie plus d'hydrates de carbone.

Voici des chiffres empruntés aux travaux de Camerer, Forster, Uffelmann, Voit, Riedel, et qui permettent de se représenter les besoins alimentaires d'enfants de divers âges :

AGE	POIDS	ALBUMINE	PAR KILOGR. GRAISSE	HYDRATES DE CARBONE
3 jours.	3 kg. »	2 gr. 4	2 gr. 8	2 gr. 9
6 jours.	3 kg. 200	3 gr. 7	4 gr. 3	4 gr. 4
3 semaines. . . .	3 kg. 500	4 gr. 8	5 gr. 6	5 gr. 7
7 à 10 semaines.	4 kg. »	4 gr. 5	5 gr. 2	5 gr. 4
4 mois.	6 kg. »	3 gr. 8	4 gr. 5	4 gr. 6
1 an et demi . .	9 kg. »	4 gr. 4	4 gr. »	8 gr. 9
2 ans et demi. .	10 kg. »	3 gr. 6	2 gr. 7	15 gr. »
3 ans.	12 kg. 60	3 gr. 4	3 gr. 1	7 gr. 7
4 ans.	17 kg. »	3 gr. 5	2 gr. 5	11 gr. »
6 ans.	18 kg. »	3 gr. 5	2 gr. 5	11 gr. »
9 ans.	22 kg. »	2 gr. 7	2 gr. »	9 gr. 1
11 ans.	23 kg. 40	2 gr. 8	2 gr. »	11 gr. 4
Adulte.	70 kg. »	1 gr. 7	0 gr. 85	7 gr. 5

En ce qui concerne le rôle des substances minérales dans la nutrition du jeune enfant, on doit faire une seule remarque. L'enfant nourri de lait reçoit, par kilogramme de poids du corps, une proportion de sels minéraux plus grande que l'adulte dans sa ration ordinaire. C'est que l'organisme du premier a besoin d'une quantité assez considérable de sels inorganiques pour l'édification de son corps en voie d'accroissement, tandis que celui du second, en état d'équilibre, peut se maintenir avec de plus petites quantités.

Pour compléter cette étude, il faut évaluer les principaux *excreta* du nourrisson : l'urée, l'eau, l'acide carbonique. Malheureusement, les analyses que nous possédons présentent souvent des lacunes, et, chose plus grave, elles n'ont pas toujours porté sur des enfants sains, comme dans le premier cas étudié par Rubner et Heubner.

A défaut d'analyses directes, un raisonnement avait permis depuis longtemps de savoir qu'une bonne partie de l'azote des matières protéiques est retenue par l'organisme.

Pendant les deux premières années, l'enfant prend en moyenne 4 grammes d'albumine par kilogramme de son poids, c'est-à-dire 2 fois plus que l'adulte ; or, jusqu'au cinquième ou sixième mois, les analyses d'urine montrent que l'enfant élimine moins d'urée par kilogramme que l'adulte en équilibre nutritif ; vers le cinquième mois, l'enfant élimine à peu près la même quantité d'urée que l'adulte (1). Vers le quinzième mois, l'enfant élimine plus d'urée que l'adulte, et le taux d'urée augmente jusqu'à 10 ans, pour redescendre ensuite et atteindre le chiffre de l'âge adulte (2) ; mais, proportionnellement au poids, l'enfant ingère toujours plus de matière azotée qu'il n'en élimine. Ces faits sont en rapport avec la progression des poids aux diverses périodes de l'enfance. C'est dans les 5 ou 6 premiers mois de la vie que la croissance est la plus active et qu'il y a le plus d'azote retenu. La seconde moitié de la première année occupe le second rang pour l'activité de la croissance et la quantité d'azote retenue dans l'organisme.

(1) Voir le tableau dressé par J. RENAULT, *Traité des maladies de l'enfance*, de GRANCHER, COMBY et MARFAN, t. III, p. 259.

(2) CARRON DE LA CARRIÈRE et MONFET, L'urine normale de l'enfant (après 15 mois). *Académie de médecine*, 20 juillet 1897.

Ce que le raisonnement avait déjà permis de savoir indirectement, les recherches de M. Michel nous l'ont montré avec précision.

Elles ont porté sur 5 enfants âgés de 5 à 15 jours, bien portants et nourris au sein. La méthode de M. Michel a consisté à rechercher les gains d'azote et de sels minéraux dont les portions excrétées se retrouvent dans les fèces ou dans l'urine et non dans l'air expiré. On mesure, pendant 4 à 6 jours, l'azote et les sels (particulièrement la chaux et l'acide phosphorique), d'une part dans le lait de la mère, d'autre part dans les urines et les fèces du nourrisson. On rapporte les différences au jour et au poids. Voici les moyennes obtenues par M. Michel (1) :

Un nouveau-né, pesant entre le cinquième et le quinzième jour une moyenne de 3 kgr. 635, ingère par jour une moyenne de 589 gr. 36 de lait. Il élimine les quantités suivantes :

Urine éliminée par jour,	225 gr. 94		
Fèces	11 gr. 98	(dont 75 p. 100 d'eau).	
Azote.	0 gr. 355	0,249	par urine
		0,106	par fèces
Sels.	0 gr. 745	0,384	par urine
		0,361	par fèces
Chaux	0 gr. 0945	0,0105	par urine
		0,084	par fèces
Acide phosphorique. . .	0 gr. 051	0,025	par urine
		0,026	par fèces

Les gains journaliers sont, par conséquent :

Azote.	1 gr. 255
Sels.	0 gr. 605
Chaux.	0 gr. 177
Acide phosphorique.	0 gr. 225

(1) Pour ce qui concerne l'élimination des matières minérales. Voyez aussi dans le chapitre précédent, *Selles des nouveau-nés*: en outre : Marius Blauberg, *Zeitsch. f. Biol.*, XL, 1, 54, 1900. — W. Freund, *Zeits. f. phys. Chemie*, XXIX, 24. 46, 1899, ce dernier mémoire concernant l'élimination du soufre.

L'augmentation de poids correspondant à ces gains élémentaires est de 35 gr. 25.

Parmi ces résultats, il en est un qui doit nous arrêter; on trouve comme gain d'azote 1 gr. 255; cette quantité d'azote correspond à 8 gr. 14 d'albumine. Il s'ensuit que le gain de l'organisme en albumine constitue à lui seul *plus du quart* du gain total de poids (35 gr. 25).

Sur l'excrétion de l'eau par rapport à celle qui a été absorbée, les recherches de Rubner et Heubner faites sur un nourrisson de 10 semaines, élevé au sein (mais qui n'était pas absolument bien portant), ont montré ce qui suit : l'enfant prenait en moyenne 613 grammes de lait par jour; il absorbait 530 centimètres cubes d'eau, dont il rendait seulement 505,5 (314,5 par l'urine et 191 par la transpiration cutanée et l'exhalation pulmonaire). Donc, une partie de l'eau était retenue; mais on voit par là que, comme l'ont déjà avancé Camerer et Bendix, chez le nourrisson, les reins éliminent plus de la moitié de l'eau ingérée. Rubner et Heubner pensent que le poumon et la peau éliminent chacun une égale quantité d'eau.

Pour l'acide carbonique, les recherches de Voit et Pettenkofer, de Forster, celles plus récentes de Mensi (de Turin) (1) sont d'accord; elles établissent que l'organisme des enfants, de la naissance à 10 ans, élimine 1 fois 1/2 à 2 fois 1/2 plus de CO^2 que l'organisme des adultes. Dans le cas étudié par Heubner, le nourrisson, un peu souffrant il est vrai, rendait même plus de carbone qu'il n'en recevait. Cette excessive désassimilation carbonée se fait peut-être aux dépens de la graisse et est en rapport avec l'économie d'albumine exigée par la croissance. Cependant Munk l'attribue en partie à la décomposition des matières albuminoïdes, se fondant sur ce que, chez les enfants, l'élimination de CO^2 est parallèle à celle de l'urée (2).

(1) Congrès international de Rome, avril 1894.
(2) MUNK et EWALD, *Traité de diététique*. Trad. française, p. 76.

Malgré les lacunes et les imperfections qu'elles présentent, les notions qui précèdent sont intéressantes. Sans croire que, lorsqu'elles seront plus complètes, elles donneront l'explication définitive des principaux phénomènes de la nutrition, il faut leur reconnaître un avantage d'un grand prix : elles nous fournissent un moyen de nous représenter le bilan de la nutrition. Le fait capital est celui-ci : dans le courant de la première année, mais surtout dans les six premiers mois, l'enfant au sein et bien portant, pour produire la chaleur et le travail nécessaires à sa vie et pour s'accroître régulièrement, a besoin chaque jour d'environ 100 calories par kilogramme de son poids. Sur ces 100 calories, 80 sont dépensées à produire de la chaleur et du travail, 20 se déposent dans le corps et servent à la croissance. Donc, un enfant sain qui ne recevra que 80 calories n'augmentera ni ne diminuera de poids, mais restera stationnaire. S'il reçoit moins, il consommera sa propre substance, pour produire de la chaleur et du travail, et il maigrira. S'il reçoit le chiffre normal de 100 calories, et si, pour des raisons que nous indiquerons, plus de 80 sont dépensées à produire de la chaleur et du travail, le poids n'augmentera pas suffisamment ; il pourra même rester stationnaire ou diminuer.

La quantité de nourriture nécessaire pour que la croissance soit régulière varie donc avec chaque nourrisson ; les principaux facteurs dont elle dépend sont le poids et la surface du corps, ensuite la manière, économique ou dispendieuse, dont s'accomplit le travail de la digestion et de la nutrition.

III. Échanges chez le nourrisson alimenté avec du lait de vache. — Chez l'enfant nourri avec du lait de vache et bien portant (1), malgré l'utilisation défectueuse de l'aliment, les gains sont à peu près les mêmes que chez l'enfant au sein. Les urines sont plus riches en azote, chaux et acide phos-

(1) Ullmann, *Étude de la nutrition chez le nourrisson.* Thèse de Paris, 15 février 1900, n° 223. — L. Netter, *Échanges nutritifs dans l'allaitement artificiel.* Thèse de Paris, 5 juillet 1900, n° 483.

phorique; les fèces, plus abondantes, contiennent par unité de poids plus de chaux et d'acide phosphorique; pourtant les gains d'azote, de chaux et d'acide phosphorique sont à peu près les mêmes, et le poids progresse autant que chez l'enfant au sein. Les raisons de cette apparente anomalie sont faciles à donner : d'abord, sous un même volume, le lait de vache est plus riche en azote, en phosphore et en chaux que le lait de femme; en outre, d'une manière générale, l'enfant au biberon prend un volume de lait plus considérable que l'enfant au sein.

Nous savons que l'enfant au sein qui s'accroît régulièrement a besoin chaque jour d'environ 100 calories par kilogramme corporel; d'après Heubner, pour augmenter dans la même proportion, l'enfant nourri de lait de vache a besoin chaque jour de 120 calories par kilogramme corporel. Heubner suppose que le surplus de calories est utilisé par le travail de la digestion, beaucoup plus considérable pour l'élaboration et l'absorption du lait de vache que pour celles du lait de femme; là résiderait surtout l'infériorité du premier. Cependant cette infériorité se ferait moins sentir à partir du sixième mois, parce que dans la seconde moitié de la première année l'organisme est mieux réglé, et les fonctions s'accomplissent avec une dépense d'énergie relativement moindre que dans les premiers mois.

Cette opinion de Heubner appelle quelques remarques. Nous avons adopté, depuis plusieurs années, une méthode d'allaitement artificiel dans laquelle les enfants ne reçoivent pas un nombre de calories plus considérable que dans l'allaitement naturel. Nous avons obtenu de bons résultats; mais, avec cette méthode, la croissance est souvent un peu lente dans les premiers mois, ce qui semble confirmer les vues de Heubner. Quelquefois, lorsque l'accroissement ne nous paraissait pas suffisant, nous avons essayé de dépasser les quantités de lait fixées par nos tableaux (1);

(1) Voir 2e *partie, section* III, *chap.* V.

presque toujours, des troubles digestifs sont survenus, qui ont interrompu cette tentative. Nous nous sommes donc résigné à une progression des poids un peu lente pour ménager le tube digestif; si celui-ci reste intact il arrive un moment où le retard de la croissance est vite rattrapé.

En tout cas, la théorie de Heubner, si elle était démontrée, n'expliquerait qu'une des différences qui séparent l'enfant nourri de lait de vache de celui qui est élevé au sein, à savoir que le premier a besoin d'un surplus de calories pour que sa croissance soit normale.

Mais l'enfant au biberon, en dépit d'une assimilation à peu près identique, diffère de l'enfant au sein par d'autres caractères, que c'est ici le lieu d'énumérer.

Tout d'abord, remarquons que, même lorsque sa croissance n'est pas en retard, même lorsqu'elle est en avance, sa courbe de poids est habituellement plus irrégulière que celle du nourrisson à la mamelle; elle procède par ascensions rapides, suivies de descentes brusques ou d'arrêts plus ou moins longs.

Dans nombre de cas, l'enfant au biberon est pâle; il a des chairs molles, flasques, sans fraîcheur; il se remue peu et semble avoir un certain degré de débilité musculaire. D'après M. Weill (de Lyon), tandis que la courbe de température de l'enfant au sein est presque rectiligne, celle du nourrisson élevé au lait de vache forme une ligne brisée très irrégulière (1). Chez le sujet soumis à l'allaitement artificiel depuis sa naissance, on constate souvent des signes de rachitisme léger, de ce rachitisme qu'il faut savoir rechercher (nodosités costales, gonflement du poignet) (2). Les

(1) WEILL, De la température chez le nourrisson. *Société des sciences médicales de Lyon*, séance du 9 juillet 1902.

(2) D'après Finkelstein, on constaterait l'hyperexcitabilité des nerfs et des muscles (tétanie latente) chez 30 p. 100 des nourrissons alimentés avec du lait de vache. Ce phénomène ne se retrouve jamais chez les enfants nourris au sein, ni chez ceux qui, étant alimentés artificiellement, reçoivent, au lieu de lait de vache, des farines, du bouillon et des œufs. Pour le faire apparaître, il suffirait de faire

enfants au biberon sont d'ailleurs plus fragiles, plus vulné-
rables ; ils deviennent plus facilement malades ; et il semble
qu'ils aient uneréceptivité plus grande pour toutes les maladies
infectieuses communes (bronchite, broncho-pneumonie, pyodermites, gastro-entérites). Et pourtant, ces enfants passent
souvent pour bien portants, et il est vrai que, quand une
maladie intercurrente ne survient pas, ils se développent
assez bien, quoique irrégulièrement ; mais quelques-uns
gardent de la pâleur et de la faiblesse jusqu'à la deuxième
année.

Les caractères qui séparent un enfant au biberon d'un
enfant au sein sont d'autant plus marqués que l'allaitement
artificiel exclusif a été institué plus près de sa naissance.
Quand on n'y soumet le nourrisson qu'après le cinquième ou
le sixième mois, ces différences sont généralement assez atté-
nuées et même elles peuvent faire défaut.

Hypothèses sur le rôle des enzymes du lait. — Pourquoi,
avec une assimilation à peu près identique, l'enfant au biberon est-il si souvent dissemblable de l'enfant au sein ? On
ne peut guère trouver qu'une réponse : entre le lait de femme
et le lait de vache, il y a des différences que l'analyse chimique
ne nous révèle pas. N'avons-nous pas appris que l'antitoxine
tétanique et l'antitoxine diphtérique passent par le lait ? Or,
la chimie est impuissante à déceler leur présence ; seule,
l'expérimentation la démontre. D'autre part, nous savons
maintenant qu'il y a dans le lait des femelles normales des
ferments solubles : une amylase (Béchamp), une anaéroxydase (Dupouy), une lipase (Marfan et Ch. Gillet), un ferment
coagulant la fibrine (Moro). Ces ferments ne sont pas les
mêmes ou n'ont pas les mêmes caractères dans les laits de

ingérer à un enfant nourri avec des amylacés du petit lait (sérum du
lait de vache). Pour le faire disparaître ou l'amender, il suffirait de
supprimer le lait de vache. Il y aurait donc dans le sérum de celui-ci
une substance capable de produire la tétanie latente et probablement
aussi la tétanie avec contractions spontanées (*Forlschrille der Med.*,
15 juillet 1902).

toutes les espèces ; ainsi l'amylase, présente dans le lait de femme, fait défaut dans le lait de vache ; l'anaéroxydase est constante et très active dans le lait de vache, faible et inconstante dans le lait de femme, où elle caractérise surtout l'état colostral ; la lipase, au contraire, abondante dans le lait de femme, est en minime quantité dans le lait de vache : la fibrine des exsudats de l'espèce humaine n'est coagulée que par le lait de femme, et non par le lait de vache ou de chèvre. La réaction de Bordet prouve enfin qu'il existe des substances spécifiques dans le lait des diverses espèces animales.

Ces faits montrent que le lait d'une espèce ne pourra jamais remplacer le lait d'une autre espèce. Mais, en outre, si on les rapproche de certaines notions acquises de nos jours, on peut en tirer une théorie intéressante des échanges nutritifs chez le nourrisson. Cette théorie a été indiquée par Escherich (1) et par nous-même (2). Nous allons l'exposer, tout en spécifiant qu'elle ne représente encore qu'une hypothèse.

Les transformations que la matière alimentaire subit dans

(1) Escherich, Les doctrines de l'allaitement artificiel : lait de femme agissant comme ferment. *Congrès international de médecine de Paris*, 1900, section de médecine de l'enfance, p. 95.

(2) Dans une leçon faite le 23 novembre 1900 et publiée par la *Revue mensuelle des maladies de l'enfance* (février 1901), leçon dans laquelle nous avons exposé cette théorie, nous nous sommes exprimé ainsi :

« En ces derniers temps, certaines idées, encore vagues, flottaient, si nous pouvons ainsi dire, dans l'atmosphère scientifique ; elles ne se précisaient pas, ou tout au moins on n'osait pas les préciser, parce qu'elles ne représentaient que des hypothèses, et que, depuis quelque dix ans, on a sans doute trop abusé des hypothèses. Il y a trois ans, lorsque nous rédigions notre *Traité de l'allaitement*, la pensée nous était venue de soulever ces questions à propos du ferment oxydant. Nous la repoussâmes, parce qu'il nous parut dangereux de développer une théorie qui pouvait diminuer la confiance dans la stérilisation du lait, laquelle nous semble indispensable, alors que cette théorie ne reposait pas encore sur des bases solides. Nous continuâmes donc à nous préoccuper de ces problèmes, et nous attendîmes que les données en fussent plus précises pour les faire intervenir dans la question de l'allaitement. Mais, au dernier Congrès international de Paris, M. Escherich n'ayant pas hésité à en parler, nous n'avons plus de scrupules ; nous les exposerons à notre tour et nous dirons comment nous comprenons les nouveaux problèmes que suscite la question de l'allaitement artificiel. »

le tube digestif sont sous la dépendance de ferments élaborés
par les glandes salivaires, l'estomac et le pancréas; c'est un
fait connu depuis longtemps. Mais nous avons appris dans
ces derniers temps que les métamorphoses subies dans l'intimité des tissus par la substance absorbée s'opèrent aussi,
pour la plupart, par l'action des ferments solubles, issus
de « sécrétions internes », pour employer l'expression de
Brown-Séquard; certains organes, particulièrement certaines
glandes, élaborent des enzymes qui se déversent dans la circulation et qui sont de vrais ferments de la nutrition, car ils
sont les stimulateurs et les régulateurs des échanges nutritifs. Sans entrer dans de grands détails à ce sujet, il suffira
de rappeler le rôle du foie et du pancréas dans les mutations
du glucose; de signaler l'élaboration par la glande thyroïde
de ferments, dont l'absence provoque ces troubles de la nutrition générale que nous observons dans le myxœdème; d'indiquer que M. Hanriot a démontré la présence dans le sang
d'un ferment lipasique; que le foie élabore un ferment
oxydant qui agit surtout sur les acides; que nombre d'organes
sécrétent des ferments réducteurs. Nous sommes donc autorisé à supposer que l'utilisation des matières nutritives
absorbées, que les métamorphoses interstitielles qu'elles subissent dans l'organisme, en un mot que l'assimilation, les
mutations calorigènes et fonctionnelles et la désassimilation
sont pour une bonne partie sous la dépendance d'enzymes
élaborées par des organes à sécrétion interne.

L'organisme du nouveau-né et du nourrisson étant encore
inachevé, on peut se demander s'il produit une quantité suffisante de ces stimulines ou si celles qu'il élabore sont suffisamment actives, surtout si l'on considère qu'au moment de la
naissance, l'être vivant entre dans une période où la croissance est rapide et considérable.

Nous savons déjà, surtout depuis les recherches de Zweifel,
que le nouveau-né élabore peu de zymases digestives; n'y
a-t-il pas lieu de penser qu'il élabore aussi une quantité insuffisante de ferment des échanges interstitiels? Quelques

faits portent à répondre par l'affirmative. D'après les recherches de Pfaundler, le ferment oxydant du foie aurait une très faible activité chez le nouveau-né et le nourrisson, ce qui expliquerait la fréquence de la dyscrasie acide dans les premiers mois de la vie, fréquence démontrée par les recherches de Czerny. MM. Nobécourt et Sevin (1) ont montré que le ferment amylolytique du sang a son minimum d'activité dans les deux premiers mois de la vie. Les recherches de Halban et K. Landsteiner (2) démontrent que les propriétés hémolytiques, agglutinantes, bactéricides, antifermentatives et antitoxiques sont bien plus accentuées dans le sérum de la mère que dans celui du nouveau-né. Donc les substances actives du sérum existent dès le début de la vie, mais elles sont moins énergiques que chez l'adulte. MM. Hanriot et Clerc (3) ont vu que la lipase apparaît dans le sérum du fœtus dès le cinquième mois de la vie intra-utérine et s'accroît jusqu'à la naissance, où elle possède une activité considérable, mais inférieure toutefois à celle du sang maternel. Donc, même en admettant que la règle comprend des exceptions, nous en savons assez pour pouvoir affirmer que, chez le jeune enfant, les ferments de la digestion, de la nutrition et de la défense antimicrobienne et antitoxique sont généralement peu actifs.

Mais la nature pourvoit à cette insuffisance en préparant dans l'organisme maternel un aliment, le lait, qui remplit deux conditions : 1° d'être d'une digestion facile et, par suite, de ne pas exiger des ferments digestifs bien actifs ; 2° de renfermer les ferments stimulateurs et régulateurs de la nutrition que les tissus du nourrisson n'élaborent pas en quantité suffisante.

L'hypothèse précédente explique nombre de faits. L'enfant qui vient au monde est plus ou moins inachevé. Tel, qui naît vigoureux, peut à la rigueur se passer du lait maternel,

<hr>

(1) *Revue mens. des mal. de l'enfance*, janvier 1902.
(2) *Münch. med. Wochens.*, 1902, 25 mars, n° 12, p. 473.
(3) *C. R. de l'Acad. des sciences*, 28 décembre 1901.

parce que son degré de développement à la naissance est assez avancé et qu'il sécrète en suffisante quantité les diastases digestives et les diastases nutritives. Chez tel autre — et c'est le cas plus le fréquent — la privation du lait maternel, à la condition qu'on remplace celui-ci par un aliment qui s'en rapproche, comme le lait de vache stérilisé et dilué, n'empêchera pas le développement de s'accomplir; mais ce développement sera insuffisant, irrégulier et s'accompagnera de troubles nutritifs jusqu'au moment où l'organisme sera capable d'élaborer lui-même en suffisante quantité les ferments des échanges interstitiels. Ce moment varie avec les sujets, mais en général il n'arrive pas avant la fin de la première année. Souvent, ce n'est qu'après la deuxième que les enfants soumis à l'allaitement artificiel perdent leur pâleur et prennent des chairs fermes et fraîches. Enfin, chez les enfants nés avant terme, chez ceux qui naissent débiles, ou chez ceux qui le deviennent à la suite d'une maladie qui les atteint dans les premiers temps de la vie, l'élaboration des ferments internes est si faible qu'aucun aliment ne pourra remplacer le lait de femme; ils deviennent athrepsiques, et ils meurent si on les en prive.

L'hypothèse précédente nous explique également la très grande supériorité de l'allaitement mixte sur l'allaitement artificiel exclusif. Recevant avec le lait de femme des ferments de nutrition actifs, l'enfant est capable d'utiliser complètement le lait de vache qu'on donne en supplément.

Jusqu'ici, nous avons raisonné dans l'hypothèse que les ferments nutritifs sont particuliers à chaque espèce et que chaque lait renferme des ferments en quelque sorte spécifiques. Mais il ne faut pas pousser cette hypothèse à l'extrême. Les faits cités démontrent que le lait de femme et le lait de vache renferment des ferments solubles différents; mais ils démontrent aussi qu'ils en renferment d'assez voisins. A côté de ces ferments propres à chaque espèce, il est donc probable qu'il y en a d'autres communs à tous les laits, ou qui peuvent du moins se suppléer dans une certaine mesure. Ce qui autorise cette supposition, c'est qu'il y a des ferments nutritifs qui paraissent avoir des propriétés analogues dans nombre d'espèces; ainsi, quand un individu de l'espèce humaine est privé de son corps thyroïde, il suffit de lui faire manger du corps thyroïde de mouton pour atténuer ou supprimer les troubles qui résultent de cette privation.

En somme, le lait n'est pas un liquide inerte; ce n'est pas un liquide qui intervient dans la nutrition seulement par ses matériaux chimiques; c'est un liquide vivant, capable, par ses propriétés biologiques, d'agir sur le développement et la santé du nourrisson. Les ferments solubles du lait sont des stimulateurs et des régulateurs des actes nutritifs, identiques à ceux que l'organisme élabore au sein des tissus et destinés à suppléer à l'insuffisance des sécrétions internes du nouveau-né. Parmi les ferments du lait, il en est qui sont sans doute communs à diverses espèces; mais il en est qui sont particuliers à chaque espèce. L'existence de ces derniers permet de comprendre qu'on ne puisse pas remplacer le lait de femme par un lait animal; elles donnent aussi une explication des différences qui séparent l'enfant au sein de l'enfant au biberon, même quand la croissance de l'un et de l'autre sont à peu près parallèles.

IV. ÉCHANGES NUTRITIFS DANS L'ALIMENTATION INSUFFISANTE ET L'ATROPHIE. — La première enfance est, de toutes les périodes de la vie extra-utérine, celle dans laquelle la croissance est le plus rapide: elle l'est d'autant plus que l'enfant est plus près de la naissance. Mais, il arrive souvent, que, sous des influences diverses, l'accroissement s'arrête, le poids reste stationnaire ou diminue. On dit qu'il y a *atrophie du nourrisson* lorsque la diminution du poids est *notable* et *durable*; l'athrepsie de Parrot représente un degré très élevé et une forme spéciale de l'atrophie des nourrissons. Survenant chez un sujet dont la caractéristique est l'activité de la croissance, l'atrophie frappe l'observateur, qui ne tarde pas à reconnaître qu'elle a des conséquences importantes.

Théoriquement, elle peut se produire de trois manières: 1° par introduction dans le tube digestif d'une quantité insuffisante d'aliments; 2° par absorption insuffisante des aliments introduits dans le tube digestif en quantité suffisante; 3° par désassimilation excessive. Dans les deux premiers cas, il y a déficit de calories; dans le troisième, il y a consommation excessive de calories.

Le premier cas se trouve réalisé lorsque l'enfant a une nourrice insuffisante ou reçoit une trop faible quantité de lait de vache.

D'une manière générale, dans l'*alimentation insuffisante* et dans l'inanition, le chiffre des calories fournies par l'organisme reste d'abord à peu près normal, et la température ne s'abaisse pas. C'est que, dans ces états, l'organisme prélève sur sa propre substance de quoi fournir au besoin calorique. Il commence par brûler les réserves graisseuses, puis il sacrifie l'albumine; il néglige les réserves d'hydrates de carbone représentées par le glycogène, car elles sont très faibles. Ce n'est qu'assez tardivement et peu avant la mort que la température s'abaisse.

Chez le nourrisson, les choses se passent comme chez l'adulte, avec cette différence que la marche des phénomènes est beaucoup plus rapide. Chez le jeune enfant la nutrition est bien plus active que chez l'adulte; l'assimilation et la désassimilation se font avec une grande intensité; si on supprime ou si on diminue la première, la seconde continue à s'opérer avec la même énergie; les réserves s'épuisent vite; l'amaigrissement est précoce, et l'hypothermie survient beaucoup plus tôt que chez l'adulte (1). Toutefois, aussi bien dans le premier âge que dans l'âge mûr, le jeûne produit ses effets avec plus de lenteur, si on fait absorber une suffisante quantité d'eau. C'est pourquoi, comme nous l'avons dit à plusieurs reprises, chez le nourrisson, la suppression temporaire des aliments doit être réglée par ce précepte : il faut remplacer

(1) D'après les recherches de E. BABACK (*Arch. f. die gesammte Phys.*, 1902, 154, 178), la régulation thermique des enfants nouveau-nés est toujours plus ou moins défectueuse.

la quantité de lait qu'on ne donne pas par une quantité au moins équivalente d'eau bouillie (diète hydrique).

Dans l'alimentation insuffisante, on voit apparaître dans l'urine, particulièrement chez le nourrisson, de l'acétone et de l'acide butyrique. Ces substances proviendraient, d'après quelques travaux récents, de la désintégration de la graisse du corps et non pas de celle de la matière protéique, comme on le croit généralement.

Mais il est assez rare que l'insuffisance quantitative de l'alimentation soit assez grande pour aboutir à une diminution notable et durable du poids, c'est-à-dire à l'atrophie.

Les vraies causes de l'atrophie sont ailleurs. La première condition de cet état est l'allaitement artificiel, c'est-à-dire la privation du sein maternel. L'atrophie du nourrisson est surtout fréquente et accusée chez l'enfant qui a été soumis dès le début de la vie à l'allaitement artificiel exclusif. Mais ici deux opinions sont en présence. La première consiste à soutenir que l'allaitement artificiel peut, à lui seul, être une cause suffisante d'atrophie; on soutient qu'il y a des enfants qui diminuent de poids, sans avoir de maladie déterminée, bien que la quantité de nourriture soit suffisante, bien que l'alimentation soit parfaitement réglée, uniquement parce que l'enfant est privé de lait de femme. Sous le nom d'atrophie *primitive*, on oppose cet état à l'atrophie *secondaire*, c'est-à-dire à celle qui succède à une maladie déterminée. Si ce n'est pas exactement celle de F. Fede et de Filatow, cette définition de l'atrophie primitive est bien celle de Heubner, qui a soutenu la théorie suivante :

D'après Rubner et Heubner, chez le nourrisson atteint d'atrophie primitive, on ne constate pas d'anomalie sérieuse dans les processus de décomposition, d'échanges et d'assimilation de la matière alimentaire; les particularités qui le distinguent sont, d'une part, la moindre aptitude de son intestin à l'absorption et l'abondance plus grande des fèces, et, d'autre part, une consommation plus grande de calories par kilo et par jour; ce dernier fait est en corrélation avec celui-ci : le poids du corps diminue proportionnellement beaucoup plus vite que la surface, il en résulte que, chez l'atrophique, il y a une perte de chaleur par rayonnement beaucoup plus grande encore que chez le nourrisson normal. De ces constatations et de sa théorie de l'allaitement artificiel, Heubner a déduit une conception de l'atrophie primitive. Le lait de vache exige en général, pour être digéré, un travail plus considérable que le lait de femme ; le nombre de calories nécessaire pour la digestion du premier peut être tel qu'il n'y en a plus de disponibles, non seulement pour l'augmentation du poids, mais encore pour les autres travaux fonctionnels ; alors, suivant la règle, la vie ne se maintient que par la consommation de la propre substance du corps, particulièrement de la matière grasse ; le poids va donc diminuer, et l'atrophie est réalisée. La vraie cause de l'atrophie primitive est, pour Heubner, la débilité fonctionnelle, native ou acquise, de l'épithélium intestinal. Dans l'allaitement artificiel, le succès dépend des qualités de cet épithélium ; s'il est vigoureux et adroit, apte à travailler beaucoup et économiquement, l'enfant prospérera avec n'importe quel aliment ; mais si, pour digérer le lait de vache, l'épithélium use plus de calories que pour digérer le lait de femme, le poids restera stationnaire ou diminuera. Quant aux causes de cette débilité fonctionnelle de l'épithélium digestif, elle est parfois congénitale, parfois acquise ; dans ce dernier cas, elle peut être due à une alimentation insuffisante par la quantité aussi bien qu'à la suralimentation ; la première affaiblit, la seconde surmène l'épithélium ; elle peut enfin être due à des maladies antérieures.

La conception d'Heubner est ingénieuse, mais ce n'est encore qu'une hypothèse ; d'ailleurs on peut lui adresser des objections.

Et d'abord, y a-t-il une atrophie vraiment primitive ? L'observation nous montre qu'il n'y a guère d'atrophie véritable qui ne s'accompagne pas de troubles dyspeptiques ; mais nous reconnaissons (et nous l'avons dit et répété depuis 1893) qu'il n'y a souvent aucune relation entre le degré des troubles dyspeptiques et le degré de l'atrophie, les premiers pouvant être très légers alors que la seconde est très accusée. L'objection est ailleurs.

Il est bien difficile de trouver une atrophie véritable qui n'ait pas succédé à une maladie sérieuse, le plus souvent à une entérite aiguë, laquelle peut disparaître, laissant l'atrophie comme reliquat. Sans cette maladie génératrice, l'allaitement artificiel ne détermine pas une atrophie vraie, c'est-à-dire une diminution *notable* et *durable* du poids, accompagnée ordinairement d'anémie et de divers autres troubles. Par lui-même, l'allaitement artificiel peut, chez certains enfants, ralentir la croissance ou la rendre stationnaire ; il peut les prédisposer aux infections communes ; mais tant qu'un état morbide sérieux ne sera pas survenu (entérite, broncho-pneumonie, pyodermites, syphilis en activité), l'atrophie ne se montrera pas. Lorsque l'atrophie succède à une entérite aiguë survenue avant la fin du troisième mois, et ayant laissé après elle de la dyspepsie chronique, elle acquiert un haut degré et prend quelques caractères particuliers : elle est alors l'*athrepsie* de Parrot. Celle-ci représente donc une forme très accusée et très spéciale de l'atrophie.

Ensuite, il n'est pas rigoureusement exact que le processus des échanges interstitiels soit à peu près normal chez l'atrophique, surtout chez l'athrepsique. En donnant aux nourrissons du benzol et en dosant ensuite les phénols de l'urine, M. Freund a trouvé que, dans l'atrophie, il y a formation moins abondante de phénol qu'à l'état normal, ce qui montrerait que, chez les atrophiques, les *oxydations sont moins intenses* que chez les nourrissons bien portants (1). Il y a donc dans l'atrophie autre chose qu'une absorption intestinale insuffisante ou qu'une dépense exagérée de calories pour le travail digestif. Il y a sans doute cela, mais il y a aussi autre chose.

Des théories exposées plus haut sur les enzymes du lait, on

(1) *73ᵉ réunion des médecins et des naturalistes allemands*, à Hambourg, du 22 au 28 septembre 1901.

peut déduire une autre conception de l'atrophie, qui, tout en restant encore hypothétique, en donne une explication plus large et plus pénétrante, dans laquelle la théorie de Heubner peut, du reste, trouver sa place.

S'il est vrai que l'organisme du nouveau-né ou du nourrisson produit une quantité insuffisante de ferments nutritifs ou qu'il élabore des ferments peu actifs, surtout par rapport à la période de croissance où il se trouve, il est permis de supposer que la caractéristique de la vie du nourrisson, c'est la fragilité de cette fonction élaboratrice de ferments de la nutrition, pourtant plus nécessaire qu'à toute autre phase de l'existence.

Cette fonction, étant fragile, sera facilement troublée ou annihilée par les diverses maladies qui peuvent atteindre l'enfant du premier âge, et les conséquences de cette diminution ou de cette suppression seront très différentes, suivant que l'enfant est au sein ou qu'il est nourri au biberon. Dans le premier cas, le lait de femme, renfermant les enzymes trophiques spécifiques, supplée dans une large mesure à l'insuffisance de leur élaboration par les tissus du nouveau-né, et c'est ce qui explique pourquoi l'enfant au sein n'est presque jamais atteint par l'atrophie véritable.

Mais si le nourrisson ne reçoit pas les ferments trophiques nécessaires avec le lait de sa mère ou de sa nourrice, comme c'est le cas pour celui qui est nourri avec du lait de vache soumis à l'action de la chaleur, sa nutrition manquera du stimulant nécessaire : le développement s'arrêtera, l'atrophie surviendra. Dans nombre de cas, l'évolution de l'atrophie est telle qu'elle n'est pas explicable autrement. Elle s'observe presque exclusivement chez les enfants au biberon, et elle évolue en trois phases : 1° la phase de la maladie génératrice, maladie infectieuse en général : le plus souvent infection d'origine digestive, quelquefois d'origine cutanée ou respiratoire, quelquefois syphilis ou tuberculose ; 2° une phase d'arrêt de développement, d'atrophie, pendant laquelle la maladie initiale peut disparaître plus ou moins complètement ; 3° une dernière phase, qui est rarement une phase de guérison : le plus souvent c'est une phase terminale caractérisée par une série d'infections secondaires multiples, se développant par auto-infection, le plus fréquemment chez des sujets sans aucune résistance vitale (broncho-pneumonie latente, pyodermites, ulcérations cutanées, néphrite, muguet, etc.). On comprend d'ailleurs que cette évolution ne soit pas la règle et que la seconde et la troisième phase puissent se confondre.

La prédisposition à l'atrophie dépend de l'âge de l'enfant et de son état de vigueur congénitale. Plus l'enfant est près de la naissance, plus il naît débile, et plus la fonction élaboratrice des ferments trophiques est fragile; dans ces conditions, une maladie, même légère, sera capable d'engendrer l'atrophie, si l'enfant ne reçoit pas du lait de femme. Au contraire, si l'enfant naît vigoureux, ou s'il est un peu âgé, cette fonction trophozymogène sera plus résistante et ne sera pas atteinte, ou le sera peu, par les maladies.

En d'autres termes, chez le nourrisson, les enzymes stimulatrices de la nutrition ont deux origines : les unes viennent du lait maternel; les autres sont élaborées par l'organisme de l'enfant. Si celles-ci sont actives et abondantes, le sujet pourra se passer des premières; même privé du sein, il s'accroîtra régulièrement, mais cette croissance normale s'arrêtera le jour où une maladie aura affaibli le pouvoir d'élaboration des enzymes par les cellules de l'organisme; car alors les deux sources des enzymes trophiques seront taries. On voit donc que les effets des maladies sur la nutrition des enfants du premier âge devront varier avec le mode d'alimentation et avec le degré de perfection ou d'imperfection de la fonction trophozymogène du sujet.

Enfin, la situation de l'enfant qui naît en état de débilité congénitale est identique à celle du nouveau-né ou du nourrisson élevé au biberon, qui devient atrophique à la suite d'une maladie; c'est, sans doute, la même insuffisance de la fonction trophozymogène; dans le premier cas, elle est la conséquence d'une maladie intra-utérine; dans le second, la conséquence d'une maladie extra-utérine. C'est ce qui explique la nécessité, pour le débile comme pour l'atrophique, de l'allaitement naturel. Cette manière de concevoir la débilité congénitale concorde avec les belles recherches de M. Charrin sur les enfants nés de mères infectées, recherches qui ont eu pourtant un autre point de départ que les hypothèses précédentes.

V. ÉCHANGES CHEZ LES NOURRISSONS SURALIMENTÉS. — La suralimentation est fréquente chez les nourrissons; elle est réalisée par des repas trop copieux ou trop fréquents, soit avec le lait de femme, soit avec le lait de vache, soit avec des aliments autres que le lait.

Elle engendre des effets qui dépendent d'abord de la puissance digestive du sujet, ensuite de la forme même sous laquelle l'écart du régime a été réalisé, et enfin de la répétition et du degré de cet écart.

S'il est des nourrissons qui la supportent impunément, il est bien rare qu'elle n'engendre pas des troubles lorsqu'elle dépasse une certaine mesure. Ces troubles sont de deux ordres : troubles digestifs, troubles de la nutrition, qui peuvent se combiner en proportion variable.

Comme nous l'avons déjà indiqué (1), il faut établir deux catégories parmi les enfants qui souffrent de la suralimentation. Dans la première, se placent les nourrissons, nés sans doute avec un tube digestif bien développé, qui, sous l'influence de l'excès de nourriture, n'ont que des troubles digestifs insignifiants pendant un temps parfois très long, et qui, par suite, assimilent bien la trop grande quantité de lait qu'on leur donne : *le défaut des troubles digestifs permet à la suralimentation d'aboutir à la surnutrition;* alors l'enfant devient gros, gras, véritablement obèse, avec des chairs flasques et pâles, le plus souvent de l'intertrigo, de l'eczéma, du prurigo, des poussées légères de fièvre ; c'est ce qu'on pourrait appeler la cachexie grasse.

<hr>

(1) MARFAN, La suralimentation par le lait et l'ablactation prématurée comme causes de troubles digestifs chez le nourrisson. *Archives de médecine des enfants*, juillet 1900, p. 385.

Dans la seconde catégorie, les enfants suralimentés ont presque tout de suite des troubles digestifs plus ou moins sérieux ; l'assimilation ne se fait pas bien ; *les troubles digestifs protègent le sujet contre la surnutrition* et, agissant par eux-mêmes, engendrent au contraire de l'amaigrissement et peuvent aboutir à la cachexie atrophique. D'ailleurs, il est fréquent de voir un enfant passer, à un moment donné, de la première dans la seconde catégorie et présenter de la cachexie maigre après avoir eu de la cachexie grasse.

En s'appuyant sur des notions bien établies, on peut, dans une certaine mesure, se représenter le mécanisme de ces accidents de surnutrition.

Examinons d'abord le cas de la suralimentation azotée, fréquemment réalisée avec le lait de vache pur. Quand on donne un surplus de matière protéique à un adulte dont la digestion est normale, cet excès est détruit, et sa destruction économise celle des hydrates de carbone et de la graisse. Comme les hydrates de carbone se transforment partiellement en corps gras, il en résulte que l'excès d'albuminoïdes engraisse le sujet. C'est ce qui se passe aussi chez le nourrisson, mais avec deux différences. La première, c'est que l'enfant en état de croissance est capable de retenir une quantité d'azote considérable, plus considérable que celle de sa ration normale. La seconde, c'est que la suralimentation azotée provoque, bien plus souvent chez le nourrisson que chez l'adulte, des troubles digestifs qui l'empêchent d'aboutir à la surnutrition. Que la suralimention azotée soit une des causes des troubles digestifs chez les nourrissons, c'est un fait dont on peut discuter la physiologie pathologique (1), mais que la clinique démontre d'une manière irréfutable. Si le lait de vache pur est mal digéré par le nourrisson, cela tient, pour une part, à sa trop grande richesse en caséine.

Quand la suralimentation est due à un excès d'hydrate

---

(1) KELLER, Sur la question de la suralimentation azotée chez le nourrisson. *Centralblatt für inn. Med.*, 1898, n° 21.

de carbone ou de graisse, il y a épargne d'une certaine quantité d'albumine, et la quantité d'azote total éliminé par les urines diminue. Ce gain d'albumine est réalisé surtout sous forme de chair musculaire. Il s'obtient plus facilement avec un excès d'hydrate de carbone qu'avec un excès de graisse; mais il ne s'obtient qu'au prix d'une fixation de graisse dans l'organisme dix fois plus forte, et on aboutit encore à l'obésité. Chez le nourrisson, il est rare d'observer des cas de suralimentation dus exclusivement à un excès d'hydrate de carbone ou de graisse, parce que la composition du lait ne le permet pas. Quant aux enfants nourris trop tôt avec des farineux en excès, ils ont souvent des troubles digestifs qui empêchent la suralimentation d'aboutir à la surnutrition.

En ce qui concerne la suralimentation quantitative et non plus qualitative, l'observation clinique nous apprend que ses effets sont différents suivant les cas. Tantôt elle provoque des troubles digestifs sérieux, et alors elle ne peut réaliser la surnutrition; bien au contraire, les enfants maigrissent. Tantôt, elle ne provoque pas de troubles digestifs ou elle n'en provoque que de légers, et alors les enfants deviennent obèses. M. A. Robin a pu analyser les urines d'une fillette de 17 mois qui était dans ce dernier cas; elle avait des coliques violentes toutes les nuits; les urines renfermaient du sable composé d'acide urique et d'oxalate de chaux, ce qui explique les crises douloureuses (coliques néphrétiques). Elle prenait tous les jours 1 litre de lait de chèvre, des soupes grasses, de la viande bouillie ou rôtie, des biscuits, des croûtes de pain, de l'eau rougie. Les urines renfermaient un grand excès d'urée, d'acide urique et de divers extractifs azotés, de l'acide hippurique en abondance, de l'oxalate de chaux, de la graisse libre, de l'albumine et des peptones, de l'indican (1). Ainsi, la suralimentation avait engendré un état de la

(1) A. Robin, Lithiase urique et oxalique chez les enfants du premier âge. *Journal de thérapeutique*, 1878.

nutrition analogue à celui qu'on constate dans la goutte de l'adulte.

VI. Échanges nutritifs chez les nourrissons atteints de troubles digestifs. — Les seuls documents importants que nous possédions sur la nutrition dans les troubles digestifs se rapportent à la théorie de l'intoxication acide.

M. Czerny (de Breslau) et ses élèves, particulièrement M. Keller (1), ont soutenu que, chez les nourrissons atteints de troubles digestifs sérieux, c'est-à-dire de *gastro-entérite*, il existe des troubles de la nutrition révélant une intoxication acide.

Le fondement de cette théorie est la constatation, faite par M. Keller, d'un excès d'ammoniaque dans les urines des nourrissons atteints de gastro-entérite. Cette élimination excessive d'ammoniaque ne pourrait avoir que deux causes : ou bien elle peut être l'effet d'une insuffisance de la fonction uropoiétique du foie, dans lequel, à l'état normal, l'ammoniaque se transforme en urée ; ou bien, d'après une théorie de Walter, elle peut être la conséquence d'une intoxication acide, l'organisme se défendant contre ces substances en les neutralisant par l'ammoniaque de ses tissus. Pour savoir laquelle de ces deux causes il faut invoquer, Van den Bergh

(1) Czerny, De l'intoxication dans la gastro-entérite des nourrissons. *Jahrbuch für Kinderheilk.*, t. XLIV, 5 février 1897, 1ᵉʳ fascicule. — Keller, Élimination d'ammoniaque dans la gastro-entérite des nourrissons. *Ibid.*, même fascicule. — Van den Bergh, Influence des alcalins sur l'élimination de l'ammoniaque dans la gastro-entérite des nourrissons. *Ibid.*, t. XLV, p. 265, octobre 1897. — Czerny et Keller, Aux dépens de quelle partie constituante du lait se forment les acides qui engendrent une excrétion ammoniacale exagérée dans les affections gastro-intestinales des nourrissons ? *Centralblatt für inn. Med.*, 7 août 1897. — Kolsky, Dissertation inaugurale. Leipzig, 1897. — Czerny, Troubles de la respiration dans la gastro-entérite des nourrissons. *Jahrbuch für Kinderheilk.*, t. XLV, octobre 1897, p. 271. — Czerny et Keller, Formation des acides dans la gastro-entérite des nourrissons. *Ibid.*, même fascicule. — Keller, De la transformation des sels ammoniacaux dans l'organisme des nourrissons dyspeptiques. *Centralblatt f. inn. Med.*, 1898, 12 février. — Du même. Conditions qui influent sur l'excrétion ammoniacale dans l'urine des nourrissons atteints de gastro-entérite. *Jahrb. f. Kinderheilk.*, 1898.

administra du bicarbonate de soude à des nourrissons atteints
de gastro-entérite. Si l'élimination abondante d'ammoniaque
trahit une défense contre l'intoxication acide, le bicarbonate
de soude, en neutralisant les acides qui circulent dans le
sang, doit diminuer considérablement la quantité d'ammoniaque éliminée et augmenter le taux de l'urée. Par contre,
si l'élimination abondante d'ammoniaque tient simplement à
l'incapacité du foie à transformer ce corps en urée, l'administration d'un alcalin ne doit pas l'influencer. Van den Bergh
aurait constaté que le bicarbonate de soude supprime presque
complètement l'élimination d'ammoniaque, il en conclut que
celle-ci révèle une intoxication acide. Keller, de son côté, a
administré du carbonate d'ammoniaque à des nourrissons
atteints de troubles digestifs; et il a constaté que, pendant les
jours suivants, les urines renferment une bien plus grande
quantité d'azote total et d'urée, tandis que la quantité d'ammoniaque ne subit aucune modification; il en conclut que
l'organisme du nourrisson dyspeptique conserve la propriété
de transformer les sels ammoniacaux en urée, et que la
présence d'une grande quantité d'ammoniaque dans son
urine est due à une formation abondante d'acides. Ces acides
se forment sans doute dans le tube digestif. Aux dépens de
quel principe du lait? Czerny et Keller nourrissent des
enfants avec des laits préparés spécialement et qu'on a rendus
riches ou pauvres soit en caséine, soit en sucre, soit en beurre;
puis ils dosent l'ammoniaque urinaire; les résultats obtenus
leur auraient montré que c'est la graisse qui est la source
principale de la formation des acides dans le tube digestif.
Dans leurs plus récents mémoires, les auteurs se demandent
si cette formation des acides est vraiment excessive chez les
nourrissons atteints de troubles digestifs; peut-être, disent-
ils, l'intoxication ne tient-elle pas à une formation plus abondante des acides dans le tube digestif, mais à ce que les
tissus de l'enfant dyspeptique ne sont plus capables de les
brûler.

Les recherches de Czerny et de ses élèves ont fait surgir

un grand nombre d'objections. Nous passerons sous silence les contradictions que l'on constate d'un mémoire au suivant : le savant qui cherche n'est que trop exposé à formuler des hypothèses, que des travaux ultérieurs viennent ruiner.

Il faut remarquer d'abord que toute cette théorie est fondée sur le dosage de l'ammoniaque dans l'urine, opération chimique assez délicate et sujette à erreur. Il sera bon que des recherches nouvelles viennent établir solidement le fait de l'élimination excessive d'ammoniaque. Sur ce point on trouve déjà quelques analyses discordantes dans un travail de Bendix (1) et un autre de Limbeck (2) ; et un mémoire de M. Sonnié-Moret (3) montre les difficultés du dosage de l'ammoniaque urinaire. Quant aux expériences desquelles M. Czerny déduit l'absence de toxicité des produits de la digestion, elles demanderaient à être exécutées dans des conditions expérimentales plus rigoureuses.

M. M. Pfaundler (4) a d'ailleurs repris les expériences de M. Czerny et de ses élèves, et il en a fait la critique dans un mémoire, qui se termine par les conclusions suivantes :

1° Le coefficient d'ammoniaque de l'urine (c'est-à-dire le rapport de l'azote ammoniacal à l'azote total) est plus élevé chez le nourrisson, sain ou malade, que chez l'adulte, sans atteindre des valeurs ni présenter des oscillations aussi accentuées que l'a soutenu Keller ;

2° A l'état normal, les causes de l'élimination abondante d'ammoniaque chez le nourrisson, même normal, sont : d'abord, l'ingestion de quantités relativement élevées de graisse ; ensuite, l'insuffisance du pouvoir oxydant des tissus et des organes, particulièrement du foie ;

(1) Bendix, Nouvelles recherches sur les échanges nutritifs chez le nourrisson. *Jahrburch f. Kinderheilk.*, t. XLVI, p. 308. 1898.

(2) Limbeck, Recherches expérimentales sur l'intoxication acide. *Zeilsch. f. klin. Med.*, 1898, t. XXXIV, nos 5 et 6, p. 418.

(3) Sonnié-Moret, Sur l'ammoniaque urinaire. *La Médecine scientifique*, mars 1898, p. 38.

(4) Docteur Meinhard Pfaundler, Ueber Stoffwechselstörungen bei magendarmkranken Säuglingen. *Jahrb. f. Kinderh.*, 1901, t. IV, p. 247.

3° Le coefficient d'ammoniaque de l'urine s'élève au-dessus des chiffres ordinaires : *a*) en cas d'une lésion du parenchyme hépatique; *b*) en cas d'état général grave accompagné de troubles circulatoires, comme on en observe avant la mort, et qui peuvent être produits aussi bien par une gastro-entérite que par une autre affection; *c*) en cas d'alimentation artificielle contenant de fortes quantités de graisse;

4° La signification de l'élimination abondante d'ammoniaque varie donc suivant les cas. Tantôt elle indique un trouble dans le processus des oxydations qui aboutissent à la synthèse de l'urée (oxydations insuffisantes dans le foie et dans les tissus, ou apport insuffisant d'oxygène); tantôt, en cas d'alimentation riche en graisse, une acidose d'origine alimentaire;

5° Il est impossible d'accepter la théorie de Czerny et Keller, d'après laquelle l'élimination abondante d'ammoniaque dans la gastro-entérite des nourrissons serait due exclusivement à une intoxication acide.

En résumé, ce débat a mis en lumière des faits intéressants, mais on ne peut le considérer comme terminé.

DEUXIÈME PARTIE

L'ALLAITEMENT

SECTION I

L'ALLAITEMENT MATERNEL

La mère doit nourrir son enfant : telle est la règle primordiale de l'allaitement. Il paraît banal de la formuler; elle est pourtant violée tous les jours. La rupture du lien établi par la nature entre la mère et le nouveau-né est assez fréquente pour qu'on puisse la considérer comme une plaie sociale. Le mal n'est pas nouveau. De grandes voix se sont élevées pour le signaler; elles n'ont pas été entendues (1). Elles n'ont pu triompher de l'égoïsme des riches, de la cupidité ou de la misère des pauvres, des préjugés de tous. Il faut ajouter que les médecins n'ont pas toujours lutté assez énergiquement en faveur de l'allaitement maternel.

Certes, le médecin sait mieux que personne qu'en l'état présent de la civilisation — et sans parler des maladies qui s'opposent nettement à ce que la mère nourrisse — l'allaitement maternel offre parfois des difficultés. Mais il lui appartient d'étudier ces difficultés et de rechercher si, dans beau-

---

(1) Jean-Jacques Rousseau a fait, dans l'*Émile*, un plaidoyer éloquent et passionné en faveur de l'allaitement maternel. Malheureusement, quelques pages après le célèbre passage, par une de ces contradictions trop fréquentes dans sa vie et dans ses œuvres, Jean-Jacques choisit une nourrice à Émile ; il la lui choisit nouvellement accouchée, sans se préoccuper un instant du sort réservé à l'enfant de celle-ci.

coup de cas, elles ne peuvent pas être surmontées. Il doit engager toute femme saine à faire un essai d'allaitement, la surveiller et s'efforcer de parer aux obstacles qui peuvent se présenter. En agissant ainsi, il se convaincra que beaucoup de mères peuvent être d'excellentes nourrices.

Le nouveau-né a besoin du lait de sa propre mère. Celui d'une femme étrangère et, à plus forte raison, celui d'un animal ne s'adaptent pas aussi bien aux besoins de l'enfant et ne sont pas susceptibles d'une aussi parfaite digestion. La nature a sans doute établi une relation entre les organes du nourrisson et le lait de sa mère.

Quoiqu'elle soit bien méconnue de nos jours, cette vérité n'est pas nouvelle. Un vieil auteur, Jacques Guillemeau, s'exprimait ainsi à la fin du XVIe siècle : « Le plus expédient serait « que l'enfant fût nourri de sa propre mère, plutôt que d'une « étrangère, pour ce que le lait, qui n'est que le sang blanchi « (duquel il a été fait et nourri 9 mois au ventre de sa mère), « lui sera toujours plus familier que celui d'une autre femme. « Si la propre mère le peut nourrir, elle sera appelée mère « entière, ce qu'elle ne doit refuser... » (1).

Le médecin, pénétré de la nécessité de l'allaitement mater-

---

(1) Une croyance ancienne était que le lait peut transmettre à l'enfant les défauts et les qualités de la nourrice. C'est ce qu'exprime un distique connu de Sennert :

> Sugimus ingenium matris cum lacte ; cuique
> Morum temperiem dant alimenta suam.

« Nous suçons avec le lait l'esprit de notre mère : les aliments donnent à chacun leurs qualités. »

Linné a pleinement accepté cette opinion et l'a défendue dans une dissertation sur la « Nourrice marâtre » (*Nutrix noverca*). Les nourrices pléthoriques et lascives communiqueraient leurs vices aux enfants qui leur sont confiés ; celles qui abusent des liqueurs spiritueuses prédisposeraient leurs nourrissons à l'alcoolisme. (Voir le résumé de cette dissertation dans l'ouvrage suivant : *Essais historiques sur l'art des Accouchements*, par M. Sue le jeune, Paris, 1779, t. I, p. 409 et suivantes.) La présence dans le lait de ferments solubles, dont quelques-uns sont probablement spécifiques, permet de penser qu'il y a dans cette manière de voir une part de vérité.

nel, doit prévoir certaines objections, savoir y répondre et, à l'occasion, faire valoir certains arguments.

L'allaitement ne nuit pas à la beauté. On l'accuse de déformer la taille, quand c'est le corset qui est d'ordinaire le coupable. On l'accuse aussi d'amollir les seins; or, la flaccidité des mamelles est aussi bien la conséquence d'une grossesse non suivie d'allaitement. Au dire de M. Rouvier (de Beyrouth), les Géorgiennes, réputées les plus belles femmes du monde, pratiquent l'allaitement maternel sans exception.

Il semble aussi démontré que les femmes qui allaitent se rétablissent plus vite après l'accouchement et sont moins exposées que les autres aux affections utérines.

D'une manière générale, toute femme bien portante est capable de nourrir son enfant. Nous exposerons plus loin la casuistique des contre-indications et nous montrerons que le motif le plus souvent invoqué pour excuser l'abandon de l'enfant par la mère, à savoir l'insuffisance de la sécrétion lactée, est un de ceux qui, en réalité, mettent le plus rarement obstacle à l'allaitement. Les difficultés sont ailleurs, dans les gerçures du mamelon, dans le retard de la montée laiteuse ; or, ces difficultés, avec de bons conseils et un peu de persévérance, la femme pourra souvent les surmonter.

Si les médecins étudient sérieusement la question de l'allaitement maternel et si, bien armés de leurs connaissances, ils soutiennent, suivant l'expression du professeur Pinard, « le droit de l'enfant à sa mère », ils ont de grandes chances de réussir. Dans la classe aisée, on les entendra et on leur obéira sans doute rapidement. Leur succès sera plus tardif dans la classe pauvre, surtout dans celle des grandes villes, dont les femmes sont obligées de quitter leur foyer pour travailler et se trouvent d'ailleurs dans de mauvaises conditions d'hygiène. Mais le problème n'est pas insoluble. Il faut faire appel à la charité publique ou privée. Il faut rechercher si la formule de Lagneau (1) n'est pas réali-

(1) *Revue d'hygiène*, décembre 1890.

sable : « La mère pauvre doit être la nourrice payée de son enfant » (1).

(1) On trouvera des indications bibliographiques sur l'allaitement maternel dans les ouvrages suivants : JACQUEMIER, Allaitement, article du *Dictionnaire encyclopédique des sciences médicales*, 1ʳᵉ série, t. III, p. 249. — TARNIER, CHANTREUIL et BUDIN, *Allaitement et hygiène des enfants nouveau-nés*, 2ᵉ édition, 1888. — BIEDERT, *Die Kindernährung im Säuglingsalter*, 2ᵉ édition, 1893. — F. GUIRAUD, *le Lait de femme à l'état physiologique*. Thèse de Bordeaux, 1897. — Le livre récent de M. le professeur BUDIN, *le Nourrisson* (Paris, 1900) est un précieux recueil de faits cliniques.

CHAPITRE PREMIER

Une femme grosse pourra-t-elle nourrir ?

SOMMAIRE. — Examen médical de la femme grosse en vue de l'allaitement. Cas des maladies chroniques (tuberculose, cardiopathies, albuminurie et néphrite ; affections du foie, de l'estomac, du système nerveux ; goitre, tumeurs malignes). Cas des maladies aiguës qui se développent à la fin de la grossesse. Cas de l'accouchement laborieux et des suites de couches pathologiques.
Peut-on prévoir si la sécrétion lactée sera suffisante ? — Examen préalable de cette question : le pouvoir d'allaiter a-t-il diminué chez les femmes de nos jours ? — Signes qui permettent de prévoir si la femme grosse sera une bonne nourrice. Valeur relative de ces signes.
Examen du mamelon. Ses malformations et ses maladies.
Conclusion.

Lorsqu'une femme est grosse, dans certaines familles, on décide le mode d'allaitement du futur nouveau-né sans consulter le médecin ; dans d'autres, on demande son avis. Nous laisserons de côté le premier cas, où il est difficile d'intervenir, et nous supposerons le médecin en présence d'une femme qui désire allaiter et qui demande conseil à ce sujet.

La première question à poser est celle-ci : la femme a-t-elle déjà allaité ? Si, antérieurement, elle a fait une nourriture avec succès et si, depuis, sa santé n'a pas subi d'altération, on peut répondre qu'elle a toutes les qualités requises pour allaiter, car l'expérience apprend qu'une femme qui a allaité une fois est meilleure nourrice dans les allaitements ultérieurs. S'il y a eu une tentative qui n'a pas réussi, on s'informera des causes de l'insuccès et on acquerra ainsi des notions très utiles pour la direction de la future mère.

Dans ce qui suit, nous prendrons pour exemple le cas d'une primipare qui veut nourrir.

C'est d'ordinaire vers le septième ou le huitième mois de la grossesse que le médecin est consulté sur la question de l'allaitement. S'il l'est par une femme qui n'est pas sa cliente ordinaire, et dont il ne connaît pas les antécédents et l'état actuel, son devoir est de pratiquer d'abord un examen médical complet. Il recherchera ensuite les signes qui passent, à tort ou à raison, pour permettre de prévoir si la sécrétion lactée sera suffisante. Enfin, il explorera la mamelle et le mamelon.

Il sera dirigé par les préceptes suivants, que nous allons développer. « Les seuls cas où une mère a sûrement le droit de ne pas allaiter son enfant sont ceux où elle est atteinte d'une maladie contagieuse qu'elle peut communiquer à son enfant, comme la tuberculose, ou d'une maladie sérieuse, telle que le cancer, une maladie organique du cœur ou du rein, etc., et enfin ceux où il existe une malformation du mamelon impossible à corriger. Quant à l'insuffisance possible de la sécrétion lactée, à la fin de la grossesse, il est difficile de la prévoir avec certitude, et d'ailleurs elle sera assez rarement un obstacle si la femme est saine et bien dirigée. »

I

On cherchera d'abord la tuberculose. Toute affection tuberculeuse en évolution est un obstacle à l'allaitement. La chose n'est pas contestée pour la phtisie pulmonaire : l'allaitement fatigue la mère poitrinaire et précipite la consomption ; il est funeste au nourrisson, qui tette un lait insuffisant et peut-être chargé, sinon de bacilles, du moins de toxines tuberculeuses ; de plus, les contacts intimes et continus de la mère et de l'enfant peuvent créer des occasions de contagion très fréquentes.

On cite des femmes atteintes de tuberculose externe, de lupus étendus, qui, jouissant d'un bon état général, ont allaité leurs enfants avec succès ; ces cas ne doivent pas faire fléchir la règle ; certains nourrissons ont pu échapper au danger qui les menaçait ; qui nous dit que les autres y échapperont ?

Pour les femmes qui portent les stigmates d'un foyer tuberculeux guéri ou paraissant tel, il y a lieu de distinguer plusieurs cas. Il faut défendre l'allaitement à toute femme qui a eu une atteinte de tuberculose pulmonaire, si légère qu'elle ait été. Il faut le défendre aussi à une femme qui a eu récemment une pleurésie dont la nature tuberculeuse peut être soupçonnée. Mais, à une femme qui a été atteinte, plusieurs années auparavant, d'une pleurésie et qui a toujours eu depuis une santé générale parfaite, on peut accorder la permission de nourrir. Pareillement pour les femmes qui ont eu, il y a longtemps, une coxalgie ou des écrouelles bien guéries aujourd'hui ; leur santé générale est-elle bonne et aucun signe ne peut-il faire penser que la tuberculose n'est pas éteinte, qu'elles essaient alors de nourrir ; dans plusieurs cas de ce genre, nous avons vu l'allaitement couronné d'un plein succès.

Aux femmes atteintes d'une maladie organique du cœur, Peter donnait les conseils suivants : « Fille, pas de mariage ; femme, pas de grossesse ; mère, pas d'allaitement. » En ce qui concerne l'allaitement, la formule est trop absolue. Si la cardiopathie est bien compensée, si elle n'a pas troublé la santé générale, on peut autoriser un essai d'allaitement ; l'expérience prouve qu'en pareil cas la tentative réussit assez souvent. Quand il s'agit de sujets asystoliques, nous croyons qu'il vaut mieux, en général, leur interdire l'allaitement. Cependant cette interdiction ne doit pas être érigée en règle absolue, comme le prouvent deux observations de MM. Budin et Macé (1) ; ces auteurs ont soigné deux femmes

______

(1) *Société d'obstétrique de Paris*, 4 juillet 1901.

qui, malgré l'asystolie dont elles étaient atteintes, exigèrent qu'on les laissât allaiter; elles y réussirent sans fatigue.

On était d'accord jusqu'ici pour considérer les affections rénales comme une contre-indication à l'allaitement. On estimait que la femme albuminurique ne doit pas allaiter, parce qu'elle est obligée de se soumettre au régime lacté et que ce régime l'empêche de fournir une sécrétion mammaire suffisante. M. Pinard s'est élevé contre cette manière de voir; d'après lui, les femmes albuminuriques soumises au régime lacté exclusif peuvent allaiter leurs enfants. Il faut distinguer ici entre l'albuminurie (l'albuminurie gravidique dans l'espèce) et le mal de Bright. Voici une femme grosse qui est albuminurique; elle accouche; le symptôme persiste et exige la continuation du régime lacté, mais il ne s'accompagne d'aucun des phénomènes qui caractérisent le vrai mal de Bright, comme les œdèmes, les troubles cardiaques et les accidents urémiques, légers ou graves : la femme peut, dans ces conditions, faire une bonne nourriture, ainsi que le prouvent les faits publiés d'abord par M. Gramulin, élève de M. Pinard, puis par d'autres auteurs (1). Mais il faut interdire l'allaitement à toute femme atteinte d'un vrai mal de Bright, avec albuminurie notable, œdèmes et désordres urémiques, car, dans ce cas, la sécrétion lactée est le plus souvent insuffisante, et le lait, peut-être chargé de toxines, ne présente plus les qualités d'un bon aliment. Il est vrai que ce cas ne se présentera pas souvent, car les femmes brightiques ne peuvent que rarement conduire une grossesse à bon terme.

Des coliques hépatiques rares et n'ayant laissé aucun trouble appréciable ne doivent pas empêcher l'allaitement; mais une affection organique et chronique du foie est une contre-indication formelle.

(1) GRAMULIN, l'Allaitement chez les albuminuriques. Thèse de Paris, 1896, n° 395. — BUDIN et CHAVANNE, Société d'obstétrique de Paris, mars 1900. — COMMANDEUR, Société des Sciences médicales de Lyon, novembre 1900. — MONTAGNON, Loire médicale, 15 juillet 1901.

Un état dyspeptique léger ne contre-indique pas l'allaitement ; mais une dyspepsie grave, une hypersécrétion permanente, un ulcère de l'estomac sont des empêchements, en raison des obstacles qu'ils apportent à l'alimentation de la nourrice.

Les affections organiques du système nerveux, surtout celles qui laissent après elles des paralysies incurables, sont des contre-indications à l'allaitement. Il en est de même de la plupart des névroses : folie, hystérie, épilepsie. D'après Vogel, des enfants mis au sein, immédiatement après que la mère a été prise d'un accès d'hystérie, deviennent agités et peuvent même avoir des convulsions. D'ailleurs, les mères atteintes de ces maladies sont d'ordinaire incapables de donner au nourrisson les soins matériels nécessaires, et une nourrice épileptique peut laisser tomber son enfant, le blesser ou le brûler grièvement. La neurasthénie vraie, avec dépression profonde, ne permet pas l'allaitement. Mais les femmes du monde atteintes de nervosisme simple peuvent et doivent essayer d'allaiter ; dans nombre de cas, elles font d'excellentes nourrices et l'allaitement est susceptible d'améliorer leur état ; on les voit parfois, sous cette influence, recouvrer l'appétit et le sommeil, engraisser et reprendre des couleurs.

Si une anémie grave, comme la leucémie ou l'anémie pernicieuse, ne permet évidemment pas l'allaitement, il ne faut pas interdire aux anciennes chlorotiques de nourrir : car celles qui ont été améliorées par le mariage le sont presque toujours aussi par l'allaitement.

M. Bézy a avancé que les enfants nourris par des femmes goitreuses succombent souvent à des convulsions ; si cette assertion était vérifiée, il faudrait interdire l'allaitement à toute mère atteinte de goitre.

Une femme atteinte d'un cancer ou d'une tumeur maligne doit renoncer à l'allaitement.

Dans cet examen, on doit s'enquérir avec soin de la syphilis chez le père et chez la mère. Si on en découvre, ou si on en soupçonne l'existence, on se trouve en présence d'un pro-

blème complexe dont nous chercherons plus loin les solutions
(V. 2ᵉ partie, section II).

Ce qui précède concerne les maladies chroniques. Examinons le cas des maladies aiguës. Une femme, au voisinage du terme de la grossesse, est atteinte d'une maladie aiguë sérieuse. Peut-elle nourrir ? Il faut distinguer deux ordres de faits, suivant qu'au moment de la parturition la maladie est à la période de convalescence ou est encore en évolution.

Si la femme est convalescente, dans certains cas, elle pourra nourrir. Nous avons soigné une femme qui fut atteinte de fièvre typhoïde de moyenne intensité au septième mois de la grossesse ; elle accoucha à peu près à terme, en pleine convalescence ; elle allaita son enfant avec succès. Une autre fut prise, un mois avant l'accouchement, d'une angine diphtérique, qui guérit rapidement grâce au sérum ; elle put nourrir son enfant sans incident. Mais si la convalescence laisse la femme faible et amaigrie, on doit déconseiller l'allaitement, d'autant que, dans ces conditions, l'enfant est souvent atteint de débilité congénitale.

Lorsque l'accouchement surprend la femme dans le cours d'une maladie aiguë, il faut interdire l'allaitement, à moins qu'il ne s'agisse d'une affection légère et ne faisant pas courir de risques sérieux de contagion à l'enfant. Les faits intéressants observés par M. H. Roger ne doivent pas faire fléchir cette règle : ils montrent seulement que l'interdiction ne doit pas être absolue (1). M. H. Roger laissa les femmes atteintes d'érysipèle allaiter leurs enfants ; aucun trouble n'étant survenu, il suivit la même pratique pour d'autres infections aiguës. Les résultats furent assez satisfaisants ; sur un total dépassant 100 enfants, 2 seulement ont été infectés : l'un contracta la rougeole, l'autre l'érysipèle de sa mère. M. H. Roger en déduit que, dans les infections aiguës, on peut permettre l'allaitement. C'est aller trop loin, si on veut ériger cette permission en règle générale.

(1) G.-H. Roger, *les Maladies infectieuses*. Paris, 1902, p. 1114.

L'érysipèle, les fièvres éruptives, la pneumonie et la broncho-pneumonie, la pleurésie, le rhumatisme articulaire aigu, la fièvre typhoïde, provoquent souvent l'interruption de la grossesse et empêchent l'établissement normal de la sécrétion lactée; si l'enfant naît vivant et viable, il reste débile; la mère ne lui fournira pas un aliment suffisant, sans compter le danger de contagion qu'on ne peut négliger.

Toutefois, nous conseillerons à la mère d'essayer d'allaiter quand sa maladie n'est pas trop grave et que sa sécrétion lactée n'est pas trop insuffisante. Dans ce cas, l'enfant sera complètement isolé d'elle en dehors des tétées; avant d'être donnés, les seins seront désinfectés avec une solution de sublimé à 1/4.000, puis lavés à l'eau bouillie. Si la mamelle ne fournit pas assez de lait, on pratiquera l'allaitement mixte. Grâce à ces moyens, l'enfant a des chances de rester indemne, et, parfois, sa mère pourra plus tard subvenir toute seule à sa nourriture.

Les suites de couches pathologiques sont quelquefois un obstacle à l'allaitement; cependant, cet obstacle est assez souvent surmontable (1). Pour l'infection puerpérale, si elle est légère, elle n'empêchera pas la mise au sein, qui sera faite suivant les règles que nous venons d'indiquer. Un accouchement laborieux, sauf le cas d'hémorragies très abondantes, ne doit pas non plus empêcher l'allaitement.

Il importe d'ajouter que les maladies aiguës et les accidents obstétricaux qui empêchent une nouvelle accouchée de donner le sein ne sont pas toujours des obstacles définitifs à l'allaitement. Après plusieurs jours et même après plusieurs semaines, il peut arriver, au moment où la mère entre en convalescence, que la sécrétion lactée s'établisse, sinon en suffisante quantité pour un allaitement au sein exclusif, tout au moins dans une mesure qui permet un allaitement mixte. D'ailleurs, quand la sécrétion est trop incomplète, on essaiera,

____

(1) Budin et Perret, De l'allaitement pendant les suites de couches pathologiques. *L'Obstétrique*, 15 novembre 1901.

si on le peut, de faire téter la femme par un nourrisson vigoureux et sain ; on aura ainsi quelques chances de déterminer l'établissement d'une sécrétion lactée normale. La fonction mammaire peut devenir active après une période assez longue sans allaiter (1).

Nous n'avons pas la prétention d'avoir passé en revue tous les cas qui peuvent se présenter ; mais nous pensons en avoir assez dit pour montrer dans quel sens le médecin doit diriger son enquête et sur quels éléments il doit appuyer sa décision. Ce qu'il doit rechercher surtout, c'est l'existence des maladies qui, par le danger de contagion ou par leur tendance à produire la cachexie, contre-indiquent l'allaitement.

II

Après avoir examiné l'état général, le médecin explorera les glandes mammaires et recherchera les indices qui passent,

(1) M. Comby raconte qu'une jeune femme lui conduisit son enfant âgé de 3 semaines ; elle l'avait mis au biberon depuis 15 jours, sur le conseil d'une voisine qui la croyait trop faible pour allaiter ; l'enfant était cachectique, avait du muguet, de l'érythème des fesses. M. Comby conseilla à la mère de le remettre au sein sans plus tarder et de l'aider, pour les premières tétées, en exerçant avec la main des pressions sur la base du mamelon. Ce conseil fut suivi, et le lait remonta peu à peu dans les seins. Huit mois après, l'enfant était dans un état florissant de santé. L'allaitement avait pu être repris après une interruption de 15 jours. Des interruptions plus longues ont été citées par les auteurs.

Le docteur X. Martin a observé un cas dans lequel la sécrétion s'est rétablie après 5 mois d'interruption. Il s'agit d'une primipare accouchée dans de bonnes conditions ; elle essaie d'allaiter, mais des gerçures du sein apparaissent, et l'enfant est envoyé en nourrice. La sécrétion lactée de la mère se tarit complètement. Quatre mois après, l'enfant a de la gastro-entérite ; on le confie à une autre nourrice, qui l'abandonne bientôt ; il est mis alors au biberon, mais on est au mois de juillet, en Algérie, où le choléra infantile est à craindre. Une commère du voisinage conseille à la mère désolée de remettre son enfant au sein. Après avoir fait téter un petit chien pendant 2 jours, la jeune femme voit la sécrétion lactée se rétablir, et l'enfant ne tarde pas à recouvrer la santé. (*Bulletin méd. de l'Algérie*, 1896.)

avec plus ou moins de raison, pour permettre de prévoir si la sécrétion lactée sera suffisante comme quantité et comme qualité.

Mais, ici, nous devons essayer de résoudre une question préalable. Nombre de médecins pensent que le pouvoir d'allaiter a diminué chez les femmes de nos jours. « La mamelle se meurt, la mamelle est morte », disait Pajot. « Il y a plus de mères que de bonnes nourrices, » a écrit M. Rouvier. Plus récemment, Bunge (1) s'est déclaré convaincu de l'impuissance croissante des femmes à allaiter leurs enfants ; il considère cette incapacité comme un symptôme de dégénérescence et il accuse l'alcoolisme des ascendants d'en être la principale cause (2). Il importe d'être fixé sur l'exactitude de ces vues.

M. Pinard, qui a entrepris en France l'œuvre du relèvement de l'allaitement maternel (3) et qui a groupé autour de lui nombre de bonnes volontés (4), nous fournit à ce sujet un premier document très important. La statistique faite dans son service par Mme Dluski montre que, sur 100 femmes saines, se trouvant dans les conditions voulues d'alimentation et de repos, 99 ont des chances de pouvoir nourrir leur enfant. Voici les conclusions textuelles de Mme Dluski :

1° Les femmes, à peu d'exception près, peuvent être toutes de bonnes nourrices ;

(1) G. von Bunge, *De l'impuissance croissante des femmes à allaiter leurs enfants. Causes de cette impuissance et moyens d'y remédier*, traduit en français par Legrain. Paris, 1900, chez Fischbacher et à l'Union française anti-alcoolique.

(2) Marfan, *Le pouvoir d'allaiter a-t-il diminué chez les femmes de nos jours ? (A propos d'un mémoire du professeur G. von Bunge.) Revue mensuelle des maladies de l'enfance*, janvier 1902.

(3) Pinard, *De l'assistance des femmes enceintes, des femmes en couches et des femmes accouchées. Revue d'hygiène*, décembre 1890 ; *ibid.*, 20 février 1894.

(4) Mme Bronislas Dluski, *Contribution à l'étude de l'allaitement maternel*. Thèse de Paris, 1894. — Wallich, Sur la façon de diriger l'allaitement maternel. *Revue pratique d'obstétrique et de pédiatrie*, 1894, pp. 193, 307, 353 (juillet, octobre, décembre). — Léon Petit, *le Droit de l'enfant à sa mère*. Thèse de Paris, 1895.

2° Plus des 4/5 des femmes le sont dès le début de l'allaitement;

3° Presque toutes les femmes le deviennent après un temps plus ou moins long;

4° Les cas d'agalactie sont excessivement rares; l'agalactie absolue n'existe pas;

5° La nécessité d'interdire l'allaitement s'impose très rarement;

6° Les multipares qui ont allaité leurs enfants sont meilleures nourrices que les primipares;

7° Les complications du côté des seins (gerçures, lymphangites, etc.) sont chez les anciennes nourrices plus rares et moins graves.

Ces conclusions ont été établies sur des observations de femmes qui accouchent à l'hôpital. En ce qui regarde la clientèle de la ville, nous prenons des notes sur ce sujet depuis plusieurs années. Une statistique pèche toujours par quelque côté. Nous connaissons les défauts de la nôtre. Sur près de 200 notes recueillies, nous n'avons pu en utiliser que 109. Beaucoup de ces notes ayant été prises dans notre cabinet, nous avons dû, surtout quand il s'agissait de femmes multipares, nous contenter de prendre des renseignements seulement sur la nourriture du dernier enfant. Aussi, sauf dans le premier groupe, où nous avons placé les mères qui n'ont jamais essayé d'allaiter sans raison médicale sérieuse, nous n'avons considéré que le dernier enfant. Il y a, dans cette manière de faire, une cause d'erreur, qui tient à ce que les primipares sont assez souvent des nourrices moins bonnes que les multipares. Cependant, nous croyons que, même ainsi établie, cette statistique peut être utilisée, en considérant qu'un seul allaitement fait avec succès permet de présager que la femme a des qualités de bonne nourrice. Voici le tableau que nous avons pu dresser de ces 109 cas :

Premier groupe. — **5** mères multipares, sans raison médicale sérieuse, n'ont jamais essayé d'allaiter leurs enfants.

Deuxième groupe. — **4** mères, ayant fait antérieurement des allaitements ou des tentatives d'allaitement, n'ont pas essayé de nourrir leur dernier enfant, sans qu'il fût démontré qu'elles ne pouvaient pas nourrir.

Troisième groupe. — **11** mères ont allaité leur dernier enfant pendant les premiers jours et ont cessé après un court laps de temps, sans raison médicale sérieuse.

Quatrième groupe. — **25** mères n'ont pas essayé d'allaiter leur enfant ou ont abandonné l'allaitement après quelques jours, pour des raisons médicales sérieuses, que voici :

Maladies	Suites de couches pathologiques.	2
	Dyspepsie grave.	1
	Syphilis grave.	1
	Tuberculose.	1
	Débilité générale ou soupçon de tuberculose	3
	Neurasthénie grave.	3
	Pyélo-néphrite.	1

Malformations du mamelon. 4
Gerçures du mamelon et inflammations de la mamelle 3
Enfant qui n'a pas voulu téter. 1
Insuffisance de la sécrétion lactée. 5

Cinquième groupe. — **24** mères ont donné le sein à leur dernier enfant plus de 3 mois et moins de 6 mois. Sur ce nombre, 15 ont donné exclusivement le sein pendant plus de 3 mois ; 6 se sont aidées du biberon, soit au début, soit à la fin ; 7 se sont aidées du biberon d'une manière permanente.

Sixième groupe. — **30** mères ont donné le sein à leur dernier enfant pendant plus de 6 mois et moins de 12 mois. Sur ce nombre 21 ont donné exclusivement le sein pendant plus de 6 mois ; 7 se sont aidées du biberon, soit au début, soit à la fin, soit d'une manière passagère ; 2 se sont aidées du biberon pendant toute la durée de leur allaitement.

Septième groupe. — **10** mères ont donné le sein pendant plus de 12 mois. Sur ce nombre, 2 n'ont donné que le sein pendant plus d'un an ; 8 se sont aidées du biberon d'une manière passagère, soit au début, soit à la fin, soit dans le cours de l'allaitement. Aucune n'a fait d'allaitement mixte permanent.

Sur 109 mères, 20 n'ont pas fait de tentative d'allaitement. Sur ces 20, 5 n'avaient jamais essayé d'allaiter leurs enfants, et elles ne pouvaient en donner une raison sérieuse. Ce chiffre (5) est relativement faible. Il y a une vingtaine d'années, il eût été beaucoup plus grand. C'était un usage, une mode, chez les femmes de la classe aisée, de ne pas nourrir. Cet usage était héréditaire. Les grand'mères dont nous engageons les filles à nourrir ont souvent des attitudes stupéfaites ou scandalisées, qui nous en apprennent long là-dessus. Il faut bien dire que cet usage commode s'était établi avec le concours des médecins, car nos pères considéraient que les femmes du monde ont des tempéraments trop faibles pour nourrir. Aujourd'hui, grâce à la campagne en faveur de l'allaitement maternel, beaucoup de femmes font une tentative d'allaitement. Mais, parfois, cette tentative n'est guère sérieuse; aux premières difficultés, certaines abandonnent leurs enfants; c'est ce qui est arrivé dans 11 cas. D'autres ne renouvellent pas cette tentative (4 cas).

Sur 89 mères qui restent, 25 n'ont réellement pas pu nourrir, et sur ce nombre, il en est seulement 5 chez lesquelles il a été bien démontré que la sécrétion lactée était insuffisante. Si l'on y joint les 4 qui n'ont pu nourrir parce que leur mamelon était mal conformé, on voit que la véritable incapacité physique d'allaiter n'a pu être démontrée que chez 9 mères.

Parmi les 64 qui ont nourri et y ont réussi plus ou moins bien, 9 se sont aidées du biberon pendant toute la durée de leur allaitement. Faut-il les considérer toutes comme des nourrices insuffisantes? Nullement. Chez la plupart, la sécrétion lactée s'étant établie tardivement, on a conseillé l'allaitement mixte au début; mais ce mode d'alimentation, quand il est mal dirigé, c'est-à-dire quand on donne trop le biberon, empêche la sécrétion lactée d'être abondante; pour bien fonctionner, la mamelle doit être tétée souvent et vigoureusement; or, l'enfant à qui on donne du lait stérilisé prend mollement le sein; la sécrétion lactée reste insuffisante et on continue forcément l'allaitement mixte jusqu'au moment, en général assez rapproché de la naissance, où on le transforme en allaitement artificiel exclusif.

Vingt et une mères se sont aidées du biberon d'une manière passagère. Chez quelques-unes, l'allaitement fut mixte au début, en raison de l'établissement tardif de la sécrétion lactée; celle-ci étant devenue normale, le biberon put être supprimé.

Chez d'autres, le lait animal fut employé au moment d'un appauvrissement transitoire de la sécrétion lactée. Chez d'autres, enfin, c'est après une période plus ou moins longue d'allaitement exclusif au sein, que l'allaitement mixte fut institué, quelquefois de très bonne heure.

Il importe ici de s'arrêter sur les raisons qui ont incité certaines mères à user du biberon et à mettre en pratique l'allaitement mixte plus tôt qu'il n'eût fallu ou à cesser prématurément de donner le sein. Ce fut quelquefois l'appauvrissement progressif de la sécrétion lactée. Plus souvent, l'allaitement fut cessé à cause des exigences de la vie dans une grande ville, ou du désir du mari, ou quelquefois de la tendance de la mère à se décharger d'une obligation qu'elle n'avait pas le courage de remplir jusqu'au bout. *La diffusion du lait stérilisé a, d'ailleurs, contribué à propager l'allaitement mixte et à favoriser la cessation prématurée de l'allaitement au sein.*

Ces remarques nous permettent de tirer des chiffres précédents les conclusions suivantes. Dans la pratique de la ville, parmi les femmes *saines* qui font une tentative d'allaitement, presque les deux tiers sont capables de faire de bonnes nourrices; quant à l'autre tiers, les femmes qui le composent ne sont pas toutes des nourrices complètement insuffisantes : quelques-unes peuvent, en s'aidant du biberon, faire bénéficier leur enfant de leur lait; la proportion des mères à peu près saines qui sont vraiment dans l'impuissance physique d'allaiter ne dépasse guère 10 p. 100. Si on compare ces chiffres à ceux de Mme Dluski, on voit que les femmes qui accouchent à l'hôpital donnent une proportion de bonnes nourrices supérieure à celle que fournissent les femmes de la clientèle privée. Nous essaierons tout à l'heure d'en donner la raison.

Mais on voit que nous sommes loin de l'aphorisme qui sert de base aux recherches de Bunge : « La plupart des femmes ne nourrissent pas leurs enfants, parce qu'elles en sont physiquement incapables. »

Est-ce à dire que ces résultats soient applicables en France et non à l'Angleterre ou à l'Allemagne? Certains documents permettent de répondre qu'il en est de même en tous pays.

En 1900, le docteur Blacker a publié un travail qui nous éclaire sur la capacité d'allaiter des femmes pauvres de Londres (1). Sa statistique porte sur 1.000 femmes de l'hôpital d'University College. Pour les besoins de son enquête, il a admis comme ayant nourri leur enfant les femmes qui avaient donné le sein pendant 7 mois au moins.

Sur 1.000 femmes, 39 seulement n'avaient jamais allaité; 961 avaient donné le sein à quelques-uns ou à tous leurs enfants : 747 avaient allaité tous leurs enfants; 214 n'en avaient allaité que quelques-uns.

Ces 214 femmes avaient eu 1.572 enfants, dont 986 ont été nourris au sein et 586 ont été nourris artificiellement.

L'auteur a soumis à une analyse minutieuse les raisons invoquées par les 214 mères pour ne pas donner le sein à leur enfant. Dans 44 cas, cela leur fut interdit, ou bien elles ne le voulurent pas. Dans 31 cas, les enfants refusèrent de prendre le sein. Dans 14, la mère était obligée de travailler. Dans 85, le lait se tarit au bout d'un temps variable. Dans 92, le lait fut insuffisant dès les premiers jours.

Sur les 39 femmes qui n'ont jamais allaité, la raison fut, dans 24 cas seulement, l'absence totale de lait, et, sur ces 24 cas, 13 étaient des primipares et 11 des multipares.

Blacker conclut que ce fait, que 11 multipares seulement sur 1.000 ont été incapables de nourrir leur enfant par défaut de lait, tend à confirmer cette opinion : que, *dans la population pauvre de Londres, l'insuffissance mammaire doit être regardée comme exceptionnelle.*

Le docteur Nordheim (2), dans un travail sur la question de la « rareté de l'allaitement naturel à Munich », arrive à des conclusions à peu près semblables. Des recherches qu'il a instituées à l'Ambulatorium pour les maladies des enfants du docteur Oppenheimer, il résulte que, sur 1.000 mères, 358 ont, pendant un certain temps, souvent assez court, allaité leurs enfants; 642 ne les ont pas nourris. Mais l'étude des raisons qui en ont empêché ces dernières a montré que *l'incapacité physique réelle à allaiter n'existait que dans 13 p. 100 des cas.* Les autres raisons étaient de nature

(1) Ce travail sur *l'allaitement dans la population pauvre* a paru dans le *Medical Chronicle.* L'analyse que nous en donnons est empruntée à la *Médecine moderne* du 2 mai 1900.

(2) *Arch. f. Kinderh.*, 1901.

économique et sociale, par-dessus tout l'*ignorance* et l'*indifférence*. En définitive, l'auteur conclut que la rareté de l'allaitement naturel à Munich se rattache à la question sociale et non pas à l'incapacité physique de nourrir (1).

Ainsi, l'« impuissance croissante des femmes à allaiter leurs enfants » n'est nullement démontrée. Si beaucoup de mères ne donnent pas le sein à leur progéniture, c'est pour de tout autres raisons que l'incapacité physique. Dans la classe riche, les causes les plus fréquentes de l'abandon de l'allaitement sont l'usage, la mode et l'égoïsme de la mère ou du père; dans la classe pauvre, l'ignorance, l'indifférence ou la misère. L'insuffisance de la sécrétion lactée, si souvent invoquée, est en réalité une des causes qui mettent le plus rarement obstacle à l'allaitement.

III

On a indiqué un certain nombre de signes qui permettraient de prévoir si une femme grosse aura assez de lait pour nourrir. L'importance de ces signes diminue beaucoup après ce qui vient d'être exposé; aucun d'eux n'a d'ailleurs de valeur absolue, et chacun, surtout s'il est considéré isolément, peut induire en erreur.

Les plus sérieux de ces indices sont tirés de l'état des seins. Ceux-ci doivent présenter pendant la grossesse les signes d'une activité qui se prépare. Ils doivent avoir grossi et s'être sillonnés de veines apparentes, l'aréole doit avoir bruni, les tubercules de Montgomery et les mamelons doivent être plus saillants. Par la pression de la base du mamelon (et non du mamelon lui-même), on doit pouvoir faire sourdre un liquide

(1) Le docteur Bresset, qui dirige le Dispensaire pour Enfants de la rue Oudinot, a fait faire par un de ses élèves une statistique, dont les résultats concordent avec les précédents. (Voir Dunème, *Sur la durée de l'allaitement exclusif au sein chez les mères-nourrices de la classe ouvrière.* Thèse de Paris, 17 avril 1902, G. Steinheil, éd.)

jaunâtre ou blanchâtre, qui est le colostrum. Or, il est peu de femmes grosses qui ne présentent pas ces changements. Et si on ne les trouvait pas réunis et très prononcés, il ne faudrait pas en conclure que la femme ne pourra pas allaiter; il est des femmes chez lesquelles les modifications de la mamelle sont presque nulles pendant la grossesse; et cependant la montée du lait est chez elle très intense et la sécrétion parfois difficile à tarir.

Donné a avancé qu'il existait un rapport entre la sécrétion du colostrum et la sécrétion lactée après l'accouchement. Il a affirmé qu'il était possible, d'après les caractères de la sécrétion colostrale, de reconnaître d'avance si une femme aura du lait en suffisante quantité pour nourrir son enfant. Il a distingué les cas suivants :

1° Sécrétion de colostrum presque nulle, liquide visqueux, très pauvre en globules gras et en corps granuleux : la femme sera mauvaise nourrice ;

2° Colostrum plus ou moins abondant, mais pauvre en globules gras, qui sont petits, mal formés et souvent entremêlés, outre les corps granuleux, de globules muqueux : la femme sera une médiocre nourrice ;

3° Colostrum riche en globules graisseux, réguliers et gros, ne renfermant en outre que des corps granuleux : la femme sera bonne nourrice.

Il serait intéressant de vérifier si le plus grand nombre des cas ne rentre pas dans la troisième catégorie. Mais, au point de vue pratique, ce qu'il importe de dire, c'est que les règles de Donné souffrent des exceptions : telle femme, dont les seins ne fournissent que quelques gouttes de colostrum pendant la grossesse, peut avoir beaucoup de lait après l'accouchement (Tarnier et Chantreuil).

Trousseau pensait que l'état habituel de la menstruation peut fournir une bonne indication ; d'après lui, la femme qui a des règles peu abondantes et irrégulières ne sera pas une bonne nourrice. Cette loi présente tant d'exceptions qu'elle ne peut servir de guide.

Une femme qui, jeune encore, a de nombreuses dents cariées, a des chances de ne pas être une excellente nourrice.

C'est une règle qu'une tradition ancienne nous a léguée et qui semble confirmée par les statistiques de Bunge (1) ; mais elle comporte aussi de nombreuses exceptions.

Une femme a plus de chances d'être une bonne nourrice si elle a été allaitée par sa propre mère que si elle l'a été par une étrangère. En effet, il ne semble pas douteux que l'impuissance à allaiter soit héréditaire dans une certaine mesure. L'habitude de nourrir étant perdue dans de nombreuses familles depuis plusieurs générations, il en résulte chez les descendantes une moindre aptitude à la fonction. Mais il ne s'agit pas ici d'une loi constante ; d'ailleurs, le degré de cette inaptitude est variable, et, quand elle n'est pas très marquée, il est possible de la corriger.

L'hérédité de l'impuissance à allaiter explique, à notre sens, les différences qui existent entre les femmes de la classe aisée et celles de la classe pauvre. Chez celles-ci, l'usage de nourrir leurs propres enfants ou des enfants étrangers s'est conservé de génération en génération ; aussi, malgré les conditions défavorables de leur vie, elles sont 99 sur 100 capables d'allaiter avec succès. Dans les familles riches, au contraire, il est fréquent de constater l'abandon de l'allaitement depuis plusieurs générations ; c'est pourquoi la proportion des bonnes nourrices y est moindre que parmi les mères pauvres (2).

(1) Bunge se demande si la nutrition défectueuse des dents et l'insuffisance de la sécrétion lactée n'auraient pas, pour commune origine, une assimilation imparfaite de la chaux. Pour la production du lait, la femme devrait assimiler encore plus de chaux que pendant la grossesse. Ce ne sont là que des hypothèses. En tout cas la croyance très répandue que la grossesse et la lactation nuisent à l'état des dents n'est pas fondée. Il semble seulement que la grossesse prédispose à la pyorrhée alvéolaire, maladie infectieuse, qui peut d'ailleurs être évitée par des soins minutieux de la bouche (ablation du tartre, désinfection, etc.).

(2) L'absence complète de sécrétion lactée après l'accouchement est exceptionnelle. M. Keim en a cité un cas intéressant au point de vue de l'hérédité. Il s'agit d'une femme âgée de trente-trois ans, ayant eu sept accouchements à terme, deux avortements et deux accouchements prématurés. Elle avait des attaques d'hystérie depuis l'âge de

D'après Bunge, une femme issue d'un père alcoolique a les plus grandes chances de ne pas pouvoir allaiter. Mais, sur ce point, ses statistiques ne sont pas absolument probantes. En outre, à Paris, dans la classe pauvre, où l'alcoolisme est fréquent, les femmes sont capables d'allaiter 99 fois sur 100 ; dans la classe aisée, où l'alcoolisme est certainement plus rare, les femmes sont capables d'allaiter 80 fois sur 100. Cette loi : « un père alcoolique engendre des filles incapables d'allaiter », a donc besoin d'une confirmation. Il reste assez d'arguments sérieux contre l'alcool pour qu'il soit permis d'émettre ce doute, sans craindre de nuire à la croisade anti-alcoolique.

M. Féré a observé des cas d'agalactie chez des filles et petites-filles de femmes atteintes de cancer du sein (1). Il ne faudrait pas en conclure qu'une mère ne pourra pas nourrir lorsqu'on trouve dans ses ascendantes une femme morte de cancer du sein. Nous avons observé un nourrisson allaité par sa mère avec un plein succès et dont la grand'mère maternelle était atteinte d'un cancer du sein.

Malgré les assertions de Bunge, il ne semble pas qu'une femme appartenant à une famille de tuberculeux ou de névropathes soit vouée à l'incapacité d'allaiter.

On ne doit pas accorder de valeur aux indices de ce que la femme est blonde ou brune, grasse ou maigre, grande ou petite, et que sa peau est lisse ou rugueuse.

En somme, il est rare que, chez une femme dont la santé générale est bonne, l'insuffisance de la sécrétion lactée soit assez marquée pour être un obstacle à un essai d'allaitement et, d'ailleurs, avant cette tentative, aucun signe ne permet de prévoir avec certitude ce que sera la fonction mammaire. Si toutefois, comme cela arrive chez les primipares appartenant à des familles où, depuis plusieurs générations, l'habitude d'allaiter est perdue, la sécrétion du lait est insuffisante au

quinze ans ; ces attaques persistèrent pendant la grossesse. A aucune de ses grossesses, cette femme n'avait eu de montée laiteuse. Les seins étaient peu développés. La mère de cette femme avait eu six grossesses et jamais de montée laiteuse elle était diabétique.

(1) *Soc. de biologie*, 1896.

début, il ne faut pas s'exagérer la difficulté : l'allaitement mixte, que nos connaissances sur la stérilisation permettent de régler avec une grande sûreté, suffira presque toujours pour la surmonter.

IV

La *forme des mamelons* doit être examinée avec soin. Il faut que le mamelon soit suffisamment saillant, pour pouvoir être pris par le nouveau-né. Il y a des mamelons *plats* et des mamelons *ombiliqués* (1). Les mamelons plats sont parfois susceptibles de devenir saillants, grâce à quelques précautions. Si cette malformation doit faire formuler des réserves sur le succès possible de l'allaitement, celui-ci pourra toujours être tenté.

Quant aux mamelons ombiliqués, ils sont presque toujours une contre-indication à l'allaitement. Cependant, avant d'émettre une opinion définitive, on devra s'assurer qu'ils ne sont pas susceptibles de devenir saillants à l'aide des pratiques indiquées dans le chapitre suivant.

Les femmes sujettes à des poussées d'eczéma sur le mamelon et sur l'aréole sont exposées, si elles nourrissent, à avoir des fissures douloureuses; elles devront s'attendre à des difficultés, mais elles ne devront pas *a priori* renoncer à l'allaitement; certaines d'entre elles ont pu nourrir leurs enfants, et l'allaitement a quelquefois amélioré leur eczéma.

(1) Sur 302 femmes qui allaitaient pour la première fois, 201 avait le mamelon bien conformé, 83 l'avaient un peu court, 4 l'avaient plat, 14 l'avaient ombiliqué (DLUSKI).

Wallich a cité un exemple d'une malformation tout à fait exceptionnelle. Il s'agit d'une femme dont les bouts de seins étaient si volumineux qu'ils ne pouvaient pénétrer dans la bouche de l'enfant; on ne put arriver à faire entrer l'extrémité du mamelon dans aucun des bouts de sein artificiels que l'on trouve dans le commerce; on fut obligé de lui en faire construire de spéciaux, et cette mère fut une très bonne nourrice.

Nous avons soigné une femme qui essaya deux fois d'allaiter et qui en fut empêchée chaque fois par une *hyperesthésie* extraordinaire du mamelon. Cette hyperesthésie était telle, que la tétée provoquait des douleurs qui duraient plusieurs heures, avec des irradiations intercostales et dorsales. Cette sensibilité anormale existait toujours à un léger degré, mais elle s'exaspérait durant la grossesse et surtout la lactation. Aucun traitement ne fut efficace; même les applications analgésiques qui furent faites provoquèrent une poussée eczémateuse sur le mamelon et l'aréole. C'est le seul cas de ce genre que nous ayons rencontré.

V

En résumé, lorsqu'il est consulté par une femme qui désire nourrir son enfant, le médecin doit se montrer aussi facile à lui en accorder l'autorisation, qu'il doit se montrer exigeant avant d'accepter une nourrice mercenaire. Si, dans le cours de son examen, il ne découvre pas une maladie sérieuse ou une maladie exposant le nouveau-né à la contagion, s'il ne trouve pas une malformation du mamelon impossible à corriger, il lui dira qu'elle peut et qu'elle doit essayer d'allaiter. Il fera valoir les raisons morales et physiologiques qui doivent engager la mère à ne pas se soustraire à ce devoir; il exposera qu'aucune autre femme ne sera pour son enfant une meilleure nourrice qu'elle-même, que l'allaitement préserve des affections utérines consécutives à la parturition et qu'il ne nuit pas à la beauté. Il se trouvera peu de femmes qui ne soient sensibles à ces arguments.

CHAPITRE II

Des soins que doit prendre une femme grosse qui veut nourrir.

Sommaire. — *Soins généraux. — Soins des mamelles et des mamelons.*

Pendant les dernières semaines de la grossesse, la femme peut vivre de sa vie ordinaire, tout en évitant de se fatiguer et en se soumettant à une alimentation substantielle. Elle ne négligera aucun soin de propreté. Elle se baignera comme d'habitude. Elle s'occupera particulièrement de sa bouche et de ses dents; elle fera leur toilette au moins deux fois par jour, et, si cela est nécessaire, elle demandera à un dentiste d'enlever le tartre, de traiter la gingivite et de soigner les dents cariées.

Elle préparera les seins à l'allaitement. Elle supprimera le corset ou elle ne portera qu'un corset très lâche, sans baleines; elle évitera de comprimer les mamelons. La compression par le corset est une des principales causes des malformations du mamelon.

Si ceux-ci sont suffisamment saillants, elle usera simplement des pratiques qui ont pour but de nettoyer la peau et de donner de la solidité à l'épiderme, de façon à se prémunir autant que possible contre les gerçures qui surviennent si fréquemment. Tous les jours, dans les derniers temps de la grossesse, elle frottera doucement le mamelon et sa base avec un linge fin ou un morceau de coton hydrophile trempé dans de l'eau-de-vie pure ; elle ne craindra pas d'appuyer assez pour enlever la matière sébacée, les écailles épidermiques et les parcelles de colostrum qui souillent la peau.

Cette petite opération, par les titillations qu'elle réalise nécessairement, fait parfois saillir les mamelons courts et plats ; elle permet donc de prévoir si la succion de l'enfant sera capable d'en améliorer la conformation.

En dehors de ces soins, faut-il user d'autres pratiques pour remédier aux malformations du bout du sein ? Peut-on employer les succions avec la bouche ou un tire-lait ? « La plupart de ces moyens échouent, dit Varnier (1), et ceux qui pourraient être efficaces sont considérés comme capables de déterminer des contractions utérines prématurées. Qu'on les emploie avant ou après l'accouchement, ils deviennent souvent par eux-mêmes cause de ce qu'ils prétendent empêcher, et j'ai vu plusieurs cas d'abcès du sein pendant la grossesse qui ne reconnaissaient pas d'autre origine. » Il faut donc être réservé dans leur emploi (2).

Pendant la grossesse, le mieux sera de se borner aux soins de propreté et d'endurcissement du mamelon. Après l'accouchement, on se servira, s'il y a lieu, d'un bout de sein artificiel. Les mamelons courts sont presque toujours susceptibles de s'allonger par la succion ; les mamelons plats s'améliorent quelquefois ; mais la chose doit être regardée comme improbable lorsque les lavages et les frictions ne provoquent aucune saillie.

---

(1) Varnier, Gerçures, lymphangites et abcès du sein chez les nourrices. *Revue pratique d'obst. et de pédiatrie.* septembre 1891.

(2) En aucun cas, il ne faut accepter les services des « tireuses de lait » professionnelles. En 1825, l'une d'elles, à Condé, communiqua la syphilis à 14 personnes. A. Fournier rapporte le cas d'une jeune villageoise qui, désolée de n'avoir pas de bout de sein pour nourrir son enfant, se prêta à des manœuvres de succion opérées par son beau-père qui se disait très expert en la matière ; cet homme, ayant alors des plaques muqueuses à la bouche, contamina sa bru sur l'un et l'autre sein.

CHAPITRE III

**Direction de l'allaitement pendant les premières se-
maines. — Les gerçures du mamelon et les abcès de
la mamelle.**

Le succès de l'allaitement dépend souvent de la manière
dont il est dirigé pendant les trois ou quatre premières
semaines. Les difficultés qui surgissent alors peuvent être le
fait du nourrisson ou de la nourrice. Nous laisserons ici de côté
celles qui viennent du nourrisson (débilité, malformations
buccales, etc.); elles seront étudiées à part à la fin de ce livre
(2e partie, section V). Parmi celles qui viennent de la mère,
il en est deux principales : l'hypogalactie primaire et les gerçures du sein. La première, plus rare qu'on ne pense, peut
être assez aisément surmontée ; la seconde est plus sérieuse,
mais on en vient souvent à bout avec des soins et de la
patience.

I

Depuis l'accouchement jusqu'au moment de la montée du lait, qui survient le 3ᵉ jour environ chez les multipares et le 4ᵉ seulement chez les primipares, la mamelle ne sécrète que du colostrum et en faible quantité. Ce n'est pas sans raison que la nature veut que les choses soient ainsi. Sans doute, le colostrum constitue la nourriture qui convient à l'enfant pendant les premiers jours. Il semble avoir des propriétés laxatives et passe pour favoriser l'expulsion du méconium. Il faut donc que le nouveau-né prenne cet aliment. La mise au sein pendant la période colostrale a d'ailleurs pour avantage d'habituer l'enfant à prendre le sein, de stimuler par la succion le réflexe de la sécrétion mammaire et de faire saillir le mamelon.

A quel moment doit-on donner sa première tétée au nouveau-né?

Après l'accouchement, la toilette de la mère étant faite, l'enfant ayant été lavé et habillé, il faut les laisser reposer tous les deux, la première dans son lit, le second dans son berceau. En aucun cas, pour le dire en passant, l'enfant ne doit dormir dans le même lit que sa mère, que sa nourrice ou qu'une autre personne (1).

Une fois dans son berceau, l'enfant s'endort et se débarrasse du méconium, de l'urine et des glaires. Pendant les premières heures de la vie, il ne manifeste en général aucun appétit. En attendant qu'on le mette au sein, on ne lui fera prendre, contrairement à la coutume de quelques matrones, ni de l'eau sucrée, ni de l'eau de fleurs d'oranger, ni surtout du sirop de chicorée. S'il pousse des cris trop répétés, on sera

(1) Cette habitude tend à disparaître; mais, à la fin du xviiiᵉ siècle, Rosen de Rosenstein évaluait à 700 par an le nombre de nourrissons qui, de son temps, en Suède, mouraient étouffés par leur mère ou par leur nourrice.

autorisé à lui donner de temps en temps une cuillerée à café d'eau *bouillie* pure, ce qui le calmera le plus souvent.

Il pourra être mis au sein douze heures après l'accouchement; mais il n'y a aucun inconvénient, et il y a peut-être des avantages, à le laisser vingt-quatre heures, et même trente-six, sans rien prendre. Nous avons remarqué que deux phénomènes considérés comme physiologiques chez les nouveau-nés, à savoir les selles verdâtres et l'ictère, sont très rares chez ceux qui ont fait tardivement leur premier repas.

Pour donner à téter, la mère, étant au lit, se penchera légèrement du côté du sein qu'elle va donner, et le nouveau-né sera placé parallèlement à elle; elle mettra l'index et le médius sur l'aréole, de chaque côté du mamelon, introduira le bout du sein dans la bouche et exercera de douces pressions de manière à faire couler quelques gouttes de lait. On veillera à ce que le nez ne soit pas écrasé et à ce que la respiration nasale s'effectue librement, sous peine de voir l'enfant asphyxier et quitter le sein. L'enfant tette d'abord mollement et se fatigue vite; il se repose de temps à autre, pour recommencer ensuite.

Il sera bon, si cela ne fatigue pas trop la mère, de donner les deux seins successivement, pendant 5 ou 6 minutes chacun. Avant et après la tétée, le mamelon doit être soigné avec minutie, comme on l'indiquera plus loin. (Voyez *Gerçures du mamelon.*)

Les premières tétées sont parfois douloureuses, même lorsqu'il n'y a pas de gerçures du sein. En outre, elles provoquent des douleurs utérines, qui peuvent être très vives. Mais, somme toute, ces contractions constituent un phénomène favorable, car elles aident au retrait et à l'involution de la matrice.

La seconde tétée aura lieu environ quatre heures après la première, et, à partir de ce moment jusqu'à la fin du deuxième jour, on mettra l'enfant au sein à peu près toutes les quatre heures, en le laissant reposer pendant la nuit de 11 heures du soir à 5 heures du matin.

Le troisième jour, il faut rapprocher les tétées et ne mettre entre elles qu'un intervalle de trois heures environ ; on laissera encore l'enfant au repos la nuit suivante, de 11 heures du soir à 5 heures du matin (7 tétées en 24 heures).

Le troisième ou le quatrième jour, la montée laiteuse s'établit. Les seins se tendent et deviennent durs ; le mamelon s'aplatit un peu ; le nouveau-né le prend difficilement et, en pressant à sa base, on fait sourdre très peu de lait. Ce phénomène normal ne doit pas faire croire à une insuffisance de la sécrétion lactée ; car, quelques heures après, la tension de la glande diminue et le lait s'écoule avec abondance.

Pendant que la montée laiteuse s'opère, on continue à mettre l'enfant au sein toutes les trois heures ; la première tétée étant donnée à 5 heures du matin et la dernière à 11 heures du soir (7 tétées en 24 heures). A partir du cinquième jour environ, on rapproche encore un peu les repas et on met l'enfant au sein toutes les deux heures et demie ; la première tétée aura lieu vers 5 heures du matin et la dernière vers 11 heures du soir (8 tétées en 24 heures). Il n'y a que des avantages à laisser la mère et l'enfant au repos de 11 heures du soir à 5 heures du matin, non seulement au début, mais encore, ainsi que nous l'indiquerons plus loin, pendant toute la durée de l'allaitement. Il y a cependant des nourrissons à qui on est obligé de donner une tétée au milieu de la nuit, durant une période plus ou moins longue.

Dans les premiers temps, la durée du repas doit être plus longue que par la suite ; l'enfant, tétant avec peu de vigueur un sein dont le lait s'écoule lentement, met parfois une vingtaine de minutes à prendre toute sa nourriture.

Telles sont les règles à suivre quand l'établissement de la sécrétion lactée s'opère d'une manière normale. Mais il n'en est pas toujours ainsi, et voici le moment d'étudier les difficultés qui peuvent surgir.

II

Pendant les premiers jours, avant la montée laiteuse, l'enfant prend parfois très peu de lait, surtout si la mère est primipare : 5 à 15 grammes par tétée environ. Il en résulte que la perte de poids, que subit toujours l'enfant après la naissance, est très grande et peut, dans ces conditions, atteindre 300 et 400 grammes. Pour la réduire à un chiffre plus faible, M. Budin conseille de donner, après avoir mis l'enfant au sein, un peu de lait de vache stérilisé. Mais M. Lepage (1) a montré que cette pratique de l'allaitement mixte dès les premiers jours a un inconvénient : elle retarde l'établissement de la sécrétion lactée normale. Il ne faut pas perdre de vue en effet que cette sécrétion est le résultat d'un acte réflexe dont le point de départ est la succion du mamelon ; or, si on satisfait l'appétit de l'enfant en lui donnant le biberon, il tétera avec moins d'énergie le sein maternel et ne stimulera pas suffisamment le réflexe ; cette pratique de l'allaitement mixte dès les premiers jours peut ainsi devenir une cause d'hypogalactie. Nous croyons donc, avec M. Lepage, qu'une condition du succès de l'allaitement maternel est de ne donner au nouveau-né d'autre aliment que celui qu'il retire lui-même des seins de sa propre mère. Cependant cette règle souffre des exceptions, nous allons le voir, tout au moins à partir du troisième ou quatrième jour.

Il arrive parfois, surtout chez les primipares, que la montée laiteuse retarde ; elle ne se produit que le cinquième ou le sixième jour, quelquefois plus tard. Dans d'autres cas, non seulement la montée laiteuse est en retard, mais elle est faible et progressive ; il faut plusieurs jours, quelquefois

---

(1) LEPAGE, Note sur l'allaitement des nouveau-nés à terme par leur mère. *Revue d'hygiène et de police sanitaire*, 20 juin 1897, n° 6, p. 515. — Voir aussi le travail suivant, inspiré par M. Lepage : HÉRY, *Sur l'allaitement des nouveau-nés*. Thèse de Paris, 1897, n° 166.

plusieurs semaines, pour que la sécrétion soit suffisante. Enfin, il est des cas où, la montée laiteuse s'étant faite d'une manière précoce ou tardive, brusque ou progressive, presque tout de suite après qu'elle s'est opérée ou au bout de quelques jours, la sécrétion de la mamelle diminue plus ou moins; ce n'est que dix, quinze, vingt jours après que le lait va de nouveau être produit d'une manière régulière. Dans quelques cas exceptionnels, la sécrétion ne parvient pas à se rétablir normalement. C'est à l'ensemble de ces faits qu'on peut donner le nom d'*hypogalactie primaire*, par opposition à l'hypogalactie secondaire, qui survient après le douzième mois.

Il est rare, lorsque la femme est saine et bien dirigée, et lorsqu'on y met de la patience, que l'hypogalactie primaire impose la cessation de l'allaitement. Elle est assez souvent un phénomène passager, et il est assez facile, quand elle est trop accentuée, d'en supprimer les effets sur le nourrisson.

La conduite à tenir sera un peu différente suivant qu'on se trouve à l'hôpital ou en ville. Dans les maternités, on dispose de ressources qui font défaut dans la pratique privée; quand une mère n'a pas assez de lait, on peut compléter l'alimentation de son enfant en le mettant deux ou trois fois par jour au sein d'une autre femme; d'autre part, on peut faire téter la mère par un nourrisson sain et vigoureux, dont les succions énergiques finissent par provoquer une sécrétion lactée suffisante (1). Mais, même à l'hôpital, ces moyens ne peuvent pas être toujours employés, et il est exceptionnel qu'on puisse avoir recours à eux dans la pratique privée.

Alors, il faut compléter l'allaitement au sein avec du lait de vache stérilisé, c'est-à-dire recourir à l'allaitement mixte. Mais, pendant les premiers temps, l'allaitement mixte ne doit être mis en pratique que s'il y a vraiment nécessité. Il ne faut jamais perdre de vue qu'il présente l'inconvénient, déjà si-

____

(1) Budin et Perret, Établissement tardif de la sécrétion lactée. *Soc. d'obst. de Paris,* 20 décembre 1900.

gnalé, de retarder l'établissement définitif de la sécrétion lactée.

Avant de recourir à l'allaitement mixte, il faudra user de certaines pratiques propres à stimuler la sécrétion lactée. Nous ferons connaître plus loin le régime alimentaire qui convient à la nourrice ; nous indiquerons quelques substances qui passent pour augmenter la production du lait, et dont l'efficacité n'est pas d'ailleurs bien démontrée. Mais, avant tout, il faut se rappeler que le meilleur galactogène, c'est la succion du mamelon par la bouche du nourrisson. Aussi, dans les cas d'hypogalactie, devra-t-on rapprocher les repas, mettre l'enfant au sein toutes les deux heures (et c'est le seul cas où un si faible intervalle entre les tétées doive être autorisé) et, à chaque repas, lui faire prendre successivement les deux seins. Si, grâce à ces pratiques, la sécrétion du lait n'augmente pas rapidement et reste au-dessous d'un certain taux, il faut employer l'allaitement mixte.

Pour juger de l'opportunité de celui-ci, les pesées devront servir de guide. A partir du cinquième jour, le poids de l'enfant augmente normalement de 20 à 30 grammes par jour. Si on constate que le poids est stationnaire ou qu'il tend à s'abaisser, après quatre ou cinq jours d'observation, on est autorisé à mettre en œuvre l'allaitement mixte. Mais, si le poids augmente de 10, 15 grammes par jour, il y a lieu d'attendre et de continuer l'allaitement au sein, sans recourir au lait de vache ; dans ces conditions, on assistera assez souvent à l'augmentation progressive de la sécrétion lactée et on verra la courbe des poids reprendre son caractère normal.

On devra d'ailleurs s'assurer, par des pesées avant et après la tétée, que le défaut d'augmentation de poids tient réellement à l'insuffisance de la sécrétion lactée et non à une autre cause (lait de mauvaise qualité, maladie du nourrisson). Comme on le verra plus loin, le troisième jour, un enfant prend en moyenne 15 à 20 grammes de lait par tétée (100 à 140 grammes par 24 heures) ; le quatrième jour, 20 à 30 grammes (140 à 200 grammes par 24 heures) ; du cinquième au trentième jour, 3o à 75 grammes (240 à 600 grammes par 24 heures) (1).

Donc, lorsque le poids de l'enfant n'augmente pas suffisamment et qu'il est bien démontré que le défaut d'accroissement est dû à l'insuffisance de la sécrétion lactée, on emploiera l'allaitement mixte.

L'allaitement mixte peut être pratiqué de deux manières : soit en remplaçant une ou deux tétées par un ou deux biberons, soit en donnant le biberon après chaque tétée reconnue insuffisante. On réussit beaucoup mieux avec le second mode, qui est, il est vrai, un peu compliqué, parce qu'il exige des

(1) Il est bien entendu que ces chiffres ne doivent pas être considérés comme ayant une valeur absolue et qu'ils représentent seulement des moyennes. On remarquera qu'ils sont plus faibles que ceux qui sont donnés par les anciens auteurs et aussi par nous dans la première édition de ce livre. L'expérience nous a montré l'exactitude des conclusions de M. Pinard : 1° Chez les primipares, la quantité de lait tétée peut être à peu près nulle les trois ou quatre premiers jours et atteint ou dépasse 400 grammes les jours suivants; 2° Chez les multipares, la quantité de lait prise pendant les trois premiers jours oscille entre 60 et 3oo grammes par jour; elle peut atteindre 400 grammes le quatrième jour et, les jours suivants, atteindre ou dépasser 5oo grammes. (WALLICH, Sur la façon de diriger l'allaitement maternel, d'après le professeur Pinard. *Revue pratique d'obstétrique et de pædiatrie*, 1894, pp. 193, 307, 353.)

D'après H. Cramer, un nouveau-né bien portant est susceptible d'augmenter de poids régulièrement en prenant au sein des quantités de lait bien inférieures à celles qui sont généralement indiquées: par exemple, les chiffres suivants ont correspondu à un développement normal :

1er jour	. . . .	0 gramme
2e —	. . . .	20 —
3e —	. . . .	70 —
4e —	. . . .	120 —
5e —	. . . .	190 —
6e —	. . . .	260 —
7e —	. . . .	270 —
8e —	. . . .	290 —
9e —	. . . .	300 —

La remarque de H. Cramer est exacte d'une manière générale; cependant, d'après notre expérience, les chiffres précédents sont trop faibles. (H. CRAMER, Ueber die Nährungsaufnahme der Neugeborenen. *Deutsche med. Woch.*, 1900, p. 32.)

pesées avant et après les tétées. Mais, en mettant l'enfant au sein avec assiduité, on stimule beaucoup mieux la sécrétion lactée. Quelques médecins ont conseillé de donner le biberon d'abord, le sein ensuite ; c'est une mauvaise pratique ; si on satisfait l'appétit de l'enfant en lui donnant d'abord le biberon, il tétera avec moins d'énergie les mamelles maternelles et ne stimulera pas suffisamment le réflexe ; la sécrétion lactée ne s'établira pas d'une manière convenable.

On donnera donc les deux seins toutes les deux heures ; l'enfant étant pesé avant et après la tétée, si la quantité de lait qu'il a prise est insuffisante, on complétera le repas avec du lait de vache stérilisé et, suivant l'âge, coupé à moitié ou au tiers avec de l'eau bouillie sucrée. Pour le mode de coupage, on s'inspirera des préceptes formulés dans la partie de ce livre qui traite de l'allaitement artificiel.

L'écueil de l'allaitement mixte réside dans la tendance qu'ont les parents à faire prédominer le lait de vache sur le lait maternel, en sorte que, finalement, la mise au sein n'est plus qu'un simulacre d'alimentation. Il faut donc surveiller à ce point de vue l'allaitement mixte et empêcher l'usage du lait stérilisé de devenir prépondérant.

De cette manière, l'allaitement mixte aura de réels avantages et aboutira à rendre possible l'allaitement maternel exclusif. Après une, deux, trois semaines d'alimentation mixte, le lait finira par affluer dans les mamelles, et la mère suffira à nourrir seule son enfant. Nous avons dirigé plusieurs femmes qui, après s'être aidées du lait stérilisé pendant plus d'un mois, sont devenues ensuite des nourrices parfaites. M. Biedert et M. Pinard ont aussi cité des faits où l'allaitement mixte institué au début a pu être transformé en allaitement maternel exclusif au bout d'un temps plus ou moins long, quelquefois seulement au bout de 2 ou 3 mois. Biedert déclare qu'il fait toujours allaiter les femmes pendant 6 semaines ou 2 mois, même lorsque la quantité de lait sécrété est insuffisante ; il ajoute qu'en fin de compte, le résultat est bon pour la mère et pour l'enfant.

Les avantages du lait stérilisé au début de l'allaitement peuvent s'étendre plus loin, ainsi que le montrent des faits rapportés par M. Budin et ses élèves (1). Une femme fut atteinte d'une hémorragie *post partum* des plus graves ; pendant les huit premiers jours, l'enfant ne reçut que du lait de vache stérilisé ; la montée du lait se produisit après huit jours, et l'enfant fut mis au sein ; pendant la semaine qui suivit, on pratiqua l'allaitement mixte en diminuant, la quantité de lait de vache à mesure que la sécrétion laiteuse augmentait ; quelques jours après, l'enfant ne prenait plus que le sein maternel.

Ainsi, d'une part, la mise au sein régulière et persévérante, d'autre part, et seulement en cas de nécessité, l'allaitement mixte, permettront en général d'obvier à l'hypogalactie primaire. Si toutefois on échoue, si on reconnaît que la sécrétion lactée reste insuffisante, on abandonnera l'allaitement maternel exclusif et on aura à choisir entre l'allaitement mixte, l'allaitement par une nourrice et l'allaitement artificiel avec du lait de vache stérilisé. Les éléments de ce choix seront indiqués plus loin.

III

L'allaitement des *jumeaux* peut soulever des difficultés. A la campagne, la mère allaite ordinairement ses deux petits, en s'aidant de bonne heure de lait de vache. A la ville, on prend une nourrice qui allaite un enfant, tandis que la mère allaite l'autre ; quelquefois, cependant, la mère et la nourrice prennent alternativement chaque enfant ; mais alors il arrive d'ordinaire que l'un des deux manifeste une préférence très marquée pour la mère ou pour la nourrice et qu'on est obligé de ne plus les mettre indifféremment au sein de

(1) Voir CHAVANE, *le Lait stérilisé*. Thèse de Paris. 1893, p. 68.

l'une ou de l'autre. Quand on prend deux nourrices, chacune
a d'ordinaire son nourrisson. Il faut savoir que la présence de
deux nourrices mercenaires dans une maison est souvent une
cause de désordre. Dans une famille où deux jumeaux étaient
nés très peu de temps après un accouchement antérieur, trois
nourrices mercenaires se trouvèrent réunies; on y garde
encore le souvenir des ennuis que leur présence occasionna.
Le mieux serait, surtout quand les jumeaux sont un peu
débiles, que la mère essayât de les allaiter tous les deux au
début; nous savons en effet qu'une femme bien portante est
assez souvent capable d'allaiter deux nourrissons. Si l'essai
ne réussit pas, on prendra une nourrice, ou bien, lorsque la
situation de fortune ne le permet pas, on aura recours à
l'allaitement mixte. Chaque enfant prendra tantôt le sein,
tantôt le biberon; si, cependant, un des enfants est vigoureux,
l'autre débile, on pourra nourrir le premier exclusivement
avec du lait de vache et réserver le sein au second.

Lorsque les jumeaux ou l'un deux présentent les caractères
de la vraie débilité congénitale avec tendance au refroidissement, ce qui n'est pas rare, on suivra pour l'allaitement les
règles indiquées plus loin. (V. section V, chap. Ier.)

IV

Les gerçures du mamelon. — Dès les premiers jours de
l'allaitement, on peut voir se produire sur le mamelon des
lésions en apparence minimes, mais qui vont devenir une
source de difficultés. Ce sont des érosions, des gerçures, des
fissures, des crevasses, suivant leur forme et leur profondeur.

Si on regarde l'ensemble des femmes qui nourrissent, on
voit que ces lésions se montrent dans la moitié des cas. Mais
si on entre dans les détails, on voit qu'elles sont plus fréquentes chez les primipares que chez les secondipares, chez

les secondipares que chez les multipares, quoique cette loi de décroissance n'ait rien d'absolu (1).

Elles débutent par une exfoliation de l'épiderme qui, en un ou plusieurs points, met la surface du derme à nu. Quand le derme s'entame un peu plus profondément, il y a fissure. La crevasse est une petite plaie linéaire à bords écartés et tuméfiés. Le fond de la perte de substance est rouge, humide, fongueux, saignant facilement sous l'influence de la tétée. Après la tétée, une croûte se forme, que la bouche de l'enfant fait ultérieurement tomber en provoquant un saignement.

Ces lésions siègent au sommet ou à la base du mamelon. Au sommet, elles forment des fissures rayonnées ou des érosions grandes comme un grain de millet ou une lentille ; elles peuvent, dans les cas sérieux, diviser le bout du sein en deux ou trois tronçons ; à la base, elles suivent les sillons et les rainures curvilignes qui s'y trouvent à l'état normal et, parfois, entraînent un décollement du mamelon plus ou moins prononcé. Dans quelques cas fort rares, l'érosion envahit la totalité du mamelon, qui présente alors l'aspect d'une framboise, d'un rouge vif, sanguinolent.

La cause essentielle de ces lésions ulcéreuses est le traumatisme exercé au moyen de la succion par la bouche de l'enfant. Mais il y a des causes prédisposantes.

Les gerçures sont plus fréquentes chez les primipares ; chez les femmes qui ont déjà allaité, elles sont plus rares, la peau du mamelon ayant acquis une certaine accoutumance ou une certaine solidité. Les vices de conformation du mamelon en rendent la production beaucoup plus facile, car, dans ce cas, pour avoir du lait, l'enfant est obligé de tirailler et de mâchonner le mamelon. La malpropreté y prédispose ; si on ne nettoie pas le bout du sein, le mélange de salive et de lait qui séjourne dans les replis cutanés peut fermenter et irriter le tégument. La macération prolongée du mamelon, lorsque la nourrice

____

(1) Varnier. Gerçures, lymphangites et abcès du sein chez les nourrices. *Revue prat. d'obst. et de pædiatrie*, 1891.

s'endort avec l'enfant pendu au sein, agit aussi très défavorablement en ramollissant l'épiderme. Les femmes sujettes à l'eczéma du sein sont prédisposées aux gerçures.

Les maladies de la bouche du nouveau-né sont une cause de gerçure du mamelon. Dans les stomatites contagieuses, il peut y avoir inoculation du mamelon, et les lésions de celui-ci s'accompagnent de gerçures ou de crevasses. C'est ce qui s'observe en particulier dans le muguet et la diphtérie.

Gubler a observé une nourrice dont l'enfant avait du muguet et qui, sur l'aréole et à la base du mamelon, présentait avec des fissures des productions blanchâtres à surface ondulée, assez adhérentes. Dans ces productions, le microscope décela le champignon du muguet (1). Mignot a observé une femme de 32 ans, vivant isolée au milieu des champs, qui présenta, 15 jours après l'accouchement, des fissures, de la tuméfaction et de petites plaques caséeuses sur l'aréole et le mamelon; presque en même temps, l'examen de la bouche de l'enfant montra du muguet. La mère, croyant avoir trop de lait, donna à téter à un autre enfant; celui-ci prit à son tour le muguet (2). Les faits de cet ordre sont sans doute assez rares.

Ce qui est fréquent, ce qui est presque la règle, c'est que, lorsque des nourrissons sont atteints de muguet, les seins de la nourrice offrent des fissures et des crevasses sans plaques caséeuses. Les sécrétions buccales, étant acides et septiques, ont sans doute une action destructive sur l'épiderme du mamelon. Ces faits sont importants à connaître. Il y a plusieurs années, nous avons observé une femme secondipare qui s'était placée comme nourrice mercenaire, ayant un lait déjà âgé de 3 mois; quelques jours après, elle fut atteinte de gerçures du mamelon très douloureuses et que les divers topiques employés ne réussissaient pas à cicatricer; au bout de quelques jours,

---

(1) GUBLER, Sur l'origine et les conditions de développement de la mucédinée du muguet. *Mémoire de l'Acad. de médecine*, 1858, t. XXII.

(2) MIGNOT, *Traité de quelques maladies du premier âge*. Paris, 1859, p. 223.

elle attira notre attention sur la bouche de l'enfant; comme celui-ci était dans un état très satisfaisant, nous n'avions pas songé à l'examiner; sur l'indication de la nourrice, nous regardons et nous découvrons de larges plaques de muguet sur chacune des deux joues. Des attouchements avec une solution de sublimé à 1 p. 4.000 guérirent ce muguet en trois jours: en même temps, les gerçures de la nourrice se cicatrisèrent.

Fischer a cité un cas de transmission de diphtérie de la bouche du nourrisson au sein de la mère. Un enfant de 7 mois présentait deux larges taches, l'une à la pointe de la langue, l'autre au voile du palais; elles étaient d'une couleur jaune verdâtre et avaient une forme irrégulière; au début il n'y eut pas de fièvre, mais les ganglions du cou étaient considérablement tuméfiés. On fit le diagnostic de stomatite ulcéreuse. Au bout de deux jours, la situation empira; la température monta à 39°,3; le pouls devint petit; les taches envahirent la luette et l'amygdale gauche. La mère avait au mamelon gauche une large fissure circulaire recouverte d'un enduit blanchâtre; le sein était gorgé de lait et douloureux au toucher; les glandes axillaires étaient engorgées. L'examen bactériologique des membranes buccales du nourrisson et de l'enduit de la gerçure du mamelon de la mère décela la présence du bacille de la diphtérie. L'auteur se crut autorisé à laisser donner à l'enfant la mamelle saine. La mère et l'enfant guérirent; l'enfant eut par la suite une paralysie périphérique du nerf facial droit (1).

Abstraction faite des cas de muguet et de diphtérie, les gerçures du sein sont des lésions septiques banales. Elles se montrent, en général, vers le troisième jour de l'allaitement; lorsqu'elles ne se sont pas produites après le sixième jour, il y a de grandes chances pour que la femme y échappe; cependant, elles peuvent se montrer tardivement; nous les avons vues se produire dans un cas au cinquième mois et dans un autre au septième mois de l'allaitement.

La douleur est l'obstacle principal que les gerçures du ma

(1) *Archives of Pediatrics*, janvier 1894.

melon apportent à l'allaitement. D'ordinaire insensibles dans l'intervalle des tétées, ces petites lésions deviennent douloureuses dès que l'enfant prend le sein. L'intensité de la douleur dépend en grande partie de leur siège ; dans les fissures du sommet, elle est supportable ; mais dans celles de la base, dans celles de la rainure qui sépare le mamelon de l'aréole, elle est extrêmement marquée, et les femmes les plus courageuses ne peuvent retenir leurs plaintes quand l'enfant prend le sein. La douleur est surtout vive au début de la tétée ; elle s'atténue après les premières succions.

Souvent la tétée provoque le saignement des érosions ; l'enfant déglutit du sang ; les matières vomies et les selles pourront alors présenter le caractère hémorragique. C'est là un fait que le médecin doit connaître pour ne pas s'en inquiéter.

Les gerçures du sein ont une fâcheuse influence sur le nourrisson. La violence de la douleur diminue la sécrétion mammaire ; en outre elle modifie sans doute la qualité du lait. Peutêtre aussi la présence des érosions exalte-t-elle la virulence des microbes qui vivent à l'état normal sur la peau du mamelon. En tout cas, nous avons remarqué que très souvent les enfants qui tettent un sein fissuré ont une légère diarrhée et n'augmentent pas de poids d'une manière normale.

Enfin, les gerçures du sein sont l'origine habituelle de la lymphangite, de la galactophorite et des abcès du sein.

Heureusement, un traitement approprié permet d'atténuer les effets des gerçures et de prévenir les infections de la glande mammaire. Si on prend les soins qui conviennent, il sera rare que les lésions érosives du mamelon deviennent un obstacle à l'allaitement.

V

Soins du mamelon. Traitement des gerçures. — Tant qu'il n'existe pas de fissures du sein, on doit, avant la tétée, laver le mamelon avec des compresses conservées après ébullition dans l'eau bouillie. Après la tétée, on le lave et on l'essuie avec une de ces compresses, trempée dans une des liqueurs mercurielles faibles dont il est question un peu plus loin.

Dès que les fissures se sont produites, on met en œuvre un traitement qui consiste dans un pansement approprié et dans l'emploi de bouts de sein artificiels ou de téterelles.

Pour le pansement, on a préconisé les topiques les plus variés; il n'y en a qu'un petit nombre à retenir.

M. Pinard a employé les pansements boriqués humides. On fait bouillir des compresses de tarlatane dans de l'eau boriquée saturée, et on conserve le tout dans un bocal bouché à l'émeri; aussitôt après la tétée, le sein ayant été lavé comme d'habitude, on exprime une de ces compresses, on l'applique sur le mamelon et l'aréole, et on la recouvre d'une plaque débordante de taffetas gommé; compresse boriquée et taffetas sont maintenus par une couche d'ouate antiseptique et un bandage de corps peu serré. Avant la tétée, le pansement est défait et le sein lavé à l'eau bouillie pure.

On a reproché aux pansements humides avec des solutions aqueuses (boriquées ou autres) de ramollir l'épiderme et de favoriser le développement des gerçures. On peut répondre que les pansements secs sont encore plus nuisibles, car ils provoquent la formation de croûtes, qui sont arrachées soit avec le pansement, soit au moment de la tétée, ce qui irrite et fait saigner le mamelon. D'ailleurs, l'inconvénient attribué aux solutions aqueuses s'atténue avec les topiques suivants.

M. Lepage a recommandé les liqueurs mercurielles faibles additionnées de glycérine et d'alcool : soit un mélange à parties égales de liqueur de van Swieten et de glycérine, soit la liqueur suivante :

Glycérine	250 grammes.	
Eau stérilisée.	225	—
Alcool	25	—
Biiodure de mercure	0,05 à 0.10 centigrammes.	
Iodure de potassium	q. s. pour dissoudre	

On découpe, dans de la tarlatane pliée en huit épaisseurs, des rondelles un peu plus grandes qu'une pièce de 5 francs; on les fait bouillir dans de l'eau pendant un quart d'heure et on les laisse ensuite tremper en permanence dans la mixture antiseptique. Après chaque tétée, on lave le mamelon avec la solution ci-dessus formulée, puis on la recouvre d'une rondelle de tarlatane imbibée de ce même liquide; enfin on applique encore par-dessus une compresse boriquée, du taffetas gommé, une couche d'ouate et un bandage de corps. A la tétée suivante, on enlève le pansement, on lave avec soin, avec de l'eau bouillie tiède, le mamelon et l'aréole, puis on met le nourrisson au sein. Ce mode de traitement ne donne pas lieu à la production d'érythèmes mammaires intenses et ne produit chez les nouveau-nés aucun symptôme d'intoxication pouvant être rattaché à l'hydrargyrisme.

Nous nous sommes servi avec succès d'une préparation qui renferme de la teinture de benjoin. On a beaucoup vanté autrefois l'usage de cette substance; on l'étendait sur le mamelon avec un pinceau à aquarelle et, par évaporation de l'alcool, elle laissait déposer, à la surface de la lésion, une couche de benjoin, qui, théoriquement, devait la mettre à l'abri de tout contact. En réalité, la teinture de benjoin agit sans doute comme un topique antiseptique et astringent. Nous l'utilisons sous la forme suivante :

Eau de roses	40 grammes.
Glycérine	20 —
Borate de soude	8 —
Teinture de benjoin	12 —

Après la tétée, le mamelon est lavé et essuyé avec des linges fins, ou de la tarlatane, ou de la ouate, conservés après ébullition dans l'eau bouillie. Puis un de ces linges, préalablement exprimé, est imbibé de cette mixture et maintenu en permanence sur le mamelon, recouvert d'un taffetas gommé, comme dans les pansements précédents.

Le docteur Audebert (1) recommande l'emploi du stérésol dans les cas d'érosions et de gerçures du mamelon. Ce vernis

_____

(1) *Archives de locologie*, 1896.

antiseptique renferme de la teinture de benjoin ; il hâterait la
cicatrisation, préviendrait les complications septiques, empê-
cherait le contact des lèvres de l'enfant et supprimerait la
douleur. Il ne s'oppose nullement à l'excrétion du lait. Pour
appliquer le stérésol, on pratique, au préalable, un nettoyage
minutieux du sein, du mamelon et de la gerçure en particulier, avec une solution boriquée. Puis on sèche avec du coton
aseptique, et, après avoir rapproché les lèvres de l'érosion,
on les réunit à l'aide d'une mince couche de stérésol. Dix
minutes après, on remet une seconde couche de stérésol :
quand celle-ci est séchée, la nourrice peut donner le sein (1).

Il est très important que la personne qui fait le pansement
des seins réalise autant que possible l'asepsie de ses doigts et
de ses mains.

Enfin, il est une pratique qui doit être ajoutée à ce pansement : le nettoyage de la bouche du nourrisson. C'est une condition essentielle de la guérison rapide des gerçures de la mère.
Nous nous servons, pour cette opération, d'une solution de
sublimé à 1/4000 et d'un stylet garni de ouate. Après la tétée,
on ouvre la bouche du nouveau-né et on regarde s'il n'y séjourne pas quelques grumeaux de lait qui vont fermenter et
produire de l'acide lactique ; dans l'affirmative, on les enlève
avec le stylet trempé dans la solution de sublimé. Mais, sauf
ce cas, pour ne pas provoquer de vomissements, cette opération doit être faite avant la tétée. On pratique, avant la mise
au sein, un léger attouchement des lèvres, de la langue, des
joues et des gencives ; il faut que ce nettoyage soit fait très
doucement ; un frottement un peu trop fort risque de provoquer la formation des ulcérations palatines dites « aphtes de
Bednar ».

(1) Il faut se méfier des nombreuses « spécialités » préconisées pour
guérir les gerçures du sein. M. Roussel a rapporté une observation
de colique observée chez un nouveau-né et due probablement à l'emploi d'un cosmétique contenant près de 13 grammes d'acétate neutre
de plomb ; avec ce cosmétique, la mère pansait les gerçures qu'elle
avait au sein. (*Loire médicale*, 1898.)

Grâce à ces pansements et à ces soins, les gerçures se cicatrisent en moins de trois semaines, et il est bien rare qu'on observe de l'infection du sein.

Quand les crevasses sont petites, quand elles siègent au sommet du mamelon et qu'elles ne provoquent qu'une douleur supportable, on peut mettre l'enfant au sein directement, sans l'intermédiaire d'aucun appareil. Mais quand la tétée provoque une douleur intense et des hémorragies, il faut protéger les mamelons malades contre le mâchonnement de la bouche de l'enfant; de cette manière, on n'atténue pas les hémorragies, qui, du reste, n'ont pas de gros inconvénients, mais on diminue la douleur, et la cicatrisation de la lésion est plus rapide.

Pour remplir ce rôle protecteur, on peut se servir de baudruche ou, mieux encore, de bouts de sein artificiels et de téterelles.

La baudruche, préconisée par M. Blechmann, s'emploie de la manière suivante. On applique sur le bout du sein, préalablement mouillé avec de l'eau bouillie, une rondelle de baudruche non gommée, de 10 centimètres de diamètre, dont le centre est percé, sur 2 centimètres environ de circonférence, de plusieurs trous par la pointe d'une grosse aiguille. La baudruche prend la forme du mamelon et y adhère comme un second épiderme. On mouille ensuite la surface externe de la baudruche avec de l'eau sucrée et on met au sein le nourrisson, qui tire facilement, sans souffrance pour la mère. A chaque tétée, on change la feuille. Mais la baudruche est assez difficile à stériliser et elle ne se prête pas toujours très bien aux succions de l'enfant. Il vaut mieux recourir aux bouts de sein et aux téterelles.

Le bout de sein le plus simple est celui de Bailly: il se compose d'une cupule de verre qui coiffe le mamelon et que surmonte une téline de caoutchouc vulcanisé sans odeur, percée au sommet, sur laquelle l'enfant exerce la succion. L'appareil doit être tenu très proprement; on doit veiller à ce qu'il n'y reste pas de parcelles de lait ; on doit le plonger dans l'eau bouillante au moins une fois par jour, et,

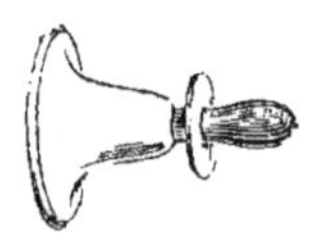

Fig. 11. — Bout de sein artificiel du Dr E. Bailly.

le reste du temps, après chaque tétée, on le nettoiera soigneusement avec de l'eau boriquée, dans laquelle on peut le laisser immergé.

Smester et Auvard ont imaginé les téterelles dites bi-aspiratrices, dont M. Budin a proposé un modèle perfectionné que nous allons décrire.

L'appareil consiste en une sphère de verre reliée à une base très large par un pédicule rétréci. Deux petits embouts de verre se détachent de la sphère, et on y adapte deux tuyaux de caoutchouc bien fixés avec un fil serré. Chacun de ces tubes est terminé par une tétine, l'une destinée à la mère, l'autre à

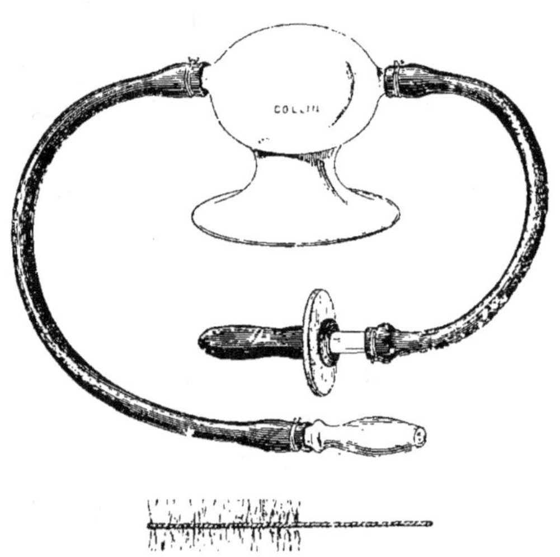

Fig. 12. — Téterelle bi-aspiratrice du Dr Budin

l'enfant. La mère commence par aspirer ; le lait arrive dans la cupule sphérique ; l'enfant aspire le liquide à son tour. Dans la tétine de l'enfant se trouve une soupape, qui permet à la mère de faire le vide dans la cupule, même quand l'enfant abandonne l'appareil.

Les inconvénients de cette téterelle sont le fonctionnement défectueux de la soupape et les soins minutieux de propreté qu'elle exige, à cause des tubes en caoutchouc. Il faut nettoyer les tubes avec un écouvillon et de l'eau boriquée; une fois par jour, l'appareil doit être plongé dans l'eau bouillante. Comme il est fragile, ces opérations l'altèrent vite et on est obligé de le changer souvent.

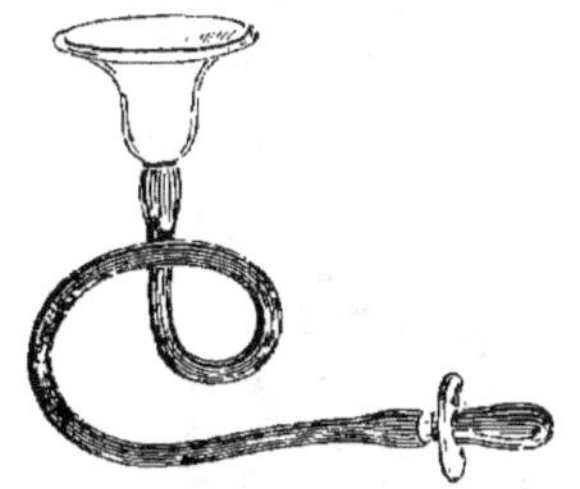

Fig. 13. — Tire-lait du Dʳ BAILLY.

Quand, malgré l'usage des bouts de sein artificiels ou des téterelles, la douleur reste très vive, on pourra chercher à réaliser l'anesthésie du mamelon. La cocaïnisation, que nous avons le premier utilisée pour cet objet (1), ne doit être employée qu'avec la plus grande réserve; elle est capable d'abolir, au moins momentanément, la sécrétion lactée; l'amertume de la cocaïne empêche parfois l'enfant de prendre le sein, en dépit des lavages à l'eau tiède que l'on

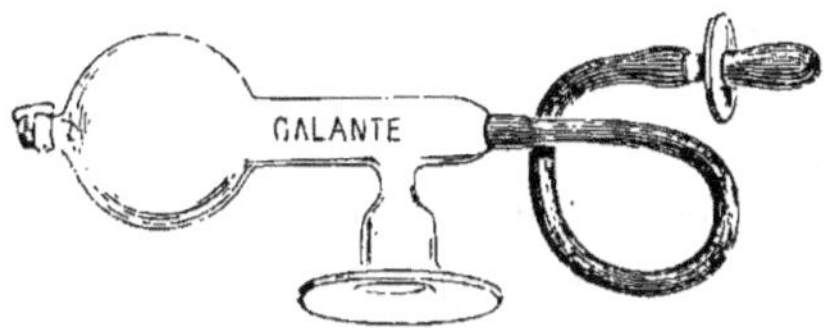

Fig. 14. — Tire-lait (modèle anglais).

effectue après l'application de l'anesthésique; on a même cité des cas d'intoxication légère du nouveau-né survenue dans ces conditions (2).

(1) MARFAN, Emploi du chlorhydrate de cocaïne dans les gerçures du mamelon chez les nouvelles accouchées. *La Thérapeutique contemporaine*, 1884, n° 52, p. 818.

(2) L'orthoforme, recommandé récemment contre les gerçures du

Enfin, si tout cela échoue, on peut tenter de supprimer la mise au sein de l'enfant pendant deux ou trois jours et de mettre en œuvre l'allaitement artificiel pendant ce laps de temps. Soustraire le mamelon au traumatisme à répétition dont il est l'objet est le plus sûr moyen de guérir vite les gerçures; mais, si la femme désire reprendre l'allaitement, il faudra, trois ou quatre fois par jour au moins, extraire le lait des mamelles avec les instruments désignés sous le nom de *tire-lait*. Cette pratique a pour but de diminuer l'engorgement pénible des seins et d'entretenir la sécrétion lactée. Elle ne se propose pas de prévenir les inflammations de la mamelle; les doctrines microbiennes ont fait justice de l'opinion qui considérait la cessation de l'allaitement comme une des causes des abcès de la mamelle. Les tire-lait doivent être nettoyés et désinfectés de la même manière que les bouts de sein et les téterelles.

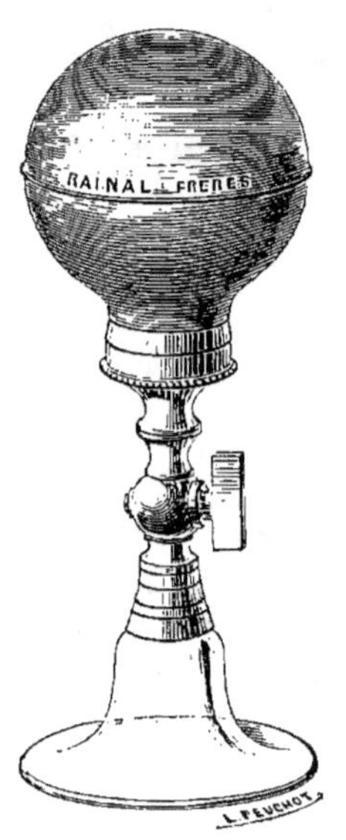

Fig. 15. — Tire-lait du Dr Triaire, de Tours.

Quand la femme est courageuse et ne demande qu'à continuer l'allaite-ment, pourvu qu'on atténue les conséquences des gerçures, il est rare que les moyens précédents ne conduisent pas au succès et qu'au bout de 10 ou 15 jours, au bout de 3 semaines au plus, la guérison ne soit pas obtenue.

Mais, si les lésions sont tenaces et les douleurs très vives, si la mère subit l'allaitement plutôt qu'elle ne le désire, on sera obligé d'y renoncer définitivement.

sein, ne doit pareillement être employé qu'avec la plus grande prudence, car il peut, lui aussi, déterminer des accidents toxiques chez le nourrisson.

V

Galactophorite, lymphangite et abcès du sein. — Grâce aux pansements antiseptiques, on diminue notablement le nombre des infections de la mamelle : lymphangite, galactophorite, avec ou sans abcès du sein consécutif. Toutefois, en présence de ces complications, que convient-il de faire ?

La galactophorite (1) a pour signe caractéristique l'écoulement de pus, soit pur, soit mélangé au lait ; son début est insidieux ; il faut la rechercher dès qu'une femme récemment accouchée présente une légère élévation de température ; pour la découvrir, on exerce une pression à la base des seins et l'on voit sourdre alors à la surface du mamelon, par les orifices des conduits, un liquide, dans lequel on reconnaîtra la présence du pus à sa couleur gris verdâtre, à sa consistance plus grande et plus homogène, à sa viscosité, au défaut d'imbibition de la ouate sur laquelle on le recueille (Budin). Dès que la galactophorite est reconnue, on suspend immédiatement l'allaitement du côté du sein malade ; on le suspend totalement si la maladie a envahi les deux seins simultanément ou successivement. Nous savons, en effet, quelle influence néfaste la déglutition du pus peut avoir sur le nourrisson.

Quant au traitement, M. Budin conseille l'expression. On vide le pus contenu dans les canaux galactophores, en exerçant des pressions *à la base du sein* malade et en allant de la circonférence au centre ; le pus s'écoule en bavant et on continue jusqu'à ce qu'il ne s'en écoule plus une goutte. Cette opération est parfois si douloureuse qu'elle peut nécessiter l'emploi du chloroforme. Après l'expression, on fait une pulvérisation avec une solution de sublimé et on applique un pansement

______

(1) BUDIN, *Sem. médicale*, 1889, p. 122. — BOISSARD, *ibid.*, 1893, p. 460. — DAMOURETTE, Thèse de Paris, 1893. — Mlle NEUFELD, Thèse de Paris, 14 février, 1901, n° 207.

compressif. Il est rare que l'on soit obligé d'employer plus de trois ou quatre séances.

Pour que l'on puisse remettre l'enfant au sein, il faut que toute trace d'écoulement purulent ait cessé depuis au moins 48 heures. Mais une galactophorite double compromet souvent le succès de l'allaitement.

Durant la suspension de la mise au sein, le nouveau-né sera nourri avec du lait stérilisé. Si la suspension doit être définitive, on aura à décider s'il vaut mieux prendre une nourrice que de continuer l'allaitement artificiel.

La lymphangite s'annonce par un frisson et une élévation thermique ; elle se caractérise par l'apparition sur la mamelle de la plaque rouge caractéristique de l'inflammation du réseau lymphatique ; la glande est empâtée, dure, douloureuse, et les ganglions axillaires plus ou moins tuméfiés. Dès que l'affection est reconnue, on suspend l'allaitement du côté malade ; mais on peut donner le côté sain et compléter les repas avec du lait stérilisé ; si la lésion est double, on suspend entièrement la mise au sein et on met en œuvre l'allaitement artificiel exclusif. Comme traitement, on applique un large pansement humide à l'eau boriquée ; on le recouvre de ouate pour exercer une compression assez énergique. Le plus souvent, la lymphangite se résout sans suppuration, et alors, au bout de très peu de temps, on peut reprendre l'allaitement : mais quelquefois elle aboutit à un abcès du sein.

L'abcès du sein succède soit à la galactophorite (abcès intraglandulaire), soit à la lymphangite (abcès périglandulaire), soit aux deux processus réunis ; l'incision et le drainage en constituent le seul traitement efficace. La maladie durant assez longtemps, la mamelle atteinte est souvent perdue pour l'allaitement présent ; pourtant, il y a d'assez nombreuses exceptions à cette règle ; l'abcès guéri, la sécrétion peut reprendre son cours normal, et l'enfant peut être remis au sein.

En résumé, toute glande mammaire infectée, c'est-à-dire atteinte de galactophorite, de lymphangite ou d'abcès, ne doit pas être tétée. Si l'infection est unilatérale, on donnera la mamelle saine et on complétera l'alimentation, s'il y a lieu, avec du lait stérilisé ; si elle est bilatérale, on mettra en œuvre l'allaitement artificiel. La suspension de l'allaitement, en cas d'infection unilatérale et même bilatérale, n'est parfois que temporaire. Si elle est définitive, on examinera l'enfant et, s'il prospère avec l'allaitement mixte ou l'allaitement artificiel, on pourra se dispenser de prendre une nourrice. Dans tous les cas, on aura présent à l'esprit que nombre de femmes ont pu nourrir leur enfant avec un seul sein, sans recourir à aucun autre aliment.

CHAPITRE IV

Réglementation de l'allaitement maternel.

Sommaire. — Nombre et intervalles des repas. — La tétée. — Quantité
de lait par tétée et par vingt-quatre heures.

Il ne suffit pas d'assurer au nouveau-né le lait maternel,
c'est-à-dire le meilleur des aliments; il faut encore le lui
donner en observant certaines règles. Distribuée d'une manière irrationnelle, la plus parfaite des nourritures peut devenir nuisible; c'est dans l'irrégularité de l'alimentation que
se trouve l'origine de la plupart des troubles digestifs du
nourrisson élevé au sein de sa mère. Il faut régler le nombre
et l'intervalle des repas, il faut aussi régler la manière dont
on donne chaque repas.

Nombre et intervalles des repas. — Le nourrisson doit
être mis au sein à des intervalles réguliers; c'est un précepte
sur lequel les médecins et les accoucheurs sont à peu près
d'accord aujourd'hui. Cependant son utilité a été contestée;
on a avancé qu'il faut suivre l'instinct de l'enfant et lui donner
la mamelle dès qu'il crie la faim, parce que la quantité et la
composition du lait de femme varient d'un moment à l'autre
et que nous n'avons pas de moyen pratique d'estimer la valeur nutritive d'une tétée (1). Cet argument est purement
théorique; il doit céder devant les résultats de l'observation

(1) J. Grangé, De la réglementation des tétées. *Journal des connaissances médicales*, 20 février 1879.

clinique ; aucun enfant n'est devenu malade pour avoir tété d'une manière régulière ; beaucoup le sont devenus pour avoir été mis au sein sans aucune autre règle que leur caprice exprimé par leurs cris ou que la fantaisie de la nourrice.

On prescrit, en général, de donner le sein toutes les deux heures pendant le jour et une ou deux fois pendant la nuit, c'est-à-dire 9 à 10 fois dans les 24 heures, au moins dans les 6 premiers mois.

Nous avons adopté, pour notre part, les règles suivantes. Pendant les premiers mois, abstraction faite des premiers jours, durant lesquels on suit les règles indiquées dans le chapitre précédent, l'enfant est mis au sein toutes les deux heures et demie, la première tétée ayant lieu vers 5 heures du matin et la dernière vers 11 heures du soir, ce qui fait environ huit tétées en vingt-quatre heures. Vers le quatrième ou le cinquième mois, les tétées doivent être un peu plus espacées ; et après le sixième mois, il faut arriver à ne mettre l'enfant au sein que toutes les trois heures, la première tétée ayant toujours lieu vers 5 heures du matin et la dernière vers 11 heures du soir, ce qui fait environ sept tétées en vingt-quatre heures.

Ce n'est que lorsque la mère n'a pas beaucoup de lait, ce qui arrive surtout au début de la nourriture, que les tétées doivent être plus rapprochées et plus fréquentes, de manière à stimuler la sécrétion languissante. Mais il doit toujours s'écouler au moins deux heures entre deux tétées.

Depuis plusieurs années que nous suivons ces règles, nous avons obtenu les meilleurs résultats. Mais, comme elles s'écartent de celles qu'indiquent les auteurs classiques, elles ont besoin d'un commentaire.

D'une manière générale, l'intervalle de deux heures entre les tétées est un peu trop faible. L'estomac d'un enfant nourri au sein et bien portant se vide environ une heure et demie à deux heures après la tétée ; il faut donc attendre au moins ce laps de temps avant de remettre l'enfant à la mamelle ; mais l'expérience apprend qu'il est bon d'augmenter encore cet intervalle, et M. A. Czerny en a donné une explication plausible (1). Quand l'estomac a chassé son contenu dans l'intestin, il continue à sécréter du suc gastrique, et cette sécrétion à vide a sans doute pour effet de réaliser dans une certaine mesure l'antisepsie de la cavité, car alors l'acide chlorhydrique devient libre, n'étant plus neutralisé par la caséine et les phosphates du lait. Or, la bouche de l'enfant et même le lait de la femme renferment des microbes. Pour permettre au suc gastrique d'exercer sur eux une action suffisante, il faut espacer les repas, de manière que l'estomac reste vide un certain temps. Se fondant sur ces considérations, M. Czerny pense que, dans l'allaitement naturel, l'intervalle entre les tétées doit être au moins de trois heures. C'est aller trop loin ; certains faits montrent que les repas ne doivent pas être séparés par un temps qui dépasse certaines limites.

Le lait qui séjourne dans la mamelle s'appauvrit en matériaux solides. C'est ce que Lhéritier (2) a constaté chez la femme, Péligot (3) chez l'ânesse, Reiset (4) et Wolff chez la vache. Joly et Filhol ont même montré que, si la traite est longtemps retardée, le lait finit par prendre les caractères du colostrum, ce qui est en rapport avec ce que nous avons appris sur la signification des éléments figurés du colostrum. D'autre part, E. Wolff a constaté que la fréquence des traites augmente à la fois la quantité totale du lait et sa richesse en beurre et en caséine. Pour l'entretien d'une bonne activité sécrétoire de la mamelle, il est donc nécessaire que les repas ne soient pas trop espacés.

En adoptant deux heures et demie comme intervalle des repas pendant les cinq ou six premiers mois, et trois heures pendant les mois suivants, alors que l'enfant prend chaque fois

(1) A. Czerny. Die Ernährung des Säuglings auf Grundlage der physiologischen Functionen seines Magens. *Prag. med. Woch.*, 1893 n⁰ˢ 41 et 42.

(2) Lhéritier, *Traité de chimie pathologique*, p. 632.

(3) Péligot, Composition du lait d'ânesse. *Ann. de phys. et de chimie*, 1836, et *Répertoire de chimie*, 1838.

(4) Reiset, *Ann. de phys. et de chimie*, 1849.

une quantité plus grande de nourriture, on obtient des résultats qui prouvent qu'on a choisi les règles convenables, que ces intervalles ne sont ni trop grands ni trop petits.

Reste la question des tétées de la nuit. Beaucoup d'auteurs en prescrivent une ou deux, et nous avons observé cette règle assez longtemps, car elle nous semblait très rationnelle. D'une part, on sait que le lait du matin est parfois moins riche que le lait du soir, et cette différence a été attribuée à la diminution de l'alimentation pendant la nuit. D'autre part, nous pensions que l'organisme du jeune enfant, en raison des besoins de sa croissance rapide, a besoin de repas nocturnes. Nous avons été conduit à modifier cette règle pour réduire la fatigue de la mère. Nous avons remarqué d'abord que les cris nocturnes de l'enfant bien portant et bien nourri ne sont pas dus toujours à la faim, mais qu'ils tiennent quelquefois à une position vicieuse, à une gêne dans les vêtements, à une souillure des langes. Nous avons observé en outre que des mères donnaient d'elles-mêmes la dernière tétée à 11 heures du soir et la première à 5 ou 6 heures du matin, que leurs enfants prenaient l'habitude de dormir dans l'intervalle et avaient une santé remarquablement bonne. Nous avons donc fini par conseiller la suppression des repas entre 11 heures du soir et 5 heures du matin, quand on peut y habituer facilement le nourrisson.

Ces règles sont déduites à la fois de l'observation clinique et de données physiologiques précises. Si on veut les bien observer, on évitera la surcharge stomacale, cause de beaucoup de troubles digestifs. Rien n'est plus funeste que l'habitude de mettre l'enfant au sein pour l'empêcher de crier, et rien n'est plus facile que de corriger les nourrissons capricieux ou gourmands qui crient à tout propos et ne sont calmés que par la mise au sein. Quand on a acquis la certitude qu'il est suffisamment alimenté (1), il faut laisser crier l'enfant et ne lui donner son repas qu'à l'heure voulue. Il importe d'ailleurs de le réveiller, s'il dort lorsque l'intervalle réglemen-

(1) Voyez chap. VI et VII de cette section.

taire est écoulé. Il ne se passera pas en général plus de deux ou trois jours et de deux ou trois nuits sans qu'il soit débarrassé de sa fâcheuse habitude; il s'endormira dès lors après sa tétée et ne se réveillera que lorsque le moment de la nouvelle tétée sera venu.

Toutefois, s'il faut insister sur l'observation de ces règles, il ne faut pas les considérer comme inflexibles. Elles constituent des points de repère précieux, mais on doit savoir les modifier à l'occasion. On peut, en cas de nécessité, ou si le sommeil de l'enfant est plus court ou plus long que d'ordinaire, ne les suivre qu'à un quart d'heure près. Il est des enfants qui ne se réveillent que toutes les deux heures trois quarts; on peut les régler d'après cet intervalle.

La tétée. — Les femmes qui allaitent ne devraient point porter de corset. L'usage s'est établi pourtant de leur laisser mettre un corset spécial, dit corset de nourrice, très large, n'exerçant qu'une faible compression, et disposé de telle sorte qu'au moment de la tétée il permet de découvrir les seins sans difficultés.

Avant la mise au sein, la mère doit laver le mamelon avec du coton hydrophile stérilisé, trempé dans l'eau bouillie, de façon à désobstruer les orifices et à enlever la petite quantité de lait qui peut s'y être répandue et avoir subi la fermentation lactique. Après la tétée, elle prendra les mêmes soins et elle essuiera de la même manière, mais très doucement, les lèvres de l'enfant.

Quand la mère ne garde plus le lit, elle doit, pour donner le sein, se tenir assise et placer l'enfant à peu près transversalement, devant sa poitrine, la tête un peu plus élevée que les pieds (1). Lorsque l'enfant, après avoir suffisamment tété, s'endort, il faut le mettre aussitôt dans son berceau et ne pas lui laisser prendre l'habitude de dormir sur les bras de sa mère ou de sa nourrice. Dans cette manœuvre, il faut éviter de le secouer, pour ne pas provoquer de régurgitations.

(1) Sur l'attitude de la nourrice et de l'enfant chez les différents peuples, voir : Regnault, De la façon d'allaiter chez les différents peuples. *Médecine moderne*, 7 septembre 1893.

Dans les premiers temps de l'allaitement, à moins de gerçures très douloureuses du mamelon, il faut donner successivement les deux seins à chaque tétée, pour que le nourrisson prenne une quantité suffisante de lait et pour que la succion stimule l'activité des glandes mammaires. Plus tard, quand la sécrétion lactée est bien établie, on doit ne donner qu'un seul sein, et, alors, il faut avoir soin de ne pas donner deux fois de suite le même, mais alterner régulièrement. Si la sécrétion ne s'établit pas franchement et si l'augmentation du poids du nourrisson ne dépasse pas 20 grammes par jour, il faut continuer à donner les deux seins à chaque tétée. Vers la fin de l'allaitement, lorsque l'enfant prend déjà des bouillies et que le nombre des tétées est moins élevé, il sera bon de donner les deux seins à chaque repas.

Il est quelques circonstances où ces règles ne sont plus applicables. Certaines nourrices ont pu allaiter avec un seul sein, l'autre s'étant atrophié à la suite d'un abcès. D'ailleurs, il arrive parfois que la quantité et la qualité du lait varient d'un sein à l'autre et que l'enfant manifeste sa préférence ou sa répulsion pour tel ou tel sein. Alors, c'est le plus souvent le sein droit qui sécrète un lait plus abondant et plus riche (Sourdat, Brünner, J. Grangé) (1). Mais il faut ajouter que,

---

(1) Sourdat a observé une femme chez laquelle le sein droit fut, à trois nourritures successives, l'objet d'une préférence marquée de la part du nourrisson. Non seulement ce sein, qui était plus développé que l'autre, fournissait une quantité de lait environ deux fois plus abondante, mais son lait contenait parfois jusqu'à deux fois plus de matières azotées et neuf fois plus de beurre que celui du sein gauche. *C. R. Acad. des sciences*, t. LXXI, p. 87, 1870.

Brünner a trouvé aussi des différences plus ou moins accusées dans la sécrétion des deux mamelles chez une vingtaine de femmes. *Arch. f. gesammte Physiol.*, t. VII.

« Je viens de voir une nourrice, dit le docteur Grangé, dont les seins et les mamelons sont également bien conformés; le lait donné par chacun d'eux est assez abondant; mais toutes les fois que l'enfant est mis au sein gauche, il crie et refuse. Croyant à un caprice, je conseille d'insister et de commencer par le sein gauche quand l'enfant paraît affamé; l'enfant, après avoir crié, finit par téter, mais les tétées sont longues, pénibles, interrompues, l'enfant se fatigue et il s'endort au

d'après les travaux récents, ces faits sont rares, et, d'une manière générale, on peut dire que les différences dans la sécrétion de l'un ou l'autre sein sont insignifiantes.

Abstraction faite des premiers jours et en supposant qu'il ne survienne aucune complication, il faut laisser l'enfant au sein plus longtemps pendant les premières semaines que plus tard ; mais il est impossible de fixer la durée que doit avoir chaque tétée ; elle dépend de l'appétit et de la vigueur de l'enfant, de la forme du mamelon, de la quantité de lait fournie par les seins, qui est elle-même sujette à varier suivant les heures de la journée. Un enfant robuste, qui tette une mamelle bien pleine et possédant un bout de sein bien conformé, s'endort souvent après sept à huit minutes, ayant absorbé la quantité de nourriture nécessaire, ayant épuisé la mamelle. Tel autre au contraire, ou débile, ou distrait, ou tétant un sein à sécrétion lente, s'arrête, se repose, puis reprend la mamelle et tette pendant une vingtaine de minutes. Dans certains cas douteux, la balance permettra de savoir s'il faut augmenter ou diminuer la durée de la tétée. Mais, en général, celle-ci ne doit pas dépasser 20 minutes.

En tout cas, il est bon que le sein soit vidé complètement par la tétée. En effet, le lait ne présente pas la même composition du commencement à la fin d'une même tétée ou d'une même traite. A la fin, le lait est plus concentré, le sucre et la caséine sont en plus grande abondance ; mais c'est surtout le beurre qui augmente dans des proportions parfois considérables (1). Toutefois, ces différences tendent à s'effacer lorsque les traites ou les tétées sont très rapprochées.

sein. Tout cela n'a pas lieu si l'enfant est mis au sein droit. Je recherchai alors la quantité de matériaux solides contenus dans les deux échantillons de lait, et je trouvai que le lait du sein droit en contenait 114 p. 1.000, tandis que le lait tiré du sein gauche n'en contenait que 65. » (*Loc. cit.*)

(1) C'est ce qu'ont vu Joly et Filhol, Reiset, Heynsius, Lhéritier, Bouchardat et Quevenne, Vernois et Becquerel, et de nos jours Mendes de Léon (*Zeitsch. f. Biol.*, Bd. XVII, p. 501), P. Baum et R. Illner (Le lait de femme, ses modifications et leur influence sur la nutrition des nourrissons. *Sammlung klinischer Vorträge*, n° 105, 1894) et Ch. Michel.

En général, l'enfant dont l'appétit a été satisfait, s'endort après la tétée. Il ne doit guère se réveiller qu'au moment du repas suivant. Dans les premiers mois, le nourrisson bien portant doit passer une partie de son temps à téter et l'autre à dormir.

QUANTITÉ DE LAIT PAR TÉTÉE ET PAR VINGT-QUATRE HEURES. — Natalis Guillot (1) a eu, le premier, la pensée de peser les enfants avant et après la mise au sein et de déterminer la quantité de lait prise à chaque tétée, et partant celle qui est prise dans les vingt-quatre heures. Bouchaud (2), Segond (3), E. Pfeiffer (4) et d'autres auteurs (5) ont employé la même méthode. En exprimant en chiffres ronds les moyennes des quantités qu'ils ont ainsi déterminées, nous pouvons construire un tableau où on trouve, pour les divers âges du nourrisson, le nombre des repas, la quantité de lait par repas et la quantité de lait prise en vingt-quatre heures.

AGE	NOMBRE DE TÉTÉES EN 24 HEURES	INTERVALLES DES TÉTÉES	QUANTITÉ DE LAIT PAR TÉTÉE	QUANTITÉ DE LAIT PAR 24 HEURES
1er jour. . .	1 à 2	»	4 à 5 gr.	8 à 10 gr.
2e jour . . .	6	toutes les 3 h.	8 à 10 gr.	48 à 60 gr.
3e jour . . .	7	id.	15 à 20 gr.	105 à 140 gr.
4e jour . . .	7	id.	20 à 30 gr.	140 à 210 gr.
5e au 30e jour	8	toutes les 2 h. 1/2	30 à 75 gr.	240 à 600 gr.
2e et 3e mois	8	id.	75 à 100 gr.	600 à 800 gr.
4e et 5e mois	8	id.	100 à 120 gr.	800 à 960 gr.
6e au 9e mois	7	toutes les 3 h.	140 à 160 gr.	980 à 1120 gr.

(1) NATALIS GUILLOT, De la nourrice et du nourrisson. *Union médicale*, 1852, pp. 61, 65.

(2) BOUCHAUD, *De la mort par inanition et études expérimentales sur la nutrition chez le nouveau-né*. Thèse de Paris, 1864.

(3) SEGOND, Du poids des nouveau-nés. *Annales de gynécologie*. Paris, 1874, t. II, p. 386.

(4) E. PFEIFFER, Verschiedenes über die Muttermilch. *Berliner klin. Woch.*, 1883, n° 11.

(5) CAMERER, *Zeitsch. f. Biol.*, 1878, p. 388; et 1896, p. 522. — AHLFELD, *Ernährung des Säuglings*. Leipzig, 1878. — HAHNER, *Jahrb. f. Kinderh.*, 1880, t. V, et *Henoch's Festschrift*, 1890, p. 99. — FEER, *Jahrb. f. Kinderh*, 1896, t. XLII, p. 195. — A. JOHANNESSEN et E. WANG, *Hoppe-Seyler's Zeitsch. für phys. Chemie*, t. XXIV, 1898.

Ces chiffres ne doivent évidemment être considérés que comme des moyennes. La première tétée du matin est souvent la plus abondante; les tétées du soir sont parfois moins copieuses. On ne peut établir de règle à ce sujet. Un enfant de 3 mois prenait le matin près de 130 grammes et le soir seulement 75 à 80 grammes: il augmentait de poids assez régulièrement, mais on avait remarqué que ses cris survenaient particulièrement après la tétée de 6 heures du soir; on fut ainsi conduit à rechercher par la balance la quantité de lait qu'il prenait à chaque repas; on trouva les chiffres que nous avons indiqués; on donna le soir un biberon avec 100 grammes de lait stérilisé, et les cris cessèrent.

Si on compare la quantité de lait que prend un nourrisson en 24 heures au poids de son corps, on voit que le rapport est jusqu'au 10ᵉ mois de 14 à 15 p. 100 environ. Il y a là un point de repère intéressant. Suivant la remarque de Feer (1), quand la ration quotidienne d'un enfant devient inférieure à 13 p. 100 de son poids, on peut en déduire qu'elle est insuffisante.

Remarquons, en outre, que les quantités de lait par tétée sont aussi en rapport avec la capacité de l'estomac et qu'elles lui restent toujours inférieures. En effet, à la naissance, l'estomac a une capacité de 40 à 50 centimètres cubes : à la fin du premier mois, 100 centimètres cubes; à la fin du troisième, 140 centimètres cubes; à la fin du quatrième, il atteint 150 centimètres cubes; vers le sixième mois, il atteint 250 à 300 centimètres cubes; il semble donc que l'estomac puisse contenir beaucoup plus qu'on ne lui donne; mais il faut se souvenir que nous ne connaissons sa contenance qu'en la mesurant sur le cadavre; d'ailleurs, il est certainement inutile et probablement nuisible d'atteindre les limites de sa capacité.

La quantité de lait fournie par une femme en 24 heures peut augmenter beaucoup par l'entraînement. Lamperière a cité le cas d'une nourrice chargée de deux nourrissons qui arriva à

<hr>

(1) FEER, *Jahrbuch für Kinderheilk.*, 1896, t. XLII. p. 195.

donner 2.143 grammes de lait en vingt-quatre heures. D'après M. Budin (1), dans le service des débiles de la Maternité, 14 nourrices sont arrivées à pouvoir nourrir 50 enfants, plus les leurs. On parvenait, en les fatiguant il est vrai, à faire produire à chacune jusqu'à 2.800 grammes de lait par jour. On peut déduire de ces faits une conclusion pratique. Dans la clientèle de la ville, quand on choisit une nourrice pour un enfant débile, il est bon de conseiller à la famille de prendre à la fois la nourrice et l'enfant. Nous savons que, quand une nourrice n'est pas tétée par un enfant vigoureux, la sécrétion lactée diminue; quand, au contraire, l'enfant de la nourrice continue à téter sa mère, le petit débile peut boire facilement un lait qui, pour ainsi dire, coule tout seul.

(1) BUDIN, Note sur la production du lait par les nourrices. Variations dans la quantité. *Société obstétricale de France,* 23 avril 1897.

CHAPITRE V

Hygiène et régime de la femme qui allaite.

La mère qui allaite doit surveiller son alimentation et régler sa vie d'une manière spéciale.

Guidée par un appétit et une soif plus intenses, la femme qui nourrit mange et boit plus qu'à l'état normal. Mais il importe de savoir si on ne peut déterminer scientifiquement sa ration alimentaire.

A priori, on pourrait penser qu'il suffit d'ajouter à la ration quotidienne de la nourrice les quantités d'albumine, de graisse et d'hydrates de carbone qu'elle perd par la mamelle. La question n'est pas aussi simple. Qu'on se rappelle d'abord que le lait ne provient pas d'une simple filtration, que ses éléments ne sont pas préformés dans le sang, mais qu'il est le produit de l'activité propre de l'épithélium de la glande mammaire. Qu'on se rappelle ensuite que, toutes les fois qu'un excès d'albumine est ingéré, une notable partie est brûlée, en sorte qu'une fraction seulement de l'excès d'albumine des aliments reste disponible, et, à ce propos, notons que les nourrices éliminent plus d'urée par les urines et plus d'acide carbonique par le poumon.

Il faut donc demander la solution du problème, non à des déductions théoriques, mais à l'observation et à l'expérimentation.

De toutes les substances alimentaires, c'est l'albumine qui exerce la plus grande influence sur la formation du lait. Fr. Simon (1) et Decaisne (2) ont montré qu'un excès d'albumine dans l'alimentation de la nourrice augmente la quantité totale de lait, sa richesse en principes substantiels, particulièrement en graisse (3). Un excès de graisse ne détermine une augmentation de beurre dans le lait que lorsqu'il y a en même temps un excès d'albumine, ce qui semble prouver que la graisse n'intervient que pour économiser la destruction de l'albumine et permettre à celle-ci de servir à la sécrétion du lait. Les hydrates de carbone ont une influence analogue à celle de la graisse, mais beaucoup plus faible; il semble d'ailleurs que le lactose puisse se former dans la mamelle aux dépens de l'albumine, puisque, sous un régime exclusivement carné, les chiennes fournissent un lait très riche en sucre. Par contre, une alimentation insuffisante en albumine diminue la quantité et la richesse du lait. Il en résulte que la sécrétion lactée exige avant tout une augmentation notable de la ration azotée, et qu'il est bon d'y joindre un excès de graisse et même un excès d'hydrates de carbone pour diminuer la destruction de l'albumine.

En s'inspirant de ces remarques et des recherches directes de Forster (4), on arrive aux conclusions suivantes. Si la femme qui ne travaille pas et qui n'allaite pas a besoin, chaque

(1) Fr. Simon, *Handb. d. med. Chemie*, 1846, Bd. II, p. 286.

(2) Decaisne, *Comptes rendus de l'Acad. des sciences*, 1873, p. 119.

(3) Cette notion a été confirmée expérimentalement : Subbotin, Ueb. den Einfl. der Nährung auf die quantit. Zusammensetzung der Milch. *Virchow's Archiv*, XXXVI, 561, p. 1886. — Voit, Ueber die Fettbildung im Thierkörper. *Zeitsch. f. Biol.*, V, 136, 1869. — Kemmerich, Unters. über die Bildung der Milchfette. *Centr. f. med. Woch.*, 1866, p. 465.

(4) *Ziemssen und Pettenkofer's Handb. d. Hyg.*, 1882, t. I, première partie, p. 127.

jour, de 85-90 grammes d'albumine, de 40 grammes de graisse et de 320-350 grammes d'hydrates de carbone, une ration quotidienne de 150-160 grammes d'albumine, 100 grammes de graisse et 400 grammes d'hydrates de carbone est nécessaire et suffisante pour couvrir les besoins nutritifs d'une nourrice et pour entretenir chez elle une sécrétion abondante de bon lait.

L'alimentation de la nourrice sera tirée en parties à peu près égales du règne animal et du règne végétal. Elle sera présentée sous forme de substances laissant peu de résidus, d'une digestion et d'une absorption faciles. Les soupes et les potages gras, les soupes et les potages au lait, les viandes de boucherie, la volaille, les œufs, les poissons frais, les sardines à l'huile, les haricots verts, le beurre, le lard, le jambon, le fromage peu fermenté occuperont le premier rang. Viendront ensuite les féculents (pommes de terre, lentilles, petits pois, haricots, marrons), de préférence sous forme de purée. Les légumes verts, comme la chicorée, les épinards, la laitue, les fruits cuits ou crus, la pâtisserie seront donnés en petite quantité. Les aliments seront préparés avec le moins possible d'épices et de condiments.

La femme qui allaite s'abstiendra de gibier, de viandes conservées, de coquillages et de crustacés. Le docteur Firmin a cité le cas d'un enfant de 6 mois qui fut pris d'urticaire, de collapsus et de diarrhée violente, après que sa mère eut mangé des huîtres, des crabes et des coquillages. La nourrice s'abstiendra aussi d'ail, qui donne parfois au lait une odeur désagréable. Elle ne mangera que par exception des choux, des choux-fleurs, des oignons, des asperges et du cresson.

Aux trois repas : petit déjeuner, grand déjeuner et dîner, qui se font d'ordinaire en France, la femme qui nourrit pourra en ajouter un quatrième, goûter ou lunch, vers le milieu de l'après-midi.

Les femmes qui nourrissent, obligées de fournir une certaine quantité d'eau à la sécrétion de la mamelle, sont plus altérées qu'à l'état normal. Le meilleur breuvage sera celui dont elles ont l'habitude : vin, bière légère ou cidre, pris en quantité très modérée et largement additionnés d'eau. La ration quotidienne doit être *au maximum :* pour le vin et le cidre de un demi-litre, pour la bière de trois quarts de litre. Il ne faut donner qu'une variété de boissons fermentées. En plus de celle-ci, la nourrice prendra, pour calmer sa soif, du lait, ou de la décoction d'orge, ou de la tisane de réglisse (vulgairement « coco »), ou de l'eau pure.

La bière passe, à tort ou à raison, pour favoriser la sécrétion du lait. Si cette boisson agrée à la femme qui allaite, on pourra lui donner la préférence ; mais elle devra marquer un faible degré d'alcool (4 ou 5 au plus).

En tout cas, il faut combattre l'abus qui se commet dans beaucoup de familles aisées et qui consiste à donner à la nourrice de la bière à volonté et une certaine quantité de vin. Il faut surtout proscrire avec énergie l'usage de toutes les liqueurs spiritueuses. L'alcool ingéré par la nourrice en trop grande quantité a sur le nourrisson une influence très fâcheuse, que nous avons déjà relevée. En Grèce, au dire de Zinnis, les femmes qui allaitent la redoutent tellement, qu'elles s'abstiennent même de vin et de toute boisson fermentée.

Des faits bien observés ont démontré que, lorsqu'une nourrice abuse des boissons fermentées, on peut observer chez l'enfant des troubles qui relèvent de l'intoxication alcoolique.

M. Charpentier fut appelé auprès d'un nourrisson qui tétait fort bien le sein de sa nourrice, lequel donnait une abondante quantité de lait ; l'enfant, très bien portant jusqu'à l'âge de trois semaines, avait été pris d'agitation, présentait de la rougeur du visage, sans qu'on puisse expliquer ces troubles ; puis survinrent des convulsions. Une enquête minutieuse finit par démontrer que la nourrice, très altérée, buvait en cachette 4 litres de vin par jour. On la mit au régime, et en quelques jours les troubles du nourrisson disparurent (1).

M. Toulouse a raconté l'histoire d'une fillette issue d'un

____

(1) *Bulletin de la Soc. prot. de l'enfance,* 1873, p. 201, Paris.

père et d'une mère alcooliques et absinthiques. La femme nourrissait son enfant, et, depuis son accouchement, elle buvait au moins un litre de bordeaux par jour et souvent de l'absinthe ; elle était sujette à de l'insomnie, à des cauchemars, et présentait des signes de catarrhe gastrique. A la fin du premier mois, l'enfant fut prise de convulsions répétées, puis de vomissements, de diarrhée, de dépérissement ; au bout de quinze jours, l'allaitement maternel fut supprimé. Trois jours après, les convulsions cessèrent, les troubles digestifs disparurent et le poids augmenta régulièrement (1).

« Appelé en consultation, dit le docteur Combe (de Lausanne), dans une ville voisine, je me trouvai en présence d'un cas singulier. Un enfant, nourri au sein par une nourrice, avait tous les lundis et tous les jeudis une crise de convulsions ; il était très bien le reste de la semaine. Cette régularité avait frappé mon confrère, qui cherchait depuis longtemps l'explication de ce fait. J'en fus aussi frappé, d'autant plus que l'enfant ne présentait aucune cause pouvant donner lieu à des convulsions. Je m'informai quelle particularité distinguait ces deux jours, et les parents nous apprirent que c'était le lendemain des sorties de la nourrice, qui avait un congé de deux heures le mercredi et le dimanche. De là à conclure que la nourrice profitait de ces quelques heures pour boire, il n'y avait qu'un pas. On la surveilla, on vérifia le fait ; elle fut prise en flagrant délit et jura de ne plus recommencer. Elle a tenu sa promesse, puisque dès lors les convulsions ne se sont pas renouvelées (2). »

M. Vallin a relaté des faits du même genre (3) et M. H. Meunier (4) a raconté le cas d'une fillette de cinq semaines qui

---

(1) Toulouse, Convulsions infantiles par l'alcoolisme de la nourrice. *Gazette des hôpitaux*, 25 août 1891, n° 98, p. 914.

(2) *Journal de méd. et de chir. pratiques*, 10 juin 1898, p. 419.

(3) Vallin, L'alcoolisme par l'allaitement. *Académie de médecine*, 20 octobre 1896.

(4) Meunier, Convulsions du nouveau-né provoquées par l'alcoolisme de la nourrice. *Journal de médecine et de chirurgie pratiques*, 25 avril 1898, p. 293.

fut atteinte de convulsions graves, apyrétiques, avec anurie, qui durèrent cinq jours et disparurent immédiatement après le changement de la nourrice ; pendant la durée des accidents, celle-ci avait donné le sein à un autre enfant (trois tétées seulement), qui eut à la suite une anurie de 16 heures. Informations prises, la nourrice buvait du vin en cachette et sans doute d'autres boissons spiritueuses. Dans un fait de M. E. Périer, les convulsions se montrent chez un enfant nourri par sa propre mère qui, pour se donner des forces et du lait, prenait beaucoup de vin de quinquina, du bordeaux, du champagne, des bières de diverses espèces ; le changement de nourrice amena immédiatement la cessation des accidents (1).

Les enfants nourris par des femmes alcooliques sont agités, nerveux, crient souvent, s'endorment difficilement et paraissent atteints d'une hyperesthésie générale. Quelques-uns ont des troubles digestifs ; la plupart n'en présentent pas. Si les premiers peuvent maigrir, les autres ont souvent un poids au-dessus de la normale, sont gros, obèses et offrent des signes de surnutrition. On peut observer chez tous ces enfants des convulsions qui ne diffèrent point de l'éclampsie, mais se font remarquer par le nombre rapidement croissant des attaques et par l'apyrexie. Ces deux caractères doivent faire soupçonner leur origine alcoolique. Il semble que les convulsions se produisent surtout chez les enfants prédisposés par l'hérédité névropathique.

On peut autoriser les femmes qui ont l'habitude de prendre du café ou du thé à en user pendant l'allaitement une fois par jour ; mais on leur recommandera de ne se servir que d'infusions très légères. Toutefois, l'abstention vaut encore mieux.

Une femme qui allaite ne doit prendre de médicaments qu'en cas de nécessité absolue. Un certain nombre de remèdes

(1) E. PÉRIER, Convulsions d'origine alcoolique chez un nourrisson élevé au sein de sa mère. *Annales de médecine et de chirurgie infantiles*, 15 juillet 1898, n° 14, p. 479.

s'éliminent par la mamelle et peuvent avoir sur l'enfant une action nuisible ; nous les avons déjà étudiés : les principaux sont l'opium, la belladone, la jusquiame, le datura, la rhubarbe, le séné, le colchique, les bromures, l'iode, le mercure, l'arsenic. D'autres diminuent la sécrétion du lait : ce sont l'antipyrine, le chloral, le camphre. Au cas où l'on serait forcé d'administrer une substance pouvant diminuer ou altérer la sécrétion lactée, on la fera prendre à doses faibles et fractionnées et en exerçant une surveillance attentive.

La question du purgatif est celle qui se pose le plus souvent. Il est de notion commune que toute évacuation diarrhéique abondante diminue la sécrétion lactée. Cependant, lorsqu'il y a lieu de combattre une constipation opiniâtre, on n'hésitera pas à donner un purgatif salin léger (10 à 15 grammes de citrate de magnésie, par exemple) ou mieux encore un laxatif (10 à 15 grammes d'huile de ricin, 25 à 4o centigrammes de cascara sagrada). Il faut s'abstenir de la podophylle, trop drastique, et de la rhubarbe, dont le principe actif passe sûrement par le lait.

La femme qui allaite doit mener une vie calme et régulière. Elle sortira tous les jours, à moins que l'état de l'atmosphère ne soit trop défavorable ; elle fera un exercice modéré, sans aller jusqu'à la fatigue ; les analyses du lait montrent qu'un exercice modéré augmente la proportion de caséine et celle du beurre et que la fatigue diminue la quantité et la richesse du lait. La nourrice supprimera, jusqu'au sixième mois au moins, tous les actes de la vie mondaine : dîners en ville, bals, soirées théâtrales ou autres ; elle se couchera tôt et restera environ neuf heures dans son lit ; d'après Playfair, un long séjour au lit augmente la quantité de beurre du lait. Elle prendra ses repas toujours aux mêmes heures. Elle prendra des bains et fera des ablutions comme elle avait accoutumé de le faire.

Lorsqu'une mère allaite son propre enfant, les rapports sexuels ne doivent pas être défendus, mais ils doivent être rares. De cette manière, ils n'auront d'autre inconvénient que celui d'une grossesse possible, grossesse qui pourrait obliger la mère à cesser l'allaitement (1).

Il faut écarter de la femme qui nourrit toutes les sources d'odeurs fortes ; Siebold a connu une femme chez laquelle l'odeur exagérée du camphre allait jusqu'à suspendre la sécrétion mammaire.

Certaines émotions morales, la colère, la frayeur, le chagrin, ont une influence très fâcheuse sur la sécrétion lactée ; elles peuvent la tarir ou la vicier. Il y a des vaches, des chèvres, des ânesses qui ne donnent pas de lait, si la traite est faite avec brutalité ou par une personne qu'elles n'ont pas l'habitude de voir. De tout temps, on a cité des faits où l'on voit l'enfant pris d'accidents, de diarrhée ou de convulsions, après une colère ou une frayeur de la nourrice. La plupart de ces faits ont été contestés, car beaucoup ne présentaient pas un caractère d'authenticité suffisant (2). Mais ceux que M. Budin a rapportés dans *l'Obstétrique* (juillet 1896) ne permettent plus de mettre en doute le retentissement

(1) Galien a dit : « A venere omninò abstinere jubeo mulieres quæ pueros lactant. » Dans un livre intitulé *Erreurs populaires du fait de la médecine* (Bordeaux, 1570), Joubert répond : « La femme de ce monde que je chéris le plus a nourri tous mes enfants tant qu'elle a eu du lait, et je n'ai pas laissé pour cela de coucher avec elle, et luy faire l'amour comme un bon mary doit à sa bonne moitié suivant la conjonction du mariage, et Dieu mercy, nos enfants ont été bien nourris et sont bien avenus. Je ne donne point conseil aux autres que je ne prenne pour moi. »

(2) Levret rapporte qu'une femme était dans l'usage d'employer, pour former les bouts de sein, la bouche d'un petit chien ; un jour elle se livra à un violent accès de colère ; mais, avant de donner à téter à son enfant, elle eut recours à son chien qui fut atteint d'une attaque d'épilepsie. D'Ardenne cite une vache chez laquelle la sécrétion lactée fut supprimée à la suite d'une violente frayeur. Le même auteur dit avoir vu un enfant qui aurait présenté des phénomènes d'agitation toutes les fois que sa nourrice s'était abandonnée à une excitation génésique prolongée. On cite le fait d'un enfant qui, ayant pris le sein de sa mère à la suite d'une violente frayeur que celle-ci venait d'éprouver, le quitta bientôt en présentant des phénomènes d'agitation et mourut en quelques instants. Meslier aurait observé des attaques épileptiformes chez un enfant à la suite de chagrins éprou-

immédiat sur le nourrisson (sous forme de diminution de poids) des colères ou des frayeurs de la nourrice. Il faudra donc, dans la mesure du possible, éviter aux femmes qui allaitent toutes les causes d'émotions vives. Le meilleur moyen d'y parvenir sera de leur imposer le régime de vie dont nous venons de tracer les règles.

vés par la mère; le lait de celle-ci était très acide. Parmentier et Déyeux ont vu une hystérique dont le lait, recueilli après les attaques, était transparent et devenait en moins de deux heures visqueux comme du blanc d'œuf. Bordeu a vu le lait d'une nourrice s'épaissir à la suite d'une frayeur.

CHAPITRE VI

Surveillance de l'allaitement.

Sommaire. — Caractères de la bonne santé du nourrisson. — La méthode des pesées. — La progression du poids. — L'état des fonctions digestives. — L'éruption dentaire. — La grande fontanelle. — Le hoquet. — Recherches des fautes d'allaitement.

L'aspect extérieur de l'enfant, la courbe de ses poids et les caractères de ses déjections sont les principaux indices qui servent à apprécier le résultat de l'allaitement.

Le nourrisson bien allaité a la figure pleine et ronde, le teint frais, la physionomie éveillée et gaie, le regard vif, la peau douce, les tissus fermes. Sa grande fontanelle est large et souple, ni déprimée, ni tendue ; son ventre est légèrement saillant, ni trop résistant, ni trop mou. Il prend le sein avec avidité, satisfait son appétit, puis s'endort ; durant les premiers mois, le sommeil occupe la plus grande partie de l'intervalle des tétées ; pendant qu'il dort, la respiration est calme, régulière, silencieuse. Au réveil, le cri est clair et vigoureux. L'examen des langes montre que les urines sont abondantes.

La méthode des pesées régulières et fréquentes, inaugurée par Natalis Guillot, donne sur la croissance du nourrisson et, par suite, sur le succès de l'allaitement des renseignements d'une haute valeur, car ils ont une précision mathématique ; elle doit donc être employée toutes les fois que cela est possible ; on ne peut guère s'en dispenser lorsque surgissent des difficultés, particulièrement en cas de maladie de la mère et de l'enfant.

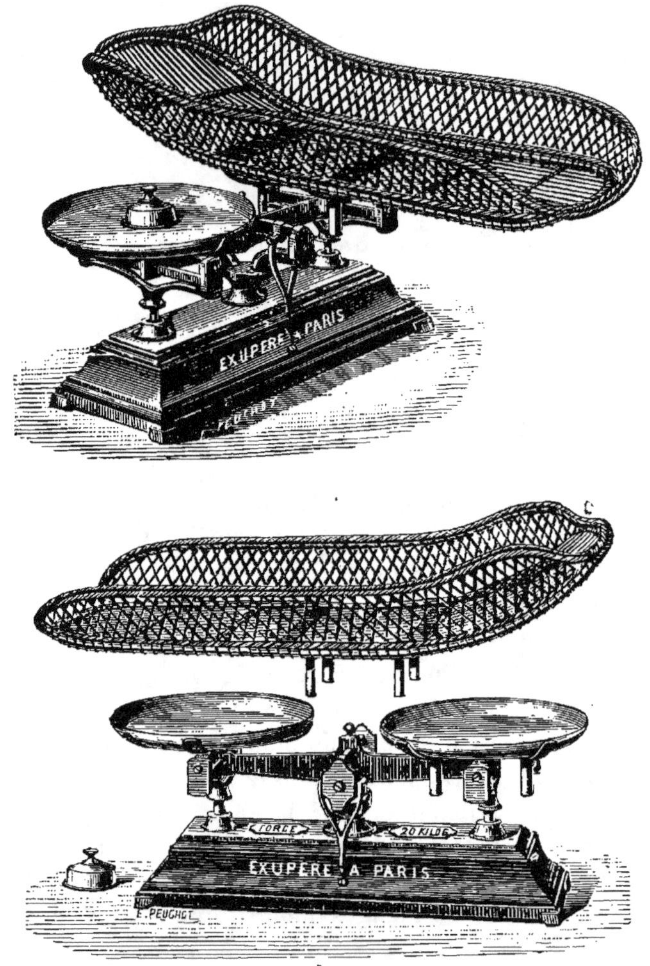

Fig. 16. — Balance à plateaux pour peser les nourrissons, montée et démontée pour servir de balance ordinaire.

Le meilleur instrument pour la pesée est la balance du commerce, dans laquelle on remplace un des plateaux par une corbeille en osier. Dans celle-ci on met d'abord une couver-

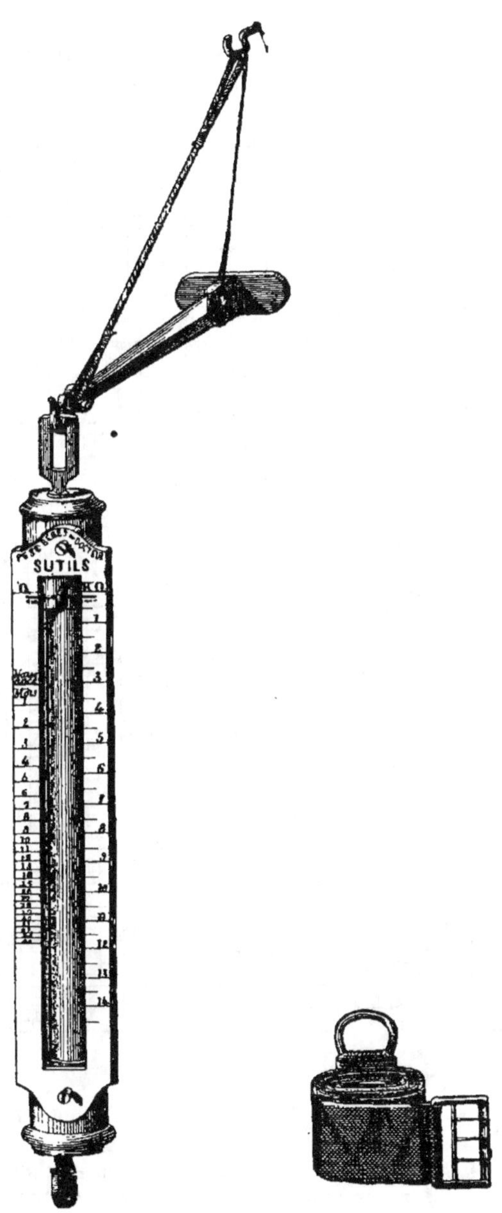

Fig. 17. — Pèse-bébé du docteur Sutils, et ceinture avec laquelle on suspend l'enfant tout nu par l'anneau au crochet inférieur de l'appareil.

ture ou des langes chauffés ; après avoir fait la tare, on y
place l'enfant tout nu et on le recouvre bien. Bouchut et

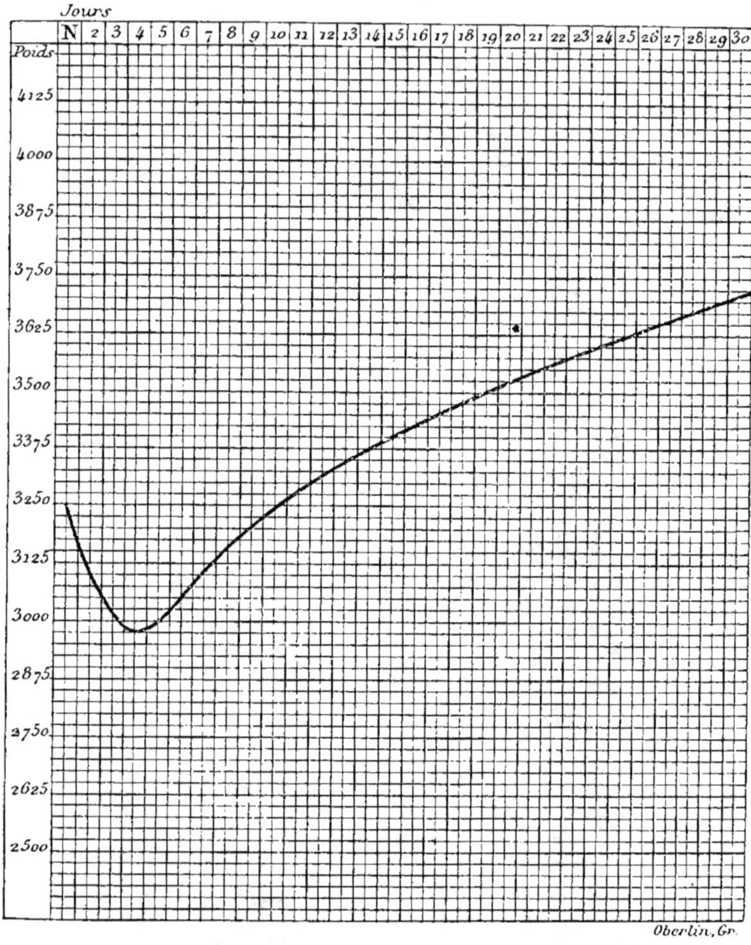

Fig. 18. — Courbe des poids pendant le premier mois.

Sutils (1), pour permettre aux médecins inspecteurs des

(1) Sutils, *Guide pratique des pesages*, Paris, 1889. — Application des
pesées régulières à la surveillance des enfants du premier âge. Congrès national d'Assistance publique de Rouen, 17 juin 1897. — *Méd. infantile*, numéro du 1er novembre 1897 et suivants.

enfants du premier âge de peser rapidement les nourrissons avec un instrument portatif, ont imaginé des « pèse-bébés »

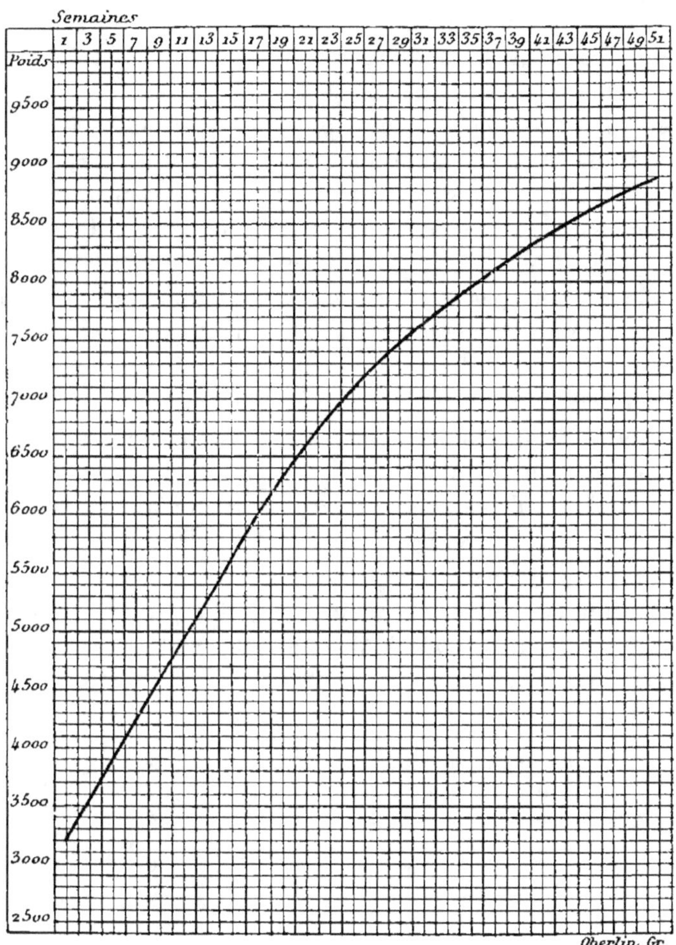

FIG. 19. — Courbe des poids pendant la première année.

spéciaux. Ils sont composés d'un ressort à boudin qui fait mouvoir une aiguille sur un tableau gradué. Ces appareils sont très commodes, mais moins exacts que les balances communes.

On doit peser l'enfant tous les jours pendant les premières semaines; à partir du second mois, trois fois la semaine; à partir du troisième mois, deux fois la semaine; à partir de six mois, une fois la semaine.

Le poids moyen à la naissance est de 3 kgr. 250 grammes; après la naissance, l'enfant perd de son poids jusqu'au moment de la chute du cordon ombilical, c'est-à-dire jusqu'au 3e ou 4e jour; la perte est de 300 grammes au maximum. Elle est due à l'évacuation du méconium et de l'urine, aux éliminations par le poumon et par la peau, ces déperditions n'étant pas compensées par l'alimentation encore peu abondante. À partir du 3e ou 4e jour, le poids de l'enfant remonte; il atteint le chiffre de la naissance vers le 10e jour environ. Dès lors, le poids de l'enfant augmente régulièrement de 20 à 30 grammes pendant les cinq premiers mois, de 10 à 15 grammes pendant les sept suivants, de façon qu'à un an le poids est d'environ 9 kilogrammes, presque le triple du poids de la naissance. Les filles ont un poids un peu inférieur à celui des garçons.

Voici un tableau qui présente, en chiffres ronds, les poids moyens de 20 nourrissons dont nous avons pu nous procurer les courbes d'accroissement; ces nourrissons ont tous été élevés au sein et n'ont pas eu de maladies sérieuses.

Naissance	3 kgr.	250
10 jours	3	250
30 —	3	700
60 —	4	400
3 mois	5	100
4 —	5	800
5 —	6	500
6 —	7	100
7 —	7	500
8 —	7	800
9 —	8	100
10 —	8	400
11 —	8	600
1 an	8	800
2 ans	11	000

Dans un bon allaitement, l'accroissement du poids doit se faire suivant la progression qu'indiquent les chiffres précédents. Mais, pour bien juger, il ne faut pas accorder une trop grande importance aux irrégularités qui se produisent d'un jour à l'autre, voire même d'une semaine à l'autre. Il faut surtout envisager l'ensemble de la courbe des poids. D'autre part, il serait dangereux de ne considérer que celle-ci. Une croissance normale n'a une signification favorable que lorsque les garde-robes sont tout à fait naturelles.

D'une manière générale, le nourrisson bien portant a, tous les jours, trois ou quatre évacuations pendant le premier mois de la vie; — deux ou trois pendant les 5 ou 6 mois qui suivent; — une ou deux dans le reste de la première année et dans la seconde année. Tant que l'enfant est uniquement nourri au sein, les déjections normales ont une consistance molle, semi-liquide, et une couleur jaune clair ou jaune d'or qui rappelle celle des œufs brouillés; elles sont assez bien liées. Si, en même temps que le poids augmente, les selles sont plus nombreuses, d'une couleur verte ou blanchâtre, riches en grumeaux caséiformes; ou si elles sont plus rares, plus dures et d'une couleur jaune très pâle, la situation, en apparence favorable, pourra bientôt devenir mauvaise. L'enfant dont le poids augmente, mais dont les selles sont souvent anormales, ne tarde pas à présenter des troubles plus ou moins sérieux; un jour vient où le poids n'augmente plus: c'est la dyspepsie chronique qui s'établit.

Donc, dans la surveillance de l'allaitement, il ne faut pas se borner à examiner la courbe des poids; il faut s'informer des caractères des matières fécales du nourrisson.

Quelques phénomènes ont encore une valeur pour apprécier le succès de l'allaitement. D'abord l'éruption dentaire: les premières incisives doivent sortir à 7 mois; s'il y a retard un peu marqué, on ne doit pas être satisfait. Ensuite, l'état de la grande fontanelle : celle-ci commence à se rétrécir vers le 6ᵉ mois et elle se ferme entre 15 et 18 mois;

s'il y a retard notable dans les progrès de son occlusion, on devra souvent incriminer un allaitement défectueux.

On a voulu tirer du hoquet des indications sur le succès ou l'insuccès de l'allaitement.

Le hoquet est un phénomène très fréquent chez le nourrisson ; il peut se montrer dès les premiers jours de la vie ; c'est le résultat d'un acte dont le mécanisme est obscur et compliqué ; il pourrait, d'après W. Preyer, se produire dès la vie intra-utérine, chez l'homme et chez les animaux. Il peut se montrer souvent, se répéter durant plusieurs minutes, sans que la physionomie de l'enfant témoigne la moindre souffrance. Sa signification a été diversement interprétée. Parrot le considère comme l'indice d'une digestion normale ; c'est pour lui un phénomène favorable, qui cesse dès que l'enfant est malade et ne reparaît qu'avec la santé. D'autres y voient l'indice d'une digestion laborieuse, notamment d'une distension brusque de l'estomac par des gaz. En réalité, le hoquet, acte dont nous connaissons mal le mécanisme, ne paraît avoir, chez le nourrisson, aucune signification, ni bonne, ni mauvaise.

Lorsque l'enfant ne présente pas l'aspect extérieur qui indique l'état normal, lorsque les caractères des déjections ne sont pas naturels, lorsque la courbe des poids ne s'élève pas suffisamment, reste stationnaire ou s'abaisse, il faut rechercher : 1° s'il n'y a pas une faute commise dans la réglementation des tétées, c'est-à-dire si les repas sont trop rapprochés ou si le lait est donné en trop grande quantité (suralimentation) ; 2° s'il y a insuffisance de la sécrétion lactée (inanition) ; 3° si la nourrice a une bonne hygiène et une alimentation convenable, si elle est réglée, grosse ou malade ; 4° si le lait est de mauvaise qualité, bien que la nourrice paraisse en bonne santé et suive un régime normal ; 5° si on n'a pas donné trop tôt une autre nourriture que le lait maternel.

Si la réponse à chacune de ces questions est négative, c'est qu'il existe une maladie du nourrisson qui ne dépend pas de l'allaitement. On se souviendra, à ce propos, qu'il suffit d'un coryza, d'une rhino-pharyngite, pour arrêter la croissance et provoquer une altération plus ou moins profonde de l'état général. En toute occurrence, l'examen détaillé du nourrisson, organe par organe, appareil par appareil, est indispensable pour bien asseoir son jugement.

Laissant de côté tous les incidents qui dépendent d'une maladie du nourrisson, nous allons, dans les pages qui suivent, examiner ceux qui sont en relation avec l'allaitement, peuvent en compromettre le succès et en imposer la suspension temporaire ou la cessation définitive.

CHAPITRE VII

Incidents de l'allaitement maternel. Suspension temporaire et cessation prématurée définitive de l'allaitement.

Sommaire. — Suralimentation; galactorrhée. — Hypogalactie; les moyens galactogènes. — Altérations de la sécrétion lactée sous l'influence de la dépression morale. — Altérations de la sécrétion lactée sous l'influence de la menstruation et de la grossesse. — Altérations de la sécrétion lactée sous l'influence des maladies. — Altérations de la sécrétion lactée sans modifications appréciables de l'organisme de la nourrice. — Importance des modifications de la matière grasse. — La réapparition du caractère colostral. — Allaitement mixte mal dirigé et sevrage précoce.

Suralimentation. Galactorrhée. — La suralimentation est, bien plus souvent que l'hypogalactie, une cause de troubles pour le nourrisson. Elle est réalisée par des repas trop fréquents ou trop copieux.

Beaucoup d'enfants sont mis au sein toutes les fois qu'ils crient, toutes les heures et demie, toutes les heures, toutes les demi-heures ; il en est qui, la nuit, restent presque constamment suspendus au sein de leur mère. Dans d'autres cas, plus rares, la suralimentation résulte de repas suffisamment espacés, mais trop copieux; certaines femmes ont du lait en abondance; au moment de la tétée, leurs seins sont gorgés, tendus, voire même douloureux; elles les donnent alors tous les deux jusqu'à ce qu'ils soient vidés.

La suralimentation engendre une forme particulière de dyspepsic gastro-intestinale, qui s'annonce par des régurgitations répétées. On appelle régurgitation le rejet d'une certaine quantité de lait presque immédiatement après la tétée; le lait rejeté est liquide et ne renferme pas de grumeaux, car il n'a pas eu le temps de subir l'action coagulante de la présure. La régurgitation est distincte du véritable vomissement; celui-ci se produit une demi-heure, une heure et plus après la tétée, et il expulse du lait déjà caillé, du lait qui a déjà subi l'action de la présure. La régurgitation se produit avec une extrême facilité chez le nourrisson, surtout dans les premiers mois. Il suffit, après la tétée, de secouer l'enfant, voire même de le bercer, pour que la régurgitation se produise. La facilité du phénomène tient à la situation et à la forme de l'estomac du nourrisson; dans les premiers temps de la vie, l'estomac est presque vertical, presque dans l'axe de l'œsophage; de plus, sa capacité est faible, la grosse tubérosité et la grande courbure étant peu développées. La régurgitation accidentelle, qui ne se produit que de temps à autre, sous l'influence d'un mouvement brusque, par exemple, n'est pas un signe de maladie; ce n'est pas non plus, comme le croient certaines matrones, un signe de bonne santé. Mais les régurgitations *habituelles*, qui se produisent après chaque tétée, sans qu'on puisse incriminer une secousse, doivent éveiller l'attention; elles indiquent presque toujours que l'enfant prend plus de lait que n'en peut contenir son estomac et doivent faire craindre les troubles dus à la suralimentation. Comme le dit H. Roger, « il vaut mieux que l'enfant ne prenne pas trop et garde tout ».

Quand les régurgitations habituelles se montrent, si on ne règle pas sévèrement le régime, on ne tarde pas à voir survenir des poussées de diarrhée qui s'accompagnent de véritables vomissements; ces poussées alternent avec des périodes de repos, pendant lesquelles les évacuations paraissent normales ou même plus rares et plus consistantes. Après quelques crises de diarrhée, le gros ventre flasque commence à se développer. Tantôt l'enfant maigrit dès le début; tantôt, au contraire, il continue à augmenter de poids; parfois même, il devient obèse; mais ses chairs pâlissent et se ramollissent. Il ne faut pas se réjouir de cette croissance anormale : à la cachexie grasse succède souvent la cachexie maigre; et d'ailleurs, qu'elle s'accompagne de l'une ou de l'autre, la dyspepsie n'en donne pas moins naissance aux mêmes complications : prurigo, eczéma, voire même rachitisme. Nous avons vu des enfants allaités par d'excellentes nourrices devenir rachitiques sous l'influence de la suralimentation.

La prophylaxie des troubles digestifs qui résultent de repas trop rapprochés réside naturellement dans le règlement des tétées. Il est facile d'habituer le nourrisson à prendre le sein à intervalles réguliers. Il suffit de résister à ses cris. Il n'y a pas d'inconvénient à laisser crier l'enfant, quand ses cris sont dus au caprice ou à la gourmandise; mais on doit s'assurer qu'ils ne sont pas provoqués par la souillure des langes, une piqûre d'épingle, le froid ou le chaud; si on soupçonne qu'ils sont dus à une insuffisance de la sécrétion lactée, il faut faire mesurer par la balance la quantité de lait prise à chaque tétée; s'il y a lieu de penser qu'ils sont dus à un état maladif, on examinera avec soin la nourrice et le nourrisson.

Si on résiste aux cris de l'enfant, si on ne le met au sein qu'aux intervalles indiqués, il ne faudra pas plus de deux ou trois jours et de deux ou trois nuits pour qu'il ait perdu sa mauvaise habitude; il s'endormira dès lors après sa tétée et ne se réveillera que lorsque le moment du nouveau repas sera venu.

Quand on s'est assuré, au besoin par les pesées avant et après la tétée, que l'enfant prend à chaque repas plus de lait qu'il ne faut, on interdira à la mère de donner les deux seins chaque fois; elle n'en donnera qu'un seul et dégorgera l'autre avec un tire-lait ou par la traite manuelle. Si une seule mamelle fournit trop de lait, on limitera la durée de la tétée, de manière à ce que la quantité d'aliment ne dépasse pas celle qui est indiquée dans le tableau de l'allaitement maternel (voir 2me partie, chap. IV).

Nous signalerons en terminant deux causes rares de suralimentation.

On sait que chez quelques nourrices la vue et les pleurs de leur enfant qui demande à téter font gonfler les seins et affluer le lait. Chez les animaux, on observe des faits analogues; il y a des femelles qui ne donnent pas de lait tant qu'elles voient leur petit attaché loin d'elles et en fournissent abondamment dès qu'il s'approche. « Souvent, on trompe la sottise des vaches, dit Olivier de Serres, en mettant près d'elles un veau empaillé, à l'approche duquel la mère se laisse traire, prenant ce mannequin pour celui qu'il représente. » Ce phénomène s'exagère et se pervertit chez quelques femmes et leur fait éprouver une volupté particulière qui peut devenir une passion malsaine ; elles ont leur enfant constamment pendu à leur mamelle, qui sécrète abondamment; elles finissent par s'épuiser, par maigrir et sont obligées de cesser d'allaiter. Dans tous ces cas, on réglementera soigneusement l'allaitement suivant les préceptes que nous avons indiqués.

Il existe une anomalie très rare qui peut devenir une cause de suralimentation : la *galactorrhée*. Dans la forme bénigne, il y a simplement sécrétion trop abondante d'un lait de bonne qualité ; l'enfant dont la bouche se remplit très vite, laisse passer un peu de lait dans les voies respiratoires, tousse et est obligé de s'interrompre ; pendant qu'il tette un sein, le lait s'écoule de l'autre; entre les tétées, les mamelles se gonflent et le liquide s'écoule spontanément; c'est là une simple incommodité. On écartera les mises au sein pour ne pas suralimenter le nourrisson, et dans l'intervalle, la femme pourra se traire elle-même si cela est nécessaire. Dans la forme grave ou *diabète mammaire*, le lait, disent Tarnier et Chantreuil, se forme en telle quantité, il est si fluide et, d'autre part, les conduits lactifères qui le contiennent sont si relâchés qu'il s'écoule incessamment des seins; de sorte que les femmes sont constamment mouillées ; aussi sont-elles parfois obligées d'engager les mamelons dans de petites fioles plates qu'elles portent appliquées sur la poitrine. Cette forme s'accompagne souvent de troubles nerveux graves. Malgré ces anomalies, quelques femmes peuvent continuer à allaiter. Mais d'autres s'épuisent ; leur nourrisson, tétant un lait trop abondant et trop pauvre, présente des troubles digestifs et dépérit. Les liniments astringents, la compression, les purgatifs, les diurétiques ont été employés sans succès ; quand on constate des troubles chez la mère ou chez l'enfant, le mieux est de faire cesser l'allaitement (1).

Hypogalactie. — Un enfant insuffisamment nourri ne présente pas les signes d'une maladie déterminée, mais la courbe des poids est notablement au-dessous de la normale, le visage est pâle, les chairs flasques, la fontanelle un peu déprimée, les urines rares ; non seulement il n'y a pas de diarrhée, mais encore les évacuations sont moins fréquentes qu'à l'état normal, et la palpation fait reconnaître la vacuité plus ou moins complète du ventre. Tous ces signes doivent faire soupçonner l'insuffisance de la sécrétion mammaire, mais ils ne donnent pas encore de certitude absolue ; on peut se tromper et prendre une cachexie dyspeptique, tuberculeuse ou syphilitique pour une cachexie d'inanition.

Pour asseoir son jugement, il faut d'abord assister au repas de l'enfant, ensuite faire exécuter des pesées avant et après la mise au sein, enfin examiner le lait.

L'hypogalactie est quantitative lorsque la quantité totale de lait fournie en vingt-quatre heures est inférieure à la normale ; elle est qualitative lorsque le lait sécrété en vingt-quatre heures est en quantité normale, mais présente une trop faible proportion de principes nutritifs. Le plus souvent l'hypogalactie est à la fois quantitative et qualitative ; on peut la soupçonner en assistant au repas de l'enfant ; on la démontre par les pesées.

« L'enfant mis au sein, disent Tarnier et Chantreuil, fait des mouvements de succion, puis, quand sa bouche est pleine de lait, il s'arrête un instant et avale ; à ce moment on entend un *glou*, après quoi l'enfant se repose quelques secondes et

____

(1) A. BIDAULT, *Étude sur la galactorrhée.* Thèse de Paris, 14 décembre 1899, n° 111.

tette de nouveau. En général, c'est après 5, 6, 7, 8 mouvements de succion que le lait est accumulé en assez grande
quantité pour qu'il y ait déglutition. Si la nourrice a peu de
lait, il ne se produit de déglutition qu'après un grand nombre de
succions, et souvent l'enfant fatigué s'endort au sein sans être
repu ; au contraire, lorsque le lait est extrêmement abondant,
l'enfant avale presque à chaque succion ; on voit le lait
s'échapper par les commissures de ses lèvres et ruisseler le
long de ses joues. Dans de bonnes conditions d'allaitement,
l'enfant ne se fatigue pas en tétant et ne s'endort pas au sein.
Lorsqu'il a tété, il paraît satisfait, ne crie pas et, si on le met
dans son berceau, il s'endort pour quelques heures. Si le lait
est en quantité suffisante, l'enfant doit avoir fini de téter en
dix, quinze, vingt minutes au plus ; s'il tette plus de vingt
minutes, c'est que très probablement il y a pénurie de lait. »

Mais cet examen de la succion peut laisser des doutes. La
méthode des pesées avant et après la mise au sein donne seule
un résultat rigoureusement précis. Elle fait connaître la quantité de lait que l'enfant prend à chaque tétée et celle qu'il prend
en vingt-quatre heures. Le tableau du chapitre IV (*section I
de la 2ᵉ partie*) fournit des points de repère qui permettront
d'apprécier si vraiment la mère n'a pas assez de lait.

L'hypogalactie seulement qualitative ne peut être décelée
que par l'analyse chimique du lait. A la vérité, elle peut être
soupçonnée par l'examen des caractères physiques et orga-
noleptiques de ce liquide. En mettant trois ou quatre gouttes
de lait sur l'ongle ou sur une cuiller d'argent, le lait pauvre
apparaît presque transparent ; si on le goûte, il est à peine
sucré ; au microscope, les globules gras sont moins serrés
qu'à l'état normal. Mais une analyse faite par un chimiste
donnera une certitude complète.

Dans l'appréciation du résultat de l'analyse, il faut tenir
compte des variations normales de la composition du lait et
ne pas perdre de vue que les chiffres que nous avons donnés
dans le chapitre I de la première partie ne représentent que
des moyennes. Et, à ce propos, on doit se demander si, aux

diverses périodes de l'allaitement, la composition du lait ne varie pas suivant certaines lois. Tarnier et Chantreuil avancent que les oscillations dans les proportions des principes constituants de ce liquide sont parfois assez considérables, mais n'obéissent à aucune règle. Féry et F. Guiraud, d'après leurs analyses, pensent qu'après la période colostrale, la composition du lait de femme reste à peu près fixe. E. Pfeiffer a publié une table de 100 analyses complètes de lait de femme, relatives à tous les mois de la lactation ; il en résulte que la quantité des matières albuminoïdes diminue constamment jusqu'à la fin du 6e mois, pendant que celle du lactose s'accroît parallèlement ; la proportion de graisse est très variable, et ses variations n'obéissent à aucune règle (1). Les analyses de Camerer et Söldner (2) et celles de Ch. Michel (3) ont donné les mêmes résultats.

L'hypogalactie étant prouvée, il faut en rechercher la cause, de manière à établir si elle peut être corrigée ou si elle doit être passagère. De cette enquête, on déduira la possibilité de

(1) Voici le tableau de E. Pfeiffer (100 Analysen von ausgebildeter menslicher Milch aus allen Monaten des Stillens nebst zwei Analysen von Colostrum). (66e *Réunion des naturalistes et des médecins allemands*, tenue à Vienne, 1894.)

	CASÉINE 0,00	GRAISSE	LACTOSE	SELS
1er mois (comprend la période colostrale). . . .	29	27	57	2.3
2e —	20	33	63	1,8
3e —	19	27	64	1,8
4e —	17	39	66	1,5
5e —	14	36	73	1,0
6e —	15	27	68	2,3
7e —	15	32	68	1,7
8e —	16	33	63	1,5
9e —	15	24	66	1,6
10e —	17	42	62	1,4
11e —	14	35	66	1,
12e —	17	53	60	1,
13e —	16	29	66	1,

(2) *Zeitsch. f. Biol.*, t. XXXIII, p. 43 et 535.
(3) *Union pharmaceutique*, 15 septembre 1898.

la continuation de l'allaitement ou la nécessité de sa cessation.

Parfois l'insuffisance de la sécrétion lactée est le résultat d'une mauvaise direction de l'allaitement : c'est souvent le cas pour l'hypogalactie précoce ou primaire, ainsi que cela a été indiqué (1). Ailleurs, elle dépend de l'alimentation, du régime de vie, des médications auxquels la nourrice est soumise ; et elle disparaît si celle-ci obéit aux prescriptions que nous avons formulées sur ces divers points. Quelquefois, elle dépend de la débilité du nourrisson, qui n'exerce pas des succions assez énergiques sur le mamelon ; on obvie à cette cause d'hypogalactie par les traites manuelles, ou par la téterelle, ou, mieux encore, en faisant téter la nourrice par un autre enfant bien portant et sûrement indemne de syphilis ou de toute autre maladie contagieuse.

Le fait de ne plus donner le sein pendant quelques jours peut tarir la sécrétion du lait et rendre la mère impropre à l'allaitement. Mais, dans beaucoup de cas, la fonction n'est pas supprimée d'une manière définitive et l'allaitement interrompu peut être repris avec succès.

Une femme, mariée assez tard, allaita son enfant jusqu'au 5e mois. A ce moment, les règles apparurent, le nourrisson eut une diarrhée légère et diminua de poids. L'accoucheur et le mari insistèrent pour que la mère cessât d'allaiter ; celle-ci y consentit à contre-cœur. On prit une nourrice, qui fut renvoyée après deux mois, parce qu'elle abusait des liqueurs spiritueuses. La mère ne voulut pas introduire de nouveau une étrangère à son foyer et alimenta son enfant avec du lait de vache stérilisé. Après 15 jours d'allaitement artificiel, l'enfant se refusa absolument à prendre toute nourriture. Lait de vache cru, bouilli, ou stérilisé, potages savamment composés, tout fut repoussé. L'amaigrissement devint considérable. Alors, la mère remit le bébé au sein : celui-ci tira d'abord faiblement ; puis, stimulé sans doute par la faim,

______

(1) Voir *Deuxième partie, section* I, *chap.* II.

il exerça des succions plus énergiques ; après cinq jours, la sécrétion lactée fut suffisante pour que le poids recommençât à augmenter. La mère a continué d'allaiter jusqu'au 13ᵉ mois. L'interruption avait duré près de trois mois.

Enfin, l'hypogalactie peut dépendre des émotions, du retour de la menstruation, de la grossesse ou des maladies ; en général, ces diverses influences non seulement modifient la quantité de lait, mais encore altèrent sa qualité ; nous les étudierons plus loin.

Ce n'est que lorsqu'on a pu établir l'absence de toute cause appréciable que l'hypogalactie peut être appelée essentielle. Elle est alors liée, sans doute, à une sorte d'*hypotrophie héréditaire de la mamelle* ; elle résulte de ce que, dans certaines familles, l'habitude d'allaiter est perdue depuis plusieurs générations. Il faut bien savoir d'ailleurs que, dans ce cas, l'hypogalactie se montre ordinairement dès le début de la nourriture et qu'elle est parfois passagère, comme nous l'avons indiqué en étudiant la direction de l'allaitement pendant les premières semaines. Si la mise au sein assidue, jointe à la pratique de l'allaitement mixte, ne parvient pas à en triompher, on pourra s'adresser aux moyens réputés galactogènes. Il n'est pas certain que ces moyens soient efficaces par eux-mêmes, mais ils ont l'avantage de relever la confiance de la femme et de l'inciter à mettre son enfant au sein.

Le véritable stimulant de la fonction mammaire, nous l'avons établi, est la succion du mamelon ; chez des vieilles femmes, chez des vierges, chez des animaux mâles, la sécrétion lactée a pu s'établir sous l'influence de cet acte. Or, lorsqu'une femme prend une substance réputée galactogène, elle met d'ordinaire son enfant au sein avec une confiante persévérance, et la sécrétion ne tarde pas à s'établir ou à augmenter.

D'après le docteur Vildermann (1), le lait aurait une action

(1) VILDERMANN, Action galactogène du lait. *Archives de méd. des enfants*, juillet 1901, p. 391.

galactogène : il suffirait d'en faire prendre 1 litre ou 1 litre et demi par jour à la nourrice pour déterminer une augmentation de la quantité et de la qualité de la sécrétion mammaire. C'est un moyen qu'on devra conseiller ; il n'a pas d'inconvénients et il a l'avantage d'être un supplément d'alimentation ; mais les nourrices mercenaires se refuseront parfois à se soumettre à la prescription, car il est assez rare que les femmes de la campagne aiment le lait.

On pourra aussi employer l'extrait de *galega officinalis* (1), l'extrait d'ortie, la poudre de cumin, d'anis, de fenouil (de 1 à 5 gr. par jour, par doses de 1 gr.) ; le maltose ; la somatose, recommandée par R. Drew (2), à la dose de 12 à 16 grammes

---

(1) Le galega officinalis est une légumineuse assez répandue dans nos pays. Cette plante est donnée comme fourrage aux vaches. Elle passait autrefois pour augmenter la sécrétion lactée. Ses propriétés ont été tirées de l'oubli, en 1891, par M. Carron de la Carrière et Mlle Griniewitsch (thèse de Paris, 1891, n° 431). On fait avec la totalité de la plante un extrait aqueux sec qui sert à toutes les autres préparations.

    a) *Teinture :*

Extrait de galega.	65 grammes
Alcool à 60°	1.000 —

quatre cuillerées à café par jour.

    b) *Sirop :*

Extrait de galega.	50 grammes
Sirop simple	1.000 —

de quatre à cinq cuillerées à soupe par jour.

    c) *Pilules :*

Extrait aqueux sec de galega	20 grammes
Poudre de guimauve	1 —
Sirop de guimauve, q. s. pour faire pil. N° 100.	

Prendre 5 à 15 pilules par jour.

    d) *Sirop galactogène :*

Extrait aqueux de galega	10 grammes
Chlorhydrophosphate de chaux	10 —
Teinture de fenouil.	10 —
Sirop de sucre	400 —
Essence de cumin.	XV gouttes

quatre cuillerées à soupe par jour.

(2) *Centralb. f. inn. Med.*, 1898, 22 janvier, n° 3, p. 65.

par jour, prise en 3 ou 4 fois (soit 3 ou 4 cuillerées à café par jour). La somatose a paru efficace à M. Rénon ; mais, dans un cas, son emploi semble avoir provoqué une glycosurie légère et transitoire (1).

Nous citerons pour mémoire les substances suivantes, réputées galactogènes : fer, digitale, caféine, strychnine, jaborandi, nigelle, sureau, polygala, thé de feuilles de coton (2), tasi (3), sel marin, craie, magnésie, phosphate de chaux, acide salicylique, chlorate de potasse.

La faradisation des mamelles a été recommandée, en 1855, par le docteur Aubert (de Mâcon) ; les pôles sont placés des deux côtés de la mamelle, et on fait passer, un quart d'heure par jour, un courant très faible, à peine perceptible ; la sécrétion serait abondante à partir de la quatrième séance. Jacobi se loue de ce procédé, mais il préfère la galvanisation à la faradisation. Bédart a eu des succès avec l'électricité statique (4).

On a préconisé les cataplasmes de mercuriale, ou de pimprenelle, ou de feuilles de ricin. Mac William et Bouchut leur attribuent une réelle efficacité. Ces applications agissent, sans doute, en excitant les terminaisons nerveuses ; des frictions avec l'alcoolat de lavande auront au moins autant d'efficacité et seront d'un emploi plus commode.

Enfin, M. Bouchacourt, se fondant sur une théorie que nous avons mentionnée en étudiant la physiologie de la mamelle, a conseillé de combattre l'hypogalactie par l'opothérapie placentaire (5). L'efficacité de cette médication n'est pas encore démontrée.

(1) RÉNON, Glycosurie transitoire ayant succédé à l'emploi de la somatose chez une nourrice. *Société méd. des hôpitaux*, 17 juin 1898.

(2) D'après Anderson, les négresses ont l'habitude de prendre une infusion de feuilles de coton afin de se donner du lait quand elles en manquent (six ou huit feuilles pour une tasse ; quatre ou cinq tasses par jour).

(3) *Annuaire de thérapeutique* de DUJARDIN-BEAUMETZ, 1893, p. 73.

(4) *La Semaine médicale*, 27 mai 1901.

(5) En ce qui concerne la technique de cette opothérapie placentaire,

Il est assez rare qu'une femme saine, vivant d'une vie normale, ayant une alimentation substanticlle et bien choisie, ne puisse arriver, lorsqu'elle est bien dirigée, à avoir assez de lait pour nourrir son enfant. Il est pourtant des cas où l'hypogalactie persiste, et, lorsqu'on constate que l'augmentation du poids du nourrisson reste toujours inférieure à 15 grammes par jour, il y a lieu de faire cesser l'allaitement maternel exclusif et de recourir soit à l'allaitement mixte, soit à une nourrice, soit à l'usage de lait de vache stérilisé.

ALTÉRATIONS DE LA SÉCRÉTION LACTÉE SOUS L'INFLUENCE DE LA DÉPRESSION MORALE. — A maintes reprises, nous avons signalé l'influence des émotions passagères sur la sécrétion lactée. Une colère, une frayeur de la nourrice peuvent la diminuer et communiquer au lait des propriétés nuisibles, puisque, en cette occurrence, le nourrisson peut être pris de diarrhée ou diminuer de poids. Mais ces modifications ne sont pas durables et n'obligent pas à interrompre l'allaitement. Au contraire, les

M. Bouchacourt s'exprime ainsi : « Dans les observations que nous avons rapportées, le produit employé a été, dans la plupart des cas, du placenta de brebis préparé par M. Lépinois, et se présentant sous forme de poudre, dont la préparation était faite de la façon suivante : le tissu placentaire était haché aseptiquement, puis desséché dans le vide en présence du sucre de lait, à une température variant entre 45° et 50°, enfin pulvérisé et tamisé. Cette matière pulvérulente, ressemblant à la poudre de viande, représentait trois fois son poids de placenta frais.

« Mais, en dernier lieu, j'ai employé du suc placentaire pur, extrait sans chauffer, par simple compression dans une presse à viande, du tissu préalablement haché et soigneusement lavé dans l'eau courante, de façon à enlever la masse sanguine. Cette préparation liquide, que M. Lépinois rendit stérile par l'addition de fluorure d'ammonium, fut acceptée d'autant plus facilement par les malades, qu'elle avait absolument l'aspect et le goût d'un sirop, ayant été sucrée et aromatisée.

« Signalons enfin que nous avons, d'abord, largement expérimenté sur nous-même, de façon à nous assurer de l'innocuité de ces différents produits opothérapiques.

« C'est ainsi que nous ne les avons administrés à des malades, à la dose de 5, 10 et 20 grammes, qu'après en avoir ingéré nous-même des doses de plus de 60 grammes, ce qui représentait au moins 180 grammes de placenta frais. » Ajoutons que l'extrait de placenta a des propriétés laxatives assez marquées.

émotions dépressives de longue durée, les chagrins prolongés provoquent une diminution et une altération permanente de la sécrétion lactée ; alors, dans l'intérêt de la mère et de l'enfant, il vaut mieux décider la cessation de l'allaitement.

Très peu de recherches ont été entreprises sur la composition du lait altéré par des émotions morales. Chez une femme prise de fièvre à la suite d'un violent chagrin, Simon a trouvé beaucoup plus de caséine, beaucoup moins de beurre et un peu moins de sucre qu'il n'y en avait la veille ; ce lait, abandonné à l'air, devint rapidement acide et dégagea au bout de peu d'heures de l'acide sulfhydrique. Vernois et Becquerel ont analysé du lait recueilli après une violente émotion accompagnée de fièvre chez une femme dont le lait avait déjà été analysé quelques jours auparavant ; ce lait altéré contenait plus d'eau et de caséine, moins de sucre, de sels et surtout de beurre.

ALTÉRATIONS DE LA SÉCRÉTION LACTÉE SOUS L'INFLUENCE DE LA MENSTRUATION ET DE LA GROSSESSE. — D'une manière générale, la femme qui allaite ne voit point ses règles pendant les 4 ou 5 premiers mois de la nourriture ; l'aménorrhée subsiste parfois durant toute la période de l'allaitement. Quelques nourrices ont, dès le début, des menstrues peu abondantes et irrégulières ; un très petit nombre présentent des menstrues normales et régulières. Le retour de la menstruation est plus fréquent et plus précoce chez les primipares que chez les secondipares, chez les secondipares que chez les multipares (1).

On a avancé que l'apparition des règles au cours de l'allaitement annonce le tarissement prochain de la sécrétion mammaire. Cette loi souffre tellement d'exceptions qu'elle ne peut être prise en considération dans la pratique.

Ce qui est vrai et connu depuis longtemps, c'est que quelquefois, et d'une manière transitoire, la menstruation diminue la sécrétion du lait ou en altère la composition. Si quelques

---

(1) LUCIEN JACOB, *Rapports de la menstruation et de l'allaitement.* Thèse de Paris, 1898, n° 159.

nourrissons ne paraissent nullement incommodés en buvant le lait d'une femme menstruée, il en est qui deviennent grognons, agités, qui prennent le sein moins volontiers et le gardent moins longtemps, et qui diminuent de poids à chaque période cataméniale. D'autres ont des troubles digestifs : selles un peu plus fréquentes, moins jaunes, moins homogènes, parfois vertes. Ceux qui sont atteints d'eczéma présentent une poussée aiguë de leur dermatose.

En général, la période menstruelle passée, tout rentre dans l'ordre. Après 3 ou 4 jours, l'enfant revient à l'état normal, et la croissance reprend son cours naturel. Dans ces cas, il n'y a vraiment pas lieu de suspendre l'allaitement maternel ou de changer la nourrice. Ce n'est que lorsque les troubles du nourrisson et l'arrêt de la croissance présentent une certaine durée et une certaine intensité, qu'on devra exiger l'interruption de l'allaitement ou le changement de nourrice.

Sans doute, les troubles qu'éprouve le nourrisson pendant la période menstruelle dépendent d'une modification dans la composition du lait. Mais jusqu'ici nous sommes peu éclairés sur cette altération. Tandis que certains chimistes n'ont trouvé aucune anomalie appréciable, Vernois et Becquerel ont relevé une augmentation des substances fixes du lait, portant sur la caséine, le beurre et les sels, avec une diminution du sucre ; Pfeiffer, au contraire, a noté une augmentation du sucre ; M. Roche a trouvé que, dans beaucoup de cas, l'extrait sec et le beurre sont augmentés au moment de la période cataméniale (1). D'après Monti, l'acidité du lait augmente pendant les règles. Enfin, selon Bendix (2), durant la menstruation, la composition du lait ne subit pas de modifications appréciables.

Mais, comme on tend à rapporter à une auto-intoxication les

(1) ROCHE, *Influence de la menstruation de la nourrice sur l'enfant qu'elle allaite.* Thèse de Paris, 4 juillet 1901, n° 488.
(2) BENDIX, *Influence de la menstruation sur la lactation. 70e réunion des médecins et naturalistes allemands*, à Düsseldorf, septembre 1898.

troubles qu'éprouvent certaines femmes au moment des règles, il est possible que le lait de la période menstruelle renferme des substances de l'ordre des toxines dont la chimie ne peut déceler la présence.

Chez quelques nourrices, au moment des époques, sans doute par le fait d'une déviation menstruelle, il se produit des hémorragies par la mamelle, et le lait devient rouge. Ce phénomène, extrêmement rare, oblige en général à interrompre l'allaitement (1).

D'après M. Hertoghe (2), la médication thyroïdienne exercerait une action inhibitoire bien marquée sur l'activité utéro-ovarique et une influence excitatrice très prononcée sur les glandes mammaires. Si une nourrice, dit-il, voit ses règles apparaître et son lait diminuer, il suffira de la soumettre à la médication thyroïdienne pour voir disparaître la menstruation et pour raffermir la lactation. Mais B. Bramwell a signalé des accidents toxiques (agitation, vomissements, sueurs profuses) chez un enfant dont la mère était soumise à la médication thyroïdienne (3).

L'allaitement n'empêche pas la fécondation, même lorsqu'il y a suppression des règles. Une grossesse, survenant chez une nourrice, doit-elle faire interrompre l'allaitement ? Question très controversée, et dont la solution dépend, en somme, de chaque cas particulier.

(1) Le lait qui sort rouge de la mamelle doit être distingué du lait qui devient rouge après la traite; pour celui-ci, on le trouvera étudié avec les microbes du lait.

La coloration du premier peut tenir aux causes suivantes :

1° L'ingestion de certaines plantes (voyez *chapitre* IV *de la* 1re *partie*);

2° Le mélange de globules sanguins au lait; il se reconnaît au microscope, qui montre des hématies. Les hémorragies mammaires sont dues : *a*) à un traumatisme, à des gerçures du mamelon, à des mammites; *b*) à une infection ou à une intoxication hémorragipares; *c*) à une déviation menstruelle. (O. LARCHER, *Soc. centr. de méd. vélérinaire*, 12 avril 1877.)

(2) *Belgique médicale*, 1896.

(3) *Lancet*, 18 mars 1899.

C'est une opinion très répandue que, quand une grossesse survient pendant l'allaitement, la sécrétion du lait diminue, la femme se fatigue et le nourrisson dépérit. Une analyse ancienne, et d'ailleurs unique, de Vernois et Becquerel ayant montré que le lait d'une nourrice, grosse de trois mois, était plus concentré, riche en sucre et en beurre, pauvre en matières protéiques; Martin-Damourette ayant affirmé, d'autre part, que la gestation provoque le retour de l'état colostral, on arriva à conclure que le lait d'une femme enceinte est nuisible, et dès lors la grossesse fut regardée comme une indication formelle de cesser l'allaitement.

A cette opinion, naguère très accréditée, on oppose aujourd'hui des arguments sérieux. On a vu des femmes enceintes qui ne cessaient pas d'allaiter jusqu'à leur accouchement et qui fournissaient du lait, sans interruption, à plusieurs enfants. Pour les animaux, l'allaitement par une femelle grosse est presque la règle. Chez la vache, la gestation est compatible avec une sécrétion lactée suffisante, au moins pendant la première moitié de sa durée, souvent jusqu'à une époque voisine du terme, quelquefois jusqu'au terme lui-même; les recherches de Vernois et Becquerel sur le lait de vache ont montré que la gestation n'a d'influence manifeste que lorsqu'elle arrive à la fin; alors, seulement, le lait devient plus concentré en même temps que sa quantité diminue, et les corpuscules du colostrum réapparaissent. Les juments poulinières sont menées à l'étalon 8 jours après le part, ce qui ne les empêche pas d'allaiter leur poulain. De nos jours, les éleveurs tendent à trouver avantageux que les femelles destinées à fournir du lait soient pleines.

Dans ces derniers temps, M. Budin et M. Pinard se sont élevés contre le préjugé qui considère le lait d'une femme grosse comme un poison (1). Des analyses, faites avec toute la rigueur désirable, ont montré qu'il n'y a pas de différences

____

(1) P. CAPART, *De l'allaitement pendant la grossesse.* Thèse de Paris, 1898, n° 146.

bien tranchées entre le lait d'une nourrice grosse et celui
d'une nourrice non enceinte. Il semble aussi que la réapparition des éléments du colostrum sous l'influence de la gestation soit un fait exceptionnel. C'est seulement vers la fin de
la grossesse qu'on constate parfois une diminution et une
concentration dans le lait et un retour à l'état colostral.
M. Budin conclut que si, dans quelques cas, l'apparition d'une
grossesse chez une nourrice est défavorable pour l'enfant
qu'elle allaite, dans la grande majorité des faits le nourrisson n'en souffre pas ; mais il se demande si, surtout dans les
grandes villes, la mère peut impunément faire les frais d'un
allaitement et d'une grossesse simultanés, c'est-à-dire nourrir
deux enfants en même temps. M. Pinard ne paraît pas avoir
cette crainte : pour lui, une femme grosse peut continuer d'allaiter ; cette pratique n'a aucun inconvénient pour la mère, pour
le nourrisson qui continue à s'accroître et pour le fœtus qui se
développe bien ; la crainte d'une fausse couche est chimérique.

En réalité, il ne faut pas établir une règle immuable. Il y
a lieu de tenir compte de circonstances diverses. Il est des cas,
nombreux dans la société moderne, où une grossesse, survenant chez une femme qui nourrit, est une source de préoccupations vives et conduit à lui conseiller la cessation de
l'allaitement. Ailleurs, la grossesse survenant lorsque le nourrisson est déjà âgé de plus de 6 mois et en bon état, il con-
viendra de transformer rapidement l'allaitement maternel en
allaitement artificiel. C'est seulement lorsque la nourrice est
vigoureuse et ne considère pas la grossesse comme un malheur, l'enfant étant âgé de moins de 6 mois, que l'allaitement
pourra être continué. Si l'examen de la courbe des poids et
des déjections du nourrisson montre qu'il souffre, si le microscope fait reconnaître la présence des éléments du colostrum
dans le lait, il faudra interrompre l'allaitement. Il y aura lieu
de faire intervenir aussi la saison où on se trouve pour prendre
une décision ; toutes les fois que la chose est possible, il ne
faut pas sevrer un nourrisson durant la période des fortes
chaleurs (juin, juillet, août, septembre).

Altérations de la sécrétion lactée sous l'influence des maladies. — Presque toutes les maladies, à moins qu'elles ne soient très légères, ont pour effet de diminuer la sécrétion lactée. Quant à leur action sur la teneur du lait en ses divers principes constituants, elle paraît assez variable et on ne peut établir de lois à ce sujet.

D'après Vernois et Becquerel, les maladies aiguës diminuent la quantité de la sécrétion, la proportion du sucre et augmentent celle de la caséine, du beurre et des sels. La fièvre typhoïde diminue la proportion de tous les principes solides. Dans les maladies chroniques, l'eau et la caséine diminuent ; le sucre reste en quantité normale ; le beurre et les sels augmentent. Pourtant, dans la tuberculose avec diarrhée, l'eau augmente et le beurre diminue beaucoup. D'après Ludwig, qui n'a examiné que des femmes récemment accouchées, dans la tuberculose, le lait est remarquable par l'abondance de la graisse ; dans les anémies consécutives aux hémorragies puerpérales, le lait présente une diminution des sels, de la graisse et du sucre ; la fièvre diminue la quantité de la sécrétion totale et la proportion des sels et de la graisse (1).

La syphilis ne paraît pas modifier la composition du lait (Simon). Dans l'ostéomalacie, ce liquide contient une proportion de chaux très supérieure à la normale (Gusserow). Le lait devient jaune dans l'ictère et renferme le pigment biliaire.

Donné a avancé que la plupart des états morbides de la nourrice ont pour effet de provoquer le retour du lait à l'état colostral ; en réalité, le retour de l'état colostral paraît exclusivement lié à la régression de l'activité mammaire et semble ne se produire que lorsque la glande n'est plus tétée ou ne l'est plus avec assez d'énergie. Mais l'expérimentation nous a appris que le lait pouvait renfermer les toxines et les antitoxines de certaines maladies (2), et nous savons que des mi-

(1) Ludwig. *Cent. f. Gynæk.*, 1894, p. 342.
(2) Voyez : 1re *Partie, chapitre* III.

crobes pathogènes peuvent s'éliminer par la mamelle (1).

Toutes les maladies de la nourrice qui ont une certaine intensité et une certaine durée retentissent sur le nourrisson d'une manière fâcheuse: elles provoquent souvent des troubles digestifs et presque toujours une diminution ou un arrêt dans la croissance du poids. Est-ce parce que le lait est plus ou moins riche en matières grasses, ou en sucre, ou en caséine ou en sels? Il n'y a pas lieu de le penser. La composition chimique du lait de femme paraît pouvoir varier dans des limites assez étendues sans amener de troubles chez le nourrisson. La nature de l'altération du lait des nourrices malades doit être cherchée ailleurs; si ce liquide acquiert des propriétés irritantes, c'est parce qu'il renferme des produits anormaux; il contient quelquefois des microbes, mais il est probable que ce sont des substances de l'ordre des toxines, qu'il faut incriminer le plus souvent comme cause des troubles du nourrisson qui surviennent en cas de maladie de la nourrice.

Au point de vue de la pratique, les maladies de la nourrice soulèvent un problème très important. Permettent-elles la continuation de l'allaitement? Ou doivent-elles le faire suspendre momentanément ou définitivement?

Les éléments d'appréciation se tirent de la contagiosité, de la gravité, de la durée de la maladie, et enfin de la médication qu'elle nécessite.

Les maladies aiguës contagieuses, que la contagion puisse s'effectuer par le lait (voyez *Microbes du lait*) ou par les contacts entre la nourrice et le nourrisson, doivent, en général, faire suspendre l'allaitement : rentrent dans ce cas les fièvres éruptives, la diphtérie, la pneumonie, la fièvre typhoïde, l'érysipèle, les accidents puerpéraux qui ne sont pas limités à la région pelvienne, etc. Il est vrai qu'on cite des femmes atteintes de dothiénentérie, d'érysipèle ou de fièvres éruptives qui ont pu allaiter leurs enfants sans inconvénients pendant toute la durée de la maladie.

(1) Voyez : 1re *Partie, chapitre* V.

Ces faits prouvent seulement qu'il n'y a pas de règles sans exception et qu'il y a des cas où l'on pourra permettre l'allaitement à une mère infectée. Ce sera quand la maladie n'est pas trop grave et quand la sécrétion lactée n'est pas trop insuffisante; alors l'enfant sera complètement isolé en dehors des tétées ; avant d'être donnés au nourisson, les seins seront désinfectés avec une solution de sublimé à 1/400, puis lavés à l'eau bouillie ; si la mamelle ne fournit pas assez de lait, on pratiquera l'allaitement mixte. En prenant ces précautions, l'enfant aura des chances de rester indemne, la mère ne perdra pas son lait, en sorte que, sa maladie guérie, elle pourra de nouveau faire toute seule les frais de l'alimentation. Il y a du reste un cas où l'allaitement doit être autorisé et où ces précautions sont superflues : c'est celui où le nourrisson est atteint de la même maladie que la nourrice.

Pour les maladies aiguës qui ne laissent pas craindre un danger sérieux de contagion, on jugera d'après leur gravité et leur durée. Une nourrice atteinte d'un rhume vulgaire, d'une amygdalite simple, d'un embarras gastrique peu accusé, d'une diarrhée passagère, d'une poussée d'herpès fébrile, peut continuer à donner le sein ; à la vérité, l'enfant est exposé à avoir des troubles digestifs et son poids peut rester stationnaire pendant quelques jours ; mais, la maladie de la nourrice finie, tout rentre dans l'ordre.

Par contre, une pleurésie, un rhumatisme articulaire aigu obligent en général de suspendre l'allaitement. Le continuer dans ces conditions fatiguerait trop la nourrice et exposerait l'enfant à des troubles de longue durée et à un dépérissement trop considérable.

L'ictère catarrhal n'entraîne pas forcément la suspension de l'allaitement ; mais si le lait devient amer et jaunâtre, et si la maladie se prolonge, la nourrice cessera de donner le sein. Une colique hépatique courte ou isolée permet de continuer l'allaitement ; mais des coliques hépatiques longues, se répétant à brefs intervalles, ne le permettent pas.

La femme qui allaite doit avoir une bonne alimentation ; il

faut aussi qu'elle digère bien ; mal nourrie, elle ne peut subvenir aux besoins de la sécrétion lactée ; dyspeptique, son lait peut avoir en outre des propriétés nocives. Il s'ensuit qu'une femme qui tombe dans la misère ou qui devient sérieusement dyspeptique sera souvent forcée de cesser d'allaiter. Notons ici que, parfois, les nourrices deviennent dyspeptiques parce qu'elles ont une alimentation trop abondante ou de mauvaise qualité, parce qu'elles font des repas trop irréguliers, parce qu'elles boivent trop de liquides fermentés ; dans ces cas, il suffira souvent de régler leur régime pour les améliorer ou les guérir et pour qu'elles puissent continuer l'allaitement.

Des névralgies violentes et tenaces, qui exigent l'emploi de l'antipyrine, dont on connaît l'influence sur la sécrétion lactée, entraîneront souvent la cessation de l'allaitement.

Si une métrite légère permet de le continuer, une métrite intense, avec suppuration ou hémorragies abondantes, ne le permet plus.

Pour toutes les raisons qui exigent qu'une mère phtisique ne commence pas à nourrir son enfant, une femme devenant tuberculeuse au cours de l'allaitement doit cesser définitivement de donner le sein. Il en est de même de celles qui, au cours de leur nourriture, présenteront les signes d'une affection organique du cœur, des reins, du foie, des centres nerveux, ou deviendront cancéreuses.

En résumé, les maladies chroniques à tendance cachectisante entraînent la cessation définitive de l'allaitement. Les maladies aiguës légères n'offrant pas de danger sérieux de contagion permettent de le continuer. Les autres exigent, en général, une suspension, qui sera tantôt temporaire, tantôt définitive. Quand leur durée n'est pas trop longue, quand, à la convalescence, on constate que l'état général est satisfaisant, il faut remettre l'enfant au sein, et, en prévision de cette reprise possible, il sera bon, pendant la durée de la maladie, d'évacuer assez régulièrement la mamelle avec un tire-lait.

La sécrétion lactée peut se rétablir après une interruption assez longue. Trousseau a montré que l'allaitement, suspendu à l'occasion d'une maladie aiguë, peut parfois être repris avec succès, non pas seulement après quelques semaines, mais encore après plusieurs mois. Une nourrice entre à l'hôpital à une période plus ou moins avancée d'une maladie aiguë, avec un enfant en mauvais état ; elle cesse de l'allaiter ; la convalescence s'établit, elle essaie de redonner le sein, et voici qu'en quelques jours la sécrétion laiteuse se rétablit. M. Comby a vu une nourrice qui, après une interruption de quarante-quatre jours, causée par la scarlatine, put donner le sein de nouveau avec un plein succès. Nous avons observé aussi deux cas de reprise de l'allaitement : dans l'un, après une interruption de dix-sept jours provoquée par une pneumonie ; dans l'autre, après une interruption de vingt-cinq jours provoquée par une angine diphtérique. Mais, quand la maladie dure plus d'un mois, quand la convalescence laisse la nourrice épuisée, il est bien rare que l'allaitement suspendu puisse être repris.

ALTÉRATIONS DE LA SÉCRÉTION LACTÉE SANS MODIFICATIONS APPRÉCIABLES DE L'ORGANISME DE LA NOURRICE. — Il existe des cas dans lesquels, la nourrice paraissant en bonne santé, le lait étant en quantité suffisante, les tétées parfaitement réglées, le nourrisson présente néanmoins des troubles dyspeptiques ou n'augmente pas de poids suffisamment. Lorsque, après un examen minutieux, on a pu écarter toute autre cause de dyspepsie et de dépérissement, il y a lieu de penser que les troubles de l'enfant dépendent uniquement d'une modification dans la composition histologique ou chimique du lait, survenue sous des influences que nous ne connaissons pas. Les faits de ce genre sont d'ailleurs assez rares ; car, le plus souvent, les altérations qualitatives du lait s'accompagnent d'une diminution dans la quantité de la sécrétion et relèvent alors des causes de l'hypogalactie, que nous avons déjà étudiées.

Quand on les rencontre, il est bon, avant de décider la conduite à tenir, de faire faire un examen chimique et microscopique du lait. Tantôt cet examen est négatif ; tantôt il décèle une proportion anormale d'un des principes du lait ; tantôt il révèle certaines modifications des globules gras ou des caractères de l'état colostral.

Tel lait ne convient pas à tel nourrisson, sans qu'on en puisse dire la raison. Le fait est assez rare dans l'allaitement maternel, plus fréquent dans l'allaitement mercenaire. On voit des enfants bien réglés qui ont de la diarrhée et qui dépérissent. On examine le lait : il est abondant, et la vue, l'examen microscopique, l'analyse chimique autorisent à le déclarer de bonne qualité. Les troubles du nourrisson persistant toujours, on change la nourrice et il arrive que les garderobes s'améliorent rapidement et que la croissance reprend son cours naturel. Seule, la réaction individuelle du nourrisson a pu montrer le caractère nocif du lait de la première nourrice. Il y a un moyen simple de découvrir les cas de ce genre ; pendant vingt-quatre heures, on suspend la mise au sein et on nourrit l'enfant avec du lait stérilisé ; si la diarrhée s'améliore beaucoup ou disparaît sous l'influence de cette substitution, il n'y a pas de doute, c'est la qualité du lait qui est en cause. Il ne faut pas alors se trop presser de changer la nourrice ; si les troubles digestifs sont légers, si le poids augmente de plus de 15 grammes par jour, on peut attendre ; il arrive parfois que cet état de choses se modifie favorablement après quelques jours. Mais la persistance ou l'intensité des troubles du nourrisson indiquent la nécessité du changement de nourrice.

C'est la matière grasse qui paraît susceptible de varier le plus dans le lait. Pendant longtemps, on n'a accordé aucune importance à ces variations ; et, de fait, les recherches de Doyère (1) et de Pfeiffer semblaient démontrer que la proportion de beurre contenue dans le lait peut osciller dans des limites assez étendues sans inconvénients pour les nourrissons. Mais, de nos jours, avec des procédés d'analyse plus précis, on a vu que les variations du taux de la graisse ne doi-

---

(1) Doyère, Études sur le lait. *Ann. de l'Institut agronomique*, p. 257. juin 1852.

vent pas dépasser certaines limites, et les faits deviennent nombreux, qui prouvent qu'un excès de beurre dans le lait peut être une cause de dyspepsie ou de diarrhée. M. F. Guiraud a observé, à la consultation du docteur Saint-Philippe (de Bordeaux), deux enfants, l'un âgé de 38 jours, l'autre de 2 mois et demi, élevés au sein par des mères bien portantes, et atteints de diarrhée verte persistante et d'amaigrissement ; l'analyse montra que le lait renfermait dans un cas 50 gr. 80 de beurre et dans l'autre 59 gr. 10. M. F. Guiraud, supposant que cet excès de matière grasse pouvait être la cause de la diarrhée des enfants, eut l'idée de supprimer une tétée sur deux et de la remplacer par un repas de lait de vache écrémé et décaséiné ; au bout de 10 jours dans la première observation et au bout de 12 dans la seconde, la diarrhée avait disparu et le poids augmentait régulièrement.

MM. Budin et Michel ont publié des observations confirmatives (1). Une nourrice donnait le sein successivement à son propre enfant et à un nourrisson étranger ; le second eut des troubles digestifs, parce que, le beurre étant beaucoup plus abondant à la fin de la tétée qu'au commencement, il absorbait un lait qui renfermait 50 grammes de matières grasses par litre (au lieu de la proportion normale 35 p. 100). Une nourrice de la Clinique Tarnier fournissait un lait renfermant 61 gr. 20 de beurre par litre ; les enfants à qui elle donnait le sein avaient tous des troubles digestifs ; ils rendaient des selles renfermant de la graisse en proportion inusitée, parfois énorme, de 25 à 65 p. 100 (au lieu de 20 p. 100) ; quand la matière grasse atteignait environ 60 p. 100, les selles étaient décolorées, couleur mastic, et d'aspect graisseux. Inversement, MM. Budin et Michel ont observé des enfants dont la croissance insuffisante était due à la trop faible proportion de beurre dans le lait (14 grammes par jour). Ces faits montrent la nécessité du dosage du beurre lorsque le nourris-

____

(1) BUDIN et MICHEL, Sur l'utilisation des graisses dans l'organisme du nourrisson. *Bull. de la Société d'obstétrique de Paris*, 15 juin 1899.

son présente des troubles digestifs ou n'augmente pas suffisamment de poids.

M. Jemma a rapporté l'observation suivante. Un enfant,
nourri d'abord par sa mère avec succès, fut confié ensuite à
une nourrice à l'âge de 1 mois ; à partir de ce moment, il eut
des vomissements, de la diarrhée verte, de l'agitation, et son
poids diminua. On examina le lait de la nourrice ; l'analyse
faite plusieurs fois, avant et après la tétée, démontra qu'il renfermait une quantité de beurre variant de 60 à 63 grammes
par litre. L'enfant guérit par un traitement identique à celui
que M. Guiraud avait employé (1).

Sachant que la suralimentation est un des principaux facteurs de certaines formes d'eczéma séborrhéique des nourrissons, nous avons fait analyser par notre interne en pharmacie,
M. Charles Gillet, le lait des mères dont les enfants étaient
atteints de cette affection, quoique les repas fussent bien réglés
comme intervalle et comme quantité ; dans les cas examinés, la
proportion de beurre fut trouvée bien supérieure à la normale.

Il y a lieu de se demander si la *qualité* du beurre ne peut
pas être une cause de troubles.

Dans trois cas de diarrhée dyspeptique, survenue chez des
nourrissons élevés par des nourrices en apparence saines,
nous avons pratiqué l'examen microscopique du lait pour y
rechercher des corpuscules du colostrum : ceux-ci faisaient
défaut, mais nous fûmes frappé par la petitesse extrême des
globules gras ; dans un de ces cas, nous fîmes faire le dosage
du beurre ; la proportion s'élevait à 40 grammes par litre et par
suite dépassait de bien peu le chiffre normal. Cet état de fine
division de la graisse et les troubles digestifs du nourrisson
furent d'ailleurs passagers. Mais nous sommes ainsi conduit à
regarder le beurre à très petits globules comme ayant une qualité particulière et comme pouvant engendrer de la diarrhée (2).

(1) R. JEMMA, Disturbi gastro-intestinali in un bambino allevato al
seno, dovuti ad eccesso di burro nel latte. *Gaz. degli osp. e delle clin.*,
4 novembre 1900.
(2) Cette manière de voir s'est trouvée confirmée par FRIEDMANN (Die

La connaissance bien acquise de l'action pathogène de l'excès de beurre dans le lait permet de penser que, dans nombre de cas, les troubles digestifs attribués à telle ou telle modification du lait étaient dus, en réalité, à sa richesse en matière grasse. C'est l'interprétation qui paraît devoir être appliquée au cas de M. Babeau (1). Une nourrice a eu trois grossesses qui ont chacune évolué jusqu'à terme. Aucun de ses enfants n'a pu être alimenté au sein, en raison de cette circonstance particulière que chaque tétée était suivie de vomissements, contre lesquels l'hygiène comme la thérapeutique demeuraient impuissantes. En vain la mère réglait-elle les tétées, en vain le médecin utilisait-il tous les agents pharmaceutiques indiqués en pareil cas; les vomissements cessaient seulement lorsque, au sein de la mère, on substituait l'allaitement artificiel ou lorsque l'on confiait ses enfants à une autre nourrice. D'autres nourrissons, sans troubles gastro-intestinaux préalables, présentaient les mêmes phénomènes dès qu'ils étaient mis au sein de cette nourrice. C'était donc chez celle-ci qu'il fallait rechercher les causes de ces troubles, c'était la composition de son lait que l'on pouvait incriminer. Or, la nourrice, en excellent état de santé, ne présentait aucun antécédent pathologique. M. Babeau analysa alors le lait à plusieurs reprises; le chiffre des matières albuminoïdes oscillait entre 25 et 36 grammes par litre, composés pour près de moitié de lactalbumine et de lacto-protéine. Mais il y avait aussi un excès de graisse, 64 *grammes par litre.*

Nous avons observé un enfant de 5 mois, nourri par une Bretonne dont le lait avait alors 14 mois. Depuis quelque temps, l'enfant vomissait, avait de la diarrhée et dépérissait. Les tétées étaient bien réglées et le lait paraissait très abondant. La nourrice n'était ni menstruée ni grosse; elle était en

Beurtheilung der Qualität der Frauenmilch nach ihren mikroskopischen Bilde. *Deusiche med. Woch.*, XXVIII, 1902, p. 66'.

(1) J. BABEAU, Troubles gastro-intestinaux provoqués chez un enfant par la composition du lait de la nourrice. *Nouveau Montpellier médical*, VI, 1897.

bonne santé. L'examen microscopique du lait montra l'absence
de corpuscules du colostrum et la présence de globules gras
très nombreux et très inégaux de volume. L'analyse décela
une augmentation considérable des divers constituants, à
l'exception du lactose. Ce lait renfermait par litre :

			LAIT NORMAL
Caséine. . . .	44 gr. 236.	. . . . .	15 gr. »
Lactose. . . .	62	191.	63 »
Beurre. . . .	83	958.	38 »
Sels	7	815.	2 50

On a affirmé que, lorsque la sécrétion lactée est en voie de
disparaître, le lait devient très concentré. Dans le cas précédent, le lait ayant 14 mois, il se peut que cette extrême
richesse fût le fait de son âge avancé. En tout cas, ce lait
était beaucoup trop riche. La nourrice fut changée et tous
les troubles cessèrent.

Les variations de la matière grasse sont les plus fréquentes
et celles dont l'action sur le nourrisson est le mieux établie.
On n'a pas cité de fait bien probant de troubles dus à un excès
de lactose. Cependant, O. Klemm (1) avance que, lorsque des
nourrissons élevés au sein deviennent dyspeptiques ou rachitiques, le lait de la nourrice se distingue parfois par le défaut
de la matière azotée, l'excès de lactose et la diminution des
sels de fer. D'après J. Friedjung (2), la diminution de la quantité de fer contenue dans le lait peut déterminer de l'anémie
et une croissance lente; elle est un symptôme de l'anémie
générale de la nourrice, due le plus souvent aux mauvaises
conditions hygiéniques où elle se trouve, ou à son âge avancé,
ou à ce qu'elle est atteinte d'une maladie chronique.

L'excès des sels dans le lait est parfois une cause de diarrhée du nourrisson. Leviseur a observé un enfant de 11 mois
qui fut pris d'une diarrhée excessive, sans qu'on pût incri-

(1) *Jahrb. für Kinderh.*, 1898, t. XLVII.
(2) *Arch. f. Kinderh.*, t. XXXII, fasc. 1 et 2. 1901.

miner ancune faute d'allaitement; l'analyse du lait montra qu'il renfermait 80 p. 1.000 de sels, au lieu de 2 à 3 p. 1.000 (1). Voici l'observation de la fillette d'un confrère. L'enfant, née à terme dans de bonnes conditions, pèse à la naissance 3 kg. 250 ; la mère essaie de la nourrir ; mais les bouts de sein sont mal faits, et l'enfant les prend mal. On extrait du lait avec une téterelle et on le donne au bébé ; comme la quantité en est insuffisante, on complète chaque tétée avec du lait de vache stérilisé coupé au tiers d'eau sucrée ; les repas ont lieu toutes les trois heures. L'enfant a de la diarrhée ; depuis qu'elle tette, elle a 7 à 10 selles par jour ; la chute ordinaire du poids est très considérable ; puis l'enfant s'accroît très lentement ; ce n'est que le vingt et unième jour qu'elle reprend le poids qu'elle avait avant sa naissance. A ce moment, on fait faire une analyse du lait de la mère : il renfermait 8 *grammes de chlorure de sodium par litre*. L'allaitement maternel est alors abandonné ; on lui substitue complètement l'allaitement artificiel. Du jour où le lait de la mère a été supprimé, la diarrhée, qui avait résisté à toutes les médications, a cessé pour ne plus jamais reparaître.

Ayant fait faire un assez grand nombre d'analyses de lait, nous sommes autorisé à penser que, sauf celles qui portent sur la matière grasse, ces anomalies de composition ne sont pas très fréquentes, mais les faits précédents suffisent pour démontrer la nécessité de faire pratiquer souvent des analyses chimiques de lait en cas de troubles digestifs ou nutritifs du nourrisson.

La recherche des caractères de l'état colostral doit aussi être faite dans ces cas. Elle ne doit pas être opérée uniquement, comme autrefois, par l'examen microscopique, lequel fait constater la réapparition des corpuscules du colostrum et des leucocytes, mais encore par la recherche du ferment oxydant indirect. La réaction par le gaïacol et l'eau oxygénée paraît très sensible ; elle peut révéler l'état colostral avant que l'examen microscopique permette de constater les corpuscules

____

(1) *Jahrb. f. Kinderheilk.*, fasc. 11 et 12, 1872.

granuleux et les leucocytes. Lorsqu'elle se montre, il y a lieu de supposer que la mamelle n'est pas vidée complètement ou que, en raison d'un trouble dans la santé de la nourrice, il y a une régression de la sécrétion lactée, régression partielle ou totale, transitoire ou définitive. Une des causes les plus fréquentes de la réapparition de l'état colostral est la débilité de l'enfant. Quand on donne à un enfant débile une nourrice vigoureuse, il n'est pas rare de voir réapparaître dans le lait les corps granuleux. La femme n'étant tétée que faiblement, le réflexe sécrétoire diminue d'intensité et le liquide élaboré n'est plus que du colostrum. Nous avons appris, en effet, que chez les femelles qui ne sont ni tétées, ni traites, le lait prend rapidement les caractères du colostrum. Lorsque l'enfant n'est pas débile et tette avec assez de force, il est probable que, malgré les apparences, il existe un état morbide latent de la nourrice.

Ces altérations sont souvent passagères; elles n'exigent nullement la cessation immédiate de l'allaitement. Pour porter un jugement et prendre une décision, on se fondera surtout sur la persistance ou l'intensité des troubles digestifs et sur l'examen de la courbe des poids.

ALLAITEMENT MIXTE MAL DIRIGÉ. SEVRAGE PRÉCOCE. — Il est des cas, très nombreux dans la classe pauvre, où l'insuccès de l'allaitement tient à ce que, en plus du lait maternel, on a donné à l'enfant du lait animal et à ce que l'allaitement mixte a été mal réglé; on recherche alors si le lait animal est de bonne qualité; s'il est donné pur, ou coupé et de quelle manière: cru, bouilli ou stérilisé; en quelle quantité et à quels intervalles. Si on juge que l'allaitement mixte n'est pas nécessaire, on conseillera le retour à l'allaitement maternel exclusif; dans le cas contraire, on indiquera les règles qui en assureront le succès.

Enfin, surtout à la campagne, on donne souvent trop tôt, quelquefois dès les premiers jours de la vie, d'autres aliments que le lait : des soupes, des bouillies, des pommes de terre, voire même de la viande, parfois du vin ou du cidre. Ces

fautes grossières sont parmi les causes les plus communes de
la mort des nourrissons. Jusqu'au septième mois, on ne doit,
sous aucun prétexte, donner à l'enfant aucun autre aliment que le lait; c'est seulement à partir de cet âge que, si
le nourrisson est élevé au sein, s'il est bien portant et s'il a mis
les deux premières dents, on pourra donner une bouillie.

Nous venons de déterminer les cas où on doit suspendre
l'allaitement, d'une manière temporaire ou définitive. A quel
mode d'alimentation doit être soumis le nourrisson après cette
suspension ? Quand il est certain que l'allaitement ne pourra
pas être repris, si l'enfant est âgé de moins de six mois, le
mieux sera de prendre une nourrice; si l'enfant a plus de six
mois et si son état de santé est satisfaisant, on pourra le soumettre à l'allaitement artificiel. Si on suppose que la suspension ne sera que temporaire, l'enfant sera nourri provisoirement avec du lait de vache stérilisé, suivant les règles que
nous exposerons plus loin, à moins qu'une nourrice de bonne
volonté et ayant beaucoup de lait ne consente à le mettre
quelques jours au sein, concurremment avec son propre nourrisson.

SECTION II

L'ALLAITEMENT PAR UNE NOURRICE MERCENAIRE

CHAPITRE PREMIER

La situation des nourrices mercenaires.

SOMMAIRE. — Historique de l'allaitement mercenaire. — Nourrices à distance et nourrices sur lieu. — Inconvénients de l'allaitement mercenaire. — La loi Roussel. — La protection des enfants du premier âge.

L'usage de faire allaiter un enfant par une autre femme que sa mère est fort ancien. Mais, dans l'antiquité, il semble qu'il n'était pas très répandu ; la fonction de nourrice était réservée aux esclaves ; si une femme libre acceptait d'allaiter pour de l'argent un enfant qui n'était pas le sien, elle était considérée comme une sorte de prostituée. C'est pendant les beaux temps de la république romaine que l'allaitement mercenaire paraît avoir commencé à devenir très fréquent. Sous Trajan et Hadrien, il était sans doute la règle, ainsi qu'en fait foi le *Traité des maladies des femmes*, de Soranus d'Éphèse, dans lequel se trouve un curieux chapitre sur le choix des nourrices (1). Malgré l'avènement du

---

(1) SORANUS D'ÉPHÈSE, *Traité des maladies des femmes* ; traduit et annoté par Fr.-Jos. Herrgott, p. 98, 102 et 105. Nancy, 1895, Berger-Levrault, éd.

christianisme et la suppression de l'esclavage, dans les nations latines, en Italie, en France et en Espagne, l'allaitement mercenaire passa complètement dans les mœurs.

Déjà, au xII[e] siècle, il existait à Paris des bureaux de placement pour les nourrices, et, dans les époques suivantes, on vit paraître des ordonnances de police imposant des règlements à ces établissements et déterminant des limites pour les gages de nourrice (1). L'*Émile* de Jean-Jacques Rousseau montre combien l'allaitement mercenaire était répandu au xVIII[e] siècle ; on peut voir, en considérant ce qui se passe aujourd'hui, que, au seuil du xxe siècle, la situation n'a pas changé. En Allemagne, et surtout en Angleterre, on emploie beaucoup moins les nourrices mercenaires que dans les pays latins ; ce n'est pas que l'allaitement maternel y soit plus en faveur, mais les inconvénients de l'étrangère y paraissent si grands, qu'on a plus souvent recours à l'allaitement artificiel.

Il y a deux espèces de nourrices : les nourrices *sur lieu*, qui restent dans la maison des parents de l'enfant et sont constamment surveillées par eux ; les *nourrices à distance*, qui emportent le nourrisson chez elles, à la campagne ; elles se paient beaucoup moins que les premières, mais il est fort difficile de les surveiller.

Les nourrices à distance élèvent l'enfant au sein ou au biberon. Nous ne nous occupons ici que du premier cas. En principe, ces femmes doivent avoir un enfant déjà un peu âgé, qu'il est possible de nourrir, au moins partiellement, avec du lait de vache ou des bouillies ; elles doivent réserver leur sein au nourrisson étranger. Mais souvent elles gardent leur lait pour leur propre enfant, soumettant l'autre à un allaitement artificiel plus ou moins bien entendu ; parfois, elles font prendre à ce dernier des soupes, des bouillies et toute espèce d'aliments, et cela dès les premiers jours de la vie. Ailleurs, la femme se livre aux travaux des champs et ne donne à téter que trois ou quatre fois par jour. Aussi les résultats de l'allaitement à

(1) ALFRED FRANKLIN, *la Vie privée d'autrefois*.

distance sont-ils détestables. Une statistique, dressée par le docteur Léon Petit (1) dans le service du professeur Pinard et portant sur 1.896 enfants, a donné les résultats suivants. Tandis que la mortalité des enfants élevés au sein par leur propre mère est de 15 p. 100, celle des enfants soumis à l'allaitement au sein par une nourrice à distance est de 71,50 p. 100 ; celle des enfants soumis à l'allaitement artificiel dans leur famille, de 32 p. 100 ; celle des enfants soumis à l'allaitement artificiel à distance, de 63 p. 100. On voit donc que, à l'heure présente, l'allaitement au sein par une nourrice à distance est le plus meurtrier.

L'allaitement mercenaire par des nourrices sur lieu donne ordinairement de bons résultats pour le nourrisson, mais il est une source d'ennuis pour les familles ; il est souvent la cause de la mort de l'enfant de la nourrice mercenaire, et il a des conséquences morales très fâcheuses. Tout en exerçant sur la nourrice une surveillance attentive, on est obligé d'être rempli d'égards pour elle. Sa santé, sa conduite, son état de tristesse ou de gaieté sont des causes d'incessantes préoccupations. Peu à peu, elle finit par exercer sur les parents et sur les domestiques une véritable tyrannie. C'est la première conséquence de l'abandon par la mère de son devoir naturel (2). D'autre part, en prenant une nourrice étrangère, on sépare deux enfants de leur mère, et c'est celui de la nourrice qui en souffre le plus. La femme qui veut se placer emporte avec elle son enfant, dont l'état de santé doit permettre d'apprécier ses qualités de nourrice ; quand elle a trouvé preneur, cet enfant est ramené au pays sous la garde de « meneuses », qui rapatrient à la fois plusieurs nourrissons (3). Ces malheureux ont séjourné dans les bureaux

(1) L. PETIT, *le Droit de l'enfant à sa mère.* Thèse de Paris, 1895, n° 153.

(2) « Ça commence par la nourrice, ça continue par la bonne, ça se prolonge par l'institutrice, ça se termine par l'internat. » (MAXIME DU CAMP.)

(3) C'est ce qui peut donner lieu aux substitutions d'enfants. Sans

de nourrices, c'est-à-dire dans un milieu favorable à toutes
les contagions; on les ramène dans des wagons de 3e classe,
par des trains à allure lente, exposés au chaud et au froid,
et désormais la bouteille de lait remplace le sein maternel.
Ils arrivent chez eux déjà malades et sont laissés à la garde
d'une parente ou d'une aïeule qui continue l'allaitement au
biberon. Aussi la mortalité des enfants abandonnés par leur
mère qui vient se placer dans une grande ville est effrayante
(5o p. 1oo).

Enfin, l'allaitement mercenaire a des conséquences funestes
pour la nourrice et sa famille. On sait que certains départements ont la spécialité de fournir des nourrices aux grandes
villes ; celui de la Nièvre est dans ce cas; dans cette région,
un homme qui observait comme médecin et comme maire, le
docteur Monot (de Montsauche), constatait en 1867 ces conséquences et les signalait dans un mémoire sur l'industrie des
nourrices et la mortalité des petits enfants. « Les nourrices,
dit-il, contractent des habitudes d'oisiveté, de luxe, de bonne
chère ; elles trouvent ensuite insupportables le rude travail des
champs, le repas frugal, la misérable habitation qui les atten-
dent au pays. Les offres que leur font leurs maîtres de rester
à leur service, en qualité de nourrices sèches ou de bonnes
d'enfants, en poussent un certain nombre à faire venir leurs
maris, qui trop souvent flottent dans les villes, désemparés et
destinés à sombrer. Si le mari refuse de suivre sa femme,
celle-ci revient, contrainte et forcée, la haine au cœur; elle
rapporte au foyer le dégoût de l'existence, le mépris de son
mari, l'indifférence pour ses enfants qu'elle n'a pas appris à
connaître. Elle n'a qu'un espoir : une nouvelle maternité, qui

parler des cas où la substitution est accomplie volontairement, dans
une intention de dol, il en est d'autres où elle est involontaire :
« Chargé pendant dix-huit ans d'un service considérable de nourrices,
dit Brochard, j'ai plus d'une fois vu, soit au départ, soit à l'arrivée
d'un convoi de chemin de fer, des nourrices, qui avaient deux, trois
nourrissons, être réellement embarrassées pour reconnaître les nouveau-nés qu'elles avaient momentanément déposés sur les tables ou
sur les bancs des salles d'attente. »

lui apporterait une nouvelle « nourriture ». Quelques femmes reviennent de Paris avec un débordement de mœurs tel qu'elles sont pour le village une cause de corruption. D'autres sont déjà enceintes lorsqu'elles réintègrent le domicile conjugal, trop heureuses si une visite de leur mari à Paris, visite provoquée par elles, est venue légitimer leur grossesse. D'autres enfin rapportent la syphilis, et le docteur Monot cite l'exemple d'une femme qui, par ricochets successifs, infecta véritablement deux communes. Quant aux maris, éblouis par l'argent qui leur arrive de la grande ville, ils désertent facilement les champs ou l'atelier et versent dans l'ivrognerie et la débauche.

M. Monot n'était pas le seul à signaler les inconvénients de l'allaitement mercenaire. Brochard (1), Bouchut (2), Baillot (de la Meuse) (3) élevèrent aussi la voix pour montrer l'étendue du mal; un mouvement très vif se produisit en faveur de la protection des enfants du premier âge et aboutit, en 1874, au vote de la loi Roussel.

Mais, déjà, dans les temps anciens, des tentatives louables avaient été faites dans le même but. En réalité, la protection de l'enfance date des règnes de Nerva et Trajan. Jusque-là, le sort des enfants était soumis au régime de l'autorité paternelle absolue et aux conséquences du principe de la limitation du nombre des citoyens. Les Antonins prirent des mesures pour empêcher l'infanticide légal. Les premiers empereurs chrétiens allèrent plus loin, et Constantin promulgua l'édit célèbre qui ouvre une ère nouvelle. C'est à dater de cette époque que l'on voit s'élever en Orient les *Brephotrophia* pour les enfants trouvés et les *Orphanotrophia* pour les orphelins. Une des attributions des diaconesses de l'Église primitive était de recueillir les enfants trouvés. Dès ce moment, les

<hr>

(1) BROCHARD, *Journal de méd. de Bordeaux*, février 1866, et *Union médicale*, 3 mars 1866.

(2) BOUCHUT, *Hygiène de la première enfance*, p. 2o3 de la 8ᵉ édition.

(3) BAILLOT, Quelques mots sur la mortalité des enfants. *Mémoire de la Soc. des lettres, sciences et arts de Bar-le-Duc*. Réunion du 6 juillet 1870.

maisons de nouveau-nés abandonnés sont fondées pour toujours. Mais, à Paris, elles deviennent tellement insuffisantes, qu'au xviie siècle, saint Vincent de Paul ouvre la célèbre maison de la rue Saint-Victor, adoptée par l'État en 1670, transférée successivement à Bicêtre, à Saint-Lazare, à Saint-Antoine, pour arriver enfin à la rue Denfert, où elle est encore aujourd'hui.

Vers la fin du xviiie siècle, on reconnut que ces établissements étaient encore loin de suffire à la protection de l'enfance. En 1784, Mme du Fougeret fonda à Paris la première *Société de charité maternelle*, dans le but d'empêcher l'abandon des enfants, d'assister les femmes en couches, de les seconder dans les soins à donner aux nourrissons et de préserver ceux-ci des maux qui les menacent. Mais la bienfaisance de cette société, qui dure encore, ne s'étend ni aux filles-mères ni aux femmes étrangères au culte catholique. En 1844, Marbeau fonda l'œuvre des *Crèches*, établissements où les ouvrières portent leur enfant le matin et vont le chercher le soir ; bien dirigées, les crèches sont destinées à rendre des services considérables (1). En 1865, fut fondée à Paris a *Société protectrice de l'enfance*. Depuis, ont surgi la *Société pour la propagation de l'allaitement maternel* (1876), les pouponnières et les pouponnats, les dispensaires pour enfants, particulièrement ceux de la *Société philanthropique*, et enfin tout récemment, la *Ligue contre la mortalité infantile* (1902).

Presque toutes ces œuvres sont venues de l'initiative privée. La loi Roussel fit définitivement consacrer l'intervention de l'État dans la protection de l'enfance. C'est un des faits les plus considérables de notre temps.

En 1874, Th. Roussel parvint à faire voter par l'Assemblée nationale une loi relative à la *Protection des enfants du premier âge*. C'est la loi du 23 décembre 1874, dite loi Roussel ; elle a pour objet de faire exercer par l'autorité publique une

---

(1) NAPIAS, Hygiène des crèches. *Soc. de méd. publique et d'hygiène professionnelle*, 1891 et 1895.

surveillance attentive sur tout enfant âgé de moins de deux ans, qui est placé, moyennant salaire, en nourrice, en sevrage ou en garde hors du domicile de ses parents. Cette loi bienfaisante ne put être appliquée tout de suite ; elle était compliquée, et certains de ses articles manquaient de précision ou de clarté. Le 27 février 1877, parut un règlement d'administration publique qui permit enfin sa mise à exécution (1). Malgré ses défectuosités, qui tiennent, d'une part, à d'inutiles complications, d'autre part à l'effacement du rôle donné au médecin-inspecteur, la loi Roussel a rendu d'immenses services. On estime que là où elle est appliquée, la mortalité des enfants a diminué de moitié. Simplifiée et améliorée (2), comme elle le sera sans doute bientôt, elle sauvera encore plus d'existences.

Parmi les stipulations de la loi Roussel, une des plus critiquées est celle qui est énoncée dans le paragraphe 2 de l'article 8.

Toute personne qui veut se placer comme nourrice sur lieu est tenue de se munir d'un certificat du maire de sa résidence, indiquant si son dernier enfant est vivant et constatant *qu'il est âgé de sept mois révolus*, ou, s'il n'a pas atteint cet âge, qu'il est allaité par une autre femme remplissant les conditions qui seront déterminées par le règlement d'administration publique prescrit par l'article 12 de la présente loi.

Toute déclaration ou énonciation reconnue fausse dans les dits certificats entraîne l'application au certificateur des peines portées au paragraphe 1er de l'article 155 du Code pénal.

Cette prescription assure la protection de l'enfant de la nourrice sur lieu, puisqu'elle exige qu'il soit allaité au sein

(1) On trouvera, à la fin de ce livre, le texte de la loi et celui du règlement.

(2) A. COURTAULT, *Réformes et améliorations proposées pour la protection médico-légale des enfants du premier âge. Contribution à la révision de la loi Roussel.* Thèse de Paris, 1894, n° 420. — BÉZY, Sur quelques points de la loi Roussel. *Congrès international de médecine de Paris,* 1900 (Section de médecine de l'enfance, p. 126). — PORAK, *Acad. de médecine,* 10 décembre 1901 et 14 janvier 1902. — BONNARD et ROCHEBLAVE, *Société médico-chirurgicale de la Drôme et de l'Ardèche,* 14 avril et 7 juillet 1901. — LOP, *Bulletin médical,* 28 mai 1902.

jusqu'à sept mois. Or cet article est habituellement violé. S'il était appliqué rigoureusement, il aboutirait à la suppression de l'industrie nourricière. A tort ou à raison, beaucoup de familles et beaucoup de médecins se refuseront à faire allaiter un enfant qui vient de naître par une nourrice dont le lait a plus de sept mois (1). De plus, comme le fait remarquer un inspecteur des Enfants-Assistés, M. Fleury, les femmes qui désirent vendre leur lait sont parfois des mères très pauvres ou des filles-mères sans ressources. Si on leur refuse l'autorisation de se placer comme nourrice, elles n'auront pas de moyens d'existence ; or, pas de pain, pas de lait. Il faudrait donc modifier le texte de la loi et décider qu'il appartient au médecin-inspecteur d'accorder, *en certains cas*, l'autorisation à une mère, lorsqu'il aura acquis la certitude que l'enfant de celle-ci, âgé de moins de 7 mois, ne devra pas en souffrir, de se placer comme nourrice sur lieu. La femme pauvre qui se place comme nourrice sur lieu gagne de 50 à 70 francs par mois ; elle peut envoyer une bonne partie de ses gages à la parente chargée de son enfant. Ce dernier pourra donc être soigné convenablement ; il sera d'ailleurs surveillé, en vertu même de la loi Roussel.

Cette loi, judicieusement modifiée, servira donc de plus en plus à diminuer les conséquences fâcheuses de l'allaitement mercenaire. D'autre part, il est probable que le nombre des nourrices mercenaires se réduira beaucoup sous l'influence de la diffusion de l'allaitement artificiel avec le lait stérilisé. Toutefois, il faut dire bien haut que, malgré ses multiples inconvénients, l'allaitement par une nourrice est encore bien supérieur à l'allaitement artificiel. En réalité, le meilleur moyen de pallier le mal nécessaire qu'est l'allaitement mercenaire est le retour à la pratique de l'allaitement maternel.

(1) Voir la séance de la *Société de médecine publique* du 28 février 1894 et l'intéressante discussion qui s'est élevée à ce sujet entre le professeur Pinard et le docteur Poitou-Duplessis.

CHAPITRE II

Le choix d'une nourrice.

SOMMAIRE. — Age de la nourrice. — Pays d'origine. — Allaitements antérieurs. — Age du lait. — Examen de l'état de santé de la nourrice. — Examen des seins, des mamelons et du lait. — Examen de l'enfant de la nourrice.

Les conditions que doit remplir une bonne nourrice sont multiples. Elle sont de deux ordres : les unes, sociales et morales, sont surtout appréciées par la famille; les autres, médicales, ne peuvent être jugées que par le médecin. Dans le choix d'une nourrice, le médecin doit être dirigé par cette pensée : s'il faut facilement accorder à une mère l'autorisation de nourrir son propre enfant, il faut, au contraire, être très difficile dans le choix d'une nourrice mercenaire.

Lorsque, pour une raison ou pour une autre, une femme grosse ne doit pas nourrir son enfant, la famille agira pour le mieux en retenant une nourrice à l'avance; par l'intermédiaire de son propre médecin, elle s'adressera au médecin du pays de la nourrice pour savoir si celle-ci remplit les conditions requises. Mais il est assez rare que les choses se passent ainsi. D'ordinaire on recourt aux bureaux de placement, et le médecin est obligé de faire un choix immédiat. Nous allons énumérer les conditions que doit remplir une bonne nourrice; on ne les trouvera réunies que par exception;

aussi faudra-t-il savoir laisser fléchir la règle sur les points qui sont d'importance secondaire (1).

La nourrice doit avoir de 20 à 30 ans. Plus jeune, la femme est inexpérimentée, de caractère plus léger, de constitution moins robuste et perd son lait plus facilement. Plus âgée, elle est indocile et son lait est moins bon (2).

Elle doit autant que possible venir de la campagne; l'ouvrière des usines et la domestique des grandes villes sont moins fortes, ont plus d'habitudes vicieuses et sont trop près du mari ou de l'amant. Il est bon qu'elle vienne d'un pays où l'allaitement maternel est en honneur. D'après Mme Dluski, les statistiques prouvent que, dans les pays où la tradition de l'allaitement maternel est perdue, comme en Bavière et en Wurtemberg, les femmes présentent une atrophie des glandes mammaires et une hypogalactie très marquée, et la mortalité infantile est très élevée. On trouve des résultats opposés dans les pays, comme la Franconie, où les femmes nourrissent presque toujours.

On préfère en général une nourrice qui est à son deuxième ou troisième enfant et qui a déjà nourri l'un d'eux. Une primipare se sépare plus difficilement de son mari, a une sécrétion lactée parfois insuffisante et court plus de risques de perdre son lait; en outre, l'observation apprend que la sécrétion lactée est plus abondante chez une femme qui a déjà nourri. Mais cette règle est loin d'être inflexible; les primipares font

(1) P. Le Gendre, Choix des nourrices. *Revue d'obst. et de pædiatrie* 1888. — Weill-Mantou, Conditions accessoires extra-médicales à rechercher chez les nourrices sur lieu. *La Médecine infantile*, 1894, n°2, p. 84.

(2) Les différences de composition du lait suivant l'âge de la nourrice sont appréciées différemment par les divers auteurs et ne doivent pas entrer en ligne de compte. D'après Vernois et Becquerel, de 20 à 30 ans, la caséine diminue et le sucre augmente; la proportion de beurre atteint son maximum de 15 à 20 ans. — D'après A. Johannessen (*Jahrb. f. Kinderh.*, 1895, t. XXXIX, p. 380), de 20 à 25 ans, le lait est plus riche en graisse; de 25 à 30 ans, plus riche en matières azotées; après 30 ans, plus riche en sucre. — Voir aussi les chiffres très variables donnés par Szilasi et reproduits par Hugounencq (*Précis de chimie physiologique et pathologique*. Paris, 1897, p. 408).

souvent de bonnes nourrices. D'un autre côté, une femme qui a déjà fait un allaitement mercenaire est plus exigeante, plus corrompue et connaît les roueries du métier.

Vaut-il mieux une femme mariée qu'une fille-mère ? Là-dessus il faut respecter les désirs de la famille.

Quel âge doit avoir le lait de la nourrice ? L'idéal serait qu'il eût le même âge que l'enfant, car nous avons vu que la composition du lait varie avec la période de l'allaitement. En pratique, il est impossible qu'il en soit ainsi, sauf lorsqu'il s'agit d'un nourrisson un peu âgé. Pour un nouveau-né, il faut choisir une nourrice qui ait un lait de 2 à 6 mois. Avant le deuxième mois, la femme est mal remise de l'accouchement, peut présenter encore des pertes rouges ou blanches, est exposée aux gerçures du mamelon. Par contre, si la nourrice a un lait de plus de 6 mois, la sécrétion est trop abondante et trop riche, et les anciens auteurs ont relevé la fréquence de l'eczéma des nourrissons qui tettent un lait trop vieux. Cependant, il faut se souvenir que l'application de la loi Roussel ne permettra plus bientôt que l'emploi de nourrices dont le lait a au moins sept mois, et il ne faut pas trop exagérer les inconvénients qui en résulteront. En pareil cas, ce qui engendre la suralimentation, c'est, probablement, bien plus l'abondance que la richesse du lait, et avec quelques précautions, qui seront indiquées plus loin, on peut obtenir d'assez bons résultats. Nous avons observé deux frères, nés à 10 mois de distance, qui ont pu, grâce à une bonne direction, être allaités sans inconvénient par la même nourrice. D'autre part, nous avons suivi un enfant de 7 mois à qui on a donné une nourrice dont le lait n'avait que deux mois et qui s'est très bien développé.

Enfin, si les parents ont le souci de l'humanité, ils devront s'enquérir du sort réservé à l'enfant de la nourrice ; s'ils savent qu'il sera confié à une parente recommandable, qu'il sera entouré de soins attentifs, ils auront la conscience plus tranquille et, en outre, ils auront la certitude que la nourrice n'aura pas de préoccupations de ce côté, condition favorable au succès de l'allaitement.

Cette première enquête accomplie, le médecin doit examiner la nourrice et son enfant. Il procédera de la manière suivante : 1° examen de l'état de santé de la nourrice; 2° examen des seins, des mamelons et du lait ; 3° examen de l'enfant.

I. — L'habitus extérieur de la nourrice doit révéler certaines qualités. On doit lui trouver un air de propreté et de bonne santé. Elle ne doit être ni trop grasse ni trop maigre. Son visage ne doit être ni maussade, ni triste ; il est bon que la physionomie soit avenante et exprime la placidité (1). Quelques personnes attribuent une grande importance à la couleur des cheveux ; elles pensent que les brunes sont meilleures nourrices que les blondes. Les analyses de Vernois et Becquerel et de Johannessen n'ont pas confirmé cette manière de voir ; elles ont montré que le lait des femmes blondes est plus riche en graisse et en sucre et plus pauvre en caséine que celui des femmes brunes. En réalité, la pratique montre qu'il importe peu qu'une nourrice soit brune ou blonde. Mais les femmes rousses ne doivent être acceptées que lorsqu'on a constaté que leur transpiration n'exhale pas une odeur forte. M. P. Le Gendre a cité le cas d'un enfant qui vomissait fréquemment après ses tétées et dont les vomissements disparurent quand on eut supprimé, par un traitement approprié, la fétidité de la transpiration de la nourrice.

Après l'inspection de l'habitus extérieur, on procède à un

(1) Amboise Paré expose les qualités d'une bonne nourrice, de la manière suivante : « Pour bien choisir une bonne nourrice, il faut qu'elle ait enfanté deux ou trois enfants, d'autant que les mamelles qui ont été pleines ont les veines et artères plus grosses et dilatées, partant contiendront de lait davantage. La nourrice ne doit être plus jeune que de 25 ans, ni plus vieille de 35. Il faut qu'elle soit de bonne habitude et bien saine, bien carrée de poitrine et bien croisée d'épaules, ayant bonne et vive couleur, ni trop grasse, ni trop maigre, la chair non mollasse, mais ferme, et qu'elle ne soit rousse, aussi qu'elle ait le visage beau. Et qu'elle soit brune, parce que le lait est meilleur que d'une blanche. Elle doit être diligente et non fêtarde (paresseuse) à tenir l'enfant nettement, chaste, sobre, joyeuse, chantant et riant à l'enfant, l'aimant comme le sien même et plus s'il est possible. »

examen médical, pour établir que la nourrice n'est atteinte d'aucune maladie, d'aucune infirmité pouvant mettre obstacle à l'allaitement.

L'examen de la bouche doit montrer l'absence de toute lésion, particulièrement de toute lésion syphilitique ou permettant de soupçonner la syphilis ; il doit montrer aussi le bon état de la dentition ; les bonnes nourrices ont en général les dents très saines. D'ailleurs, de mauvaises dents coexistent souvent avec une digestion imparfaite ; l'odeur qu'elles exhalent est désagréable au nourrisson ; elles entretiennent un état septique de la bouche. Mauriceau exigeait de la nourrice « des dents blanches, sans en avoir aucune gâtée ni pourrie, parce qu'en baisant continuellement l'enfant, elle lui infecterait les poumons, en lui faisant respirer souvent son haleine corrompue ».

La nourrice ne doit avoir ni une hypertrophie amygdalienne marquée, ni de l'ozène, ni de la rhino-pharyngite chronique, ni de l'otorrhée. Le cou doit être indemne d'adénopathies et de cicatrices. La peau doit être exempte de lésions sérieuses ; elle ne doit présenter aucune altération permettant de soupçonner la syphilis. Le cœur et les voies respiratoires doivent être sains ; tout indice de tuberculose doit être soigneusement relevé, car la tuberculose, sous quelque forme que ce soit, constitue un vice rédhibitoire. Les fonctions digestives doivent êtres bonnes, et la palpation abdominale ne doit révéler ni intumescence ni douleur. Quoiqu'on les néglige habituellement, l'examen des urines, l'inspection des organes génitaux et le toucher vaginal sont très utiles. Il vaut mieux que la nourrice ne soit pas réglée. Elle ne doit pas présenter les stigmates de l'hystérie.

II. — Les grosses mamelles ne sont pas toujours celles qui sécrètent le lait le plus riche et le plus abondant ; car leur volume dépend parfois de l'accumulation du tissu adipeux. Leur état flaccide ne doit pas être une présomption contre la nourrice. Par le palper, on appréciera le véritable volume de la glande mammaire ; celle-ci se présente sous forme de nodosités dures plus ou moins nombreuses et plus ou moins grosses. La peau qui recouvre le sein doit être sillonnée de veines dilatées, indices de son activité. Il faut examiner les deux seins et constater que chacun d'eux fournit une quantité suffisante de lait ; car, si on peut accepter qu'une mère essaie de nourrir son enfant avec un seul sein, il faut repousser toute nourrice mercenaire qui se trouve dans les mêmes conditions. Pareillement, il faut repousser toute nourrice qui a des gerçures du sein, ou présente des signes qui font craindre une galactophorite, de la lymphangite ou des abcès de la mamelle.

Les mamelons doivent être suffisamment saillants et percés de nombreux orifices ; ils ne doivent être ni trop gros, ni trop courts, ni trop petits. Les mamelons plats ou ombiliqués constituent un vice rédhibitoire.

On fera jaillir le lait par des pressions exercées à la base du mamelon ; on s'assurera ainsi qu'il s'écoule facilement et en suffisante quantité. Il sera bon d'assister à une tétée ; nous avons déjà indiqué quels indices on peut retirer de la manière dont le repas s'accomplit. On regardera particulièrement les gouttes de lait qui jaillissent à la fin de la tétée ; celles du commencement sont presque séreuses ; celles de la fin doivent être d'un blanc opaque. Il ne faut pas penser à faire faire un examen chimique du lait, puisque dans la plupart des cas le choix de la nourrice est extemporané. Mais un examen microscopique peut être rapidement exécuté ; il permettra de constater l'état des globules butyreux et l'absence ou la présence de corpuscules de colostrum, constatations dont nous avons déjà signalé l'importance.

III. — Le meilleur critérium de la valeur du lait de la nourrice est tiré de l'état de son enfant. On doit à ce propos se méfier des substitutions de nourrissons, bien que les livrets et les bureaux de nourrices mettent d'ordinaire à l'abri de cette fraude. L'enfant de la nourrice devra présenter les caractères de la bonne santé : il devra avoir la figure pleine et ronde, le teint frais, la peau souple et douce, les tissus fermes. Il devra

peser le poids normal et avoir des déjections naturelles. Sa
peau devra être exempte d'éruptions et de cicatrices. Tout
indice de syphilis chez l'enfant devra faire rejeter la nourrice.

CHAPITRE III

Direction de l'allaitement par une nourrice mercenaire.

Sommaire. — Fréquence de la suralimentation au début de l'allaitement mercenaire. — L'hypogalactie passagère des nourrices qui viennent de se placer. — Régime de la nourrice. — Changement de nourrice.

D'une manière générale, l'allaitement par une nourrice étrangère doit être dirigé comme l'allaitement maternel. Toutes les règles que nous avons établies pour la mère s'appliquent à la nourrice. Cependant, l'allaitement mercenaire peut faire surgir quelques incidents particuliers et il pose quelques problèmes spéciaux.

Le début de l'allaitement mercenaire est ordinairement marqué par des difficultés qui tiennent à la différence entre l'âge du nouveau-né et celui du lait de la nourrice. A un enfant de deux ou trois jours, on donne du lait de deux ou trois mois au moins. Or l'enfant qui tette le sein maternel prend d'abord du colostrum et plus tard un lait dont la composition varie aux différentes périodes de l'allaitement. On est donc en droit de supposer qu'un lait d'un âge donné ne convient qu'à un enfant du même âge. Toutefois, il est vraisemblable que ces différences de composition ont une importance secondaire. Le facteur principal des troubles digestifs qui surviennent en pareil cas est l'abondance du lait. Dans les premiers jours de la vie, le nouveau-né ne prend au sein maternel qu'une minime quantité de nourriture. Si on lui donne une mamelle bien remplie, il prend plus qu'il ne faut. Là se trouve, sans doute, une des causes de ces diarrhées vertes biliaires, parfois si tenaces, qui surviennent au début de l'allaitement mercenaire. Il faudra donc, dans les premiers jours, que les tétées soient courtes et espacées ; dans leur intervalle, si les seins sont gorgés, la nourrice se fera la traite manuelle ou se servira du tire-lait. Une pratique excellente, trop peu usitée aujourd'hui, consiste à garder l'enfant de la nourrice pendant les premiers jours et à lui laisser téter le sein de sa mère concurremment avec le nouveau-né.

Dans un certain nombre de cas, après quelques jours de suralimentation, l'enfant souffre au contraire d'une insuffisance de nourriture. Après avoir eu trop de lait, la nourrice n'en a plus assez. Il y a une diminution momentanée de la sécrétion, dont les causes sont souvent méconnues et qui font bien à tort changer la nourrice. Cette hypogalactie est due d'abord à la faiblesse de la succion du nouveau-né, et on voit par là combien il serait utile de garder quelques jours l'enfant de la nourrice qui, plus âgé, téterait plus vigoureusement et appellerait la sécrétion lactée. De plus, la nourrice est ahurie, déprimée par le changement brusque de milieu, et quelquefois par la terreur que lui inspire l'entourage. On sait l'influence de la dépression morale sur la sécrétion lactée. Entre les parents, le médecin et la sage-femme, la nourrice est anxieuse ; surveillée ouvertement, soupçonnée sans réticences, incessamment soumise à des regards inquisitoriaux, elle sent que, si pour une raison quelconque l'enfant ne va pas bien, c'est elle qu'on rendra responsable et qu'elle perdra sa place. En pareille circonstance, il nous est arrivé de prendre hautement parti pour la nourrice et de nous opposer au changement désiré par la famille ; aussitôt que la nourrice se sentait soutenue, nous voyions sa physionomie perdre son espression de crainte. Peu à peu, la sécrétion lactée récupérait ses caractères normaux et l'allaitement se poursuivait sans incidents.

Sur la question du régime alimentaire des nourrices, il n'y a rien à ajouter à ce qui a été dit à propos de l'allaitement maternel. Toutefois, on a avancé que les nourrices, venant d'ordinaire de la campagne, habituées à une nourriture surtout végétale, ne devaient pas être soumises à la ville à un régime trop carné. On a donc conseillé de réduire leur ration de viande et d'augmenter leur ration de farineux. Le point essentiel est que la nourrice, passant d'un milieu pauvre à une vie aisée, évite de se suralimenter, ce qui pourrait la rendre dyspeptique.

Il faut aussi veiller à ce que, accoutumée au travail, elle ne mène pas une vie trop sédentaire. Quand les circonstances l'empêchent de sortir avec le nourrisson, il faut lui permettre une promenade; à la maison, il faut qu'en dehors des soins qu'elle donne à l'enfant, elle soit un peu occupée à quelques travaux supplémentaires (ménage, savonnages).

Si les rapports conjugaux ne doivent pas être tout à fait interdits à une mère qui nourrit son enfant, il faut que la nourrice garde une continence absolue et il faut veiller à ce qu'elle soit éloignée du mari ou de l'amant.

Quand un nourrisson ne prospère pas, avant d'avoir cherché avec soin la cause de son état, la famille et parfois le médecin déclarent que la nourrice n'est pas bonne et qu'il faut la changer. On la change, en effet; on en prend une nouvelle qui ne paraît pas convenir ; on la renvoie à son tour, et ainsi de suite. Nous avons soigné un nourrisson qui en était à sa 5ᵉ nourrice.

Un changement de nourrice est ordinairement chose fâcheuse; il est souvent mauvais pour l'enfant; il est toujours une source d'ennuis pour la famille. Il ne faut pas agir avec précipitation. Quand un enfant ne prospère pas, il faut d'abord en chercher la cause. On voudra bien se souvenir des considérations précédentes sur la fréquence de la suralimentation au début de l'allaitement mercenaire et sur l'hypogalactie passagère des nourrices nouvellement placées. On recherchera s'il n'y a pas eu de fautes commises dans la manière de régler l'allaitement, si l'hygiène et le régime alimentaire de la nourrice ont été convenables. On examinera ensuite le nourrisson pour s'assurer qu'il ne présente pas une maladie indépendante de l'allaitement. On dirigera cette enquête dans un esprit médical et en s'inspirant de ce qui a été dit déjà à propos des incidents de l'allaitement maternel. Elle révélera d'ordinaire la cause de l'arrêt de la croissance ou des troubles digestifs; on appréciera alors s'il y a lieu de changer ou de conserver la nourrice. Lorsque cette enquête sera restée négative, lorsqu'on constatera que, néanmoins, le poids du nourrisson reste toujours stationnaire ou diminue, que les troubles digestifs persistent, alors seulement on sera autorisé à conclure que le lait de la nourrice ne convient pas et on devra conseiller son changement.

Un enfant un peu âgé peut se refuser à prendre le sein d'une nouvelle nourrice. On triomphe parfois de cet obstacle en lui donnant le sein dans l'obscurité; en tout cas, il faudra s'armer de patience et ne pas se laisser rebuter.

CHAPITRE IV

Syphilis et allaitement.

Le nouveau-né atteint de syphilis congénitale peut transmettre la vérole au sein qui le nourrit. La nourrice atteinte
du même mal peut le communiquer à l'enfant qu'elle allaite.
Tels sont les deux faits démontrés par de trop nombreuses
observations.

La transmission de la syphilis par l'allaitement a été signalée
par Gaspard Torella dès 1497, c'est-à-dire peu après l'apparition ou la diffusion de cette maladie en Europe. Moins d'un
siècle après, Ambroise Paré en rapportait un bel exemple :

Une honnête et riche femme pria son mari qu'il lui permît
d'être nourrice d'un sien enfant ; ce qu'il lui accorda pourvu qu'elle
prît une nourrice pour la soulager à nourrir son enfant. Cette
nourrice avait la vérole et la bailla à l'enfant, et l'enfant à la mère,

et la mère au mari, et le mari à deux petits enfants, qu'il faisait boire et manger et souvent coucher avec lui. Or, la mère, considérant que le petit enfant ne profitait aucunement, et qu'il était en cris perpétuels, m'envoya quérir pour connaître sa maladie, qui ne fut pas difficile à juger, d'autant qu'il était couvert de boutons ou pustules et que les tétins de la nourrice étaient tout ulcérés ; pareillement ceux de la mère ayant sur son corps plusieurs boutons, semblablement le père et les deux petits enfants, dont l'un était âgé de trois et l'autre de quatre ans. Lors déclarai au père et à la mère qu'ils étaient tous entachés de vérole, ce qui était parvenu par la nourrice, lesquels j'ai traités et furent tous guéris ; reste le petit enfant qui mourut, et la nourrice eut le fouet sous la Custode, et l'eût eu par les carrefours n'eût été la crainte de déshonorer la maison.

Plus tard, la question de la syphilis ayant été obscurcie par des discussions doctrinales, sa transmission par l'allaitement attire moins l'attention.

Pourtant, en 1825, le docteur Bourgogne raconte l'histoire d'une sage-femme syphilitique qui, suivant l'expression consacrée, faisait les bouts de sein des nouvelles accouchées et qui contamina ainsi douze ou quatorze femmes. Celles-ci communiquèrent la maladie à leurs enfants. Plusieurs de ces enfants transmirent le mal à d'autres nourrices. Plusieurs de ces nourrices transmirent la syphilis à leurs propres enfants qu'elles allaitaient concurremment avec le nourrisson infecté. Bien plus, des enfants sains, qui se servirent de vases que les nouveau-nés syphilitiques touchaient de leurs lèvres, contractèrent également la maladie.

Mais c'est seulement depuis une trentaine d'années que les travaux de Bouchut, Diday, Rollet, Ricord, Profeta et surtout ceux du professeur A. Fournier ont projeté sur la question une vive lumière (1).

(1) AUDOYNAUD, *Étude sur la syphilis communiquée par l'allaitement.* Thèse de Paris, 1869 (inspirée par A. Fournier).

A. FOURNIER, *Nourrices et nourrissons syphilitiques.* Paris, 1878. — Contagion syphilitique introduite dans une famille par une nourrice (sept victimes). *Gazette hebd. de méd. et de chirurgie,* n° 45, 11 novembre 1887. — Dans quelles conditions convient-il d'accorder ou de refuser

« Les cas dans lesquels s'est produit ce mode de contagion, a dit M. A. Fournier, abondent et surabondent. Ils pullulent véritablement dans la science.

« Tantôt c'est un nourrisson syphilitique qui contagionne plusieurs nourrices qu'on lui donne successivement.

« Tantôt c'est une nourrice qui, quittant un nourrisson syphilitique et contagionnée par lui, transmet à son tour l'infection à un second nourrisson, à un troisième, etc.

« Puis, viennent les cas où la contagion ainsi reçue se dissémine par une série de ricochets. C'est, par exemple, une nourrice contaminée qui contagionne son enfant, lequel à son tour transmet la maladie à une autre nourrice; c'est le mari d'une nourrice contaminée par un nourrisson étranger, qui prend la syphilis de sa femme; c'est une nourrice qui, ayant par obligeance donné le sein à un enfant allaité par une de ses compagnes, reçoit la syphilis de cet enfant et la transmet à son nourrisson, etc.

« Je soigne en ce moment toute une très honorable famille dont voici la triste histoire en deux mots. Une nourrice infectée de syphilis arrive dans un jeune ménage. Bien entendu, elle contagionne aussitôt l'enfant qui lui est confié. Cet enfant, dont la maladie est méconnue tout d'abord, contagionne à son tour : 1° sa mère; 2° sa grand'mère; 3° et 4° deux bonnes de la maison, filles absolument irréprochables, vierges; 5° la jeune mère enfin, quelques mois plus tard, contagionne son mari. »

Il appartient au médecin de prévenir de pareilles calamités.

Pour qu'il puisse remplir sa tâche en connaissance de cause, il doit envisager séparément la contagion des nourrices et la contagion des nourrissons.

<hr>

une nourrice à l'enfant d'un père syphilitique ? *Presse médicale*, 14 novembre 1896, p. 609. — A quel mode d'allaitement convient-il de recourir pour un enfant issu d'un père syphilitique et qu'on suspecte de syphilis ? *Presse médicale*, 25 novembre 1896, p. 673. — Expertise médico-légale dans le cas de contamination de nourrice par un nourrisson syphilitique. *Bulletin médical*, 1897, n°s 97 et 98, p. 1117 et 1129. — MOREL-LAVALLÉE. Syphilis des nourrices. *Congrès de méd. légale*, août 1889. — P. RAYMOND, *la Syphilis dans l'allaitement*. Paris, 1893.

I. — La contagion d'une nourrice par son nourrisson est malheureusement fréquente, beaucoup plus fréquente que celle des nourrissons par leurs nourrices; elle a pour origine les lésions des lèvres et du nez, si communes dans l'hérédo-syphilis précoce. Elle est, pour les familles, une cause de difficultés, de tracas et parfois de procès, dont l'issue est souvent défavorable.

Lorsqu'un homme se sachant syphilitique et ayant sa femme enceinte demande s'il pourra confier son enfant à une nourrice sans inconvénients pour celle-ci, on ne doit répondre par l'affirmative que si cet homme remplit les conditions suivantes : 1° il est sain actuellement; 2° il a contracté la syphilis au moins dix ans auparavant; 3° la syphilis a été bénigne et réduite à un petit nombre d'accidents spécifiques; 4° elle est restée muette depuis huit ou neuf ans; 5° elle a été traitée méthodiquement et longuement. Dans ces conditions, il est permis de penser que l'infection est assez atténuée pour qu'il n'y ait plus de danger de transmission héréditaire.

Quand le médecin suppose qu'il existe chez le père ou chez la mère une infection syphilitique à l'état virulent, il doit formellement inviter la mère à nourrir son enfant. D'après la loi de Baumes et de Colles, *un enfant procréé syphilitique par un père syphilitique n'infecte jamais sa mère saine en apparence*; et, d'après celle de Profeta, *une mère syphilitique n'infecte jamais son enfant sain en apparence, à moins qu'elle n'ait contracté la maladie pendant les deux derniers mois de la grossesse*, ce qui est exceptionnel s'il ne s'agit pas d'une prostituée. L'allaitement au sein étant souvent nécessaire pour sauver la vie du nouveau-né syphilitique, et la mère étant presque toujours en état d'immunité, elle seule peut nourrir son enfant. Si son état de santé l'empêche d'accomplir son devoir, il faut avoir recours à l'allaitement artificiel, à moins qu'on ne trouve une nourrice certainement syphilitique, ce qui n'est pas facile et peut susciter de grands embarras. Dans tous les cas, le médecin doit dire bien haut que, dans ces conditions, prendre une nourrice saine, c'est l'exposer à la contagion ; c'est commettre un acte immoral et c'est aussi, d'après la législation actuelle, s'exposer à payer des dommages-intérêts.

Soit que ses conseils n'aient pas été écoutés, soit par toute autre cause, lorsque le médecin est appelé à soigner un nouveau-né qui présente des signes de syphilis et dont la nourrice paraît saine, son devoir est de faire cesser immédiatement l'allaitement, de faire indemniser largement la nourrice et d'engager celle-ci à ne pas se replacer. La renvoyer purement et simplement, alors qu'elle est peut-être en incubation de syphilis, c'est l'exposer à contaminer d'autres enfants, comme nous l'indiquerons plus loin.

Il peut arriver qu'une nourrice, soupçonnant que son nourrisson est atteint de syphilis, aille consulter un médecin qui n'est pas celui de la famille. Ce médecin se trouvera dans une situation délicate. Il s'inspirera des préceptes formulés par M. A. Fournier. Deux cas peuvent se présenter, suivant qu'il s'agit d'une nourrice à distance ou d'une nourrice sur lieu.

1ᵉʳ *cas*. — Une nourrice, à la campagne, ayant remarqué des symptômes suspects chez l'enfant qu'elle allaite et dont la famille est absente, demande conseil au médecin de la localité. Celui-ci doit examiner l'enfant et, s'il constate la syphilis, prescrire le traitement, ordonner de cesser l'allaitement, prévenir soigneusement la femme des dangers de contagion multiples que le nourrisson, même sevré, fera courir à son entourage. Par contre, sans se soucier de l'interprétation qu'on pourra donner à ses réticences, il ne devra ni donner la raison pour laquelle il fait cesser l'allaitement, ni révéler le diagnostic de la maladie, ni l'inscrire sur le livret de la nourrice. Et cela, parce qu'en révélant, d'une façon quelconque, la maladie de l'enfant, il n'ajouterait rien à la préservation de la nourrice, et que, d'autre part, il révélerait du même coup la syphilis des parents, dont le secret lui est rigoureusement imposé.

2ᵉ *cas*. — Une nourrice sur lieu, c'est-à-dire résidant dans une famille, a remarqué chez l'enfant des boutons suspects et vient demander s'il y a danger pour elle à continuer l'allaitement. Refuser de donner la consultation, conseiller à la nourrice d'aller chercher la famille de l'enfant ou de provoquer une consultation du médecin de la famille, c'est l'exposer d'une façon certaine à la contamination. Cette femme, en effet, sait bien que la famille ne consentira pas à se soumettre à une semblable injonction ; elle se résignera, patientera, et courra droit à la vérole. Examiner l'enfant et, s'il est syphilitique, déclarer à la nourrice le danger qui la menace, est donc le seul parti que doive prendre ici le médecin. Mais, d'autre part, il ne doit ni donner le diagnostic de la maladie de l'enfant, ni délivrer d'ordonnance pour celui-ci, ni délivrer de certificat à la nourrice, attendu que la connaissance de la maladie est inutile à la préservation de la nourrice ; qu'il n'a pas le droit de dire le nom de la maladie de l'enfant, puisque ce serait révéler la maladie des parents dont il a eu connaissance dans l'exercice de sa profession ; et que le certificat n'aurait rien à voir avec le but poursuivi et pourrait être exploité par la nourrice comme moyen de chantage ou d'intimidation envers la famille du nourrisson.

Lorsque le malheur est consommé, lorsqu'on constate que la nourrice a contracté la syphilis, on doit lui donner des soins et agir avec assez de tact et de prudence pour qu'elle continue à allaiter et ne contagionne pas de nouvelles personnes. Malheureusement, la syphilis d'origine mammaire est souvent très grave, comme l'a montré le professeur A. Fournier, et peut nécessiter l'interruption de l'allaitement. D'autre part, la nourrice, éclairée sur son mal, peut demander une indemnité considérable et, si on la lui refuse, entamer un procès, qui pourra se terminer par une condamnation de la famille, comme le démontrent des jugements récents. Dans ces conditions, il peut arriver aussi que la nourrice consulte un médecin étranger. La conduite de celui-ci devra être très circonspecte. Il pourra s'inspirer des conseils que donne M. Fournier pour les faits où la contagion n'est pas encore réalisée.

Lorsque le médecin est désigné comme expert par les tribunaux pour apprécier les cas de ce genre, sa situation et son rôle sont tout autres. Il doit d'abord constater la syphilis chez la nourrice et chez le nourrisson ; puis, par une enquête sur les antécédents personnels de la première, les antécédents héréditaires du second et l'évolution de la syphilis chez l'un et chez l'autre, rechercher si c'est le nourrisson qui a infecté la nourrice, ou inversement.

La pratique hospitalière soulève d'autres questions. Dans certains services d'accouchement, on garde des nourrices avec leur enfant pour donner le sein aux nouveau-nés débiles ; il arrive rarement qu'elles soient contaminées, car on peut examiner attentivement les mères et les enfants et éviter de donner à une nourrice saine un nouveau-né syphilitique. Dans quelques hôpitaux d'adultes, se trouvent des crèches où l'on reçoit les mères qui allaitent leurs enfants, quand les premières ou les seconds sont malades ; dans ces crèches, il peut arriver qu'une femme donne accidentellement le sein à l'enfant d'une voisine pour lui rendre service et qu'elle contracte ainsi la syphilis ; on doit donc veiller à ce que les enfants soient allaités exclusivement par leur propre mère, et, si celle-ci ne fournit pas assez de lait, compléter l'allaitement du nourrisson avec du lait de vache stérilisé. Le service le plus délicat est celui de l'hospice des Enfants-Assistés, qui accepte des nouveau-nés à antécédents ordinairement inconnus. Chaque jour, cet établissement reçoit un certain nombre d'enfants abandonnés définitivement ou déposés pour quelques jours en raison de la maladie ou de la mort de la mère. Ces enfants, examinés par le médecin, sont répartis en diverses catégories : enfants sains, enfants malades, enfants syphilitiques ou suspects de syphilis. Les enfants sains ou supposés tels sont confiés à des nourrices et envoyés à la campagne (1) ; il arrive trop fréquemment qu'ils contaminent la

(1) Les nourrices, envoyées à Paris pour y prendre les nourrissons de l'hospice des Enfants-Assistés, ont été, au préalable, choisies par des médecins du service des Enfants-Assistés. Chaque nourrice doit

nourrice. Aussi l'Assistance publique a établi que, pendant les deux premiers mois de la vie, c'est-à-dire pendant la période où se montrent de préférence les accidents de la syphilis héréditaire précoce, l'enfant subirait une inspection médicale hebdomadaire.

Les enfants malades, syphilitiques ou suspects de syphilis,

être munie d'un certificat délivré par les autorités de sa commune, constatant qu'elle est mariée, qu'elle est de bonnes vie et mœurs, et qu'elle peut élever convenablement l'enfant qui lui sera confié; elle ne doit pas être âgée de moins de 20 ans ni de plus de 40 ans; son lait ne doit pas avoir moins de sept mois et plus de douze; et il lui est interdit d'allaiter un autre enfant en même temps que celui qui lui est confié par l'Administration. Aucune nourrice ne peut venir chercher un enfant à l'hospice, si son dernier enfant n'a pas atteint sept mois révolus et s'il n'est pas sevré.

Les nourrices ne peuvent, sans autorisation spéciale, se charger d'autres enfants que ceux qu'elles ont reçus de l'Administration.

Il ne doit, dans aucun cas, être placé plus de trois enfants assistés dans le même ménage.

Les nourrices, qui ont été choisies par un des médecins chargés de soigner les enfants assistés dans le service de province, ont dû encore, avant de partir pour Paris, être soumises à la contre-visite d'un médecin désigné à cet effet dans chaque circonscription; elles ne sont admises à faire partie du convoi que lorsque le médecin contre-visiteur a constaté qu'elles sont pourvues d'un lait sain et abondant, et qu'elles ne sont affectées d'aucune maladie contagieuse, ni d'aucune infirmité.

Après l'accomplissement de ces formalités, elles se rendent à Paris, sous la conduite d'une surveillante.

A leur arrivée à Paris, les nourrices sont soumises à la visite du médecin de l'hospice, qui constate de nouveau la qualité de leur lait et l'état de leur santé. Ce n'est que lorsqu'il a été reconnu qu'elles réunissent toutes les conditions exigées par les règlements qu'il leur est confié un nourrisson.

Les nourrices envoyées à Paris n'y sont retenues que le temps strictement nécessaire, soit en général trois jours au plus.

Il est établi pour chaque enfant un livret indiquant son sexe, ses nom et prénoms, la date de sa naissance, celle de sa réception à l'hospice, ainsi que le numéro sous lequel il a été enregistré. Ce livret relate, en outre, les obligations réciproques de l'Administration et des nourriciers, avec une notice sommaire des soins à donner aux enfants.

Tout enfant mis en nourrice par l'hospice des Enfants-Assistés est porteur d'un collier qui ne peut être détaché du cou de l'enfant que lorsque celui-ci a atteint l'âge de six ans accomplis.

sont conservés à l'hospice. Ceux de ces derniers chez lesquels
on parvient à écarter le diagnostic de syphilis sont confiés, lorsque leur état de débilité congénitale ou acquise l'exige, à des
nourrices attachées à l'établissement ; si, au bout de quelque
temps, leur état s'améliore, on les envoie en nourrice à la campagne. Ce système donne de bons résultats (1) ; mais il ne met
pas la nourrice à l'abri de l'infection, parce qu'il y a des cas de
syphilis héréditaire qui ne peuvent être diagnostiqués pendant
les premiers mois de la vie ; cependant les faits de contamination sont très rares, en raison de la surveillance qu'on exerce
sur l'enfant. C'est une question très épineuse de décider si ces
rares cas de contagion doivent suffire à faire supprimer les
nourrices et si on ne doit donner à ces enfants inconnus que
du lait d'ânesse ou du lait de vache stérilisé. Quant aux enfants
syphilitiques ou suspects de syphilis, on les élève à l'ânesse ;
pour empêcher la contamination des enfants suspects, on ne
met pas au trayon de l'ânesse les enfants ateints de syphilides
buccales, on leur donne le lait d'ânesse à la tasse. Après et
avant chaque tétée, les pis sont d'ailleurs lavés avec une solution antiseptique. Nous manquons de renseignements pour
savoir si ces précautions suffisent à empêcher la transmission
de la syphilis par l'intermédiaire des trayons de l'ânesse. D'ailleurs, l'allaitement au pis de l'animal a donné des résultats
peu favorables (2), et on tend à l'abandonner, depuis que la stérilisation rend l'usage du lait de vache moins meurtrier pour
les nourrissons malades.

11. — Le nouveau-né peut contracter la syphilis de diverses
manières : par les baisers, les attouchements, la vaccine, la
circoncision, etc. Nous ne nous occuperons ici que de la contagion opérée à la faveur d'un des actes de l'allaitement.

Exception faite d'un petit nombre d'auteurs (3), on admet

(1) SEVESTRE, *Études de clinique infantile.* Paris, 1889, p. 302.
(2) WINS, *l'Allaitement à la nourricerie des Enfants-Assistés.* Thèse de
Paris, 1885. — SEVESTRE, *Études de clinique infantile*, 1889, p. 312. — NICOLLE,
Nourricerie de l'hospice des Enfants-Assistés. Thèse de Paris, 1891.
(3) MELCHIOR ROBERT, cité par ROUVIER, *le Lait*, Paris, 1893, p. 162. —
WOSS, *Ann. de gynécologie*, 1877, t. I, p. 158.

que le lait d'une femme syphilitique ne renferme pas le virus
et ne peut pas être l'agent de la contagion (1). Mais une nourrice infectée communique fréquemment la vérole à l'enfant
qu'elle allaite, par l'intermédiaire soit des lésions spécifiques
de la mamelle, soit peut-être du sang, probablement contagieux, qui s'écoule des gerçures ou crevasses du mamelon.
L'enfant contracte alors un chancre des lèvres ou de la face,
et la syphilis déroule ensuite la série de ses accidents, souvent
avec une gravité extrême.

Donc, toute femme qui veut se placer comme nourrice devra
être examinée avec soin au point de vue de la syphilis. On
devra scruter ses antécédents, s'informer des grossesses antérieures, des avortements possibles, examiner la peau, la
bouche, la gorge, visiter les organes génitaux et l'anus, palper
les régions cervicales et inguinales et examiner l'enfant. La
loi exigeant de toute femme qui veut se placer comme nourrice un certificat du médecin-inspecteur du département, la
préfecture de police faisant procéder à un second examen, et
le médecin de la famille opérant d'ordinaire une troisième
exploration, il est assez rare qu'une personne syphilitique ou
suspecte de syphilis parvienne à se placer. Il est vrai qu'il y
a des cas d'infection latente au moment de ces examens; on
ne peut guère prévenir les accidents qui en peuvent résulter;
heureusement, ils sont assez rares.

La contagion du nourrisson par la nourrice peut s'opérer
d'une manière telle qu'on ne la prévient que par des mesures
prophylactiques spéciales.

Une nourrice indemne présente le sein à plusieurs enfants
dans la même journée. L'un de ces nourrissons est syphilitique.
Celui qui vient après peut recueillir sur ses lèvres le virus
laissé par le précédent sur le mamelon et devenir syphilitique
sans que la nourrice le devienne, parce que l'épithélium
mammaire est absolument intact. Un fait de ce genre, cité par
Berlin, a été contesté; mais nos connaissances sur la syphilis

_____

(1) Mireur, *la Syphilis et la prostitution.* Paris, 1886.

ne permettent pas d'affirmer qu'il ne puisse s'en produire de semblables. En général, la nourrice est ordinairement contaminée en même temps que le nourrisson, et on s'explique l'apparition simultanée du chancre primitif chez l'une et chez l'autre. Conclusion : *Une nourrice ne doit jamais donner le sein, ne fût-ce qu'une seule fois, à un enfant qu'elle ne connaît pas.*

Voici maintenant des faits qui soulèvent des difficultés considérables de pratique. Ils concernent les nourrices en incubation de syphilis. Une nourrice saine est donnée à un enfant syphilitique qui la contagionne. Pour une raison quelconque, la nourrice quitte son nourrisson avant l'apparition du chancre primitif et prend un second nourrisson. Alors l'accident initial apparaît sur la mamelle et le deuxième enfant est infecté (1). Ainsi, une nourrice qui vient de quitter un enfant syphilitique est pour le moins suspecte ; avant de lui confier un nouveau nourrisson sain, il faudrait la tenir en observation au moins pendant un mois ou six semaines, pour parer aux risques de contagion. A ce sujet, M. Duvernet propose les mesures suivantes :

1° Toute nourrice sur lieu, qui depuis moins de deux mois a donné le sein à un nourrisson, doit, pour être autorisée à un nouvel allaitement, produire un certificat médical attestant que ce nourrisson n'était atteint d'aucune maladie contagieuse.

2° La nourrice qui n'aura pas été munie de ce certificat pourra y suppléer par un certificat médical daté d'une époque correspondant à un délai de deux à trois mois, à partir du jour où elle aura été séparée de son dernier nourrisson, constatant qu'elle n'a pas été contaminée par ce nourrisson.

3° Toute personne qui prend dans un bureau de placement une nourrice, accepte l'obligation de procurer à cette nourrice, au moment de sa sortie de place, un certificat médical attestant que son nourrisson n'était atteint d'aucune maladie contagieuse.

M. P. Raymond a fait la critique de ces mesures , il insiste

(1) Cassoute et L. Perrin, *Une expertise médico-légale sur un cas de transmission de syphilis. Bulletin médical*, 19 juin 1898, n° 49.

surtout sur l'impossibilité où se trouve une nourrice de rester deux mois sans allaiter, et il propose le règlement suivant :

Faire décider par une loi que, de même qu'un décès doit être constaté par un médecin de l'Administration (médecin de l'état civil), de même la santé des enfants indiqués par les nourrices de retour comme étant leur dernier nourrisson serait constatée par un médecin de l'Administration (car ce rôle ne peut être rempli par le médecin de la famille), lequel apprécierait si, oui ou non, il peut délivrer à la nourrice la patente de santé nécessaire pour qu'elle prenne un deuxième nourrisson. Une famille saurait que du jour où elle prend une nourrice et quelle que soit d'ailleurs sa provenance, qu'elle se la soit procurée directement ou par l'intermédiaire d'un bureau, son enfant sera soumis à une inspection médicale, le jour même du départ de la nourrice.

On voit quelles difficultés soulève cette question : elles ne sont pas encore résolues.

Restent les cas dans lesquels une mère ou une nourrice contracte la syphilis après l'accouchement par les rapports sexuels. Il va de soi qu'alors l'allaitement doit être cessé dès l'apparition des premiers accidents et l'enfant soumis à une surveillance attentive.

III. — L'allaitement artificiel peut être une source d'infection syphilitique pour le nourrisson. Le biberon tété par un enfant syphilitique peut communiquer la maladie à un deuxième nourrisson. Le lavage à l'eau bouillante supprime le danger ; mais il vaut encore mieux s'imposer comme règle qu'un biberon ne doit servir qu'au même enfant. Une personne syphilitique qui amorce un biberon peut y laisser de la salive virulente capable d'infecter le nourrisson. La connaissance de ce fait pourra seule empêcher ce mode de contagion. Dans nos crèches hospitalières, il faut s'assurer qu'aucune infirmière n'est syphilitique.

Des formes analogues d'infection pourront s'observer dans l'élevage à la cuiller, à la tasse, au petit pot, et même dans l'allaitement au pis d'un animal (ânesse ou chèvre), lorsque, comme à l'hôpital des Enfants-Assistés, un même animal sert à plusieurs enfants, dont la plupart sont manifestement syphilitiques.

En règle générale, un enfant inconnu, un enfant suspect, *a fortiori* un enfant syphilitique, ne doivent pas se servir des mêmes ustensiles, ni téter la même bête qu'un enfant sain.

SECTION III

L'ALLAITEMENT ARTIFICIEL

Lorsqu'une mère ne peut allaiter son enfant, lorsque sa situation de fortune ne lui permet pas de prendre une nourrice, ou lorsque la syphilis le lui interdit, il devient nécessaire de recourir à l'allaitement artificiel. Dans les grandes villes, pour les femmes qui sont obligées de quitter leur foyer afin de travailler et de gagner leur pain, pour celles que la pauvreté et les conditions de vie mettent dans un état de misère physiologique qui les rend inaptes à nourrir, l'allaitement artificiel est trop souvent l'unique ressource.

L'allaitement artificiel a été autrefois et est encore la cause de la mort d'un très grand nombre d'enfants. Les statistiques que nous avons citées en diverses parties de ce traité le prouvent surabondamment. Les notions acquises de nos jours sont venues montrer la nature des dangers de l'allaitement artificiel et ont permis d'en déduire les moyens de les éviter dans une large mesure. Elles ont compliqué par là même les règles de l'allaitement artificiel. Plus que jamais aujourd'hui, il est vrai de dire, avec M. Guéniot, que c'est tout un art, un art difficile que d'élever un enfant sans le secours du sein maternel.

Quelle différence entre l'allaitement artificiel et l'allaitement naturel, où tout est simple, facile, sans péril ! Lorsque l'enfant est nourri au sein, le lait passe directement dans sa bouche et ne peut être contaminé et corrompu par les germes extérieurs ; il est presque aussitôt digéré que sécrété. La composition du lait de femme aux diverses phases de l'allaitement est telle que ce lait est facilement digéré par l'estomac et l'intestin du jeune enfant ; la caséine, le beurre, le sucre, les sels et les enzymes y sont dans les proportions et sous les formes qui conviennent à la capacité digestive et aux besoins nutritifs du nourrisson.

Dans l'allaitement artificiel, nous trouvons des conditions opposées, et nous touchons ici les deux principaux dangers de ce mode d'alimentation :

1° Le lait animal que l'on emploie est toujours souillé par des micro-organismes qui le corrompent ; et la corruption du lait est d'autant plus avancée qu'on est plus éloigné du moment de la traite ;

2° Par sa composition différente de celle du lait de femme, le lait animal est d'une digestion difficile et ne répond pas exactement aux exigences nutritives du nourrisson.

Telles sont les deux grandes causes des maladies gastro-intestinales et de l'athrepsie, qui sont les facteurs principaux de l'effroyable mortalité des enfants du premier âge. Il nous faudra donc chercher les meilleurs moyens de purifier le lait animal et de l'empêcher de se corrompre (stérilisation) ; il nous faudra aussi nous préoccuper des moyens propres à transformer le lait animal et à lui donner une composition qui se rapproche autant que possible de la composition du lait de femme.

Le lait de vache, d'une production abondante, facile à se procurer, d'un prix peu élevé, est le seul dont l'emploi soit pratique dans l'allaitement artificiel. Nous étudierons donc surtout les moyens de le produire, de le purifier, de le modifier et de le faire prendre de façon à ce qu'il ne possède pas de propriétés nuisibles. En terminant, nous donnerons quelques indications sur l'emploi du lait d'ânesse et du lait de chèvre, et sur l'allaitement au pis d'un animal.

CHAPITRE PREMIER

Source du lait de vache.

Sommaire. — Hygiène et alimentation des vaches laitières. — La composition du lait varie avec la race. — Surveillance de la santé des animaux (épreuve de la tuberculine). — La traite.

Le lait de vache qui doit servir à l'alimentation des petits enfants doit provenir de laiteries modèles (1). Les animaux doivent vivre dans des étables très propres, bien aérées, bien éclairées. Ils doivent être lavés, étrillés et brossés avec soin, sans quoi le lait a toujours une mauvaise odeur.

La nourriture des laitières doit être soigneusement surveillée. On doit les alimenter surtout avec des fourrages secs; le lait des vaches mises à paître dans des pâturages verts a des propriétés laxatives et peut être cause de gastro-entérite

____

(1) Smester, Quelques mots sur l'alimentation des nourrissons par le lait de vache. *Revue mensuelle des mal. de l'enfance*, 1893. p. 584. — Cornevin, La production du lait. *Encyclopédie Leauté*, 1 vol. — Saint-Yves-Ménard, Des meilleures conditions d'alimentation des enfants du premier âge en dehors de l'allaitement au sein. *Soc. de méd. et de chirur. pratiques*, 1892. — Gautrez, *Étude sur l'hygiène des vacheries et la réglementation du commerce du lait*. Paris, G. Steinheil, 1894. — E. Vallin, Les Compagnies laitières de Stockholm et de Copenhague. *Revue d'hygiène et de police sanitaire*, 20 janvier 1897, n° 1. — Rapports de la Commission d'étude de l'alimentation par le lait. *Conseil municipal de Paris*, juillet à décembre 1897. — E. Mauchamp. *l'Allaitement artificiel par le lait stérilisé*. Thèse de Paris, 29 décembre 1898. n° 126, p. 93 et suivantes. — Klimmer, *Jahrb. f. Kinderh.*, 1901.

pour le nourrisson (1). Il faut proscrire les feuilles de vigne ou de betteraves (2), les navets, les pommes de terre germées, les betteraves fermentées (3), les tourteaux de colza, de lin ou autres, surtout les drèches; dans tous ces produits, il peut se trouver des principes anormaux qui s'éliminent par le lait, et qui non seulement lui donnent un mauvais goût et une mauvaise odeur, mais encore lui communiquent des propriétés toxiques.

Demme a comparé des enfants, alimentés les uns avec du lait de vaches nourries de foin et d'herbe, les autres avec du lait de vaches nourries de résidus de mélasses. Des 25 nour-

(1) Le lait des vaches mises à paître dans des pâturages verts, dit le Dr Collignon, prend des propriétés nuisibles et peut déterminer de la diarrhée chez les enfants et même les grandes personnes. Les accidents atteignent leur plus grande fréquence au mois de mai, pour s'atténuer à mesure que les herbes mûrissent et durcissent sous la chaleur du soleil. Dès qu'un animal, vache ou chèvre, est conduit au champ, l'enfant, qui jusque-là s'était bien porté, est pris de coliques flatulentes. Les selles deviennent plus liquides, plus fréquentes, comme celles de l'animal qui fournit le lait; elles prennent une coloration verte très prononcée. L'enfant devient chétif, pâlit, maigrit; ses yeux se creusent. Les chairs deviennent flasques, les lèvres bleuâtres. L'appétit et le sommeil disparaissent. La respiration est gênée et la plupart du temps des vomissements surviennent. Si l'on n'intervient promptement, la mort peut terminer la marche de ces symptômes. Les enfants ne sont pas tous atteints: plus ils sont âgés et mieux ils supportent les propriétés laxatives du lait. Toutefois, il en est bien peu qui n'aient pendant quelques jours, même une semaine ou deux, des coliques et de la diarrhée en plus ou moins grande abondance. D'ailleurs, les jeunes veaux sont eux aussi très souvent malades, par suite de l'altération du lait maternel.

(2) Autrefois, les diarrhées graves des nourrissons, fréquentes surtout pendant la période des fortes chaleurs, disparaissaient presque complètement au mois d'octobre. Dans ces dernières années, nous avons observé, au contraire, une recrudescence des gastro-entérites durant ce mois. D'après M. Pinard, la cause en serait l'emploi des feuilles de la betterave fourragère dans l'alimentation des vaches; au mois d'octobre, en effet, on arrache les betteraves pour les ensiler; mais, avant de les enfouir, on leur enlève leurs feuilles, dont on nourrit les animaux.

(3) Les pulpes provenant des distilleries, et renfermant de l'alcool et d'autres produits de fermentation, provoquent dans l'espèce ovine l'avortement et la mortinatalité.

rissons qui recevaient ce dernier, 5 succombèrent à un catarrhe gastro-intestinal, tandis que les 20 autres enfants ne présentèrent pas d'accidents (1). M. Roskam (de Liège) a attiré l'attention sur une gastro-entérite chronique avec cachexie provoquée par l'emploi du lait de vaches nourries de déchets de brasserie et de distillerie. Les drèches sèches renferment 0,65 p. 100 d'acide acétique, en sorte qu'une vache peut absorber par jour plusieurs litres de vinaigre (2). Dans un cas où il nous a été possible d'avoir tous les renseignements désirables, nous avons pu vérifier l'exactitude des assertions de M. Roskam. M. Daremberg a vu, dans le midi de la France, deux enfants pris de gastro-entérite parce que le lait bouilli qu'ils prenaient provenait de vaches nourries avec les résidus d'une fabrique de parfumerie.

On doit éviter qu'il ne se mélange au fourrage des plantes vénéneuses, comme le colchique, l'euphorbe, l'aconit, dont le principe actif s'élimine par le lait. M. Cornevin indique aussi comme pouvant donner au lait des propriétés toxiques, les feuilles du genévrier, dn noyer, du troène, du nerprun, des lauriers rose et cerise, du rhododendron, les jeunes feuilles du chêne et de l'aulne.

Pour fournir de bon lait, les vaches doivent être nourries largement. « La pratique, dit M. Cornevin, a démontré qu'il est plus avantageux de nourrir très largement dix vaches laitières que d'en entretenir médiocrement vingt. » Il faut faire boire les animaux non dans une mare infecte, mais dans un réservoir d'eau propre.

La composition du lait de vache ne varie pas seulement avec l'alimentation et le régime de vie, mais aussi avec la race. C'est ce que montrent les analyses de MM. Girard et Dupré, analyses portant sur des laits recueillis dans les vacheries du département de la Seine (3).

(1) DEMME, *Berl. klin. Wochens.*, 1882, n° 44, p. 666.
(2) *Ann. de la Soc. méd.-chir. de Liège*, avril 1895.
(3) *Analyse des matières alimentaires*, p. 347.

Race des Vaches	Caséine et Albumine 0/0	Beurre 0/0	Lactose 0/0	Cendres 0/0 (1)
Normandes...	3,52	4,21	4,97	0,64
Picardes.....	3,35	4,38	5,02	0,64
Flamandes...	3,03	4,32	4,73	0,63
Hollandaises.	3,14	3,51	4,64	0,61
Suisses......	3,59	4,15	4,73	0,64
Belges.......	2,57	3,27	4,15	0,50
Anglaises....	3,07	5,92	4,63	0,72
Bretonnes ...	3,10	5,70	4,65	0,70
Nivernaises..	3,30	5,85	4,90	0,70

Il faut exiger aujourd'hui que les vaches dont le lait sert à l'alimentation des enfants du premier âge fournissent une sécrétion mammaire renfermant au moins 35 grammes et au plus 40 grammes de beurre par litre (2). Des analyses doivent être faites fréquemment, pour constater que le lait présente la composition voulue.

On ne doit pas faire servir à l'alimentation le lait des vaches qui sont sur le point de véler ou qui ont vélé depuis moins de huit jours, car ce lait possède le caractère colostral. On doit écarter avec soin le lait des vaches en rut, car il provoque

(1) D'après une étude de M. Vaudin, le lait de vache normal, quel que soit le pays de production, la race de l'animal, son alimentation, sa sécrétion journalière, renferme une quantité de cendres peu variable, comprise entre 7 et 8 grammes par litre, dont 3 gr. 3 à 4 grammes de phosphates terreux (phosphates de chaux, de manganèse et de fer, précipitables par l'ammoniaque). Les causes des faibles variations observées sont, par ordre d'importance, l'individualité et l'alimentation. Il n'y a pas une proportion constante entre la richesse d'un lait normal en matières protéiques et sa teneur en cendres. (VAUDIN, Sur la richesse du lait en éléments minéraux et en phosphates terreux. *Annales de l'Institut Pasteur*, juin, 1887, p. 541.)

(2) D'après le Laboratoire municipal, un lait contenant 32 grammes de matières grasses par litre peut être considéré comme naturel; or le lait de certaines vaches renferme 42 à 45 grammes de matières grasses par litre; aussi les marchands de lait ne se gênent pas pour écrémer le lait et même pour y ajouter de l'eau. Pour éviter cette fraude, il faudrait que le Laboratoire exigeât une moyenne plus élevée, 35 par exemple. Si les laitiers disent qu'il y a des vaches, les hollandaises par exemple, qui ne donnent que 30 grammes, ce qui est quelquefois vrai, on leur répondra de les vendre et d'en acheter de meilleures.

A l'hôpital des Enfants-Malades, on dose tous les jours la teneur

des troubles digestifs et des troubles nerveux ; c'est pourquoi les éleveurs font généralement couvrir les laitières ; quelques-uns même les font châtrer (1).

Les vaches laitières doivent être soumises à l'épreuve de la tuberculine, et on doit repousser le lait de celles qui ont réagi.

Le lait des animaux malades doit être exclu du commerce pendant toute la durée de la maladie, à moins que le vétéri-naire-inspecteur ne déclare formellement que son usage n'est pas dangereux. Des personnes atteintes d'affections conta-gieuses ou en contact avec des malades atteints de ces affec-tions ne doivent pas fréquenter les étables, ni surtout faire la traite.

La traite doit être faite très proprement ; au préalable, les pis de la vache et les mains du trayeur doivent être, autant que possible, savonnés à l'eau chaude ; le lait doit être recueilli dans des seaux stérilisés à l'eau bouillante. Ces seaux doivent être émaillés ; mais l'émail doit être intact, non craquelé ou écaillé ; il ne doit pas renfermer de plomb. Il vaut mieux employer les laits mélangés de plusieurs vaches que le lait d'une seule vache ; de nombreuses analyses ont montré, en effet, que ces mélanges ont une composition à peu près constante.

en beurre du lait livré le matin. On exige qu'elle soit de 36 p. 1.000 au moins ; elle est souvent supérieure. Voici les résultats du dosage du beurre pendant les premiers mois de 1894 :

	Moyenne de beurre 0/00
Janvier	40
Février	38,5
Mars	38
Avril	36,5
Mai	36
Juin	37

(1) D'après MM. Bordas et Razkowski, la richesse du lait en acide phosphorique et en lécithine diminue progressivement à mesure qu'on s'éloigne de l'époque de l'accouchement. Il en résulterait que, lorsque le lait sert à l'alimentation des enfants du premier âge, il ne devrait pas être trop âgé (*C. R. de l'Acad. des sciences*, 4 août 1902).

Aussitôt après la traite, le lait doit être refroidi et filtré sur un tamis en métal ou en soie, et même sur du sable pour lui enlever les grossières impuretés, telles que poils, écailles, brins de paille, insectes.

A la rigueur, le lait recueilli dans une laiterie modèle pourrait servir tel quel à l'allaitement, s'il devait être consommé sur place, presque immédiatement après la traite. Mais, outre qu'il n'est guère possible de faire cette opération toutes les trois heures, ce lait, devant, dans l'immense majorité des cas, être transporté au loin, ne pourra être consommé qu'un certain temps après la traite. Toutes les indispensables précautions que nous venons d'indiquer ne suffisent pas à assurer la récolte d'un lait absolument aseptique; elles seront inutiles si, le plus tôt possible après la traite, une intervention spéciale, la *stérilisation*, ne protège pas le lait contre l'action corruptrice des microbes qui le souillent fatalement, quels que soient les soins qu'on prenne

CHAPITRE II

La stérilisation du lait.

L'étude des microbes du lait a fait connaître les causes des souillures et de corruption de ce liquide et a conduit à chercher des procédés pour empêcher leur action.

Théoriquement, le lait d'une vache reconnue saine par l'épreuve de la tuberculine et l'examen d'un vétérinaire, s'il était recueilli d'une manière aseptique, ne devrait pas renfermer de microbes et ne devrait pas subir de corruption. Mais, pour faire une traite absolument aseptique, il faudrait désinfecter les trayons de la vache et les mains du vacher avec les procédés usités aujourd'hui en chirurgie, ce qui est à peu près impraticable. Il faudrait que le lait ainsi obtenu fût recueilli dans des vases tout à fait stériles, et des fautes seraient faci-

lement commises dans cette opération. A plusieurs reprises
nous avons essayé de faire nourrir des enfants avec du lait
de vache cru, recueilli et donné d'une manière aussi aseptique
que possible. Dans tous les cas, des entérites catarrhales,
suivies d'amaigrissement notable, firent interrompre l'expérience après quelques semaines; la substitution du lait stérilisé au lait cru fit cesser les accidents et permit à la croissance de reprendre un cours à peu près normal. Nous sommes
encore bien loin de l'époque où, par une traite bien faite, on
recueillera du lait stérile.

Il faut donc chercher des procédés capables de détruire les
microbes du lait, et d'empêcher ainsi le lait de se corrompre
et de transmettre des maladies infectieuses.

On a employé dans ce but des moyens chimiques, des
moyens mécaniques et des moyens physiques.

Tous les moyens chimiques proposés pour conserver le lait
(carbonate de soude, acide borique, borax, acide salicylique, etc.) sont très peu efficaces et présentent de grands
inconvénients. Il faut les repousser.

Quant aux moyens mécaniques, on a employé la centrifugation et la filtration. La centrifugation, proposée par Hueppe (1),
laisse toujours dans le lait une certaine quantité de microbes
et ne peut remplir le but cherché. Seibert a proposé de stériliser le lait par filtration sur du coton absorbant, lui-même
stérilisé et mouillé préalablement avec de l'eau stérile. Il
affirme que la composition du lait n'est pas modifiée par cette
filtration et que cependant les microbes ne passent pas. Cette
affirmation est difficile à accepter. Il y a dans le lait des substances non dissoutes, des globules graisseux, de la caséine,
des phosphates qui ne peuvent traverser le filtre, si vraiment les microbes ne le traversent pas. En fait, M. Variot,
qui a étudié le procédé, a vu que, si la composition du lait
n'était pas modifiée par la filtration sur la ouate humide,
celle-ci laissait passer toutes les impuretés ajoutées au liquide.

_____

(1) *Berl. klin. Woch.*, 1891.

Restent les moyens physiques : le froid et le chaud.

Le froid exerce une protection temporaire sur le lait, et c'est une pratique qui commence à se répandre de congeler ce liquide pour le faire voyager sous forme de glaçon (1). Mais le froid ne détruit pas les microbes; il les empêche seulement de se multiplier et d'altérer le lait; lorsque les glaçons sont fondus, lorsque le lait se retrouve à la température ordinaire, les microbes récupèrent leur vitalité, pullulent et provoquent la fermentation. Donc, si le procédé de la congélation rend des services pour la conservation temporaire du lait, il ne dispense pas, surtout pendant l'été et quand le lait doit servir à l'alimentation des nourrissons, d'une stérilisation ultérieure.

La chaleur est le plus sûr microbicide que nous connaissions. L'art de la désinfection n'a fait de réels progrès que du jour où on l'a employée d'une manière systématique. Pour stériliser le lait, c'est la chaleur qui donne les meilleurs résultats et c'est le procédé le plus pratique (2).

Posons, d'abord, un principe qui explique les résultats variables obtenus par divers expérimentateurs : le degré de température auquel succombe un microbe déterminé peut varier avec le liquide qui le renferme et suivant le temps pendant lequel on maintient le liquide à ce degré thermique. Ainsi, tel microbe est tué dans l'eau à une certaine température qui, dans le lait, succombe à une température moindre et, dans

(1) E. DUCLAUX, Sur le lait congelé. *Annales de l'Institut Pasteur*, juillet 1896, p. 393.

(2) DUCLAUX, Sur les procédés de conservation du lait. *Annales de l'Institut Pasteur*, 1889, p. 30; Sur la stérilisation du lait, *ibid.*, 1891, p. 50; Les laits stérilisés, *ibid.*, 1895, p. 281; La digestibilité du lait stérilisé, *ibid.*, 1894, p. 352. Du même auteur, voyez aussi les deux livres cités : *le Lait* et *Principes de laiterie*. — STRAUSS, De la stérilisation et de la désinfection par la chaleur. *Arch. de méd. expérimentale*, 1890, n° 2. — VINAY, *Manuel d'asepsie*, 1890. — ARNOULT, *la Stérilisation alimentaire*. Coll. Charcot-Debove, 1894. — A. RODET, De la stérilisation du lait. *Lyon médical*, 23 et 30 décembre 1894, 6 et 13 janvier 1895. — C. FRÆNKEL, Ein neues Verfahren der Milchsterilisirung. *Hygiene Rundschau*, 1893, n° 14.

les crachats, à une température plus élevée. Dans un même liquide, à une température de 70° par exemple, un microbe résiste, quinze minutes, qui succombe sûrement après une demi-heure.

Ceci établi, on peut considérer comme des lois générales, dont les exceptions sont insignifiantes pour la pratique :

1° Que les ferments lactiques ordinaires et les microbes pathogènes rencontrés dans le lait, même le bacille de la tuberculose, sont sûrement détruits dans ce liquide par une température de 80° pendant 20 minutes, ou de 68° pendant 30 minutes (1);

2° Que les ferments de la caséine sont beaucoup plus résistants à la chaleur. Le *Bacillus subtilis*, le *Tyrothrix tenuis*, le *Bacillus mesentericus vulgatus* produisent des spores qui ne sont détruites qu'à des températures très élevées. Si les bacilles adultes succombent aux environs de 100°, leurs spores peuvent supporter une température de 115° pendant une minute. Il y a longtemps déjà que Pasteur a fait voir qu'une simple ébullition est incapable d'assurer la conservation indéfinie du lait, mais qu'on y arrive à peu près sûrement par un chauffage à 107° prolongé un certain temps. D'après Miquel, tous les germes sont détruits au bout d'une heure à 105°, au bout d'une demi-heure à 107°-108°, et au bout d'un quart d'heure à 110°. C. Fraenkel a affirmé qu'une température de 102° pendant trois quarts d'heure était capable de produire le même résultat; mais cette dernière assertion ne doit être acceptée

(1) D'après van Geuns, le bacille du choléra meurt à 58°, le bacille de Finkler-Prior à 59°, le bacille typhique à 60°, la diplobactérie de Friedländer entre 55° et 60°, le virus vaccinal à 60°, si ces températures sont maintenues quelques minutes. Lazarus a trouvé des chiffres un peu plus élevés. D'après Bitter, tous les microbes pathogènes sont détruits à 68° pendant 30 minutes. Le chauffage du lait à 68° pendant une demi-heure, à 80° pendant 10 minutes, à 85° pendant 5 minutes, et une ébullition de 2 ou 3 minutes détruisent le bacille de la tuberculose. — Voir aussi : TH. SMITH, *Journ. of experim. med.*, 1899, p. 217. — HESSE, *Zeitsch. f. Hyg.*, XXXIX, 346, 348, 1900. — V. GALTIER, *C. R. de la Soc. de biol.*, 3 février 1900. — A. GOTTSTEIN et H. MICHAELIS, *Deutsche med. Woch.*, 28 février 1901.

qu'avec réserve ; elle appelle encore une vérification. Dans l'industrie, on obtient en général une stérilisation parfaite en portant le lait à 110° pendant un quart d'heure.

Examinons maintenant les procédés utilisés pour détruire les microbes du lait par la chaleur. Ces procédés sont aujourd'hui très nombreux ; mais on peut les ramener à quatre. Il y a deux procédés industriels : la stérilisation et la pasteurisation. Il y a deux procédés domestiques : l'ébullition et le chauffage au bain-marie à 100°. Avec le premier seul, on obtient une stérilisation absolue ; avec les trois autres, on n'obtient que des stérilisations incomplètes ou relatives, mais qui, en pratique, peuvent suffire dans certaines conditions. Nous ne donnerons que les indications nécessaires sur les appareils industriels ; notre but est surtout d'exposer les données générales qui permettent de faire un choix parmi tous ces procédés.

STÉRILISATION ABSOLUE. — Nous réservons le nom de stérilisation aux opérations qui se proposent de détruire absolument tous les microbes et toutes les spores du lait. Malheureusement beaucoup d'industriels et même quelques médecins désignent souvent sous le nom de stérilisation des purifications incomplètes ou relatives, et il s'est établi à ce sujet des confusions, qu'il serait temps de voir se dissiper.

Pour obtenir une stérilisation absolue, il faut porter le lait à une température d'environ 110° pendant une quinzaine de minutes (surchauffage), ou bien le soumettre au chauffage discontinu (tyndallisation).

I. — Pour surchauffer le lait, on a conseillé de placer les bouteilles qui le renferment dans un bain-marie rempli d'une solution saline, dont le point d'ébullition est de 110°. Mais, pour de grandes quantités de lait, ce procédé est compliqué ; aussi est-il peu usité.

Le moyen le plus ordinaire consiste à placer les bouteilles de lait dans une de ces étuves à vapeur sous pression, si employées aujourd'hui, et qui dérivent de l'autoclave de Papin ; l'opération nécessite des appareils spéciaux qui ne peuvent être employés que dans l'industrie. De grandes exploitations agricoles possèdent ces appareils et s'en servent, chacune avec des « tours de main » particuliers, destinés à empêcher l'altération du goût et les modifications des principes du lait sous l'influence des hautes températures. Immédiatement après la traite, le lait est réparti dans des bou

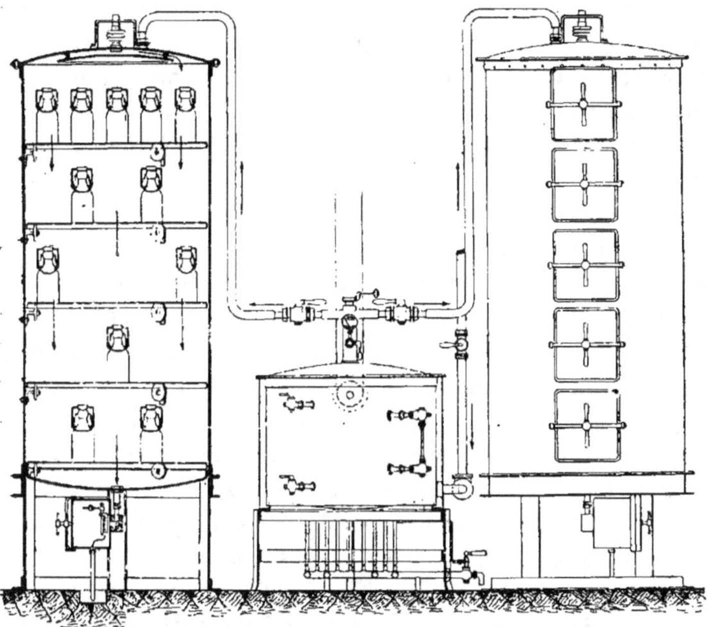

Fig. 20 — Stérilisateur industriel (modèle Lequeux).

teilles, mises aussitôt à l'étuve, soumises pendant quelques minutes à l'action de la vapeur d'eau sous une pression de plusieurs atmosphères, de manière à les porter à des températures de 110° environ. Les bouteilles sont bouchées, avant ou après le passage à l'étuve, par des procédés qui varient avec chaque industriel, mais qui ont toujours pour but la parfaite asepsie des bouchons et la fermeture hermétique de la bouteille. Un des meilleurs est celui de M. P. Cazeneuve (de Lyon); il s'agit d'un mode de bouchage qui permet de chauffer le lait à l'abri de l'air et de fermer les bouteilles de façon qu'il ne reste pas d'air en contact avec le liquide (1). Ce procédé empêche en partie l'altération des principes du lait par le surchauffage. Pour diminuer ce dernier inconvénient, il est aussi avantageux d'annexer à l'autoclave un appareil permettant de refroidir très rapidement le lait qui vient d'être stérilisé, sans casser les bouteilles qui le renferment.

Le lait ainsi stérilisé a le goût de lait cuit, car ce goût apparaît dès qu'on porte ce liquide vers 75°; on le diminue beaucoup lorsque le chauffage est fait à l'abri de l'air. D'ailleurs, cette saveur n'est pas un obstacle à l'allaitement; le nourrisson, dont le sens du goût est assez peu développé, prend le lait stérilisé aussi bien que le lait cru.

Le lait surchauffé a parfois une couleur jaune brunâtre, rappelant la teinte du café au lait, et un goût désagréable (goût de caoutchouc). On a prétendu que cette modification est due à une altération du lactose, qui, sous l'influence du surchauffage et en présence de sels alcalins du lait, se transforme en caramel. Le lactose, dans cette transformation, donnerait naissance à des dérivés de la série ulmique (Gautrelet), ou à des acides, comme l'acide formique (Cazeneuve et Haddon), dont la présence suffirait à expliquer la coagulation du lait sous l'influence des hautes températures (2). Mais M. Duclaux ne croit pas que les modifications dont nous venons de parler soient dues à une altération du lactose, car le dosage de cette substance montre qu'elle n'a pas diminué après l'action de la chaleur; il pense que cette coloration anormale et ce mauvais goût du lait surchauffé sont dus à une modification de la caséine. Il est incontestable que les hautes températures modifient la matière protéique; elles la transforment partiellement en peptone, peut-être à cause de la pré-

---

(1) CAZENEUVE, Sur la stérilisation du lait. *Lyon médical*, 10 et 24 mars 1895.

(2) P. CAZENEUVE et HADDON, Sur les causes de la coloration et de la coagulation du lait par la chaleur. *C. R. de l'Académie des sciences*, 10 juin 1895. — BARDACH, Même sujet. *Apotheker Zeitung*, 1897, p. 858.

sence des chlorures du lait (1), et elles peuvent la décomposer
en donnant naissance à H_2S (2). D'autres modifications sont
imputées au surchauffage : destruction de la lécithine, de
la nucléine et des autres combinaisons organiques du phosphore, ainsi que des enzymes.

Parmi ces altérations, il en est qui sont impossibles à
éviter, car elles se produisent dès qu'on chauffe le lait au-
dessus de 70° : telle la destruction des enzymes. Mais il en est
d'autres,tels que la couleur jaune et le goût désagréable, que
les progrès de l'industrie ont fini par supprimer.

Celles-ci s'observaient lorsqu'on stérilisait le lait par des
températures très élevées, de 115° à 120°. On emploie maintenant des températures moins hautes, mais longtemps maintenues. Le chauffage à l'abri de l'air, le refroidissement
rapide après stérilisation ont contribué aussi à diminuer ces
altérations. Sur le point de savoir si les modifications du lait
par la chaleur rendent ce liquide indigeste ou moins propre à
la nutrition, c'est à l'observation clinique et à l'expérimentation qu'il appartient de décider ; nous verrons que leur
décision est favorable au lait stérilisé.

11. — En tout cas, la stérilisation par *chauffage discontinu*,
ou *tyndallisation*, permet de priver le lait de tous les germes
en l'altérant au minimum. Ce procédé, bien connu dans les
laboratoires, consiste à porter trois fois le lait vers 100°, une
fois tous les jours pendant trois jours ; les spores résistent
seules au premier chauffage; elles se développent et donnent
des microbes adultes qui sont détruits le lendemain ou le sur-
lendemain, à la seconde ou à la troisième séance. L'opération
est longue et assez coûteuse. Pourtant, elle est appliquée par
une compagnie anglaise. En Suède, Dahl pratique cinq chauf-
fages successifs à 70°, d'une demi-heure chacun ; on dit que
le lait de Dahl se conserve plusieurs années, qu'il est frais et

(1) A. CHRISTIAENS, Contribution à l'étude du lait stérilisé. *L'Union
pharmaceutique*, 15 août 1894.

(2) K. OPPENHEIMER, Ueber die Zersetzung des Eiweisses beim Kochen.
Deutsche med. Woch., 14 février 1901.

doux. Nous ignorons si la tyndallisation est appliquée dans une exploitation agricole française. Le chauffage discontinu avait déjà été préconisé empiriquement par Gay-Lussac ; il avait appris des ménagères qu'on peut empêcher le lait de se gâter en le faisant bouillir tous les jours.

III. — La stérilisation peut ne pas être parfaite, par suite ne pas empêcher le lait de se corrompre et ne pas donner de sécurité. Mais le fait tend à devenir rare. D'une manière générale, le lait bien stérilisé se conserve sans altération microbienne. Prenez une bouteille de lait stérilisé de bonne marque, placez-la à l'étuve à 37°, température très favorable au développement des germes ; d'ordinaire, le lait ne se caille pas, et, ensemencé dans les milieux habituels, il se montre stérile. Ce n'est que très rarement, après le passage à l'étuve, qu'on observe la coagulation et des ensemencements fertiles. Qu'il y ait parfois des bouteilles dont le lait est corrompu, on le conçoit aisément : la fermeture a pu être mal faite, avec un bouchon souillé : il a pu y avoir contamination accidentelle dans les manipulations consécutives à l'action de la chaleur. Mais, nous le répétons, avec les progrès de la stérilisation, ces fautes deviennent exceptionnelles. D'ailleurs, il est facile d'éviter les inconvénients qui résultent de l'emploi d'une bouteille mal stérilisée ; on n'a qu'à s'imposer les deux conditions suivantes :

1° *Quand on se sert du lait stérilisé dans l'industrie pour l'allaitement artificiel, il faut toujours, après avoir débouché une bouteille, examiner si le lait n'est pas caillé, le sentir pour savoir s'il n'a pas une odeur désagréable, le goûter pour connaître s'il a une saveur aigre ou amère ; il faut être sûr, avant de le donner à l'enfant, qu'il n'est pas coagulé, qu'il n'a pas d'odeur, et qu'il a simplement le goût du lait cuit.*

2° *On évitera en grande partie les inconvénients qui pourraient résulter d'une faute commise dans la stérilisation de quelques bouteilles, en ne se servant que de lait stérilisé depuis peu de temps, depuis moins d'une semaine ; au cas où une bouteille aurait été mal stérilisée, son contenu a été néan moins soumis à l'action d'une haute température et ne s'altérera qu'après un certain temps. Les accidents consécutifs à l'ingestion d'un lait gâté seront évités en grande partie, si on consomme le lait le plus tôt possible après l'action de la chaleur* (1).

IV. — Combien de temps se conserve le lait stérilisé ? Même lorsque la stérilisation a été parfaite, il ne se conserve pas indéfiniment avec ses caractères normaux ; même sans altérations microbiennes, il subit à la longue des modifications, qui portent surtout sur la matière grasse.

Dans le lait normal, les globules de beurre sont suspendus à l'état d'émulsion très fine ; après la stérilisation, cette émulsion persiste avec ses caractères pendant une semaine ; mais après ce temps (2), une partie de la graisse perd l'état d'émulsion, se sépare et surnage à la surface du lait sous formes de grosses gouttes qui, à la longue, s'agglutinent en beurre. Le chauffage au bain-marie vers 40° et l'agitation permettent au début de faire reprendre à la matière grasse, au moins à une grande partie, son état primitif d'émulsion. Mais, au bout de deux ou trois semaines, cela n'est plus possible. Comme l'état de fine division des matières grasses rend le lait beaucoup plus facile à digérer, le lait stérilisé doit être employé dans la semaine qui suit l'action de la chaleur. Nous sommes ainsi conduit à une conclusion déjà formulée.

Quand on garde du lait stérilisé depuis plusieurs mois, il arrive parfois, dit-on, que la matière grasse finit par rancir ou par prendre un goût de suif. Le rancissement vient du dédoublement du beurre et de la mise en liberté de l'acide butyrique ; or, ce dédoublement est l'œuvre d'une lipase ; comme on ne peut accuser celle du lait, qui est détruite par une température inférieure à 100°, ce ne peut être qu'une lipase micro-

---

(1) A ce point de vue, il serait à désirer que chaque bouteille portât la date du jour où le lait a été trait et stérilisé. Mais la bonne volonté des industriels ne va pas encore jusque-là.

(2) RENK, La graisse dans le lait stérilisé. *Arch. f. Hyg.*, 1894, Bd. XVII.

bienne, ce qui revient à dire que, si le lait rancit, c'est qu'il a été incomplètement stérilisé. Par contre, il semble bien que l'odeur et le goût de suif peuvent se produire sans l'intervention des microbes; ces altérations résultent d'une oxydation lente; mais celle-ci ne se produit qu'à la lumière; il suffit de garder le lait dans l'obscurité pour qu'elle ne se produise pas. Et d'ailleurs, si on consomme du lait stérilisé depuis peu de temps, on n'aura pas à la redouter.

On sait que les phosphates du lait se précipitent sous l'influence du temps; je me suis demandé ce que ces sels deviennent dans les laits stérilisés conservés. J'ai prié M. Sonnié-Moret, pharmacien de l'hôpital des Enfants-Malades, et M. Radais, interne en pharmacie, d'exécuter le dosage des phosphates en suspension ou en solution dans divers laits stérilisés et le dosage des phosphates qui sont contenus dans l'enduit muqueux du fond et des parois des bouteilles qui les renferment. Quand ces dosages sont pratiqués après agitation de la bouteille de manière à mélanger cet enduit au contenu, la teneur du lait stérilisé en acide phosphorique est à peu près normale. Si, au contraire, on siphonne le lait contenu dans une bouteille maintenue au repos, en laissant l'enduit muqueux sur les parois, on trouve des chiffres très variables : l'enduit muqueux renferme parfois la moitié, parfois seulement la trentième partie de l'acide phosphorique total du lait. J'en conclus *qu'avant de déboucher une bouteille de lait stérilisé, il sera toujours bon de l'agiter, de manière à mélanger autant que possible l'enduit des parois à la masse totale du lait.* D'ailleurs, comme il y a dans le lait de vache une proportion beaucoup plus considérable d'acide phosphorique que dans le lait de femme, il est permis de penser qu'ainsi il y en aura toujours en dissolution une quantité suffisante pour les besoins de l'ossification.

En somme, quand on se sert de lait stérilisé industriellement, il faut choisir une bonne marque, examiner avec soin chaque bouteille débouchée et exiger que le lait soit stérilisé depuis peu de temps. Dans ces conditions, on peut le donner en toute confiance ; on peut être assuré qu'on se sert d'un liquide aseptique et n'ayant pas subi d'altérations qui le rendent impropre à l'alimentation.

PASTEURISATION. — En chauffant le lait à 75° ou 80°, on détruit les ferments lactiques et les microbes pathogènes du lait; seuls les germes des ferments de la caséine résistent. On s'est donc dit : « Renonçons à détruire les ferments de la caséine; après tout, si nous détruisons les autres bactéries et si nous ne conservons pas le lait trop longtemps, ils ne pourront pas altérer sérieusement le lait; bien plus, M. Duclaux n'a-t-il pas montré qu'ils pouvaient faciliter la digestion de la caséine, servir d'auxiliaires aux ferments digestifs? Chauffons donc le lait à 75° ou 80°. Nous le purifierons suffisamment et nous l'altérerons au minimum. » Voilà l'origine de la méthode. On lui a donné le nom de pasteurisation, parce qu'elle part du même principe que celle que M. Pasteur a conseillée avec tant de succès pour la conservation du vin et de la bière.

La pasteurisation exige des appareils conpliqués. Il n'est pas facile de porter une grande masse de lait à 75° ou 80° et à l'y maintenir 20 à 30 minutes. De plus, on s'est aperçu que la pasteurisation était plus nuisible qu'utile, si le lait chauffé n'était pas refroidi brusquement, parce que, dans le refroidissement lent, le lait passe par des températures de 30° à 40° qui sont eugénésiques pour beaucoup des microbes non détruits. Cette nécessité du refroidissement brusque a compliqué les appareils. Le procédé le plus usité est le procédé dit de la plaque: le lait passe sur une lame métallique ondulée que l'on chauffe avec de l'eau chaude, que l'on refroidit ensuite avec de l'eau froide (1).

(1) On a aussi proposé de pasteuriser le lait avec un appareil appelé *thermophore* et étudié au laboratoire de Flügge. Ce thermophore est un vase métallique à doubles parois, entre lesquelles on place un mélange spécial de sels cristallisables. Son emploi est basé sur ce fait, qu'après avoir été plongé quelques minutes dans l'eau bouillante, si on le place dans une enveloppe mauvaise conductrice, il

La pasteurisation du lait n'a pas donné les beaux résultats de la pasteurisation du vin. Le lait pasteurisé ne se conserve que peu de temps ; on n'est même pas toujours sûr d'avoir détruit tous les ferments lactiques. Au point de vue de la purification, on ne peut donc lui accorder qu'une médiocre confiance. Quant à l'absence d'altération du lait, c'est une chimère. M. Duclaux fait remarquer que le goût du lait cuit et les modifications des principes du lait par la chaleur commencent justement à se produire vers 75°. Dans une laiterie, il m'a été donné de goûter successivement du lait frais, du lait pasteurisé et du lait stérilisé ; le lait pasteurisé avait le goût de cuit, moins prononcé que celui du lait stérilisé, mais il l'avait. Ce lait pasteurisé ne peut rendre de services dans l'allaitement artificiel. Koplik a même cité des cas de gastro-entérite grave dus à son emploi (1).

A quelques enfants nourris de lait stérilisé, et dont la croissance était médiocre et les chairs pâles et molles, nous avons essayé de donner un lait pasteurisé par un procédé domestique. Du lait, fraîchement trait, était chauffé seulement jusqu'à la montée, qui se produit entre 75° et 80° ; il était ensuite conservé dans la glace ; les résultats furent satisfaisants pendant assez longtemps ; mais, dès le commencement de l'été, des cas de diarrhées se produisirent chez les nourrissons qui prenaient ce lait. Aussi, malgré l'avis de quelques auteurs, comme K. Oppenheim (2) et Axel

conserve une température élevée (5o à 6o°) pendant un assez grand nombre d'heures, à cause du dégagement de chaleur qui résulte de la recristallisation des sels, qui avaient été dissous pendant le bain dans l'eau à 100°. D'après Kobrak, le séjour du lait dans ce thermophore fait disparaître un certain nombre de microbes. (ERWIN KOBRAK, Die Bedeutung des Milch-Thermophors für die Saüglingsernährung. *Zeitsch. f. Hygiene*, XXXIV, 5i8-533, 1900.) Mais les expériences de Dunbar et V. Dreyer montrent qu'il en laisse subsister beaucoup, entre autres le bacille de la tuberculose. (DUNBAR et V. DREYER, Untersuchungen über das Verhalten der Milchbakterien im Milch-Termophor. *Deutsche med. Woch.*, 28 juin 1900 ; 4i3.)

(1) *Medical Record*, 19 février 18o8.

(2) K. OPPENHEIM, *Münch. med. Woch.*, 1899, n° 44.

Johannessen (1), il n'est pas possible d'ériger en règle générale l'emploi du lait ainsi traité dans l'alimentation des enfants du premier âge.

Dans l'industrie laitière, on n'emploie plus la pasteurisation que pour obtenir une conservation temporaire et permettre au lait de voyager quelques heures sans subir la fermentation lactique. A ce point de vue, il semble que la congélation soit supérieure à la pasteurisation.

ÉBULLITION. — Le point d'ébullition du lait est un peu supérieur à celui de l'eau ; le lait bout à 101° environ. Lorsqu'on chauffe le lait à l'air libre, le liquide commence à « monter » ou à « s'enlever », bien avant d'entrer en ébullition, entre 75° et 80°. Le lait monte donc avant de bouillir, et les ménagères savent que, pour obtenir l'ébullition véritable, il faut briser la croûte de caséine solidifiée (frangipane) qui recouvre le liquide et laisser le lait sur le feu jusqu'à l'apparition de gros bouillons (2). Mais, si toutes les ménagères connaissent ce fait, beaucoup, lorsqu'on leur dit de faire bouillir le lait, se contentent de le laisser « enlever ». C'est là une source d'erreurs et de dangers que le médecin doit bien connaître (3).

---

(1) JOHANNESSEN, Stérilisation du lait. *Rapport au Congrès international de médecine de Paris*, 1900 (Section de médecine de l'Enfance, p. 61).

(2) Au sujet de la formation de la peau du lait chauffé, Jamison et Hertz ont établi que, si cette croûte est surtout composée de lactalbumine coagulée, elle renferme aussi de la graisse, et que d'ailleurs la présence de la graisse est indispensable à sa formation ; la rapidité de l'apparition de cette peau est en raison directe de la teneur du lait en graisse ; dans le lait totalement dégraissé, elle ne se produit pas. Une autre condition de la formation de la pellicule, c'est que la surface du liquide soit en contact avec l'air. En vase clos, elle ne se produit pas (*Journal of physiology*, 1901, t. XXVII, p. 26).

(3) On pourrait employer avantageusement un appareil spécial, dit *bouille-lait*, que l'on trouve dans le commerce, et qui est destiné à empêcher le lait de se « sauver », suivant la locution adoptée. Il a la forme de la partie supérieure d'une bouteille qui aurait été cassée irrégulièrement, afin d'éviter qu'une fois placé dans le récipient sur

Le lait porté à l'ébullition pendant 3 ou 4 minutes est sûrement privé des ferments lactiques et des microbes pathogènes. Mais les spores des ferments de la caséine n'étant pas détruits, il n'est pas susceptible de se conserver longtemps. Quant aux modifications que l'ébullition fait subir aux principes du lait, ce sont d'abord les mêmes que nous avons indiquées en parlant de la stérilisation et nous avons vu qu'aucune ne constituait un vice rédhibitoire. En outre, on a accusé l'ébullition de diminuer la richesse en matière protéique ; la pellicule blanchâtre qui se forme à la surface du lait et qui s'attache aux parois du vase (frangipane) est en effet de la lactalbumine ; les ménagères l'enlèvent à la cuiller au fur et à mesure qu'elle se forme, pour favoriser l'ébullition. Mais ce n'est pas là une objection valable ; loin d'être un mal, cette perte d'une partie des albuminoïdes est un bien ; car, on le verra plus loin, un des inconvénients du lait de vache dans l'alimentation des jeunes enfants, c'est sa richesse en principes azotés. On a dit aussi que la perte d'une certaine quantité d'eau entraînait une augmentation de la densité et une concentration plus grande du liquide au point de vue des matières grasses et du sucre de lait. En fait, les analyses de M. Duclaux et celles de M. Crolas (1) montrent qu'il n'y a entre la composition du lait cru et du lait bouilli que des différences insignifiantes.

Lorsqu'on fait bouillir le lait immédiatement après la traite et qu'on le consomme dans la journée, on peut considérer l'ébullition comme un excellent procédé de purification. A la campagne ou au voisinage d'une laiterie bien tenue, on peut mettre le lait sur le feu aussitôt après la traite, et on obtient de bons résultats (2). Mais soumettre le lait à l'action de la

sa base, l'ébullition le soulève et le renverse. Dès que le lait monte, il s'échappe par le goulot et retombe en cascade dans le récipient. Il est donc facile d'obtenir ainsi une ébullition prolongée et par conséquent efficace.

(1) CROLAS, Lait cru ou lait bouilli. *Soc. des sciences méd. de Lyon*, 1893.

(2) M. le docteur H. DROUET a plaidé avec de bonnes raisons la cause du lait bouilli dans les ouvrages suivants : *De la Valeur et des Effets du*

chaleur 10, 15, 20 heures après la traite, comme cela se fait souvent dans les grandes villes, c'est une mauvaise pratique, surtout pendant l'été ; là gît la source de beaucoup de gastro-entérites ; nous allons revenir sur ce point capital.

CHAUFFAGE AU BAIN-MARIE A 100°. — En raison des reproches adressés à la stérilisation, à la pasteurisation et à l'ébullition, on a enfin proposé le chauffage du lait au bain-marie à 100° pendant une durée assez longue, procédé d'une application simple, qui avait donné, il y a déjà longtemps, d'excellents résultats à Appert (1) pour la conservation du lait concentré.

Deux types d'appareils ont été proposés pour réaliser le chauffage au bain-marie. Nous prendrons pour exemple des premiers la marmite d'Escherich, pour exemple des seconds l'appareil de Soxhlet.

M. Escherich (2) emploie un récipient en porcelaine d'une capacité de plusieurs litres, muni à sa partie inférieure d'une prise à robinet, et à sa partie supérieure d'une tubulure, qui permet l'issue des vapeurs pendant le chauffage et l'entrée de l'air à travers de l'ouate pendant les prises de lait. Ce récipient est rempli de lait aux deux tiers et placé dans un bain d'eau ; celle-ci est portée à l'ébullition et y est maintenue pendant une demi-heure. L'opération terminée, on retire le lait, au fur et à mesure des besoins, par le robinet de la partie inférieure ; à chaque prise, l'air rentre par le tube supérieur, filtre sur la ouate qui ne permet pas l'entrée de micro-organismes. Cet appareil est passible d'un certain nombre de reproches : par exemple, la ouate n'est pas stérile et elle est souvent mouillée par le lait au moment de la montée.

lait cru dans l'allaitement artificiel. Paris, 1892, Soc. d'édit. scient. ; — De l'Alimentation artificielle des jeunes enfants. Paris, 1892, G. Steinheil ; — De la valeur comparée du lait bouilli et du lait stérilisé dans l'allaitement artificiel. Journ. de clin. et de thér. infantiles, 1894.

(1) APPERT (Charles-Nicolas), Art de conserver toutes les substances animales et végétales. Paris, 1810.

(2) Berl. klin. Woch., 1890, et Münch. med. Woch., 1891.

M. Soxhlet a proposé un système très ingénieux (1), qui, tout de suite perfectionné de diverses manières, est devenu en France d'un usage courant, grâce aux travaux de M. Budin et de ses élèves (2).

L'appareil primitif de Soxhlet a subi des modifications qui l'ont rendu plus simple, mais qui n'en altèrent pas le principe (appareil de Egli-Sinclair, de Gentile, de Budin, de Vinay, de Rodet, de G. Guidi, etc.). Le procédé se résume en ceci : 1º on se sert de petites bouteilles à goulot évasé et soigneusement rodé, qui contiennent la quantité de lait nécessaire pour une tétée ; 2º chacune de ces bouteilles, mise au bain-marie, se bouche automatiquement lorsqu'on la laisse refroidir et reste fermée jusqu'au moment où on doit l'utiliser.

Prenons comme exemple l'appareil de Soxhlet modifié par Gentile, qui est un des plus simples. Il se compose d'un bain-marie en métal étamé avec un porte-bouteilles (fig. 21), de flacons gradués (fig. 22) et d'obturateurs automatiques (fig. 23, 24, 25). Les porte-bouteilles renferment des places en nombre variable (5, 10, 25). les plus usités sont ceux qui renferment 10 flacons. L'obturateur automatique est en caoutchouc rouge : c'est un petit disque muni sur sa face inférieure d'un appendice en forme de pyramide quadrangulaire, ce qui donne à la pièce la forme d'un clou. Cet appendice entre dans le goulot du flacon sans frottement.

Pour se servir de l'appareil, on verse dans chaque bouteille la quantité de lait pur ou de lait coupé nécessaire à une tétée ; on place ensuite un obturateur sur le goulot. Tous les flacons ainsi préparés sont mis dans le porte-bouteilles, puis dans la marmite qui contient de l'eau froide. Le niveau de l'eau doit

---

(1) SOXHLET, *Münch. med Woch.*, nᵒˢ 15 et 16, 1886.

(2) BUDIN et CHAVANE, De l'emploi pour les nourrissons du lait stérilisé à 100º au bain-marie. *Bull. de l'Acad. de médecine*, 19 juillet 1892, 25 juillet 1893, 17 juillet 1895. — CHAVANE, *Du lait stérilisé, son emploi dans l'alimentation des nouveau-nés*. Thèse de Paris, 1893. — BUDIN, Lait stérilisé et allaitement. *Revue générale des sciences pures et appliquées*, 15 novembre et 15 décembre 1893.

affleurer à peu près celui du lait dans les flacons. La marmite
est alors garnie de son couvercle et portée sur un fourneau.
La température de l'eau du bain-marie s'élève jusqu'à l'ébullition, qu'on maintient pendant quarante minutes. Pendant
l'ébullition, des gaz s'échappent de chaque flacon en soule-
vant l'obturateur ; mais celui-ci ne tombe pas, car il est main

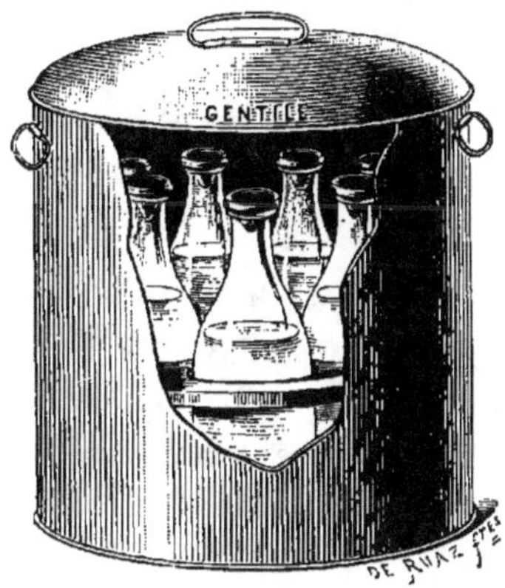

Fig. 21.

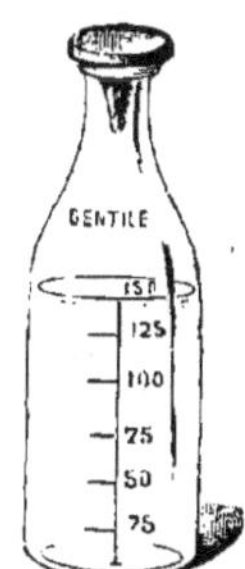

Fig. 22.

tenu dans le goulot par la petite pyramide de sa face inférieure.
Après 40 minutes d'ébullition, on enlève le couvercle, on sort
doucement le porte-bouteilles de l'eau bouillante, en ayant
soin de ne pas toucher aux obturateurs, et on laisse refroidir
lentement. On voit alors, dès que la température s'abaisse,
les obturateurs s'appliquer fortement sur les goulots des
petites bouteilles et se déprimer à leur centre (fig. 25). La
fermeture est hermétique ; elle résulte, ainsi que la dépression,
du vide produit par la condensation de la vapeur du lait qui,
pendant le chauffage, a chassé l'air contenu dans la partie
supérieure des flacons. Lorsque la dépression s'est produite.
les bouteilles sont retirées et mises au frais dans une armoire
ou un garde-manger. « L'examen des flacons, dit M. Budin,
permet d'avoir des preuves que le vide existe et que la stérilisation par conséquent a été faite. Ces preuves sont : 1º l'adhé-

rence du disque sur le goulot de la bouteille ; 2º la dépression centrale de l'obturateur ; 3º l'expérience du marteau d'eau.

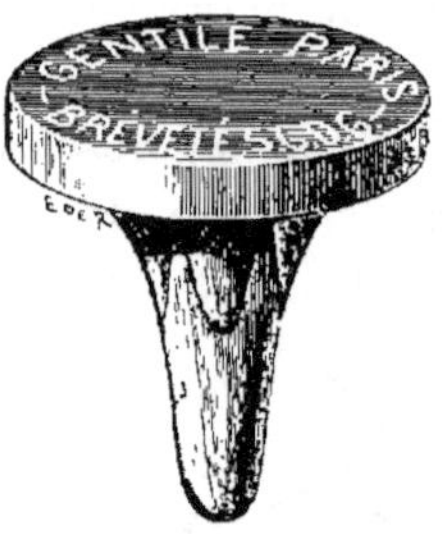

Fig. 23.

Pour faire cette dernière, on renverse la bouteille qu'on doit tenir dans la main gauche, pendant qu'avec le bord cubital de la main droite on frappe d'un coup brusque sur le fond ; le liquide se déplace en masse et vient heurter la paroi en produisant un claquement sec. »

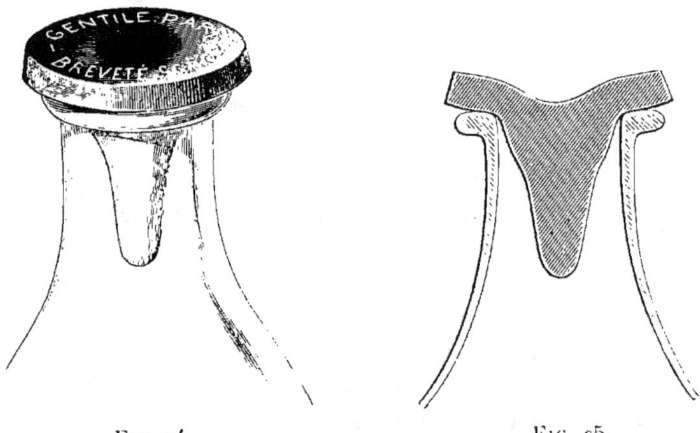

Fig. 24.   Fig. 25.

Lorsqu'on veut donner à téter, on prend une bouteille et on la plonge dans l'eau chaude pour faire tiédir le lait ; puis, on soulève le bord de l'obturateur et l'air pénètre en sifflant ; on goûte alors le lait pour apprécier sa saveur et sa température; on applique une tétine sur le goulot de la bouteille et le biberon est tout prêt pour la tétée.

Pour apprécier la valeur du chauffage au bain-marie à 100°, il faut distinguer deux choses : 1° le résultat de ce chauffage; 2° les avantages du procédé spécial de Soxhlet.

Le chauffage au bain-marie à 100° pendant 40 minutes est-il supérieur à la stérilisation et à l'ébullition ? Examinons la question quant à la destruction des microbes et quant aux modifications des qualités physico-chimiques du lait.

Tandis que la stérilisation détruit tous les germes du lait, le chauffage à 100°, comme l'ébullition, en laisse subsister un certain nombre : il ne détruit pas les spores des ferments de la caséine. La température du lait dans les flacons placés au bain-marie dans l'eau bouillante finit par dépasser 99°; mais elle n'atteint pas 100°, comme l'ont montré MM. Budin et Nicloux. Il est vrai que les résultats sont variables suivant la durée du chauffage; d'après Feer, si celui-ci dure quinze minutes, on trouve après vingt-quatre heures plusieurs centaines de microbes; s'il dure trente minutes, quelques dizaines; s'il dure quarante-cinq minutes, on a parfois des ensemencements stériles. M. Rodet a obtenu des résultats semblables.

Mais, on l'a fait remarquer avec raison, l'analyse bactériologique par la méthode usuelle ne nous renseigne qu'imparfaitement à ce sujet. Si on ensemence le lait peu après l'action de la chaleur, les germes peuvent être assez rares ou assez affaiblis pour qu'on ne parvienne pas à les cultiver sur les milieux ordinaires. Pour avoir des notions plus sûres, il faut porter à l'étuve à 37° l'échantillon de lait tout entier et l'y laisser plusieurs jours. On voit s'il se modifie, s'il se coagule, et on l'ensemence au bout d'un certain temps.

Nous avons fait plusieurs fois cette expérience avec du lait traité par l'appareil de Soxhlet. En voici les résultats :

1° Lorsque le chauffage a été fait suivant les règles ordinaires, pendant quarante minutes, *avec des flacons bien lavés à l'eau bouillie chaude et des obturateurs bouillis*, le lait mis à l'étuve se coagule presque toujours (9 fois sur 10) après un nombre de jours qui varie de cinq à vingt. L'ensemencement du lait fait au moment de la coagulation décèle d'ordinaire le *Bacillus mesentericus vulgatus* et le *Bacillus subtilis*. A ce moment, le lait a souvent une odeur fétide et presque toujours cette saveur amère qu'on a attribuée à la transformation d'une partie de la caséine en peptone.

2° Quand le chauffage a été fait sans que les obturateurs de caoutchouc aient été bouillis, après les avoir simplement lavés, ainsi que les flacons, avec de l'eau du robinet du laboratoire, le lait, mis à l'étuve, a donné dans *le quart des flacons*, après cinq ou six jours, une fermentation lactique très nette (coagulation, réaction très acide, culture de *Bacterium coli*). Laissons pour le moment ce dernier résultat de côté ; nous le retrouverons dans un instant.

En somme, le chauffage du lait au bain-marie à 100°, fait dans les meilleures conditions, ne permet pas au lait de se conserver plus de cinq ou six jours. Aussi doit-on consommer le lait soumis à ce procédé de purification dans les vingt-quatre heures. Mais alors, au point de vue microbiologique, il ne présente aucun avantage sur le lait bouilli, il est inférieur au lait stérilisé (1).

On a avancé que le chauffage au bain-marie à 100° modifie beaucoup plus faiblement que la stérilisation les qualités physico-chimiques du lait. En fait, le lait chauffé au bain-marie à 100° présente d'abord les modifications que tout chauffage au-dessus de 80° fait subir au lait, et il a le goût du lait cuit.

Pour les autres, elles dépendent de la durée du chauffage. Lorsque la température de 100° agit pendant quarante-cinq minutes, souvent le lait prend une teinte brune et une saveur aromatique. Aussi, depuis longtemps, nous avons cessé de pres-

---

(1) Il est vrai que l'appareil de Soxhlet permet d'obtenir une stérilisation absolue au moyen du chauffage discontinu ou tyndallisation. En chauffant du lait au bain-marie à 100°, pendant trois jours consécutifs et pendant une demi-heure chaque jour, nous avons obtenu un liquide tout à fait stérile. En pratique, cette tyndallisation est superflue. Elle pourrait rendre des services seulement dans le cas où on voudrait emporter du lait en voyage.

crire un chauffage trop prolongé ; au lieu de quarante minutes, durée de l'ébullition ordonnée par Soxhlet, nous conseillons seulement vingt-cinq minutes ; on a ainsi un minimum d'altération du lait et une stérilisation suffisante pour la pratique si le lait est consommé en moins de vingt-quatre heures.

On a dit aussi que le lait chauffé au bain-marie n'avait pas les inconvénients du lait bouilli ; ayant une faible surface de contact avec l'air, n'étant pas porté à sa température d'ébullition (un peu supérieure à 100°, on le sait), la pellicule solide qui se forme à sa surface, la perte des gaz, la concentration du liquide seraient beaucoup moindres. Mais nous avons vu que ces objections adressées au lait bouilli étaient surtout théoriques.

Ce qui a fait le succès du chauffage du lait au bain-marie à 100°, ce n'est pas la supériorité de ce procédé quant à la destruction des microbes et quant au peu de modifications des qualités du lait, c'est l'emploi de l'appareil de Soxhlet et de ses dérivés.

Les avantages du procédé de Soxhlet sont évidents : le lait est fractionné par quantités nécessaires pour chaque tétée, le bouchage est automatique ; la bouteille qui doit servir de biberon est elle-même, en même temps que le lait, soumise à l'action de la chaleur (1). Toutefois, il n'est pas sans inconvénients. Ainsi, l'obturateur de caoutchouc donne très souvent au lait une odeur d'hydrogène sulfuré très forte et une saveur désagréable. Il est vrai qu'on peut supprimer ce défaut en faisant bouillir les bouchons à plusieurs reprises.

En résumé, si on fait consommer le lait chauffé au bain-marie à 100° dans les vingt-quatre heures, le nombre des germes est absolument négligeable ; mais si on le conserve, on n'aura aucune sécurité, car les microbes qui ont échappé

. (1) Comme l'ont remarqué M. Lédé à l'*Académie de médecine*, 1893, et M. Lardier dans le *Bulletin médical des Vosges*, 1898, à la campagne, on peut, en cas de besoin, improviser un appareil de Soxhlet avec de petits flacons de pharmacie qu'on bouche à la ouate et qu'on met au bain-marie dans une casserole.

à la destruction par la chaleur auront le temps de se multiplier et d'altérer le liquide. Si on pratique le chauffage au bain-marie sans commettre aucune faute, le lait peut sans doute se conserver quelques jours. Mais M. Carstens a montré combien les erreurs sont faciles (1); et nous-même, dans les expériences rapportées plus haut, nous croyons l'avoir fait voir clairement (2).

Il nous reste à insister sur une faute qui peut être commise dans l'emploi du procédé de Soxhlet et de l'ébullition.

Le lait doit être soumis à l'action de la chaleur le plus tôt possible après la traite, depuis moins de six ou huit heures pendant l'hiver, depuis moins de deux ou trois heures pendant l'été. Plus l'intervalle entre la traite et la stérilisation sera raccourci, mieux cela vaudra, car le lait est, de tous les liquides organiques, celui qui s'altère le plus vite. La violation de cette règle peut avoir des conséquences funestes, que nous avons signalées dans nos leçons de 1895 et dans une note à la Société médicale des hôpitaux (24 juillet 1896). Voici quelques exemples bien propres à le montrer.

Le lait est apporté tous les jours à l'hôpital des Enfants-Malades, vers 6 heures du matin; on le fait bouillir immé-

(1) Carstens, Les erreurs qu'on commet dans l'alimentation du nourrisson avec le lait stérilisé. *Jahrb. f. Kinderheilkunde*, 1896, Bd. XXXVI, p. 144. Analysé in *Revue mensuelle des maladies de l'Enfance*, 1893, p. 465.

(2) M. Legay (de Lille) a imaginé un procédé de chauffage au bain-marie différent de celui d'Escherich et de celui de Soxhlet. Le lait est introduit dans une bouteille que l'on peut fermer hermétiquement à l'aide du système dit « baïonnette », semblable à celui qui sert aujourd'hui pour boucher les bouteilles de bière. Le lait doit affleurer à un certain niveau. La bouteille étant bien fermée, on la met au bain-marie; le lait monte sous pression; quand il a atteint au trait du goulot qui porte 85°, c'est que la température du lait est à 85°; sa température sera de 106° lorsque son niveau affleurera au trait supérieur qui porte 106°; mais, pour atteindre ce dernier degré, il faut un bain-marie dans une solution saline (400 grammes de sel par litre d'eau). Le but que s'est proposé M. Legay, c'est de faire le chauffage sous pression, de manière à éviter l'évaporation, la déperdition du gaz et la concentration du liquide. Nous ne pouvons rien dire de cet appareil, ne l'ayant pas employé.

diatement. En 1893, à notre demande, la portion destinée à la clinique et à la crèche ne fut pas bouillie, mais fut apportée directement dans les salles et soumise aussitôt à la stérilisation par le procédé de Soxhlet. Nous ne fûmes pas très satisfait des résultats : nous continuâmes tout de même, pensant que cela ne tenait ni à la qualité du lait, qui était bonne, ni au mode de stérilisation, d'ailleurs exécutée avec soin, ni à l'absence de dilution (à cette époque, nous donnions du lait pur), mais pensant que cela dépendait de l'état maladif des nourrissons. Au mois de septembre 1894, pendant de très fortes chaleurs, il se produisit dans les salles une épidémie de diarrhée ; les cas se montrèrent presque tous en quarante-huit heures et frappèrent tous les enfants qui avaient pris du lait stérilisé. Quelques-uns eurent du choléra infantile et plusieurs en moururent. Nous apprîmes que, le matin du premier jour, le lait, après chauffage, s'était coagulé, preuve que la fermentation lactique était déjà fort avancée. La surveillante avait eu le tort grave de n'en rien dire et de distribuer le lait altéré, parce que tout le lait de l'hôpital était également « tourné », et sous prétexte qu'elle n'aurait su quelle nourriture donner aux enfants. Nous apprîmes ensuite que le lait apporté le matin à l'hôpital était trait la veille, vers 5 heures de l'après-midi. On le stérilisait donc treize ou quatorze heures après la traite ; pendant l'hiver, cet intervalle ne suffisait pas pour qu'il se produisît une corruption appréciable ; mais, pendant les fortes chaleurs, cet espace de temps était plus que suffisant pour que, au moment du chauffage, la corruption fût très avancée et rendît toute stérilisation inutile. Après avoir observé ces faits, nous en sommes revenu au lait industriellement stérilisé, lequel est soumis à l'action de la chaleur aussitôt après la traite ; nous avons obtenu des résultats plus satisfaisants et nous n'avons plus constaté de désastre pareil à celui que nous venons de raconter.

Au mois de juillet 1896, par des temps très chauds et très orageux, nous fûmes appelé à voir en ville un assez grand nombre de nourrissons atteints de diarrhées très graves, dont la plupart avaient revêtu la forme du choléra infantile. Dans quelques cas, il y avait eu violation de plusieurs règles de l'allaitement, et il était difficile de savoir quelle faute avait été la cause de la diarrhée. Au contraire, dans quelques autres, les enfants étaient alimentés très régulièrement avec du lait stérilisé dans le ménage, à l'aide des appareils de Soxhlet ou de Gentile ; la stérilisation était effectuée par la mère, qui y apportait le plus grand soin ; on s'étonnait donc de l'apparition d'une diarrhée grave. Pourtant une faute avait été commise ; car voici ce que nous apprit une enquête que nous pûmes mener à bien dans trois cas. Le lait était acheté le matin, entre 7 heures et 8 heures, à une crémerie voisine, il était payé plus cher que le lait ordinaire, le crémier garantissant sa fraîcheur et sa bonne qualité ; aussitôt acheté, il était soumis à l'action de la chaleur. Ce lait était arrivé chez le crémier vers 6 heures du matin, venant d'une grande gare de Paris. Il avait voyagé la nuit ; il fut possible d'apprendre qu'il avait été recueilli la veille, vers 4 heures de l'après-midi. *Seize heures* s'étaient donc écoulées entre la traite et le chauffage : c'est beaucoup plus qu'il n'en faut pendant l'été et par les temps orageux, pour que le lait ait le temps de s'altérer. Après ce délai, on a beau le soumettre à l'action de la chaleur : on détruit les ferments, on ne détruit pas les produits de la fermentation. et on fait prendre au nourrisson un lait déjà corrompu.

L'observation de ces faits m'a donc conduit à penser que si, entre le moment de la traite et celui de la stérilisation, l'intervalle est trop grand, les microbes du lait pullulent, surtout pendant l'été, et peuvent parfois élaborer des toxines que la chaleur ne détruit pas ; là gît sans doute la cause de certaines diarrhées estivales graves. Durant l'hiver, la fermentation marchant beaucoup moins rapidement que pendant l'été, il est probable que le lait stérilisé tardivement est beaucoup moins nuisible et n'est pas la cause d'accidents aigus graves ; mais n'est-il pas probable qu'il peut être l'origine de catarrhes aigus légers ou de dyspepsies chroniques ?

Cette hypothèse doit recevoir une démonstration expérimentale. Mais il faut remarquer que les recherches destinées

à prouver la toxicité du lait stérilisé trop tard doivent être
multiples et variées, qu'on doit les exécuter en diverses sai-
sons, en divers lieux, dans des conditions très différentes.
Celles que nous avons faites sont encore trop peu nombreuses et trop uniformes pour que nous voulions en tirer des
conclusions. Cependant, nous en dirons un mot, puisque la
question est soulevée. Nous avons donc fait traire du lait
dans une vacherie d'Issy et le lait a été recueilli dans de
grands ballons stérilisés. Ceux-ci étant bouchés à la ouate,
le lait a été abandonné à lui-même, à la température ambiante
(juin 1898), pendant un temps variable (12, 24, 48 heures); au
bout de ce temps, il était stérilisé à 115° pendant deux minutes.
On l'injectait ensuite dans le péritoine de cobayes. Dans le
plus grand nombre de cas, ce lait ne s'est pas montré toxique;
mais avec un lait stérilisé après quarante-huit heures, l'injection était suivie de mort. Cela prouve tout au moins que, dans
certaines conditions, il peut se produire dans le lait des
toxines que la chaleur ne détruit pas.

Des expériences de MM. Jemma et Figari viennent à
l'appui de ces vues. En voici les résultats : 1° les corps morts
des bactéries qui se trouvent en général dans le lait (*B. coli*,
B. acidilactici, *B. butyricus*, B. protéolytiques), ingérés à dose
relativement élevée par des animaux à la mamelle, produisent
de la diarrhée et de l'amaigrissement, troubles qui aboutissent
à la mort si l'ingestion est continuée assez longtemps; à
l'autopsie, on trouve de la gastro-entérite et de la dégénérescence graisseuse du foie; 2° les troubles sont un peu moins
graves avec les cadavres des seuls *B. Coli*; 3° ils sont légers et
jamais mortels avec les cadavres des seuls B. protéolytiques
(*Clinica moderna*, anno VII, n° 17).

Quant à l'objection tirée de ce que c'est une propriété
générale des toxines microbiennes d'être détruites par la chaleur, nous répondrons qu'il y a des exceptions à cette loi; il
suffira de citer certaines toxines de la tuberculose qui constituent la première tuberculine de Koch.

En tout cas, une conclusion s'impose : nous devons faire

tous nos efforts pour que la stérilisation ait lieu le plus tôt possible après la traite.

Choix d'un procédé de stérilisation. — Il faut maintenant tirer une conclusion pratique de notre étude. De tout ce qui précède, il résulte que tous les procédés de purification par la chaleur sont bons, à deux conditions : la première, que le lait soit soumis à l'action de la chaleur presque tout de suite après la traite ; la seconde, que le lait soit consommé aussitôt que possible après l'action de la chaleur.

On voit par suite que le choix d'un mode d'action de la chaleur doit varier avec les circonstances. Êtes-vous dans le voisinage d'une source de lait qui vous offre toutes les garanties désirables, et pouvez-vous soumettre le liquide à l'action de la chaleur quelques instants après la traite ? Usez alors de la méthode de Soxhlet, ou employez l'ébullition qui est presque aussi bonne, si vous assurez la parfaite propreté des vases, des biberons et des tétines ; dans les deux cas, que le lait soit consommé dans les vingt-quatre heures.

Mais êtes-vous éloigné de la source du lait et ne pouvez-vous soumettre le liquide à l'action de la chaleur que plusieurs heures après la traite, repoussez la méthode de Soxhlet, repoussez l'ébullition. Alors, la seule ressource possible, c'est le lait stérilisé dans l'industrie. Ce lait, soumis au surchauffage aussitôt après la traite, se conserve bien pendant plusieurs jours.

Résultats de l'emploi du lait stérilisé dans l'allaitement artificiel. — Les bons résultats de la purification méthodique du lait par la chaleur sont reconnus aujourd'hui par la très grande majorité des médecins qui se sont occupés de la question. Pour notre part, nous nous sommes efforcé, à plusieurs reprises, d'en montrer tous les avantages et de prouver qu'ils surpassent de beaucoup ses inconvénients. Néanmoins le lait stérilisé a eu à subir des critiques parfois très vives.

Si on est à peu près unanime à reconnaître qu'une stérilisation bien faite met le nourrisson à l'abri des gastro-entérites graves, on reproche au lait surchauffé d'être plus indigeste que le lait cru, de déterminer de la constipation, de l'anémie, du rachitisme, du scorbut, de prédisposer à l'infection septique. et enfin d'être souvent un aliment de valeur insuffisante après le neuvième ou le dixième mois. La plupart de ces reproches ne sont pas fondés.

Il n'est pas exact, sauf peut-être dans quelques cas exceptionnels (1), que le lait stérilisé soit plus indigeste que le lait cru. Le seul trouble digestif qu'on puisse lui imputer est un certain degré de constipation. En ce qui concerne la digestion dans l'estomac, les digestions artificielles et l'analyse du suc gastrique démontrent que si le lait de vache stérilisé n'est pas l'équivalent du lait de femme, l'estomac le digère mieux que le lait de vache cru.

Les essais de digestion artificielle semblent montrer que les modifications de la caséine sous l'influence de la chaleur sont favorables à la digestion. Le premier acte de la digestion du lait dans l'estomac est la coagulation de la caséine sous l'influence de la présure. Celle-ci pouvant être recueillie dans l'estomac des animaux, on peut étudier *in vitro* son action sur le lait. On constate ainsi que la présure coagule la caséine d'une manière différente suivant la nature du lait mis en expérience. Avec le lait de femme, on a un coagulum à flocons très fins, très grenus, très divisés ; avec le lait de vache cru, on a un coagulum à grosses masses, peu floconneuses, peu granuleuses, peu divisées ; avec le lait de vache bouilli ou soumis au bain-marie à 100°, le coagulum est en flocons plus fins qu'avec le lait cru ; pour le lait stérilisé à des températures supérieures à 100°, des affirmations contraires se sont produites. M. Gautrelet affirme qu'on obtient un coagulum encore plus compact, encore moins divisé qu'avec le lait cru de vache (2) ; par contre, M. Comby a constaté que le coagulum du lait stérilisé ne diffère pas de celui du lait bouilli. Les recherches que nous avons faites avec M. Apert

(1) Dr MONRAD, *Jahrb. f. Kinderh.* N. F. LV. 1. 1901. Les résultats de Monrad ont d'ailleurs été contestés par AD. CZERNY, Kohlenmilch als Säuglingser nährung. *Centralbl. f. Stoffwechsel und Verd. kr.*, 1902, t. III, p. 93, 96.

(2) Sur les causes probables de ces modifications dans le mode de coagulation de la caséine, voyez : SOXHLET, La chimie dans l'alimentation de la petite enfance. *Rev. gén. des sciences*, 1894, p. 713.

m'ont montré que, par la présure, le lait stérilisé se coagule comme le lait bouilli, c'est-à-dire en flocons beaucoup plus fins que le lait de vache cru. D'autre part, en examinant les caillots de lait vomis par les nourrissons, il est facile de s'assurer qu'il n'y a guère de différence entre les caillots du lait stérilisé, ou bouilli, ou chauffé au bain-marie à 100°. D'ailleurs, M. Gautrelet a bien voulu me dire que, dans ses recherches, il avait coagulé la caséine des divers laits par les acides et non par la présure, ce qui explique sans doute en partie la différence de nos résultats (1).

A tort ou à raison, on a attaché une réelle importance aux caractères du caillot au point de vue de la digestibilité. Lorsque le lait a été coagulé dans l'estomac par la présure, les composés chloro-peptiques du suc gastrique, puis le suc pancréatique, liquéfient et peptonisent le coagulum ; on suppose que cette seconde action sera d'autant plus parfaite et d'autant plus rapide que le coagulum se sera fait à plus petits flocons ; mais c'est une supposition. Rien ne prouve que les qualités du caillotaient, pour sa bonne digestion, cette importance primordiale ; un caillot gros et compact, étant brassé par l'estomac en mouvement, se désagrège et se liquéfie peut-être avec autant de facilité qu'un caillot à fins flocons. Les digestions *in vitro* ne prouvent pas grand'chose à cet égard, car elles ne reproduisent pas l'élément mécanique de la digestion stomacale. Quoi qu'il en soit, il est probable que les modifications du mode de coagulation dues à l'influence des hautes températures sont plutôt favorables à la digestion.

M. Ch. Michel (2) a fait des expériences très variées de digestion artificielle du lait cru et du lait stérilisé (soit par surchauffage, soit par la méthode de Soxhlet) : digestions par la pepsine seule en milieu chlorhydrique, par la pancréatine seule en milieu neutre ; digestions du caillot obtenu avec la présure, par la pepsine chlorhydrique ou par la pancréatine seule ; enfin digestions complexes dans lesquelles interviennent successivement : la présure, la pepsine, la pancréatine. De ces expériences, M. Ch. Michel conclut que la stérilisation ne diminue pas la digestibilité des matières albuminoïdes du lait, mais qu'elle semble, au contraire, l'augmenter.

---

(1) GAUTRELET, Influence de la température sur l'état de divisibilité de la caséine dans le lait de vache. *Société médico-chirurgicale de Paris*, 25 mars 1895.

(2) CH. MICHEL, Digestion artificielle du lait. *L'Obstétrique*, 15 janvier 1896, p. 25. — DU MÊME, *Sur quelques applications de la digestion artificielle du lait.* Thèse de Paris, 1896, n° 366.

M. Jemma (1) a fait aussi des digestions artificielles comparatives, dont voici le résultat. Avec la pepsine et l'acide chlorhydrique, le lait cru est beaucoup plus rapidement digéré que le lait stérilisé. Le contraire a lieu si on n'emploie que la pancréatine. La digestion avec le lab-ferment, la pepsine et l'acide chlorhydrique est plus rapide dans les premières heures avec le lait stérilisé; mais si on prolonge l'action de ces substances, c'est le lait cru qui fournit la plus grande quantité de peptones. Le lait stérilisé, soumis à l'action du lab-ferment et de la pancréatine, est digéré beaucoup plus rapidement que le lait cru. Par l'action successive des différents ferments dans l'ordre de la digestion naturelle, le lait stérilisé est digéré plus vite que le lait cru. En somme, la digestibilité du lait stérilisé est supérieure à celle du lait cru. Le lait stérilisé, dilué avec de l'eau, est plus facile à digérer que le lait stérilisé pur.

On peut adresser à toutes ces recherches les mêmes objections : les digestions *in vitro* ne reproduisent sans doute que très imparfaitement ce qui se passe dans l'organisme vivant.

Les analyses du suc gastrique montrent que la digestion stomacale, chez les nourrissons bien portants et nourris de lait stérilisé d'une manière régulière, se rapproche beaucoup de celle des enfants au sein (2). Mais la fonction gastrique n'est pas la seule dont il faille tenir compte dans l'appréciation de la digestion et de la nutrition.

S'il est vrai que certains enfants nourris de lait stérilisé présentent un teint pâle et des chairs molles, parfois de petites lésions de rachitisme, s'ils semblent plus prédisposés aux infections septiques communes, il n'est nullement prouvé que ces caractères soient imputables aux modifications du lait par la chaleur; en nous reportant à des faits observés avant l'emploi du lait stérilisé, il nous paraît très probable qu'ils sont dus à l'allaitement artificiel lui-même, c'est-à-dire à la suppression du sein maternel. En l'absence de troubles digestifs, la nutrition de l'enfant au biberon a toujours les mêmes caractères, que le lait de vache qu'il reçoit soit stérilisé ou qu'il ne le soit pas (3).

(1) JEMMA, *Clin. méd. ital.*, n° 6, 1899.

(2) L. NETTER, Chimisme gastrique chez des nourrissons nourris au lait stérilisé. *Progrès médical*, 1899, t. X, p. 225.

(3) Ces caractères ont été décrits dans la première partie, au chapitre VII.

Les recherches de Raudnitz (1) sur de jeunes chiens, celles de Bendix (2) et Lange (3) sur des enfants, ont eu pour objet la mesure des *entrées* et des *sorties* des divers principes alimentaires dans les diverses formes de l'allaitement artificiel ; elles ont montré que les gains de l'organisme en expérience sont à peu près les mêmes, qu'il s'agisse de lait cru, de lait pasteurisé, ou de lait stérilisé, sans qu'on puisse attribuer une supériorité à l'un d'eux (4). M. Rodet (de Lyon) a nourri des jeunes chiens de la même portée, les uns avec du lait cru, les autres avec du lait bouilli, puis il les a pesés régulièrement ; ainsi il a vu que le lait bouilli est supérieur au lait cru (5).

Sur la question de savoir si le lait stérilisé est un aliment insuffisant après le neuvième ou le dixième mois (6), on peut répondre qu'il faut distinguer divers cas. A coup sûr, comme aliment exclusif, le lait stérilisé est souvent insuffisant après un an ; il faut y joindre des bouillies de farine ; mais la même règle s'applique à l'allaitement au sein. Quand le lait stérilisé n'est pas l'aliment exclusif, il est vrai qu'il y a quelques

---

(1) Ueber die Verdaulichkeit gekochter Milch. *Zeitsch. f. phys. Chemie*, t. XXIV, p. 1, 1890.

(2) *Jahrbuch f. Kinderheilk.*, t. XXXVIII, p. 393, 1894. Voici les conclusions du travail de M. Bendix :

1° Un enfant bien portant assimile aussi bien les substances azotées et les graisses du lait stérilisé que celles du lait non stérilisé. 2° Il en est de même des enfants dyspeptiques, et, s'ils assimilent le lait moins bien que les enfants sains, il n'existe sous ce rapport aucune différence entre l'assimilation du lait stérilisé et celle du lait non stérilisé. 3° La stérilisation ne modifie que fort peu l'odeur et le goût du lait. Si les enfants font quelquefois des difficultés pour prendre le lait stérilisé, ils n'y pensent plus au bout de quelques jours et le prennent aussi bien que le lait non stérilisé. 4° Le lait stérilisé ne provoque pas de troubles du tube digestif ; au contraire, son emploi est suivi d'une amélioration de l'appétit et de l'état général.

(3) *Jahrb. f. Kinderheilk.*, t. XXXIX, p. 216, 1895.

(4) Duclaux, *Ann. de l'Institut Pasteur*, 1895, p. 352.

(5) *Soc. de biologie*, 30 mai 1896.

(6) Rapports de Carstens et de Von Starck à la 70ᵉ *Réunion des médecins et naturalistes allemands, tenue à Düsseldorf du 19 au 24 septembre* 1898.

enfants un peu âgés dont la croissance paraît languir et qui
se développent mieux quand on substitue au lait stérilisé du
lait simplement bouilli ou du lait chauffé au bain-marie à 100°
pendant peu de temps, 20 à 25 minutes. Il faut pourtant reconnaître que ces faits sont rares.

On a accusé le lait stérilisé de produire la maladie de
Barlow et on a émis la supposition que la cuisson détruit
dans le lait une substance antiscorbutique. Le reproche est
injuste, et par suite l'hypothèse est inexacte. Nous avons
observé un très grand nombre de nourrissons élevés au lait
stérilisé, et nous n'avons vu que deux cas de scorbut infantile ;
M. Budin, M. Variot, M. d'Espine, M. Seitz, qui exerce à Munich,
patrie de Soxhlet, ont fait des constatations identiques. La plupart des cas de maladie de Barlow observés en France ont été
la suite de l'emploi du lait dit maternisé (lait gras de Gärtner),
dans lequel la matière grasse a été profondément modifiée
par la centrifugation. Les auteurs anglais eux-mêmes n'incri-
minent plus le lait stérilisé, mais l'usage de conserves ou
d'aliments artificiels qui n'ont rien de commun avec le lait.
Enfin, des médecins américains, entre autres Fruitnight,
auraient observé la maladie de Barlow chez des enfants qui
recevaient du lait de leur mère. Si des observations de ce genre
se renouvelaient, elles prouveraient que la pathogénie de cette
maladie est encore obscure, mais qu'on ne peut l'attribuer à
l'emploi du lait stérilisé.

Depuis que nous connaissons la présence des enzymes dans
le lait, nous nous sommes demandé si ce n'était pas une faute
de les détruire par la stérilisation. Les ferments solubles ne
résistent pas en général à une température supérieure à 70° ; en
chauffant le lait de vache pour le priver de germes, nous le
privons aussi de ces enzymes qui ont peut-être sur la nutrition
une influence très favorable. Nous n'hésitons pas à déclarer
que cette objection est absolument insuffisante pour nous
faire rejeter la pratique de la stérilisation du lait animal. Si,
sous prétexte de conserver les zymases, nous donnons du lait
chargé de microbes, nous avons beaucoup de chances de tuer

l'enfant, par infection ou intoxication ; tandis qu'en donnant un lait stérile, même privé de ferments solubles, l'enfant échappe à cette cause de mort si fréquente ; il se développe, parfois irrégulièrement, mais il se développe tout de même.

Pour notre part, notre conviction sur les bienfaits du lait stérilisé date déjà de longtemps et elle n'a fait que s'affermir. Mais nous ne l'avons pas fondée uniquement sur des statistiques. Celles-ci ne tiennent généralement aucun compte des éléments multiples qui entrent en jeu lorsqu'il s'agit d'apprécier le résultat de l'allaitement artificiel. On doit répéter ici : *non numerandæ, sed ponderandæ observationes.* Il faut séparer les cas où le lait stérilisé est donné à des enfants débiles, de ceux où il est donné à des enfants vigoureux ; ceux où il est administré dès la naissance, de ceux où il est employé plus tardivement ; ceux où il est administré à des enfants sains, de ceux où on le donne à des nourrissons dyspeptiques ou malades ; ceux où il est donné pur, de ceux où il est donné dilué ; il faut distinguer les cas où l'allaitement artificiel est bien dirigé, de ceux où il est défectueux, quant aux quantités de lait et quant aux intervalles des repas ; et enfin ceux où le lait stérilisé est l'aliment exclusif, de ceux où il sert à l'allaitement mixte. Ces séparations faites, une série de cas bien observés, suivis assez longtemps par des médecins préoccupés de la question et habitués à soigner des nourrissons, vaut beaucoup mieux pour juger le lait stérilisé que toutes les statistiques du monde.

Une observation de dix années en ville et à l'hôpital nous permet de porter un jugement favorable. Avec le lait purifié par la chaleur suivant une bonne méthode, les incidents de l'allaitement sont très réduits, les augmentations de poids sont plus régulières ; le nombre des gastro-entérites diminue, surtout le nombre des gastro-entérites graves. Depuis quelque temps, la mortalité infantile, quoique très élevée encore, est certainement moins forte ; il faut, sans doute, faire une grande part à l'emploi du lait stérilisé dans les causes de cette diminution. Quant aux inconvénients de cet aliment, à l'exception peut-être de la constipation, ils ne dépendent pas exclusivement de l'action des hautes températures ; la plupart sont inhérents à la composition même du lait de vache et on les retrouve à un égal degré, qu'il s'agisse soit de lait cru, soit de lait bouilli ou stérilisé (1).

Sur la question de l'allaitement artificiel, comme sur tant d'autres points, les idées pasteuriennes ont donc amené une modification profonde. Mais le problème n'est pas complètement résolu par l'usage d'un lait purifié par la chaleur. Si l'emploi d'un lait privé de microbes est, à l'heure présente, une condition nécessaire de l'allaitement artificiel, elle n'est pas la seule ; c'est ce que montrera tout ce qui va suivre.

(1) Le 11 novembre 1901, M. Varnier a posé la question suivante à ses collègues de la Société d'obstétrique, de gynécologie et de pædiatrie : *Doit-on continuer à recommander l'emploi du lait stérilisé dans l'allaitement mixte et lors du sevrage des nourrissons parisiens*? Ont répondu : MM. Guinon, Marfan, Pinard, Lepage, Hutinel, A. Josias, Méry et Oui. La discussion a été, en somme, presque entièrement favorable au lait stérilisé. (*Soc. d'obst., de gyn. et de pædiatrie*, 1902, p. 6, 35.) — M. Variot s'est aussi, dans une série de travaux, déclaré partisan sans réserves du lait stérilisé. (Emploi méthodique du lait stérilisé industriellement pour l'allaitement artificiel dans les grandes villes. *Congrès intern. de méd. de Paris*, 1900 ; *Section de méd. de l'Enfance*, p. 72. — La valeur nutritive du lait stérilisé dans l'allaitement. *Revue scientifique*, 24 août 1901.)

CHAPITRE III

Des modifications du lait de vache qui ont pour but de rapprocher sa composition de celle du lait de femme.

La stérilisation du lait a fait faire un très grand progrès à l'allaitement artificiel. Mais, par le seul fait de la stérilisation, le lait de vache est-il devenu l'aliment le plus apte à remplacer le lait de femme ? Quand on l'a soumis à l'action rationnelle de la chaleur, peut-il être donné tel quel, pur, sans aucune autre modification ? C'est la question qu'il nous faut aborder maintenant, et c'est une des plus délicates de l'allaitement artificiel.

Depuis qu'on emploie le lait de vache pour l'alimentation des nouveau-nés, on a remarqué que, dans les premiers temps de la vie, ce produit est en général mal digéré. Au commencement du dix-neuvième siècle, la chimie ayant montré les différences de composition du lait de femme et du lait de vache, on y chercha la raison des troubles digestifs que provoque souvent le second. Rappelons encore ces différences. d'après les analyses les plus récentes.

0/00	CASÉINE ET ALBUMINOÏDES	LACTOSE	BEURRE	SELS
Lait de femme.	16	65	35	2,5
Lait de vache.	33	56	37	6,0

Le lait de vache renferme beaucoup plus de matières pro-téiques que celui de femme (environ le double); moins de lactose; à peu près autant de beurre; beaucoup plus de sels (plus du double). En outre, la caséine du lait de vache et celle du lait de femme ne sont pas tout à fait identiques au point de vue chimique, et leur mode de coagulation par la présure est assez différent. Du jour où ils connurent ces dissemblances, la plupart des médecins qui s'occupaient de la question de l'allaitement pensèrent qu'il fallait leur rapporter en partie la difficile digestion du lait de vache; ils incriminèrent surtout l'excès de caséine et essayèrent de le corriger en ajoutant au lait de vache une quantité d'eau suffisante pour ramener le taux des matières azotées à un chiffre plus faible, à peu près équivalent à celui qui représente la proportion des matières azotées dans le lait de femme. Cependant quelques médecins, Parrot et Guéniot (1) en particulier, ne se rallièrent pas à cette manière de voir et recommandèrent de donner le lait pur.

En vérité, la question était à peu près insoluble avant l'emploi de la stérilisation. Autrefois, quand on donnait du lait animal, le plus souvent on faisait prendre un aliment plus ou moins chargé de microbes et de toxines; on ne pouvait établir la part qui, dans la genèse des troubles digestifs, revient à la composition de ce lait et celle qui revient à l'infection ou à l'intoxication. Le problème peut être abordé aujourd'hui; il suffit d'observer des nourrissons alimentés avec du lait stérilisé de bonne qualité, donné pur, sans coupage. C'est ce qui a été fait dans ces dernières années. Malgré ces conditions de meilleure observation, l'accord n'est pas encore fait; les résultats obtenus ne paraissent pas avoir été uniformes, et des

(1) *Archives de tocologie*, 1886.

divergences subsistent. Toutefois elles sont moins profondes qu'elles ne paraissent au premier abord.

Dès sa première communication, en 1892, M. Budin avança que les nouveau-nés sont capables de digérer le lait de vache pur quand il est bien stérilisé. Il a renouvelé cette assertion plus ou moins formellement dans ses travaux ultérieurs. On conçoit qu'elle était de nature à attirer vivement l'attention. Quelle simplification, en effet, pour tous les médecins chargés de diriger des crèches, des dispensaires ou des agglomérations de nourrissons, que de ne plus avoir à s'occuper de couper le lait de vache ! MM. Chavane, Variot, Comby, B. Lazard, Drapier, Mme Madeleine Brès, MM. Heubner et Oppenheimer sont venus depuis corroborer les affirmations de M. Budin (1).

En 1893, nous prescrivîmes le lait stérilisé pur à des nourrissons soignés à l'hôpital des Enfants-Malades pour des troubles digestifs. Nous constatâmes que les vomissements et la diarrhée ne diminuaient pas et que quelquefois ces troubles s'aggravaient. Nous revînmes à l'usage du lait stérilisé coupé d'eau bouillie sucrée, et les résultats furent un peu plus satisfaisants. Mais, évidemment, nous étions là sur un mauvais terrain d'observation et il fallait examiner les enfants qui, bien portants, avaient été soumis à l'alimentation avec du lait stérilisé pur. C'est ce que nous nous sommes efforcé de faire. Nous devons dire tout d'abord que nous n'avons retenu pour les observer que les nourrissons élevés exclusivement au biberon et que nous avons écarté ceux qui étaient à l'allaitement mixte; en effet, un enfant qui est au sein peut parfois, sans grand inconvénient, prendre chaque jour un ou deux biberons de lait stérilisé pur; mais ce n'est pas en observant des nourrissons soumis à un pareil régime qu'on peut résoudre le problème que nous étudions.

<hr>

(1) BUDIN, L'alimentation des nourrissons. Rapport à la Commission des crèches. *L'Obstétrique*, septembre 1896. — HEUBNER. Ueber künstliche Ernährung des Säuglings. *Rapport au Congrès international de Paris,* 1900 (Section de médecine de l'enfance, p. 31). — OPPENHEIMER, Ueber Säuglingsernährung durch unverdünnte Milch. *Arch. f. Kinderh.*, 1901.

Notre enquête commence par un interrogatoire sur les conditions du lait stérilisé ; nous éliminons les enfants qui ont pris du lait stérilisé trop longtemps après la traite ; pour ceux-là, il est évident qu'on ne peut, avec certitude, mettre les accidents digestifs qu'ils peuvent présenter sur le compte du lait pur. Puis, nous nous informons des quantités de lait pur qui ont été données et des intervalles des repas ; et ainsi nous constatons que nombre d'enfants ont été suralimentés et ont des troubles qui relèvent de la suralimentation ; pour se faire une opinion exacte sur la valeur du lait pur, il est certain que ces cas ne peuvent être utilisés. En ne prenant que les sujets nourris exclusivement avec du lait stérilisé pur, de bonne qualité, et non suralimentés, voici à quelles conclusions nous sommes arrivé :

1° Les nourrissons bien portants qui sont soumis à l'usage du lait stérilisé pur, après le 4e mois, ne présentent pas, en général, de troubles imputables à la non-dilution du lait. Autrefois on ne donnait pas de lait pur avant le 9e mois. Ce sera un des résultats des discussions ouvertes à ce sujet, de nous avoir montré que les nourrissons peuvent digérer le lait de vache pur beaucoup plus tôt. Toutefois, il y a des exceptions à cette règle. Certains nourrissons âgés de plus de 5 ou 6 mois, lorsqu'on leur donne du lait pur, sont pris de vomissements ou de diarrhée, ou offrent des troubles plus effacés et qu'il faut savoir chercher ; ils seront décrits un peu plus loin ;

2° Les nourrissons bien portants qui sont soumis à l'usage du lait stérilisé pur avant le 4e mois, peuvent être divisés en trois catégories :

a) Les premiers présentent des signes évidents de dyspepsie chronique, avec atrophie plus ou moins prononcée. Ce sont les moins nombreux.

b) D'autres ne présentent aucune anomalie ; ce sont surtout ceux qui ont été nourris au sein pendant les premiers temps et qui n'ont reçu du lait de vache pur qu'après quelques semaines.

c) Le plus grand nombre, et particulièrement ceux qui ont

reçu exclusivement du lait de vache pur dès la naissance, ont une apparence de bonne santé ; mais, si on les examine de près, on trouve chez eux des anomalies qu'on peut rapporter à un certain degré de dyspepsie et de suralimentation.

Après les évacuations verdâtres normales des premiers jours, il s'établit une constipation plus ou moins opiniâtre ; il y a une selle tous les jours, quelquefois tous les deux jours, quelquefois seulement tous les trois jours ; l'enfant expulse péniblement une grande quantité de matières fermes, pâteuses, d'une couleur jaune très pâle, presque blanchâtre ; ces matières ressemblent au mastic des vitriers. De temps à autre, la constipation fait place à de la diarrhée, avec des selles liquides jaunes, panachées de blanc et de vert ; cette diarrhée s'accompagne quelquefois de vomissements. Très souvent, ces enfants sont polyphagiques. Cependant le poids augmente ; quelquefois même il augmente beaucoup ; l'enfant devient obèse. Souvent le ventre se tuméfie légèrement, tout en restant flasque.

Dans la plupart des cas, l'enfant atteint sans autres incidents le 8e ou le 9e mois ; alors, ces troubles s'atténuent progressivement, et on peut considérer l'enfant comme hors de danger. Mais il n'en est pas toujours ainsi, car les signes de la dyspepsie chronique peuvent s'accuser et s'accompagner d'amaigrissement.

Cet ensemble de troubles est imputable à la composition du lait de vache ; la preuve en est dans ce fait que nous mettrons en lumière plus loin : à savoir que ces troubles sont très atténués quand on donne du lait de vache modifié de manière à en rapprocher la composition de celle du lait de femme.

L'observation clinique conduit donc à des conclusions qui concordent avec celles des études physiologiques et chimiques (voir la *première partie, chapitre VII*). Celles-ci nous ont démontré la moindre digestibilité du lait de vache, et elles nous ont déjà fait voir que l'excès de caséine est un des facteurs de la plus difficile élaboration de ce liquide.

Donc, en règle générale, on ne doit pas, dans les 3 ou 4 premiers mois, donner du lait de vache pur, même quand il est purifié par la chaleur ; et, avant de le faire servir à l'alimentation des jeunes enfants, on doit essayer d'en rapprocher la composition de celle du lait de femme. Par contre, après le 4ᵉ mois, on peut, en général, nourrir l'enfant avec du lait de vache pur. A coup sûr, ces règles ne sont pas absolues, et le médecin pourra ou devra les modifier suivant les circonstances ; il pourra ou devra donner du lait pur, soit avant, soit après le moment qu'elles indiquent, suivant l'état des fonctions digestives et le caractère de la courbe des poids.

Ainsi comprises, c'est-à-dire regardées comme des points de repère qui n'ont rien d'absolu, mais qui s'appliquent pourtant à la généralité des cas, ces règles ne paraissent pas pouvoir être discutées. Les partisans les plus décidés du lait pur font eux-mêmes des restrictions, desquelles on peut déduire que les divergences qui nous séparent d'eux ne sont pas aussi grandes qu'il le paraît.

Voici ce qu'on lit dans les publications de M. Budin : « Nous nous garderons bien d'affirmer que, dans les premiers mois de la vie, le lait doit toujours et invariablement être administré pur, non mélangé d'eau. De même qu'on voit des enfants ne pas supporter certains laits de femme trop nourrissants, de même on en peut rencontrer ne pouvant tolérer certains laits de vache trop chargés en beurre ou en caséine... Il n'y a donc pas de règle absolue en l'espèce, et il pourra être bon, en certaines conditions, tantôt de donner le lait avec une plus ou moins grande quantité d'eau simple, tantôt d'y ajouter de l'eau de chaux ou de l'eau de Vichy, tantôt même de faire prendre un peu de pepsine, etc. C'est le médecin qui, à l'aide d'une observation attentive, réglera ces différents points. »

M. Variot s'exprime ainsi : « Je ne crains pas d'affirmer maintenant qu'*après l'âge de un mois*, l'immense majorité des

____

(1) *Journal de clinique et de thérapeutique infantiles*, 16 décembre 1897, p. 983.

enfants supporte parfaitement le lait pur (1). » Et ailleurs :
« Pendant les 6 premières semaines au moins, il sera prudent
de donner le lait de vache coupé d'un tiers, puis d'un quart
d'eau bouillie et additionné d'un peu de sucre en poudre. J'ai
bien vu quelques nouveau-nés s'accommoder du lait pur, mais
je n'oserai pas donner le conseil de nourrir les enfants au lait
pur avant six semaines (1). »

Citons encore le témoignage du docteur Gauchas (2), qui
dirige avec compétence et sollicitude la crèche de la rue
Gauthey. Après avoir rapporté ses essais, les résultats qu'il a
obtenus, il conclut ainsi : « Il est plus sage et plus prudent
d'instituer dans les crèches, comme règle générale, le coupage
pour les 4 ou 5 premiers mois. A cet âge, l'élevage au lait
coupé est plus facile, détermine moins de troubles digestifs,
et, quand ceux-ci apparaissent, ils sont certainement moins
tenaces et moins sérieux qu'avec le lait stérilisé pur. »

Somme toute, quand nous sommes obligés d'alimenter
avec du lait de vache un enfant âgé de moins de 3 ou
4 mois, nous devons essayer de modifier sa composition de
manière à la rapprocher de celle du lait de la femme, de manière surtout à en corriger l'excès de caséine.

De tous les procédés employés pour atteindre ce but, un
seul me paraît devoir être conseillé : le coupage du lait avec
addition de sucre. Nous l'étudierons donc en détail, et nous
dirons comment nous avons été conduit à l'adopter et à le
modifier. Dans un appendice, nous donnerons ensuite, à titre
de documents, quelques indications sur les autres procédés.

CORRECTION DU LAIT DE VACHE PAR L'ADDITION D'EAU ET DE
SUCRE. — Les premiers médecins qui se sont préoccupés de
corriger la composition du lait de vache par l'addition d'eau et
de sucre s'inspiraient des remarques suivantes. C'est l'excès
de caséine qui rend le lait de vache indigeste pour le nouveau-né et c'est aussi le gros volume des flocons du coagulum

(1) *Journal de clinique et de thérapeutique infantiles*, 12 mai 1898, p. 373.
(2) GAUCHAS, Deux ans de fonctionnement d'une crèche. Étude d'hygiène infantile. *Revue d'hygiène*, 1897, n° 2.

formé dans l'estomac par l'action de la présure ; l'addition d'eau a pour effet de ramener le taux de la caséine à un chiffre convenable ; elle a aussi pour effet de diminuer le volume des flocons du coagulum. L'eau doit être ajoutée en quantité d'autant plus considérable que l'enfant est plus jeune ; car, plus il est près de la naissance, moins il est capable de digérer le lait de vache.

On prescrivait donc des coupages dans le genre de celui qu'indique le tableau suivant (ce tableau servait encore de règle dans une crèche de Paris, en 1886) :

	LAIT	EAU SUCRÉE
1re semaine	1 partie	3 parties
2e semaine.	1 —	2 —
1er et 2e mois	1 —	1 --
3e et 4e mois.	3 —	2 —
5e et 6e mois.	2 —	1 --
6e au 9e mois	4 —	1 —

Beaucoup de médecins trouvèrent ces additions excessives et leur adressèrent des critiques fort justes. Pour donner assez de substance alimentaire, on était obligé de faire prendre au nourrisson d'énormes quantités de liquide ; le nombre des couches mouillées augmentait, mais le poids restait stationnaire ; l'estomac se dilatait et des troubles digestifs survenaient.

Frappés de ces inconvénients, quelques hygiénistes conseillèrent, pour favoriser la coagulation en petits flocons du lait de vache, de couper celui-ci avec des liquides mucilagineux, tels que décoction d'orge, de farine de riz, de gruau d'avoine, de racine de guimauve, eau panée, mucilage de gomme, etc.(1). Ce mode de coupage eut la faveur populaire ; et, dans les consultations hospitalières, il nous est donné de soigner beaucoup d'enfants qui sont nourris de cette manière. Les résultats sont d'ordinaire mauvais, ce qu'on peut attri-

---

(1) JACOBI, L'allaitement artificiel. *Congrès international de médecine de Paris*, 1900 (Section de méd. de l'enfance), p. 4.

buer soit à ce que ces liquides mucilagineux renferment une certaine quantité d'amidon, que le jeune enfant n'est pas encore capable de digérer, soit à ce qu'ils fermentent avec une extrême facilité.

D'ailleurs, ainsi que cela a été indiqué, l'appréciation de ces méthodes anciennes est difficile ; alors on ne stérilisait pas le lait, et, par suite, comment faire avec précision la part qui, dans ces résultats, revenait au mode de coupage et celle qui revenait à l'impureté de l'aliment ? Aussi nous occuperons-nous surtout des méthodes de coupage qui ont été recommandées depuis l'emploi des laits purifiés par la chaleur.

M. Escherich (1), préoccupé de ramener le chiffre de la caséine à un taux convenable sans donner pourtant une trop grande quantité de liquide, a proposé une méthode qu'il nomme « méthode volumétrique ». Un exemple en fera connaître le principe. D'après les tables de Pfeiffer, que nous avons reproduites plus haut (IIe partie, section 1, chapitre VII), un enfant de 5 mois nourri au sein prend environ 1 litre de lait par jour renfermant 17 grammes de caséine ; puisque le lait de vache renferme 33 grammes de caséine par litre, pour donner à un enfant au biberon, en un égal volume de liquide, une égale quantité de caséine, il faudra lui faire prendre environ 600 grammes de lait de vache additionnés de 400 grammes d'eau. En se fondant sur les quantités de lait de femme que prend un enfant au sein et sur la composition de ce lait aux diverses phases de l'allaitement, M. Escherich a construit une table représentant la quantité de lait de vache et la quantité d'eau qu'il y faut ajouter pour chaque mois d'âge du nourrisson. Cette méthode présente des inconvénients. L'addition d'eau est encore trop considérable ; elle diminue beaucoup trop la proportion de sucre et de beurre, qui, déjà, sont en moins grande quantité dans le lait de vache que dans le lait de femme ; si on peut obvier au défaut de lactose en

____

(1) *Münchener med. Woch.*, n°s 13, 14 et 19, 1889. — *Wiener klin. Woch.*, n° 40, 1889.

ajoutant du sucre au mélange, il reste une insuffisance de graisse qu'il est difficile de compenser, comme nous le verrons plus loin. De plus, cette méthode exige que la mère et les personnes qui soignent l'enfant aient constamment sous les yeux un tableau assez compliqué et apportent beaucoup d'attention à la préparation du mélange.

Heubner et Hoffmann (1) ont préconisé une méthode de coupage plus simple, plus uniforme, et d'une pratique plus aisée; ils l'ont appelée « méthode physiologique ». Ils diluent le lait de vache avec partie égale, non pas d'eau simple, mais d'une solution de lactose à 6-7 p. 100, environ. Ce mélange renferme autant de matières azotées, à peu près autant de sucre et moins de graisses que le lait de femme. Jusqu'au 9e mois, on nourrit l'enfant avec cette préparation; les quantités qu'on en donne à chaque repas et le nombre des repas sont réglés d'après les tables de l'allaitement maternel (IIe partie, chap. VI). Le reproche qu'on peut adresser à ce procédé, c'est qu'il diminue de moitié le chiffre de beurre, sans compenser cette perte. A la vérité, Heubner et Hoffmann ont fait à ce sujet une remarque importante. Les principes non azotés, hydrates de carbone et matières grasses, considérés comme aliments, peuvent se suppléer dans une certaine mesure. Ne pourrait-on pas compenser le défaut de beurre par une addition plus considérable de sucre de lait, ce qui est assez facile ? Heubner et Hoffmann, après avoir posé la question, ne paraissent pas avoir cherché à la résoudre. Mais, comme nous l'allons voir, leur remarque a été utilisée par Soxhlet (2). Quant à Heubner (3), il en est arrivé depuis à penser que l'essentiel, dans l'allaitement artificiel, est de donner chaque jour à l'enfant, sous un volume convenable, le nombre de ca-

(1) HEUBNER, Article « Säuglings Milch ». *Festschrift « Die Stadt Leipzig in hygienischer Beziehung »*, 1891.
(2) *Münch. med. Woch.*, 1893, n° 4.
(3) HEUBNER, Ueber künstliche Ernährung des Säuglings. *Rapport au Congrès international de Paris*, 1900 (Section de médecine de l'enfance. p. 31.

lories dont il a besoin pour sa vie et son développement, tandis que les autres conditions sont accessoires et peuvent être négligées, ce qui est certainement aller beaucoup trop loin.

La matière grasse des aliments sert à épargner les matières azotées, à produire de la chaleur ou du travail et à former le tissu adipeux du corps : or, les recherches modernes sur la nutrition ont montré que toutes ces fonctions peuvent être remplies par les hydrates de carbone, par le sucre en particulier. D'après les recherches de Rubner, 243 parties de lactose et 100 parties de matière grasse sont isodynames (c'est-à-dire équivalentes pour la calorigénie). Soxhlet fonde sur ces chiffres le calcul du surplus de lactose à ajouter pour remplacer la graisse qui fait défaut. En mélangeant une partie de lait de vache à une partie d'une solution aqueuse de lactose à 12 p. 100 environ, on obtient un liquide qui est isodyname au lait de femme et qui peut le remplacer. Soxhlet insiste particulièrement sur les avantages de l'addition de lactose en quantité considérable. Contrairement aux autres sucres qui seraient rapidement absorbés au niveau de l'estomac, le sucre de lait serait lentement absorbé et se trouverait toujours dans l'intestin combiné au mucus et à la bile; c'est à cette particularité que le lactose devrait son action légèrement purgative, action que Soxhlet regarde comme précieuse, car le lait de vache stérilisé provoque souvent de la constipation. Mais les cliniciens qui ont employé le procédé de coupage de Soxhlet ont remarqué que le mélange qui en résulte engendre parfois une diarrhée rebelle avec diminution de poids. Une bonne partie de la proportion considérable de lactose qu'il renferme ne devient-elle pas la proie des ferments, et la propriété purgative du lactose ne serait-elle pas liée à cette fermentation ?

En somme, avec ces méthodes de coupage, on n'obtient pas une augmentation normale et régulière du poids, et parfois, surtout si on ajoute une quantité trop forte de lactose, il se produit des troubles digestifs. Leur principal défaut est l'insuffisance en beurre. Il semble bien, d'ailleurs, malgré les théories thermo-chimiques, que pour un bon accroissement et aussi pour une bonne digestion, aucune substance ne puisse suppléer complètement la matière grasse. La physiologie du jeune enfant nourri au sein nous apprend qu'un excès de graisse est nécessaire pour l'accomplissement d'une digestion normale. La raison en est peut-être dans cette remarque de Biedert, que la coagulation de la caséine se fait en grumeaux d'autant plus fins que le lait est plus riche en graisse.

Quand on considère que l'insuffisance en beurre est le principal défaut de ces coupages, on se demande s'il n'existe pas un moyen sûr d'y remédier. Une remarque se présente d'abord à l'esprit. Le lait provenant des vaches de certaines races, bien soignées et soumises à une alimentation spéciale, est très riche en beurre ; au lieu de 35 à 36 p. 1.000, il peut renfermer jusqu'à 42 à 45 grammes par litre ; avec un lait aussi riche, les inconvénients du coupage diminueraient beaucoup. Mais ce n'est pas de ce côté que l'on pourra trouver le remède, tant que la production du lait ne sera pas mieux surveillée et que l'industrie des éleveurs n'aura pas fait plus de progrès.

Un autre moyen a été indiqué par Ritter, Kehrer, Coulier et Biedert : c'est d'ajouter au lait coupé de la *crème de lait*, c'est-à-dire de la substance qui, dans le lait laissé au repos, forme au bout d'un certain temps une couche superficielle onctueuse, plus ou moins épaisse, composée surtout de globules gras, plus légers que l'eau. Mais ce procédé est compliqué et coûteux et, dans toutes ces manipulations, l'asepsie du lait court de grands risques ; aussi est-il à peu près abandonné.

A titre de documents, nous indiquerons toutefois les essais faits dans cette voie.

Coulier préconisait le mélange suivant comme ayant la même composition que le lait de femme :

Lait de vache pur	600 grammes
Crème	13 —
Sucre de lait	45 —
Phosphate de chaux porphyrisé ou précipité.	1,5 —
Eau	339,5 —

Biedert a composé une série de 6 mélanges, gradués de telle façon que le premier soit très léger et que les autres constituent une nourriture de plus en plus substantielle qui achemine graduellement vers l'usage du lait de vache coupé d'un tiers d'eau. Voici la composition de ces mélanges :

MÉLANGES	LAIT DE VACHE	EAU BOUILLIE	CRÈME NATURELLE	SUCRE	
I. . . .	0	375	125	15	1 à 2 *mois*
II . . .	75	375	125	15	2 à 3 *mois*
III. . .	175	375	125	15	3 à 4 *mois*
IV. . .	250	375	125	15	4 à 6 *mois*
V . . .	375	375	125	15	6 à 7 *mois*
VI . . .	500	250	125	15	7 à 8 *mois*

On vendait en Allemagne une préparation (mélanges de crème, conserves de crème, aliment infantile) qui permettait d'obtenir immédiatement, et par simple addition d'eau, un aliment à peu près équivalent aux mélanges de Biedert. Le prix élevé de cette alimentation, sa complexité, les difficultés de sa stérilisation l'ont fait abandonner.

Léon Dufour (de Fécamp), s'inspirant d'un ancien procédé de Ch. Marchand, a conseillé de préparer le lait des nourrissons de la manière suivante (1). Un vase, d'une capacité de 2 litres et fermé par un capuchon de caoutchouc, est muni à sa partie inférieure d'une tubulure que ferme un bouchon en caoutchouc. Dans ce récipient, on verse la quantité de lait nécessaire pour un jour. L'on ferme immédiatement et on laisse au frais pendant quatre heures. Au bout de ce laps de temps, la crème s'est séparée. En enlevant le bouchon de la tubulure inférieure du vase, on soutire un tiers du lait. Cette opération a pour effet de diminuer d'un tiers les matières protéiques et minérales, sans réduire la quantité de beurre. Pour rétablir le chiffre primitif du sucre de lait, on ajoute alors une quantité de solution de lactose à 35 p. 1.000, équivalente au volume retiré précédemment. A cela on joint 1 gramme de NaCl. On agite le tout pour refaire le mélange et on répartit le liquide dans les flacons d'un appareil stérilisateur du genre de celui de Soxhlet. M. Dufour se loue beaucoup des résultats obtenus avec le lait ainsi préparé. Mais nous remarquerons que son procédé exige des mani-

(1) Léon Dufour, Sur un mode pratique d'humanisation du lait de vache. *Revue mensuelle des maladies de l'enfance*, 1896, septembre. p. 431. — *Congrès international d'hygiène de Madrid*, avril 1898.

pulations un peu délicates et un peu longues, qu'il n'est guère
applicable, comme procédé domestique, que dans les pays d'élevage, où une personne de confiance peut se rendre à une vacherie
et faire traire le lait devant elle. Dans les grandes villes, il est
à peu près impossible de songer à l'utiliser.

Nous tenons de M. Epstein (de Prague) qu'il a cherché à compenser le déficit en beurre par l'addition d'une graisse spéciale, la
lipanine, qui s'émulsionne très facilement dans l'eau ; nous ignorons si les résultats qu'il a obtenus sont satisfaisants. Nous-même
nous avons essayé d'ajouter de la margarine, de l'huile d'amandes
douces, de la glycérine ; nous n'avons pas obtenu de bons résultats.

Knöpfelmacher pense que l'idéal serait de rendre le lait de vache
plus pauvre en caséine et plus riche en albumine ; mais on ne peut
y parvenir sans diminuer la quantité de fer, cette substance faisant
corps avec la caséine. Pour obvier à cet inconvénient, il propose
d'ajouter au lait des jaunes d'œufs qui contiennent du phosphore,
du fer et de l'albumine. L'addition de sucre de lait et de jaunes
d'œufs au lait coupé permettrait de préparer avec du lait de vache
un aliment qui se rapprocherait du lait de femme (1). Mais le procédé est encore trop compliqué, et puis il est des enfants, même
âgés, qui ne digèrent pas le jaune d'œuf.

Après avoir essayé les méthodes de coupage qui sont réali-
sables dans la pratique courante et avoir reconnu leurs inconvénients, nous avons été conduit à employer pendant les 4 ou
5 premiers mois un mélange composé de : lait, 2 parties ; eau
sucrée à 10 p. 100, 1 partie. Nous allons exposer les considérations qui nous ont guidé et les résultats que nous avons obtenus.

L'allaitement artificiel, au moins dans les premiers mois de
la vie, est un pis-aller ; il ne remplacera jamais l'allaitement
maternel. Dans cette voie, l'idéal est impossible à atteindre ;
à le chercher, on est presque sûr de s'égarer. S'efforcer de
manipuler savamment le lait de vache, pour reproduire un
liquide ayant d'abord la composition du colostrum, puis celle
du lait de femme aux diverses périodes de l'allaitement, ce

____

(1) *Société império-royale des méd. de Vienne*, séance du 7 janvier
1898.

n'est pas seulement compliquer le problème et le rendre pratiquement insoluble, c'est aussi suivre u ne voie incertaine, car il n'est pas sûr que les variations de composition du lait de femme obéissent à des lois fixes. Nous ne pouvons atteindre la perfection ; il faut donc nous contenter du moindre mal. Et puisqu'il en est ainsi, profitons des enseignements de la chimie, mais ne nous laissons pas dominer par eux ; fondons-nous surtout sur l'expérience clinique.

Une méthode de coupage doit remplir certaines conditions. Elle doit, d'abord, être simple et peu coûteuse, sous peine de ne pas être applicable. Elle doit réduire la quantité de caséine du lait de vache, mais sans trop appauvrir ce liquide en sucre et en graisse ; et elle doit pouvoir parer dans une certaine mesure à cet appauvrissement. Elle doit permettre de fournir une quantité suffisante de calories sous un volume qui n'excède pas celui que prend l'enfant nourri au sein. Enfin et surtout, elle ne doit pas être un obstacle à la stérilisation.

Le procédé que nous recommandons, aussi simple et aussi peu coûteux qu'aucun autre, est celui qui réalise le mieux les conditions précédentes.

L'addition d'un tiers d'eau réduit le taux de la caséine ; on objectera qu'elle ne le réduit pas assez et que, pour ramener ce taux à un chiffre équivalent à celui des matières azotées du lait de femme, il faut couper le lait de vache par moitié. Or, une pareille correction n'est pas nécessaire : l'observation apprend qu'en général, et mention expressément faite des cas exceptionnels, les enfants digèrent à peu près aussi bien le lait de vache coupé au tiers que le lait de vache coupé à moitié. Il ne s'agit pas de diminuer la proportion de caséine de manière à la rendre exactement équivalente à celle du lait de femme (1) ; il s'agit seulement de la réduire assez pour que le

(1) Biedert a d'ailleurs montré que, si on voulait, par l'addition d'eau, diminuer la grosseur des flocons du coagulum du lait de vache de manière à les rendre aussi fins que ceux du coagulum du lait de femme, il faudrait étendre le lait de vache de 12 fois son volume d'eau. (Voir là-dessus : TARNIER et CHANTREUIL, *Hygiène de l'enfance*, p. 110.)

lait de vache ne soit pas indigeste. Couper celui-ci au tiers et non pas à moitié constitue déjà un avantage important; car ainsi nous ne réduisons pas les chiffres de la graisse de manière à ne plus pouvoir en compenser l'insuffisance. En ajoutant à l'eau qui sert à couper le lait 6 p. 100 de sucre, nous pouvons donner au mélange une proportion d'hydrates de carbone équivalente à celle du lait de femme. Mais puisque nous savons que les hydrates de carbone et les graisses peuvent se suppléer dans une certaine mesure, puisque nous savons, d'autre part, que le déficit en graisse est pratiquement impossible à combler par les procédés domestiques, au lieu d'ajouter 6 p. 100 de sucre à l'eau de coupage, ajoutons-y 10 p. 100 de sucre et nous aurons obvié dans une certaine mesure à l'insuffisance en matières grasses. Le tableau suivant permet de comparer la composition d'un mélange de 2 parties de lait de vache et de 1 partie d'eau sucrée à 10 p. 100 à la composition du lait de femme et à celle du lait de vache pur.

0/00	PROTÉIDES	SUCRE	BEURRE	SELS
Lait de femme	16	65	35	2,5
Lait de vache	33	55	37	6
Mélange de 2 parties de lait de vache et de 1 partie d'eau sucrée à 10 p. 100.	22	71	25	4

Si on calcule la chaleur de combustion du mélange et si on la compare à celle du lait de femme, on constate qu'elle est fort peu inférieure (1); le lait coupé au tiers d'eau sucrée à 10 p. 100 peut donc être donné dans les mêmes proportions que le lait de femme, et on évite ainsi la surcharge gastrique

(1) Un litre de lait de femme représente environ 650 calories; un litre de lait de vache pur, environ 700 calories; un litre du mélange de deux parties de lait de vache et d'une partie d'eau additionnée de 10 p. 100 de sucre de canne représente environ 620 calories. Ce chiffre est théoriquement un peu insuffisant; pratiquement, une expérience de plusieurs années nous a démontré qu'il permettait, dans les premiers mois, un développement régulier de l'enfant.

qu'engendrent les trop fortes dilutions. Le rapport de la matière protéique à la somme des hydrates de carbone et de la graisse n'est pas, dans ce mélange au tiers, très éloigné de ce qu'il est dans le lait de femme (1).

Remarquons aussi qu'on ne peut reprocher au mélange de renfermer une trop forte proportion de sucre ; il n'en renferme que 70 grammes par litre, pas beaucoup plus que le lait de femme, tandis que la dilution préconisée par Soxhlet en contient 96 grammes par litre.

Mais ici se pose une question ? Est-il bien nécessaire de sucrer avec du lactose ? Ne peut-on pas employer le sucre de canne ? Le lactose se trouve assez facilement dans le commerce et n'est pas d'un prix très élevé ; pour se rapprocher de la nature, on est conduit à lui donner la préférence ; nous l'avons employé assez longtemps avec succès ; puis, à l'occasion d'enquêtes destinées à élucider l'origine de troubles digestifs, nous avons constaté que certaines maisons de commerce et même certaines pharmacies ne délivrent pas du lactose chimiquement pur. Nous avons donc été obligé, surtout dans la classe pauvre, de prescrire l'addition de sucre de canne. Cette substitution ne nous a pas paru présenter d'inconvénients ; elle nous a même semblé avantageuse lorsque le nourrisson a une certaine tendance à la diarrhée. M. Miura a d'ailleurs démontré que l'intestin grêle du fœtus et du nouveau-né renferme le ferment inversif, qui intervertit le sucre de canne et le rend absorbable. Nous avons donc adopté l'usage du sucre de canne, réservant l'emploi du lactose pour les cas de constipation opiniâtre.

Le principal défaut du mélange que nous préconisons est son insuffisance en beurre. L'expérience nous a appris que, si on ne se sert pas d'un lait de vache trop pauvre en matière grasse, cette insuffisance ne constitue pas un vice rédhibitoire. Mais il en résulte qu'il est nécessaire de faire doser de temps à

---

(1) Ce rapport est environ : dans le lait de femme de 1/6 ; dans le lait de vache de 1/3 ; dans le lait dilué et sucré de un peu moins de 1/5.

autre le beurre du lait employé. Il y a quelques années, nous constatâmes que la courbe des poids de certains enfants dont nous surveillions l'allaitement était bien au-dessous de la courbe normale. Ces enfants étaient nourris avec un lait stérilisé dans l'industrie, d'une marque bien connue ; ce lait, suivant nos indications, était additionné d'un tiers d'eau sucrée. Nous prélevâmes deux échantillons de ce lait et les fîmes analyser par deux personnes différentes ; il ne renfermait que 3o grammes de beurre par litre ; de sorte que ce lait coupé d'un tiers d'eau n'en contenait plus que 20 grammes par litre. Nous conseillâmes de prendre une autre marque de lait stérilisé, qui renfermait de 38 à 4o grammes de beurre par litre ; aussitôt la courbe des poids se releva. On doit donc exiger que le lait qui sert à l'alimentation des enfants renferme au moins 36 grammes de beurre par litre.

Le mode de coupage que nous préconisons ne nous paraît compromettre en rien la stérilisation du lait. En règle générale, on emploiera de l'eau qu'on aura fait bouillir 2 ou 3 minutes (pour la pratique, une ébullition de quelques minutes fournit une eau suffisamment purifiée) ; on y ajoutera le sucre pendant qu'elle bout. Si on opère la stérilisation dans un appareil du genre Soxhlet, on mélangera le lait et l'eau bouillie sucrée avant l'opération ; le mélange sera réparti dans les petites bouteilles de l'appareil et soumis ensuite au chauffage au bain-marie à 100°. Si on se sert de lait stérilisé dans l'industrie, l'eau sucrée sera conservée dans le récipient où elle aura bouilli ; ce récipient sera clos et mis à l'abri de la chaleur, de la lumière, de l'agitation ; au moment du repas, on met dans le biberon bien propre 2 parties de lait stérilisé et 1 partie d'eau bouillie sucrée. On évitera les transvasements inutiles. On fera bien de ne préparer chaque fois que la moitié de la dose quotidienne d'eau bouillie sucrée.

On peut donc assurer la stérilité de l'eau à peu de frais et il n'y a pas à craindre de compromettre l'asepsie du mélange. Cependant, le principal reproche que M. Variot adresse à la méthode des coupages, c'est qu'en y recourant, les mères peu éclairées perdront le bénéfice de la stérilisation. Si elles sont à ce point peu éclairées, elles perdront ce bénéfice de beaucoup d'autres manières et sans avoir recours au coupage. Dans un cas où de pareilles craintes paraîtraient justifiées, il vaudrait mieux renoncer au coupage.

On a conseillé d'ajouter au mélange de lait et d'eau bouillie sucrée soit du chlorure de sodium, soit du bicarbonate de soude ou de l'eau de chaux, soit un sel de fer.

On a préconisé l'addition de NaCl en se fondant sur ce que les analyses ont montré qu'il y en avait une proportion plus faible dans le lait de vache que dans le lait de femme. Ces analyses sont moins significatives qu'on ne le dit. Mais l'observation prouve que l'addition de sel de cuisine est utile dans certaines dyspepsies des nourrissons, spécialement pour combattre l'anorexie, la lientérie ou la constipation. On peut en ajouter 0 gr. 50 par litre.

A propos de l'addition des alcalins, Soxhlet avance d'abord que, si le lait de vache donne de plus gros caillots que le lait de femme, c'est pour trois raisons : 1° la concentration de la dissolution de caséine ; 2° sa richesse en sels calcaires solubles ; 3° l'acidité de cette dissolution. Le lait de vache contient à peu près le double de caséine, une fois plus de chaux et a une acidité trois fois plus grande que le lait de femme. On peut corriger le premier de ces inconvénients par l'addition d'eau et le dernier par l'alcalinisation. Mais le lait de vache alcalinisé ne peut être chauffé et stérilisé sans une altération importante : une partie du sucre de lait est détruite et le lait devient brun et sent le brûlé. D'où le conseil de Soxhlet : on n'alcalinisera le lait qu'après la stérilisation en ajoutant 1 p. 100 de bicarbonate de soude. Cette opération nous a paru superflue. On ne doit alcaliniser le lait que dans certaines formes de troubles gastriques. Il ne faut pas ajouter d'eau de chaux, car on augmente ainsi la quantité des sels calcaires et partant la densité et le volume des caillots de caséine.

Le lait est pauvre en fer, et il paraît établi que celui de vache en renferme encore moins que celui de femme. Cette pauvreté n'a pas toutefois une grande importance, puisque le nouveau-né vient **au** monde avec une réserve de fer qui suffit au besoin de sa première année. Toutefois, l'anémie n'étant pas rare chez les enfants soumis à l'allaitement artificiel, il sera quelquefois utile d'ajouter au lait une minime quantité d'un sel soluble de fer 5 centigrammes **de lactate de fer ou de citrate de fer, pour une journée, vers l'âge de 6 mois**).

Telles sont les considérations qui nous ont conduit à la pratique que nous préconisons depuis plusieurs années. Elle consiste à donner du lait coupé avec de l'eau bouillie sucrée à 10 p. 100, à moitié pendant les 5 ou 6 premiers jours, au tiers pendant les 3 ou 4 premiers mois. Quand l'enfant est bien portant, dans le courant du quatrième mois, nous essayons du lait coupé au quart et, si celui-ci est bien toléré, du lait pur légèrement sucré. Si des troubles digestifs se montrent, nous revenons au lait additionné d'un tiers ou d'un quart d'eau sucrée.

Lorsque ce mélange est bien préparé et bien stérilisé, les enfants le digèrent parfaitement. La constipation est beaucoup moindre que lorsqu'on emploie le lait stérilisé pur; les matières fécales sont plus molles, plus jaunes, quoiqu'elles ne soient pas tout à fait semblables à celles des enfants nourris au sein. Les vomissements sont rares et les poussées de diarrhée exceptionnelles. Le seul reproche dont cet aliment soit passible, c'est que les enfants qui s'en nourrissent n'augmentent pas de poids aussi vite que les enfants nourris au sein. Mais ce retard de la croissance est peu considérable. D'ailleurs, ayant fait élever nombre d'enfants avec ce mélange, nous avons vu que le retard de l'augmentation de poids est vite rattrapé, grâce à l'intégrité du tube digestif, quand vient l'âge où on peut sans inconvénient donner du lait pur.

<h1 style="text-align:center">APPENDICE I</h1>

AUTRES PROCÉDÉS DE CORRECTION DU LAIT DE VACHE

Sommaire. — Procédés industriels de correction du lait de vache. —
Procédés de Winter-Vigier, de Monti, de Gærtner ; procédé du
babeurre ; procédé de M. Rotch ; procédés divers.
Lait soumis à des digestions artificielles. — Procédé de Backhaus, de
Budin et Michel, de Von Dungern.
Conclusion.

Après beaucoup d'essais nous avons fini par ne plus conseiller que
le procédé de correction au moyen de la dilution et de l'addition du
sucre et par repousser tous les autres.

Toutefois, nous croyons devoir mentionner ces derniers et en
étudier particulièrement quelques-uns, soit parce qu'ils sont ingénieux, soit parce qu'il est utile d'en faire la critique.

Procédés industriels de correction du lait de vache. — Ce
qui rend indigeste le lait de vache pur, c'est l'excès et la quantité de
la caséine. Avec le lait coupé et sucré, on réalise un grand progrès ;
mais on n'a pas toutefois une digestion et surtout une croissance
tout à fait normales, et cela tient surtout au déficit en beurre. N'est-
il donc pas possible de décaséiner le lait, tout en lui laissant sa
teneur ou même en l'enrichissant en graisse ? N'est-il pas possible
en même temps de modifier favorablement les quantités de la caséine ?

Tel est le problème qu'ont cherché à résoudre les procédés industriels de rectification du lait de vache.

Il en est deux principaux, auxquels la plupart des autres peuvent se rattacher : celui de Winter et Vigier (de Paris); celui de
Gærtner (de Vienne).

Procédé de Winter-Vigier. — S'inspirant des pratiques usitées dans la fabrication des fromages, MM. Winter et Vigier procèdent de la manière suivante (1) :

On prend une certaine quantité de lait de vache aussitôt après la traite et on y dose sommairement la caséine. Supposons que la proportion soit de 32 p. 100; il s'agit de la ramener à 16 p. 100, c'est-à-dire à la moitié, sans rien faire perdre au lait de ses autres principes ; on divise la quantité totale de lait en deux parties égales, la première ne subit aucun traitement ; la seconde est mise à reposer et, quand la crème s'est suffisamment réunie à la surface, on la lui enlève et on la met dans la première. Dans ce qui reste de cette deuxième partie, on coagule la caséine avec la présure, on retire le caillot, et le sérum est décanté dans la première moitié. Théoriquement, on se retrouve à peu près avec le lait du début, dépouillé simplement d'une moitié de caséine. Le lait ainsi traité est distribué en bouteilles et aussitôt stérilisé à l'étuve à vapeur sous pression. On lui a donné le nom de « lait humanisé » (2). Il présente une couleur légèrement rougeâtre, la graisse n'y est pas agglutinée en beurre à la surface; la saveur n'a rien de spécial, c'est celle du lait cuit sans sucre; il se conserve parfaitement.

Un échantillon de ce lait, analysé par M. Gautrelet, renfermait pour 1.000 :

CASÉINE	LACTOSE	HYDRATES DE CARBONE ULMIQUE	BEURRE	SELS
—	—	—	—	—
23,60	41,04	8,10	37,50	7

D'autres analyses donnent pour le beurre des chiffres plus faibles.

Les enfants prennent et digèrent assez bien le lait humanisé; ceux qui s'en nourrissent ont des matières fécales à peu près semblables à celles des nourrissons au sein bien portants. Mais l'augmentation de poids est moins considérable qu'avec le lait coupé au tiers et lactosé.

Il est facile de l'expliquer. Ce lait a parfois une teneur un peu trop faible en beurre; cela tient sans doute à ce que la caséine, au moment où on la coagule par la présure, emprisonne une certaine

(1) VIGIER, Lait humanisé et stérilisé. *Soc. de thérapeutique,* 25 janvier 1893.

(2) C'est par un procédé analogue que les Anglais préparent l'*Humanized milk.*

quantité de globules gras dans ses flocons et à ce que, malgré le transfert de la crème, il y a parfois déficit en beurre; mais ce déficit est inconstant, et une surveillance attentive de l'opération pourrait y remédier facilement. L'insuffisance du lactose est plus marquée et elle est constante; la raison en est, d'abord, que le lait de vache renferme moins de sucre de lait que le lait de femme, ensuite que le caillé retient une partie du sucre du lait (Duclaux).

Procédé de Monti. — Monti (de Vienne), s'inspirant de la méthode précédente, fait préparer un lait qu'il appelle « lait du nourrisson » en coupant du lait de vache avec du petit-lait au lieu d'eau (1). Le petit-lait est extrait d'un lait riche en matières grasses. On chauffe un litre de lait à 45°, on y ajoute de la présure et on abandonne le tout jusqu'à formation d'une masse gélatineuse (25 à 30 minutes); on chauffe encore à 68°, on refroidit et on filtre sur un linge. Le sérum qui filtre renferme :

Matières azotées	10,3 p. 1.000
Beurre.	8 » —
Sucre	45,50 —
Sels	7 » —

Dans les 5 premiers mois de la vie, on donne parties égales de lait et de sérum; aux nourrissons plus âgés, on donne 2 parties de lait et 1 partie de sérum. Le mélange est versé dans de petites bouteilles et pasteurisé dans un appareil de Soxhlet à 70° pendant 15 minutes. Il est ensuite conservé à 8°.

Le mélange de lait et de sérum donne à l'analyse pour 100 gr. :

	CASÉINE	ALBUMINE SOLUBLE	GRAISSE	SUCRE	SELS
Mélange à parties égales .	1,22	1	2,33	4,5	7
Mélange au tiers. . . .	1,61	1	3,11	4,5	7

Procédé de Gærtner. — Le procédé de Gærtner (2) pour rectifier le lait de vache est ingénieux. Il est basé sur l'emploi de la machine centrifuge. Si on met du lait dans un appareil de ce genre,

---

(1) MONTI, *Kinderheilkunde in Einzeldarstellungen*, 2ᵉ fasc., p. 163, 1897. — Les principes scientifiques pour la production d'une nourriture presque équivalente au lait de femme. *Congrès international de méd. de Paris*, 1900 (Section de médecine de l'enfance, p. 46).

(2) GÆRTNER, *Ueber die Herstellung der Fettmilch*. 66ᵉ Congrès des naturalistes et des médecins allemands (section de pédiatrie), Vienne, 1894.

sous l'influence de la rotation, les parties plus légères que l'eau, c'est-à-dire les corpuscules graisseux, s'amassent vers le centre, formant ainsi une colonne de crème cylindrique, tandis que les parties plus lourdes vont à la périphérie. Plus on s'éloigne de l'axe de l'appareil, moins le lait est riche en graisse ; celui qui se trouve au niveau des parois périphériques en est dépourvu.

Ceci établi, voici en quoi consiste le procédé de Gærtner. On coupe le lait de manière à ramener la caséine au chiffre de 18 p. 1.000 environ (c'est-à-dire qu'on le coupe de moitié, s'il est très riche en caséine). Le mélange est mis dans un appareil centrifuge spécial. A cet appareil est adapté un mécanisme à deux robinets, dont il serait trop long d'expliquer le détail ; l'un des robinets fait une prise vers le centre et donne du lait gras ; l'autre fait une prise à la périphérie et donne du lait maigre ; en réglant le premier robinet, on peut avoir du lait d'une richesse en beurre déterminée d'avance ; on le règle de façon à ce qu'il donne 35 grammes de beurre par litre environ ; mais ce liquide, provenant d'un lait coupé, est trop pauvre en lactose ; on corrige cet inconvénient en ajoutant après l'opération la quantité de lactose nécessaire pour obvier au déficit. Le lait centrifugé est stérilisé ensuite par les procédés ordinaires. M. Gærtner lui a donné le nom de « lait gras » (*Fettmilch*). M. Escherich (1) l'appelle « lait concentré de Gærtner ». On lui a aussi donné les noms de « lait maternel », ce qui est une dénomination inexacte, ou de « lait maternisé », expression un peu barbare. La couleur de ce lait est d'un blanc jaunâtre ; son goût est agréable ; il se conserve bien ; mais il présente une particularité fâcheuse. Une partie des globules gras a perdu son état d'émulsion ; on les voit agglutinés en beurre à la surface sous forme d'une couche jaunâtre. Au début, une légère agitation et un chauffage au bain-marie à 40° de quelques minutes font disparaître en grande partie cet inconvénient ; mais après quelques jours, il est très difficile d'émulsionner totalement cette matière grasse.

Le lait centrifugé livré à Paris a la composition suivante :

CASÉINE	LACTOSE	BEURRE	SELS
22	60,90	35	3

Sa composition est donc assez semblable à celle du lait de femme.

(1) ESCHERICH, Ueber Gærtner'sche Fettmilch. 66ᵉ *Congrès des naturalistes et médecins allemands*, Vienne, 1894.

Du MÊME : *Die Bedeutung der Gærtner'schen Fettmilch für die Säuglings Ernährung. Mittheilungen der Vereines der Ærtze in Steiemark*, n° 1, 1895.

M. Escherich a, le premier, essayé le lait centrifugé. Il a constaté que ce lait est pris volontiers par les enfants, que leurs garde-robes deviennent un peu plus fréquentes et plus molles qu'avec le lait de vache pur, qu'elles ont la réaction acide et la couleur jaune d'or des selles d'enfants nourris au sein. Les augmentations de poids ont été identiques à celles des enfants élevés à la mamelle et bien portants.

Les résultats constatés par M. Escherich firent concevoir de grandes espérances, et le lait maternisé fut toute de suite employé par de nombreux médecins. Mais il faut reconnaître qu'il n'a pas donné ce qu'on attendait et qu'il ne peut nullement être considéré comme un succédané du lait de femme.

Si, en France, M. Boissard et M. Bolognesi ont obtenu de bons résultats (1), nous ne pouvons être aussi affirmatif que ces confrères. En 1895, nous disions dans une leçon : « Depuis plus de trois mois, j'ai fait nourrir un grand nombre d'enfants avec le lait centrifugé ; j'ai constaté, à peu de chose près, les mêmes faits que M. Escherich. Mais le lait de Gærtner ne m'a pas paru surpasser les laits corrigés par les précédentes méthodes. Sans doute, son emploi est appelé à rendre de réels services dans l'allaitement, mais il est à désirer que sa préparation fasse encore des progrès et qu'on arrive à empêcher l'agglutination des globules gras. Il est aussi à souhaiter que la stérilisation en soit soigneusement surveillée. Il est enfin à désirer que son prix s'abaisse, car aujourd'hui il le rend presque inabordable à la classe pauvre. » Les dernières phrases indiquent des réserves que nous ne pouvions alors formuler d'une manière plus explicite. Depuis, nous avons abandonné l'usage du lait maternisé, et en voici les raisons. Parmi les nourrissons bien portants qui sont alimentés avec ce produit, il en est qui, après avoir prospéré pendant quelque temps, ont ensuite de la diarrhée et perdent du poids ; d'autres ont des troubles dès qu'on commence à les y soumettre. Il en est peu qui puissent être allaités sans interruption et exclusivement avec ce lait. On ne réussit guère qu'avec des enfants bien portants, nourris au sein, mais dont on complète l'alimentation avec du lait maternisé (2).

Ce lait ne semble pas convenir du tout aux enfants atteints d'une affection du tube digestif. Dans les cas de diarrhée sé-

(1) Boissard, *France médicale*. 16 août 1895. et *l'Obstétrique*, janvier 1897, n° 1. — Bolognesi, *la France médicale*. 5 novembre 1897.

(2) Des résultats analogues ont été obtenus par Tiiemich et Papiewski, *Jahrbuch f. Kinderh.*, 1896. t. XLI, p. 312 et 372, et par Popoff. *Journal de clin. et de thérap. infantiles*, 1896, p. 148.

rieuse, le lait de vache n'est jamais un bon aliment, qu'il soit donné pur, coupé ou humanisé; comment en serait-il autrement quand, en pareille occurrence, le lait de femme lui-même n'est pas toujours bien digéré. Mais il nous a semblé que le lait de Gærtner convenait encore moins que toutes les autres formes de lait de vache; son emploi exagère la diarrhée et les vomissements. Enfin, accusation plus grave, sur 13 cas de scorbut infantile publiés en France, 9 ont pu être imputés au lait maternisé, qui doit être rapproché ainsi des aliments de conserve et opposé aux aliments frais.

Les manipulations nécessaires pour le préparer sont délicates et, sans doute, le lait maternisé n'est pas un produit toujours semblable à lui-même. C'est ce qui explique vraisemblablement la variabilité des résultats obtenus avec des enfants sains. D'autre part, la centrifugation modifie la matière grasse d'une manière défavorable à la digestion, et c'est probablement à cette modification qu'il faut attribuer l'intolérance des nourrissons atteints de troubles digestifs par le lait maternisé. Il semble, en effet, d'après les recherches de Czerny et Keller, que les matières grasses sont particulièrement mal digérées par ces enfants et donnent naissance à une formation considérable d'acides. On peut donc supposer que les manipulations nécessaires pour materniser le lait par le procédé de Gærtner modifient trop profondément le liquide pour qu'il puisse servir à l'alimentation des nourrissons.

Emploi du babeurre dans l'alimentation des nourrissons. — Le liquide séreux que laisse la crème lorsque sa partie grasse a été transformée en beurre est connue en France sous le nom de « babeurre » et, en Allemagne, sous le nom de « Buttermilch ». Ce produit serait couramment employé en Hollande, non seulement dans l'alimentation des adultes, mais aussi dans l'allaitement artificiel des nourrissons et comme moyen d'élevage des jeunes animaux. Il faut être absolument sûr de sa provenance et n'employer le babeurre qu'à l'état frais (24 heures au maximum après la fabrication du beurre).

On le donne pur ou, plus souvent, additionné de farine et de sucre. Dans ce dernier cas, on commence par additionner, à froid, quelques cuillerées à bouche de babeurre de 15 grammes de farine de froment et, après avoir agité, on verse ce mélange dans un récipient contenant 1 litre de babeurre, auquel on ajoute 60 grammes de sucre; tout en continuant à agiter de temps à autre le liquide, on chauffe lentement, de façon à amener l'ébullition au bout de quinze à vingt minutes seulement. On verse ensuite le babeurre ainsi préparé dans des flacons préalablement stérilisés, et qu'on ferme avec des capsules en caoutchouc.

Tel est le procédé que M. Teixeira de Mattos (de Rotterdam) et M. B. Salge ont récemment préconisé. Malgré l'autorité de M. Heubner, attendons avant de nous prononcer sur la valeur d'un pareil aliment et remarquons que, tandis que la plupart des auteurs recherchent le lait *gras*, ici on nous vante un aliment *maigre* (1).

Procédé de Morgan Rotch. — Morgan Rotch (de Boston) a réalisé la rectification du lait de vache par un procédé fort compliqué, dont M. Variot nous a donné la description (2).

Tout d'abord le lait provient d'une ferme dans laquelle les vaches, parfaitement saines, sont soumises à un régime alimentaire réglé dans les moindres détails. Ce lait est transporté au laboratoire dans des récipients entourés de glace, pour que la température ne s'élève pas au-dessus de 4°. Les chambres où ce lait est conservé sont disposées d'une manière tout à fait antiseptique, ventilées, etc. On fait, à l'arrivée, un dosage des principes fixes du lait ; puis on le place dans un appareil dit *séparateur centrifuge*. Ce séparateur est une machine rotative qui effectue *six mille huit cents* tours à la minute. Cette première manipulation est destinée à séparer entièrement la crème du reste du lait. On obtient ainsi une crème dont la contenance en beurre est bien titrée et un petit-lait titré également.

Dans une autre chambre (*modifying room*), on manipule les différents éléments constituants du lait pour fabriquer les laits artificiels variant suivant les prescriptions médicales. Un vase, dit M. Morgan Rotch, contient la crème, un autre le lait séparé ou petit-lait ; enfin l'on a préparé à l'avance une solution de sucre de lait à 1/20 dans l'eau distillée. Suivant le pourcentage en graisse, en protéides, en sucre, demandé par le médecin pour le nourrisson, des employés spéciaux versent dans des tubes une quantité déterminée de crème, de lait séparé et de la solution de sucre de lait. On alcalinise ou non avec de l'eau de chaux. Ces tubes, contenant une tétée chacun, sont fermés au coton et transportés dans un stérilisateur ; puis ils sont livrés à domicile dans de petits paniers.

Voici, d'après M. Morgan Rotch, comment il convient de formuler le pourcentage des éléments fixes du lait dans les premiers temps qui suivent la naissance :

(1) TEIXEIRA DE MATTOS, Die Buttermilch als Säuglingsernährung. *Jahrb. f. Kinderh.* N.-F. LV, H. I, 1901.

(2) *Journal de clinique et de thérapeutique infantiles*, 13 février 1896, p. 136. — Voir aussi : M. ROTCH, Some aspect important connected with the scientific feeding of infants. *Festschrift de Jacobi*, 1900, p. 318.

1º Prescription pour les premières 24 heures ou les premières 36 heures de la vie :

Sucre de lait, 5 p. 100 en solution dans de l'eau distillée et stérilisée.

2º Prescription pour la première semaine :

Beurre	2,00
Sucre	5,00
Protéides	0,75

Réaction légèrement alcaline. Chauffé à 75º.

3º Prescription pour la seconde semaine :

Beurre	2,50
Sucre	6,00
Protéides	1,00

4º Prescription pour la troisième semaine :

Beurre	3,00
Sucre	6,00
Protéides	1,00

Dans ces prescriptions, on augmente très lentement la quantité des albuminoïdes.

A huit mois on ne prescrit que 2 p. 100 de protéides, et seulement à dix mois 3 p. 100.

En somme, nous voyons qu'en Amérique, les laboratoires où l'on manipule le lait sont devenus de véritables pharmacies, dans lesquelles on dose les principes fixes du lait, avec la même exactitude que s'il s'agissait de substances médicamenteuses. Le médecin envoie sa prescription au laboratoire, comme nous envoyons nos ordonnances au pharmacien.

Nous ignorons les résultats obtenus par cette méthode. Mais nous pouvons dire qu'elle est vraiment trop compliquée pour entrer jamais dans la pratique.

Procédés divers. — M. Laurent (d'Englefontaine) préconise un procédé qui combine la méthode de Winter et Vigier et celle de Gærtner (1) ; avant de le mettre dans la machine centrifuge, on coupe le lait, non pas avec de l'eau lactosée, mais avec le sérum obtenu en faisant cailler du lait tout frais et en filtrant ensuite.

Rieth dilue le lait de vache avec de l'eau, de manière à ce que sa teneur en caséine devienne égale à celle du lait de femme ; pour

(1) P. LAURENT, Cause d'échec dans l'allaitement artificiel des nouveau-nés. *La Médecine infantile*, 15 janvier 1898, nº 20, p. 57 et 58.

enrichir ce mélange en albumine proprement dite, il y ajoute l'albumose obtenue en chauffant le blanc d'œuf à 130°. Il ajoute ensuite de la crème et du lactose de manière à ce que ce mélange ait une composition qui corresponde à celle du lait de femme. Hauser se serait bien trouvé de ce *lait albumosé* (1), mais il remarque que les selles et les gaz intestinaux des enfants qui en sont nourris sont d'une extrême fétidité. Le prix de ce lait est d'ailleurs très élevé.

Hesse (2) recommande un produit analogue, obtenu en mélangeant 1 litre de crème contenant 9,5 p. 100 de matières grasses avec 1 litre et demi d'eau et 105 grammes de sucre de lait ; on y ajoute du blanc d'œuf en quantité correspondant à 9 gr. 5 d'albumine sèche.

Le *lait végétal* de Lahmann se prépare en ajoutant au lait de vache du sucre de lait et une émulsion d'amandes et de noix ; cette addition a pour but d'enrichir le lait coupé en matières grasses (3).

Laits soumis a des digestions artificielles. — *Procédés de Backhaus, de Budin et Michel, de von Dungern.* — L'idée de rendre le lait de vache plus facile à digérer en le soumettant au préalable à une digestion artificielle partielle par la pancréatine ou en additionnant le lait coupé de substances de l'ordre des peptones, a été réalisée, il y a déjà assez longtemps, particulièrement en Angleterre et en Allemagne. Nous mentionnerons seulement les essais de Voltmer et Lahmann, de Söldner, de Löflund, pour nous arrêter sur ceux qui ont été l'objet d'études récentes.

Backhaus prépare un lait corrigé et peptonisé de la manière suivante (4). On sépare d'abord par centrifugation le lait gras du lait maigre ; celui-ci est additionné de trypsine pancréatique et de présure et laissé à 35° pendant 25 minutes ; au bout de ce temps, la caséine est en partie coagulée et en partie transformée en propeptone, c'est-à-dire à demi digérée. On passe au travers d'un fin tamis qui retient les flocons de caséine coagulée. Il reste dans le liquide filtré environ 18 p. 1.000 de matières azotées. On lui rend une quantité de crème telle que le liquide en renferme 35 grammes par litre. Enfin on introduit 10 à 20 p. 1.000 de lactose. Le produit

(1) Hauser, *Berl. klin. Woch.*, 1893, n° 93.

(2) *Berl. klin. Woch.*, 1896. Voir aussi : Flachs. Sur un nouveau succédané du lait maternel. *Congrès international de médecine de Moscou*, 1897 (Section de médecine de l'enfance, p. 312).

(3) Höck, *Wiener med. Wochenschrift*, 1896.

(4) Backhaus, Eine neue Methode die Kuhmilch der Frauenmilch ähnlicher zu gestalten. *Allg. med. Centr. Zeitung*, LXV. Berlin, 1896, p. 861, 873.

ainsi obtenu est réparti dans de petits flacons et stérilisé à 105°
pendant une demi-heure. D'après Backhaus, aucun liquide ne
ressemblerait plus au lait de femme que celui qu'il prépare. Non
seulement les divers principes constituants sont à peu près en
même quantité, mais encore la matière protéique est donnée sous
une forme très facile à digérer.

Thiemich, après avoir employé le lait de Gærtner, a employé le
lait de Backhaus ; il trouve celui-ci supérieur, mais non exempt
d'inconvénients. Les selles sont semblables à celles des enfants au
sein ; mais, au bout d'un certain temps, il arrive souvent que les
nourrissons vomissent et perdent du poids. Quand on donne ce lait
à des sujets atteints de troubles digestifs légers ou graves, on
n'observe pas d'amélioration manifeste ; toutefois, la cachexie atrophique se produit plus rarement qu'avec le lait de Gærtner (1).

Nous n'avons pu essayer ce lait nous-même ; mais nous lui
adressons le reproche d'avoir subi la centrifugation, qui modifie
beaucoup trop l'état d'émulsion de la matière grasse, et d'être une
préparation trop compliquée pour entrer dans la pratique.

MM. Budin et Michel (2) préparent un lait digéré par l'extrait de
suc pancréatique (du pancréas de veau, frais, haché menu, est mis
à macérer pendant vingt-quatre heures dans une solution d'eau
chloroformée à saturation ; puis on filtre) ; on met dans un litre de
lait, préalablement stérilisé, 50 centimètres cubes de cet extrait ;
on laisse digérer pendant une heure à 37° ; puis on ajoute :

Lactose.	24 grammes
Sirop de sucre.	50 —
Eau, q. s. pour faire.	500 c. c.

Le mélange est ensuite décanté dans des flacons qui sont stérilisés au bain-marie. L'analyse de cette préparation donne :

Sucre et lactose	67 gr.	40
Beurre.	26	»
Matières albuminoïdes	23	60
Sels minéraux	4	50

Chez quelques nourrissons débiles qui ne supportaient pas le lait

(1) M. THIEMICH. Ueber Ernährung magendarmkranker Säuglinge mit
Kindermilch nach Backhaus. *Jahrb. f. Kinderheilk.*, t. XLIV. 1897.

(2) BUDIN et MICHEL. Recherches sur l'alimentation des enfants
débiles ; emploi des produits de digestion artificielle du lait de vache.
L'Obstétrique. 15 mai 1897. p. 225.

de femme, M. Budin déclare avoir obtenu des résultats excellents avec cette préparation. Nous croyons qu'il sera bien difficile de la faire entrer dans la pratique courante, car elle demande des manipulations délicates et la surveillance assidue d'un chimiste éclairé.

Von Dungern a proposé de rendre le lait de vache plus digestible par l'addition de présure. A cet effet, on peut se servir indifféremment de lait cru ou bouilli, auquel, après l'avoir réchauffé jusqu'à la température du corps, on ajoute une petite quantité de présure de veau. Le lait se coagule alors, mais il suffit de le fouetter ou même simplement de l'agiter dans une bouteille pour que la caséine coagulée se répartisse dans le liquide d'une façon uniforme et en flocons très fins, pareils à ceux que donne le lait de femme dans l'estomac des nourrissons. Le lait préparé de la sorte différerait très peu, par son aspect et par son goût, du lait de vache ordinaire. Les enfants le prendraient volontiers et le digéreraient bien (1).

En somme, tous ces procédés sont passibles d'une même objection ; tous exigent des manipulations longues et délicates. Il ne s'agit plus ici d'opérations relativement simples comme celle de la stérilisation, mais d'opérations qui exigent une surveillance assidue et des connaissances de physiologie et de chimie. Il faut que la correction soit exécutée dans l'heure qui suit la traite, pour que le lait préparé puisse subir sans retard la stérilisation. Enfin, il faut que tous ces laits soient consommés dans les vingt-quatre heures qui suivent sa fabrication. On voit quelles difficultés pratiques soulèvent leur préparation et leur emploi. Si, d'autre part, on considère que les résultats cliniques ont été très médiocres, on arrivera à cette conclusion, qu'à l'heure présente, nous devons repousser l'usage de tous ces laits corrigés ou digérés; ils sont savamment, mais beaucoup trop manipulés.

(1) DUNGERN (von), Eine praktische Methode um Kuhmilch leichte verdaulich zu machen. *Münch. med. Wochensch.*, 27 novembre 1900. — LANGSTEIN. *Jahrb. f. Kinderh.*, t. LV, fasc. 1. 1902.

APPENDICE II

Le lait condensé peut-il servir dans l'allaitement artificiel ? — L'idée de concentrer le lait fut conçue en 1807 par Parmentier et Guyton de Morveau ; elle fut réalisée peu après par Appert et Martin de Lignac, qui découvrirent le principe de sa conservation en vase clos. Les Américains imaginèrent le procédé d'évaporation dans le vide. Aujourd'hui, l'opération consiste à dépouiller le lait de son eau par la chaleur et par le vide, après l'avoir préalablement additionné d'une grande quantité de sucre de canne. On livre le lait ainsi concentré dans des boîtes métalliques fermées par soudure ; il a l'aspect d'une pâte blanchâtre, de consistance mielleuse. Sa fabrication a récemment fait des progrès ; on est parvenu en particulier à se passer de l'addition de saccharose. Ce lait condensé est privé de microbes, car il a subi l'action de la chaleur. Il subit parfois des altérations qui, d'après M. Cassedebat, ne seraient pas microbiennes et ne le rendraient pas toxique. Pour s'en servir, on conseille d'ajouter à une cuillerée à soupe du produit quatre cuillerées à soupe d'eau chaude. Mais avec ce mélange, on est loin de la composition ordinaire du lait. C'est ce que montrent les analyses de M. Duclaux.

Les laits condensés avec addition de sucre de canne renferment, d'après M. Duclaux :

Eau	25,1
Graisse	10,9
Caséine	11,9
Sucres de lait et de canne	49,7
Cendres	2,4
	100 »

Les laits condensés sans addition de sucre de canne renferment, d'après M. Duclaux :

Eau	48,6
Graisse	15,7
Caséine	17,8
Sucre de lait	15,4
Cendres	2,5
	100 »

En effectuant la dilution de ces derniers comme le prescrit l'étiquette des boîtes, on a un liquide qui renferme par litre : 31 grammes de graisse ; 35 grammes de caséine ; 30 grammes de lactose. Il n'est donc pas possible de faire servir le lait condensé à l'allaitement artificiel. En fait, la plupart des médecins d'enfants se sont élevés contre son emploi. Cependant M. Flamain (de Châlon-sur-Saône) a recommandé de s'en servir, particulièrement contre les diarrhées d'été. Il nous semble que, comme ce produit se conserve très bien, mieux même, dit-on, que le lait stérilisé, on pourra l'utiliser, dans quelques cas exceptionnels et pour peu de temps, en voyage, sur mer ou aux colonies par exemple. Il faut savoir que le lait concentré est d'un prix élevé et qu'il est parfois l'objet de falsifications (1).

(1) Duclaux, *Principes de laiterie.* — Cassedebat, Altérations du lait concentré. *Revue d'hygiène*, 1892. — Lezé, La laiterie moderne et l'industrie du lait concentré. *Revue générale des sciences*, 30 juin 1895, p. 539. — Laurent, *Normandie médicale*, 1893, n° 2. — Flamain, *Ibid.* n° 4.

CHAPITRE IV

La technique et les résultats généraux de l'allaitement artificiel.

Sommaire. — Source du lait. — Dilution et addition de sucre. — Le biberon et sa propreté. — Quantités de lait par jour et par repas. — Intervalles des repas. — Surveillance et résultats de l'allaitement artificiel.

Nous avons appris dans quelle mesure il est possible de résoudre les deux principales difficultés de l'allaitement artificiel : nous avons appris comment on peut purger le lait animal de ses souillures et comment on peut corriger la composition du lait de vache. Nous avons vu que les procédés employés doivent varier avec les circonstances où on se trouve placé, et nous avons essayé de fixer les règles qui doivent présider au choix de tel ou tel mode de stérilisation et de correction. Nous allons maintenant exposer la manière de régler les détails de l'allaitement artificiel.

Quelle que soit la méthode choisie, il faut toujours s'occuper de la source du lait.

Si on adopte le lait stérilisé dans l'industrie, la chose ne comporte pas beaucoup de difficultés ; on se procure un lait de bonne marque et on peut en général avoir confiance en sa qualité ; l'intérêt des grands établissements agricoles est de surveiller leur production ; il est le garant du consommateur. Il faut autant que possible que ce lait soit livré dans des bouteilles d'une faible contenance (200 à 250 gr. au plus), ce qui permet de ne pas laisser une bouteille longtemps débouchée. Au moment d'en entamer une, il faut toujours regarder si le lait n'est pas coagulé ; il faut aussi le flairer et le goûter, pour savoir s'il n'a ni mauvaise odeur ni mauvais goût. Toute bouteille suspecte doit être rejetée. Autant que possible, la provision de lait doit être renouvelée tous les jours.

Lorsque le médecin surveille un allaitement artificiel avec du lait soumis à l'action de la chaleur dans le ménage, il doit s'informer des conditions et qualités des laitières qui fournissent l'aliment.

Il faut, quand on le peut, repousser l'usage d'un lait dont on ne connaît pas l'origine et dont on ignore l'âge, c'est-à-dire le temps depuis lequel il a été trait. C'est dans ces conditions, en effet, que le lait peut provenir de vaches qui ne sont pas nourries comme il convient, qui n'ont pas été essayées à la tuberculine, qu'il peut avoir été l'objet de sophistications qui en altèrent la composition et la valeur nutritive : mouillage, écrémage, addition de cervelle et d'amidon (faciles à reconnaître au microscope), addition de carbonate de soude, de borax, d'acide salicylique ; c'est dans ces conditions qu'on achète comme lait frais du lait recueilli depuis plus de vingt-quatre heures ; alors, surtout pendant l'été, il a subi une fermentation plus ou moins avancée ; on a beau le soumettre à l'action de la chaleur, les microbes ont déjà eu le temps de le corrompre.

L'idéal est de se procurer du lait venant d'une ferme ou d'une vacherie voisine, où le médecin peut exercer une certaine surveillance (1).

De temps à autre et quelle que soit la méthode employée, il sera bon de faire faire une analyse par un chimiste ou un pharmacien compétents. Cette analyse s'impose lorsqu'on constate, chez les nourrissons, des troubles digestifs ou un arrêt de la croissance dont la cause n'apparaît pas clairement.

Dilution et addition de sucre. — Dans les premiers mois,

(1) Voir, à ce sujet, le chapitre Ier de cette section.

le lait doit être coupé et sucré. Ces deux opérations doivent
être faites avec soin.

Quand on se sert de lait stérilisé dans l'industrie, l'eau qui
sert à la dilution doit d'abord être bouillie ; et c'est lorsqu'elle est bouillante qu'on y fait dissoudre la quantité
nécessaire de sucre. L'eau sucrée est conservée dans le vase
qui a servi à la faire bouillir ; on garnit ce vase d'un bon couvercle et on le laisse dans un endroit frais, en l'agitant le
moins possible ; on doit éviter tous les transvasements inutiles. Au moment des tétées, on décante avec précaution dans
le biberon bien propre la quantité de lait stérilisé et la quantité d'eau sucrée bouillie indiquée par les tables qui suivent.

Si on fait usage de la marmite de Soxhlet, aussitôt après
la traite, on coupe le lait dans les proportions voulues avec
l'eau déjà sucrée, et le mélange est distribué dans les flacons
de l'appareil, de manière que chacun d'eux renferme la dose
nécessaire à un repas ; on met autant de flacons qu'il doit
y avoir de tétées dans la journée.

Si on emploie simplement l'ébullition, on coupe le lait aussitôt après la traite avec l'eau déjà sucrée, puis on soumet le
mélange à l'ébullition ; chaque fois on n'en prépare que ce qui
est nécessaire pour la demi-journée ; ce mélange est conservé
dans le vase même où il a bouilli, vase qui doit être recouvert,
mis au frais et laissé au repos ; au moment de la tétée, on verse
dans le biberon bien nettoyé la quantité nécessaire au repas.

Le biberon et sa propreté. — Les instruments à l'aide desquels on fait boire le lait aux nourrissons ont varié avec les
époques et varient encore avec les pays. On s'est servi du
verre ou petit pot, de la cuiller, du biberon. L'usage du verre
doit être repoussé pour les enfants âgés de moins d'un an ; le
nourrisson a de la peine à s'habituer à la déglutition dans la
timbale et il avale trop rapidement beaucoup de lait en même
temps que beaucoup d'air. Pour allaiter à la cuiller, il faut
beaucoup de temps, de patience et de soin, et il faut réserver
cet instrument aux enfants débiles ou malformés (bec-de-
lièvre).

Le meilleur appareil est sans contredit le biberon (1). Celui-ci se compose d'un flacon et d'une tétine qui en coiffe le goulot et sert de mamelon artificiel ; l'enfant exerce la succion sur la tétine comme sur le sein maternel.

Le biberon permet à l'enfant de téter, et cet acte stimule les contractions péristaltiques et la sécrétion des sucs digestifs (Spallanzani, Brown-Séquard) ; le liquide n'est dégluti que lentement, ce qui en permet une meilleure élaboration ; enfin, dernier avantage, dans l'allaitement mixte, grâce au biberon, l'enfant ne se déshabitue pas de la succion (2).

On a prôné une innombrable quantité de modèles de biberon. Les plus simples sont les meilleurs, étant les plus faciles à nettoyer. Il faut repousser les biberons à long tube, dont le procès a été fait sans appel possible.

Le biberon dont nous nous servons se compose d'une bouteille ayant une contenance de 200 à 250 grammes et portant une graduation, qui permet de doser la quantité de liquide qu'on y met ; elle est en verre lisse, sans anfractuosités ni rugosités intérieures, ce qui permet de la nettoyer facilement.

La tétine est en caoutchouc. On doit veiller à ce que le caoutchouc soit sans odeur et sans alliage dangereux (soufre, plomb, etc.) ; il faut donc proscrire le caoutchouc vulcanisé. La tétine a la forme d'un mamelon de vache : elle est percée à son extrémité d'une ouverture triangulaire analogue à une piqûre de sangsue, constituant une valvule qui s'ouvre par la succion. La pénétration de l'air est assurée par un orifice semblable fixé à la base de la tétine, près du goulot du flacon.

(1) Sur l'origine et les formes anciennes du biberon, voyez : AUVARD et PINGAT, *Hygiène infantile ancienne et moderne*, Paris. 1889.

(2) M. Pfaundler a confirmé cette nécessité de la succion par d'intéressantes recherches. Il critique la plupart des tétines modernes. Il montre que les tétines adaptées au biberon par un long tube, si funestes au point de vue de l'infection, sont meilleures pour stimuler les efforts de succion ; mais, comme on ne peut revenir sur leur condamnation, il faudrait chercher à perfectionner les tétines courtes (M. PFAUNDLER, Ueber Saugen und Verdauen. *Wiener klin. Woch.*, 1899, n° 41).

Cette tétine, une fois enlevée, peut se retourner comme un doigt de gant et peut être facilement nettoyée et brossée à l'eau chaude. Là réside son grand avantage. On lui a reproché d'exiger un certain effort de succion et de ne livrer passage au lait que d'une manière assez irrégulière. Or, c'est là au contraire un véritable avantage. Il faut que le nourrisson ne vide pas d'un trait son biberon; il faut qu'il avale lentement et qu'il mette une dizaine de minutes au moins à faire son repas; il faut autant que possible se placer dans les conditions de la nature. L'usage du biberon à courte tétine exige donc que la nourrice sèche assiste l'enfant pendant toute la durée de son repas (1) et qu'elle intervienne de temps à autre pour retirer l'appareil de la bouche, de manière à ce que le nourrisson puisse se reposer.

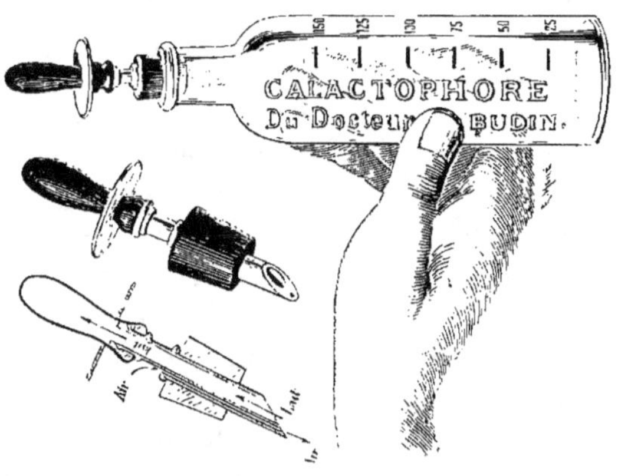

Fig. 26.

Malgré les avantages que présente le biberon simple, on a imaginé des dispositifs qui diminuent l'effort de succion et permettent un passage plus régulier du lait; mais on n'y arrive qu'en compliquant l'appareil. Ainsi, la tétine préconisée par

(1) C'est parce que le biberon à long tube n'exige pas cette assistance qu'il a obtenu son long succès.

M. Budin, et appelée par lui « galactophore », assure la succion et la prise d'air nécessaire à la succion par un double tube nickelé. On se rendra compte de sa disposition par la figure ci-contre (fig. 26). Or, dans cet appareil, le tube à air se bouche facilement et le nettoyage en est difficile.

Le point essentiel consiste à assurer la propreté du biberon et de la tétine; c'est pourquoi, je le répète encore, l'instrument le plus simple est le meilleur.

Il y a quelques années, plusieurs cas de diarrhée grave étant survenus dans les crèches de Paris, M. Fauvel eut l'idée d'étudier les biberons et les tétines qu'on y employait. Il trouva qu'ils avaient une odeur fétide, provenant surtout de vieux caillots de lait oubliés dans les caoutchoucs; dans ces grumeaux, il trouva une innombrable quantité de bactéries. Sur 31 biberons pris dans 10 crèches il y en avait 28 mauvais. Ces recherches montrent avec quel soin il faut nettoyer les biberons et les tétines.

Le meilleur moyen consiste à nettoyer et à brosser, après chaque tétée, le biberon et la tétine avec de l'eau chaude chargée de carbonate de soude, puis de les plonger rapidement dans l'eau bouillante. On risque ainsi de casser quelques flacons et d'user vite les tétines; mais il n'est guère coûteux de les changer. Cette opération finie, le biberon coiffé de sa tétine est mis dans une boîte en métal, qu'on nettoie une fois par jour avec de l'eau bouillante.

Il ne faut jamais se servir de grenaille de plomb pour nettoyer les biberons; Uffelmann a cité un cas d'intoxication saturnine chez un enfant dont le biberon était ainsi lavé.

Pour se rapprocher autant que possible des conditions de l'allaitement maternel (1), après avoir rempli le biberon, et avant de donner la tétée, on doit plonger la bouteille dans l'eau chaude à 50° environ, de façon à réchauffer le lait et à le por-

----

(1) M. Smester a trouvé que le lait, dans le sein d'une femme qui allaite, a une température sensiblement voisine de celle du corps, soit 36°,6 à 37° (*Revue mensuelle des maladies de l'enfance*, mai 1897, p. 227).

ter vers 37° en 2 ou 3 minutes. Il est bon de le goûter, pour s'assurer qu'il n'est pas trop chaud. Il faut ajouter qu'Henoch ne voit aucun inconvénient à donner le lait froid (1).

QUANTITÉ DE LAIT PAR JOUR ET PAR REPAS. — INTERVALLES DES REPAS. — Il s'agit maintenant de fixer la quantité de lait à donner en 24 heures, de fixer aussi le nombre des repas et partant la dose d'aliment qu'il convient d'administrer pour un repas. Pour y arriver, nous n'avons guère qu'un moyen, c'est de rechercher ce qui se passe dans l'allaitement naturel et d'en tirer des inductions pour l'allaitement artificiel. Dans un chapitre précédent (2e partie, section I, chapitre VI), nous avons dressé un tableau représentant, pour l'enfant au sein, le nombre des repas aux divers âges, la quantité de lait par repas et la quantité de lait prise en 24 heures. Cette table de l'allaitement maternel devra servir de guide pour l'allaitement artificiel. Mais on ne doit pas s'en servir sans modifications. Ainsi lorsqu'on nourrit un enfant au biberon, quelle que soit la méthode adoptée, il n'y a que des avantages à mettre un intervalle de 3 heures entre les repas. Nous ne sommes plus ici dans les conditions de l'allaitement maternel, où il est quelquefois nécessaire de rapprocher les tétées pour stimuler la sécrétion mammaire. On doit évidemment se préoccuper de fournir au nourrisson privé du sein un nombre de calories à peu près équivalent à celui que reçoit l'enfant à la mamelle et se souvenir à ce propos que le lait de vache dilué au tiers avec de l'eau sucrée est un peu moins calorigène que le lait de femme, tandis que le lait de vache pur l'est plus. Mais tandis que M. Heubner pense que, dans l'allaitement artificiel, la croissance exige plus de calories que dans l'allaitement naturel, nous croyons que, dans les premiers temps, il vaut mieux

(1) M. Linossier (de Lyon) a avancé que la température des aliments a une influence réelle sur le travail de la digestion stomacale : les boissons froides stimulent les glandes gastriques, les boissons chaudes stimulent la motilité de l'estomac, les boissons tièdes n'ont aucune influence. Ces notions pourront être utilisées dans l'alimentation des nourrissons dyspeptiques (*Congrès des sociétés savantes,* 1894).

ne pas dépasser ou même rester au-dessous des chiffres qui conviennent à l'enfant au sein. Prenant ces principes comme point de départ, nous avons fait des essais et nous avons établi, pour diriger l'allaitement artificiel, un tableau auquel, avec le temps, nous avons fait subir des modifications dictées par l'expérience. Avec la méthode que nous avons adoptée et dont nous avons exposé plus haut le principe, le lait est dilué pendant les premiers mois avec de l'eau sucrée à 10 p. 100. Dans la première semaine, on additionne le lait de vache stérilisé avec partie égale d'eau bouillie sucrée; dans les trois premiers mois, on l'additionne avec un tiers d'eau bouillie sucrée; vers le 4ᵉ mois, on essaie de donner du lait coupé au quart seulement; si ce mélange est bien supporté, on tente de donner du lait pur et légèrement sucré.

TABLEAU POUR L'ALLAITEMENT ARTIFICIEL AVEC LE LAIT DE VACHE ADDITIONNÉ D'EAU BOUILLIE SUCRÉE

AGE	Nombre des repas en 24 heures	INTERVALLE DES REPAS		DILUTION	Quantité de lait dilué ou pur pour chaque repas	Quantité de lait dilué ou pur pour 24 heures
		JOUR	NUIT			
1ᵉʳ jour	1 ou 2	?	?	Lait de vache.... 1 / Eau sucrée a 10 °/₀. 1	8 gr.	8 à 16 gr.
2ᵉ jour	6	toutes les 3 h.	0 fois	id.	8 à 12 gr.	48 à 72 gr.
3ᵉ jour	7	id.	1 fois	id.	12 a 20 gr.	84 à 140 gr.
4ᵉ au 7ᵉ jour	7	id.	1 fois	id.	30 à 40 gr.	210 à 280 gr
7ᵉ au 30ᵉ jour	7	id.	1 fois	Lait de vache.... 2 / Eau sucrée a 10 °/₀ 1	45 a 90 gr.	315 à 630 gr
2ᵉ mois	7	id.	1 fois	id.	90 a 100 gr.	630 à 700 gr.
3ᵉ mois	7	id.	1 fois	id.	100 à 120 gr.	700 à 840 gr.
4ᵉ mois	7	id.	1 fois	Lait de vache.... 3 / Eau sucrée à 10 °/₀ 1	100 à 120 gr.	700 a 840 gr.
5ᵉ mois	7	id.	1 fois	Lait pur sucré à 2 °/₀	120 a 125 gr	840 à 875 gr
6ᵉ au 9ᵉ mois	6	id.	0 fois	id.	150 à 175 gr.	900 a 1.050 gr.

Les règles qui précèdent appellent quelques commentaires.

1° D'abord, à quel moment doit-on donner sa première tétée au nouveau-né? L'enfant qui vient de naître ne manifeste, en général, aucun appétit durant les heures qui suivent la naissance. Il convient de le laisser tranquille pendant au moins la première demi-journée de sa vie ; qu'on ne lui fasse prendre ni lait, ni eau de fleur d'oranger, ni surtout de sirop de chicorée ; s'il crie d'une manière trop répétée, qu'on ne lui donne seulement qu'un peu d'eau bouillie pure. Le mieux sera de faire faire le premier repas vers la fin du premier jour ; on le composera d'une cuillerée à café de lait stérilisé mélangée à une cuillerée à café d'eau sucrée bouillie ; quatre heures après, on présentera le même repas. De 11 heures du soir à 5 heures du matin, l'enfant ne doit rien prendre. Pendant la seconde journée, on donne à peu près les mêmes quantités toutes les trois heures. Pour la suite, on se dirige d'après le tableau précédent. Jusqu'au 7e jour, on additionne le lait avec partie égale d'eau ; puis, si l'enfant va bien, on le coupe avec un tiers d'eau. Dès la première tétée, il faut essayer de donner l'aliment avec le biberon, pour y habituer l'enfant. Mais, si celui-ci est faible ou inhabile à la succion, on lui fera faire ses premiers repas à la cuiller.

2° Quant aux chiffres qui indiquent les doses d'aliment, il importe de dire *qu'ils n'ont rien de fixe* ; ils peuvent varier avec les individus et avec la richesse du lait ; c'est au médecin qui surveille le nourrisson à décider, d'après la courbe des poids et l'état des fonctions digestives, s'il convient de les augmenter ou de les diminuer. Ces chiffres ont le grand avantage de donner des points de repère ; nous les changerons si on nous démontre qu'il y a mieux. Mais nous trouvons beaucoup trop élevés ceux que donnent certains auteurs étrangers, particulièrement les Allemands et les Autrichiens. Dans une brochure-réclame qu'on envoyait aux médecins, on trouvait un extrait d'un mémoire de M. Escherich où il est dit qu'on a donné un litre de lait centrifugé de Gærtner à l'âge de 5 semaines, et plus d'un litre à l'âge de 7 semaines ; plus loin, on parlait d'un nourrisson qui recevait 2 litres à 6 mois. Nous engageons nos confrères français à ne point s'aventurer à faire prendre ces doses sans surveiller de très près les nourrissons ; avec les enfants de notre race, ils pourraient avoir des mécomptes.

Pour fixer les quantités de lait à donner dans les premiers jours, on devra considérer surtout le poids des enfants. Les chiffres qui sont indiqués dans le tableau précédent conviennent à ceux qui, à la naissance, pèsent plus de 3 kilogrammes. A ceux qui pèsent à la naissance moins de 3 kilogrammes, on donnera des quantités d'aliments un peu inférieures à celles qu'indiquent ces tables. On diminuera aussi ces chiffres dans le cas où la digestion ne paraît pas s'opérer d'une manière normale.

La proportion d'eau ajoutée au lait pourrait aussi varier suivant les cas. Par l'examen des matières fécales du nourrisson, le médecin se rendra compte de la manière dont la digestion s'opère, et il pourra, au lieu du coupage ordinaire au tiers, revenir au coupage à moitié comme dans les premiers jours de la vie, ou bien prescrire le coupage au quart, ou enfin prescrire le lait pur avant le 4ᵉ mois.

Il faut remarquer enfin que l'appétit de certains enfants est très variable suivant les heures de la journée ; tandis que le matin, par exemple, le repas est pris avec avidité, il se peut que le soir le biberon ne soit pas complètement vidé. Cette remarque oblige quelquefois à augmenter les doses du matin et à diminuer celles du soir.

3° Quant à l'intervalle des tétées, on ne donne le biberon que toutes les trois heures. La plupart des auteurs indiquent toutes les deux heures ou toutes les deux heures et demie ; l'expérience nous a appris que, sauf quelques cas exceptionnels, il y a tout avantage à éloigner les tétées plus que ne l'indiquent les classiques ; d'un autre côté, les lavages de l'estomac montrent qu'il faut près de trois heures pour la digestion du lait de vache dans la cavité gastrique du nourrisson. De même que dans l'allaitement naturel, et pour les mêmes raisons, il sera bon de donner le dernier repas vers 11 heures du soir et le premier vers 5 heures du matin.

Si l'on veut observer cette règle des intervalles, on n'aura qu'à s'en louer et on évitera bien des dyspepsies dont l'origine est dans la surcharge stomacale. Qu'on sache bien d'ailleurs qu'il est facile de régler un nourrisson ; il suffit de se résigner à l'entendre crier deux ou trois jours et deux ou trois nuits. Rien n'est plus funeste que l'habitude d'alimenter l'enfant pour l'empêcher de crier. Lorsqu'on est bien sûr que l'enfant ne crie que par caprice et non pour une autre cause, il faut le laisser crier et ne lui présenter son repas qu'à l'heure voulue. Au bout de très peu de temps, le nouveau-né ne se réveille que lorsque l'heure du repas est arrivée.

4° Les tableaux précédents ne donnent d'indications que jusqu'au 9ᵉ mois. C'est qu'à partir de ce moment, si l'enfant est sain, on peut joindre au lait une bouillie, et on indiquera plus loin comment on procède alors.

Surveillance et résultats de l'allaitement artificiel. — L'enfant nourri avec du lait de vache, même lorsqu'il présente les apparences de la santé, ne ressemble pas de tous points à l'enfant nourri au sein. Dans divers chapitres de ce livre, nous avons indiqué les différences qui les séparent (1). On devra en tenir compte dans la surveillance de l'allaitement artificiel. Ces différences connues, pour l'enfant au biberon comme pour l'enfant au sein, on doit examiner la courbe des poids et regarder fréquemment les garde-robes (2). Et, à ce propos, il importe de signaler une particularité propre à l'accroissement des nourrissons élevés avec du lait de vache. Dans un des chapitres précédents, nous avons dressé un tableau représentant l'accroissement en poids d'un nourrisson bien portant élevé au sein. La courbe des poids d'un enfant au biberon doit évidemment se rapprocher autant que possible de celle de l'enfant au sein. Mais, dans la réalité, la progression est souvent moins régulière et quelquefois plus forte chez le premier que chez le second. Dans l'allaitement artificiel, souvent le poids s'accroît par bonds, puis reste stationnaire ou redescend ; la courbe offre de nombreuses inflexions. Souvent aussi, particulièrement lorsqu'on donne dès les premières

____

(1) Voir *première partie, chap.* VII *et* VIII ; et *deuxième partie, section III, chap.* II, *et* III.

(2) Voir *deuxième partie, section I, chap.* VI.

semaines le lait stérilisé pur, vue dans son ensemble, la courbe est très élevée; l'enfant a un poids supérieur au poids normal. Il ne faut pas se réjouir trop vite de cet excès de croissance, dont le bénéfice est fréquemment détruit par des troubles digestifs incidents (1).

En dehors de la suralimentation, lorsqu'on voit apparaître chez un nourrisson soumis à l'allaitement artificiel des troubles digestifs, on s'informera de l'origine et des qualités du lait, de la manière dont il a été stérilisé et coupé, des soins que l'on prend de la propreté du biberon et de la tétine. En se fondant sur les données exposées dans les chapitres précédents, on cherchera à découvrir les fautes qui ont pu être commises. Si cette investigation reste négative, on examinera le nourrisson, pour savoir s'il est atteint d'une maladie qui ne dépend pas de l'allaitement. Au cas où cet examen ne donnerait, lui aussi, aucun résultat positif, il faudra conclure que l'allaitement artificiel ne convient pas à l'enfant et, par suite, conseiller de lui procurer une nourrice.

Ainsi dirigé et surveillé, l'allaitement artificiel, s'il est loin de valoir l'allaitement maternel, peut toutefois donner en beaucoup de cas des résultats satisfaisants. Mais le succès dépend de diverses conditions.

L'allaitement artificiel réussit d'autant mieux qu'il est institué plus tard, après que l'enfant a déjà été nourri au sein; c'est pourquoi il est bon que même les mères qui n'ont pas l'intention de nourrir essaient de donner le sein pendant au moins les premières semaines. Lorsqu'il est institué dès la naissance, ce mode d'alimentation peut réussir quand l'enfant est vigoureux; si, au contraire, il est débile, il y a peu de chances d'obtenir un bon résultat.

Toutes choses égales d'ailleurs, les plus beaux succès sont obtenus avec les enfants qui sont élevés dans leur famille, c'est-à-dire dans un milieu où ils sont entourés de tous les soins nécessaires et où ils sont peu exposés à l'infection. Les

(1) Voir *deuxième partie, section I, chapitre* VII.

résultats sont beaucoup moins bons pour les nourrissons qui, durant le jour, sont apportés dans les crèches par leur mère obligée de travailler; on en trouve beaucoup de dyspeptiques; quelques-uns sont atrophiques, et leur mortalité est plus forte que celle des nourrissons élevés dans leur famille. Les raisons en sont faciles à donner. Le nourrisson, même bien portant, exige beaucoup de soins; il faut constamment s'occuper de lui; il faut l'alimenter, le laver, le changer de linge, le promener, le faire dormir; or, pour tous ces soins, le personnel des crèches est insuffisant. De plus, les nourrissons privés du sein ont une grande prédisposition et une faible résistance à l'infection; et c'est une faute d'en réunir un grand nombre dans un même local, où on n'est jamais certain d'empêcher l'accès d'un contagieux. A ce point de vue, les dispensaires pour nourrissons, qui rendent d'ailleurs de grands services, ne sont pas sans danger.

Quant aux résultats obtenus dans les crèches de nos hôpitaux, ils sont tout à fait mauvais; la mortalité des enfants qui y sont soignés dépasse 50 p. 100; mais ici l'allaitement artificiel n'est pas seul en cause; beaucoup de petits êtres qu'on nous confie sont déjà perdus dès leur entrée; et d'autres, non désespérés, mais affaiblis, vont se trouver exposés à toutes les causes nocives accumulées dans les agglomérations d'enfants du premier âge. Aucun nourrisson ne devrait entrer à l'hôpital sans que sa mère, qui, seule, pourra lui servir à la fois de nourrice et d'infirmière, fût admise avec lui; il faudrait joindre à cette mesure toutes celles qui ont pour but de le défendre contre la contagion. A ces conditions seulement, l'hospitalisation des nourrissons pourra être bienfaisante.

Lorsque l'allaitement artificiel n'est pas dirigé par des règles rigoureuses; lorsque l'enfant est nourri avec du lait impur, de mauvaise qualité, donné en trop petite ou en trop grande quantité; lorsque, dès les premiers mois de la vie, on fait prendre des aliments autres que le lait, la mortalité arrive à des proportions effrayantes; elle dépasse 65 p. 100. Ces conditions sont réalisées et ces chiffres atteints lorsque les nourrissons sont soumis à l'allaitement artificiel loin de leur famille, lorsqu'on les confie à ces éleveuses mercenaires de la campagne, ignorantes et pleines de préjugés, indifférentes et cupides. Le mal qu'elles font a certainement été atténué par l'application de la loi Roussel; mais, pour le supprimer, il faudrait un état social qui ne favorisât pas l'émigration des campagnes vers les grandes villes et qui ne rendît pas toujours plus difficile l'accomplissement du devoir maternel.

CHAPITRE V

Procédés exceptionnels d'allaitement artificiel. — Emploi du lait d'ânesse, du lait de chèvre. — Allaitement au pis d'un animal.

SOMMAIRE. — Le lait d'ânesse. — Sa composition. — Ses indications. — Conditions de succès (alimentation de l'ânesse, traite aseptique)
Le lait de chèvre. — Sa composition. — Analyses anciennes et récentes. — Les races caprines. — Le lait de chèvre peut-il être donné cru ?
Allaitement au pis d'un animal (chèvre, ânesse). — Avantages et inconvénients de cet allaitement artificiel direct.

EMPLOI DU LAIT D'ANESSE DANS L'ALIMENTATION DES ENFANTS DU PREMIER AGE. — Quand on considère la composition quantitative du lait des animaux domestiques qu'on a utilisé pour l'allaitement artificiel, vache, chèvre, ânesse, on voit que c'est le lait d'ânesse qui se rapproche le plus du lait de femme. Ce fait concorde avec l'observation, qui apprend que les nouveau-nés digèrent mieux le lait d'ânesse que celui des autres animaux. De plus, l'ânesse est sobre et supporte facilement la stabulation. Aussi quelques médecins en ont-ils déduit que ce lait était celui qui convenait le mieux à l'allaitement artificiel. En réalité, il ne peut et il ne doit, pour des raisons diverses, être employé que dans certaines circonstances assez rares.

Il est bien vrai que, en ce qui concerne la proportion de matières protéiques et de sucre, le lait d'ânesse est très voisin du lait de femme ; il est également vrai que, avec les acides, la présure, le suc gastrique, il se comporte comme le lait de femme : il se coagule en très petits grains et sa digestion ne donne pas de résidu nucléinique (1). Il est certain qu'au point de vue des enzymes, ces deux laits paraissent de la même famille. Mais le lait d'ânesse est d'une très grande pauvreté en beurre, ainsi qu'en témoignent les analyses récentes.

COMPOSITION DU LAIT D'ANESSE (POUR 1000)

	Analyses diverses	Duclaux	Schlossmann (2)	Michel (3)	
Caséine et albuminoïdes	16	13,3	16,25	17,95	17,12
Lactose —	60	65,4	49,40	69,45	63,58
Beurre —	18	10 »	1,5 à 6	9,60	7,70
Sels —	5	4,3	4	4,10	3,80

Cette pauvreté en beurre fait que le lait d'ânesse doit être réservé aux enfants qui n'ont pas dépassé le premier mois ou aux nourrissons malades. Ceux qui sont atteints de troubles digestifs s'en trouvent quelquefois très bien, sans doute en raison de sa faible teneur en matière grasse (4).

Pour obtenir de bons résultats, il faut d'ailleurs deux conditions : une alimentation convenable de l'animal ; une traite aussi aseptique que possible.

On choisit une ânesse âgée de 8 à 10 ans et ayant déjà eu plusieurs parts ; elle peut fournir du lait pendant 8 à 10 mois; mais elle en fournit peu : 1 litre et demi à 2 litres par jour; encore doit-on lui conserver son ânon, sous peine de voir tarir son lait (5).

Il faut la nourrir de fourrage sec; les bêtes alimentées avec

(1) ELLENBERGER, Die Eigenschaften der Eselmich. *Archiv f. Phys.*, 1899, 33, 53.

(2) *Zeitsch. f. phys. Chemie*, XXIII, p. 258.

(3) *Bulletin de la Soc. d'Obstétrique de Paris*, 15 juin 1899.

(4) VON RANKE, Ueber Eselmilch als Säuglingsernährung. *Münch. med. Woch.*, 1900, n° 19.

(5) SAINT-YVES MÉNARD, Des meilleures conditions d'alimentation des enfants du premier âge en dehors de l'allaitement au sein. *Rapport à la Soc. de méd. et de chir. pratiques*, 1892.

du fourrage vert donnent un lait qui provoque chez le nourrisson des diarrhées parfois mortelles (Parrot). On peut ajouter au fourrage sec de l'avoine, du maïs concassé, du son. Mais il faut repousser les déchets de choux, de carottes, de betteraves, les tourteaux, les drèches et l'eau de vaisselle (1).

Le lait d'ânesse s'altère très rapidement, et il ne supporte pas la cuisson et la stérilisation; par suite, il doit être consommé sur place, aussitôt après la traite, et il faut que sa récolte soit aussi aseptique que possible, sous peine de provoquer des accidents graves chez les nourrissons.

« Trois enfants, dit M. Pinard (2), venus à terme bien portants, vigoureux, ont été nourris au lait d'ânesse en attendant l'arrivée d'une nourrice; tous les trois ont été pris d'accidents gastro-intestinaux, qui les emportèrent en deux ou trois jours. Ils n'avaient pris que du lait d'ânesse. L'ânesse venait à la maison deux fois par jour. Les conditions paraissaient donc excellentes. Mais, comme je l'ai vu, de mes yeux vu, en observant la chose de très près, l'ânier, sans se laver les mains, sans laver le pis de l'ânesse, trayait le lait, qui était reçu dans un vase mensurateur retiré de la poche, et qui contenait toutes les poussières possibles, même des particules de tabac, et de là versé dans un bol descendu de la cuisine ! Sans aucune préparation il était ensuite donné à l'enfant. Ne voit-on pas là les sources de contamination ? » Nous avons observé avec M. Brindeau un cas de stomatite ulcéreuse hémorragique, terminé par la mort, chez un nouveau-né qui n'avait pris pour toute nourriture que le lait de sa mère et du lait d'ânesse cru. On ne trouva pas une autre cause d'infection que l'ingestion de ce lait.

Le lait d'ânesse ne devra donc être donné que si on est sûr qu'il est recueilli proprement; si nous ajoutons que, dans les grandes villes, son prix est très élevé (à Paris, 6 à 8 francs

(1) Casamayor, Les avantages de l'allaitement artificiel par le lait d'ânesse. *La Presse médicale*, 18 mars 1899.

(2) *Soc. d'Obst., de Gyn. et de Pædiatrie*. Séance du 14 janvier 1902, p. 15.

le litre), on comprendra qu'il ne peut servir qu'à titre exceptionnel dans l'alimentation des nourrissons.

Emploi du lait de chèvre. — D'après d'anciennes analyses, le lait de chèvre était considéré comme celui dont la composition s'éloigne le plus de celle du lait de femme. Ces analyses lui attribuent en effet par litre 38 à 40 grammes de matières azotées (au lieu de 16 grammes dans le lait de femme), 43 grammes de lactose (au lieu de 65 grammes), 45 grammes de beurre (au lieu de 35 grammes), 7 grammes de sels (au lieu de 2 gr. 5). On était donc d'accord pour ne l'employer qu'à défaut d'un autre lait, et, dans ce cas, on recommandait de le stériliser et de le diluer avec de l'eau bouillie sucrée, en un mot de le traiter comme le lait de vache. Cependant pour l'allaitement artificiel *direct*, c'est-à-dire au pis de l'animal, la chèvre était regardée comme la bête de choix. Somme toute, l'emploi du lait de chèvre n'était pas en faveur, exception faite du cas où l'allaitement se faisait directement au pis de l'animal.

On essaie aujourd'hui de relever le lait de chèvre du discrédit où il est tombé. On dit que les analyses anciennes sont peu nombreuses, qu'elles ont été faites avec des procédés défectueux et qu'elles ont porté sur le lait des seules chèvres utilisées autrefois, celles de la Corrèze ou du Poitou. Maintenant, ajoute-t-on, on a acclimaté en France, voire même à Paris, des chèvres d'autres races (suisse, pyrénéenne, murcienne, maltaise) et on a pu voir, avec les procédés modernes d'analyse, que la composition du lait varie beaucoup suivant la race. Ainsi le lait des chèvres alpines se rapprocherait beaucoup plus du lait de femme que le lait de vache. Voici un tableau, fait d'après les analyses de M. Baucher et de M. Dumouthier, et qui est reproduit dans un travail de M. Barbellion (1).

---

(1) Barbellion, De la valeur du lait de chèvre dans l'alimentation des enfants. *XIIIe Congrès international de médecine.* Paris, 1900 (Section de méd. de l'Enfance, p. 111).

	Grosse chèvre des Pyrénées (lactation ancienne)	Chèvre de Murcie (lactation ancienne)	Chèvre de Murcie (lactation nouvelle)	Chèvre suisse (lactation ancienne)	Chèvre suisse (lactation nouvelle)	Chèvre de Malte	Lait provenant de 60 chèvres alpines
Réaction............	Neutre	Légèrement alcaline	Faiblement alcaline	Neutre	Faiblement alcaline		
Densité	1031 5	1032 »	1030 »	1032 5	1027 »	1033 »	1025 3
Résidu sec..........	139 75	128 75	129 »	115 5	100 »	146 5	102 5
Eau...............	891 »	903 »	901 »	917 »	926 »	» »	» »
Sels...............	7 50	7 50	7 20	8 »	6 »	8 10	7 45
Partie organique.......	132 22	121 25	121 80	107 »	94 5	» »	» »
Beurre............	50 »	36 50	41 »	26 »	24 »	44 83	31 40
Sucre de lait.........	54 02	55 66	47 97	52 78	46 74	46 30	41 50
Caséine............	27 80	28 40	31 33	28 »	22 76	36 62	24 10
Lactoprotéine et divers..	0 43	0 68	1 50	0 72	1 »	» »	» »

Par la sélection des races et par une alimentation appro-
priée (fourrage sec, maïs, son, fèves), on pourrait obtenir un
lait de chèvre encore plus voisin du lait de femme. D'après
M. Barbellion, ce nouveau lait se coagulerait sous l'influence
des acides en flocons beaucoup plus ténus que ne le fait le
lait de vache, même stérilisé, et son caillot, dans les digestions artificielles, se liquéfierait beaucoup plus vite que celui
du lait de vache. Ces faits sont opposés à ceux qu'on admet
généralement, à savoir que le lait de chèvre donne un coagulum dur, compact, et dont la liquéfaction est très lente ; ils
n'ont pas été vérifiés par M. Michel, dont les expériences
tendent, au contraire, à fortifier l'opinion classique (1).

En outre de sa composition plus voisine de celle du lait de
femme, le nouveau lait de chèvre aurait l'avantage de pouvoir être donné cru. En effet, nous dit-on, la chèvre s'accli-
mate très bien à Paris ; en multipliant les chèvreries dans la
capitale, on pourra distribuer trois fois par jour du lait frais
et recueilli d'une manière aseptique.

A l'heure présente, un seul travail clinique a été publié
sur les résultats obtenus avec le lait de chèvre ainsi recueilli ;

(1) MICHEL, Digestibilité comparée des laits de chèvre et de vache.
Le Progrès médical, 1902, p. 425.

il est dû à M. Boissard (1) ; ce n'est, du reste, qu'un travail d'attente ; voici sa partie essentielle :

« Le lait de chèvre que nous avons employé était donné soit dans le service, c'est-à-dire à des tout nouveau-nés, soit à notre consultation externe de nourrissons, c'est-à-dire à des enfants âgés de quelques mois ; chez les premiers comme chez les seconds, le lait donné non coupé était bien supporté ; outre l'augmentation du poids, les garde-robes ne présentèrent pas d'odeur ; leur coloration seule nous a paru un peu particulière, s'éloignant du type bouton d'or ou œufs brouillés, pour se rapprocher de l'aspect d'un potage à la farine de maïs ; deux fois nous avons donné du lait de chèvre à des enfants syphilitiques que ne pouvaient alimenter leurs mères, et nous pensons qu'en pareil cas l'usage du lait de chèvre pourra rendre des services. »

Quel que soit l'intérêt de ces travaux, ils sont insuffisants pour permettre une conclusion. Sur la question de savoir si les analyses anciennes sont erronées, nous ne serons éclairés définitivement que par des recherches faites avec les méthodes nouvelles et répétées dans des conditions variées. En ce qui concerne les résultats cliniques annoncés par M. Boissard, nous devons attendre des travaux confirmatifs. Deux fois seulement, nous avons essayé de faire nourrir des enfants avec du lait de chèvre cru, recueilli dans les meilleures conditions possibles ; chaque fois, nous avons été obligé d'interrompre l'expérience après quelques semaines, parce que le nourrisson fut pris de diarrhée et d'amaigrissement ; le lait de vache stérilisé fut substitué au lait de chèvre cru, et ces troubles disparurent. M. Paquy a observé des faits analogues (2). Il est donc probable que le lait de chèvre, recueilli d'une manière aussi aseptique que possible, n'est pas toujours dépourvu de microbes nuisibles, et que ceux-ci pullulent quand le lait est transporté sans avoir été stérilisé.

<hr>

(1) *Journal des praticiens*, 30 mai 1900.
(2) PAQUY. *Société de méd. et de chir. pratiques*, 21 février 1901.

S'il fallait renoncer au lait de chèvre cru, y aurait-il de réels avantages à employer ce même lait, bouilli ou stérilisé ? Sous cette forme, l'emporterait-il sur le lait de vache ? C'est une question à laquelle il est impossible de répondre à l'heure présente.

Le résultat qu'auront sans doute les derniers travaux sur le lait de chèvre sera d'améliorer les conditions de l'allaitement au pis de l'animal, dont nous allons nous occuper.

ALLAITEMENT AU PIS DE L'ANIMAL. — L'allaitement direct au pis de l'animal est employé depuis longtemps, comme en témoigne ce passage de Montaigne :

« Il est très ordinaire, autour de chez moi, de voir les femmes de village, lorsqu'elles ne peuvent nourrir les enfants de leurs mamelles, appeler des chèvres à leur secours ; et j'ai à cette heure deux laquais qui ne tétèrent jamais que huit jours lait de femme. Ces chèvres sont incontinent duictes à venir allaiter les petits enfants, reconnaissent leurs voix quand ils crient et y accourent. Si on leur en présente un autre que leur nourrisson, elles le refusent, et l'enfant en fait de même d'une autre chèvre. J'en vis un, l'autre jour, à qui on ôta la sienne, parce que son père ne l'avait empruntée que d'un sien voisin : il ne put jamais s'adonner à l'autre qu'on lui présenta, et mourut, sans doute de faim. »

L'avantage de ce mode d'allaitement consiste en ce que l'enfant reçoit, à une température convenable, du lait qui n'a pas subi de contacts impurs, et qui, par suite, n'a pas besoin d'être stérilisé. Mais c'est un procédé incommode, coûteux, surtout quand la nourrice est une ânesse, et qui présente d'autres inconvénients, variables avec l'animal choisi.

La chèvre a toujours été l'animal préféré : A. Fournier, Morisset (de Mayenne), Boudard (de Gannat), Grellety, Sicard (de Marseille) ont vanté ses avantages (1). Elle ne coûte pas cher ; sa taille est petite et ses trayons faciles à prendre ; elle

(1) A. BOUDARD, *Guide pratique de la chèvre-nourrice au point de vue de l'allaitement des nouveau-nés*. Gannat, 1879. — MORISSET (de Mayenne), *Congrès d'hygiène*. 1889.

est sobre, douce, s'habitue rapidement à ce qu'on exige d'elle et est susceptible de s'attacher au nourrisson ; enfin elle est fort peu sujette à la tuberculose. On choisit, quand on le peut, une chèvre sans cornes, à poils blancs, longs et serrés (chèvre cachemirienne), parce que les animaux de cette race n'exhalent pas une mauvaise odeur. Il faut autant que possible que la chèvre soit âgée d'environ deux ans et qu'elle ait mis bas récemment ; le mieux est de l'acheter un peu avant le part. Pour l'habituer au séjour dans l'intérieur, on lui donne un chien pour compagnon. On la nourrit de fourrages verts, et on lui laisse brouter des feuilles et des brindilles d'arbre ; à défaut de cette nourriture, on pourra donner un mélange de foin, de son, de maïs, de pommes de terre ; si on utilise les débris d'herbe provenant du ménage, on évitera d'y laisser le céleri, l'oseille, et en général les substances qui peuvent communiquer au lait un goût désagréable ou des propriétés nuisibles.

Les intervalles des tétées sont les mêmes que dans l'allaitement artificiel indirect ; avant chaque mise au sein, les trayons seront lavés soigneusement avec de l'eau bouillie chaude ; la tétée doit se faire dans un endroit à l'abri des mouches ; au début, la chèvre doit être attachée court et une personne doit tenir l'enfant pendant la durée du repas ; plus tard, le nourrisson est placé dans un berceau très bas ou une brouette spéciale et la chèvre vient se mettre d'elle-même au-dessus de lui.

Ce mode d'allaitement bien dirigé donne assez souvent des succès. Cependant il y a des cas où les résultats sont peu satisfaisants. Nous avons vu des nourrissons élevés de cette manière, à la campagne, dans de très bonnes conditions, qui étaient bouffis et pâles, dont le ventre était gros et flasque et dont le squelette portait des marques de rachitisme. Il est très probable que, dans la genèse de ces troubles, la suralimentation par un lait trop riche en beurre et en caséine avait une part importante. Avec les progrès de la zootechnie caprine, on arrivera à avoir des chèvres-nourrices dont le lait sera beaucoup moins concentré ; on évitera plus sûrement les troubles dyspeptiques et alors l'allaitement au pis donnera des succès encore plus fréquents.

Mais il restera toujours une objection : dans les grandes villes, l'allaitement au pis d'une chèvre est aussi coûteux et aussi compliqué que l'allaitement par une nourrice, dont le lait vaut toujours mieux que celui de n'importe quel animal.

Pour l'allaitement au pis, on s'est aussi servi de l'ânesse. Les tétées sont réglementées comme dans l'allaitement au sein ; les trayons sont lavés à l'eau bouillie chaude et la personne chargée de procéder à la tétée s'assied sur un escabeau et maintient l'enfant pendant toute la durée du repas.

L'allaitement au pis d'une ânesse est à peu près abandonné ; il occasionne plus de frais qu'une nourrice ; il est difficile à pratiquer dans les grandes villes. Le lait d'ânesse est parfois d'une pauvreté extrême, surtout en beurre. Il ne convient plus au nourrisson qui a dépassé le premier mois, et on a proposé de remplacer à ce moment l'ânesse par une chèvre, ce qui complique encore les choses. Enfin, il ne met pas à l'abri de la gastro-entérite, comme l'ont montré Parrot, Wins et Sevestre.

Après avoir essayé et abandonné l'usage des chèvres-nourrices, Parrot avait fait installer à l'hôpital des Enfants-Assistés une étable d'ânesses, qu'on faisait téter directement par les petits, particulièrement par les syphilitiques. Les résultats ont été assez peu satisfaisants pour que ses successeurs aient presque abandonné ce mode d'allaitement et l'aient remplacé dans la majorité des cas par l'usage du lait de vache stérilisé. D'ailleurs, le procédé était assez coûteux, puisque, d'après Sevestre, une bonne ânesse ne pouvait guère nourrir que deux nouveau-nés (1).

La chèvre et l'ânesse sont à peu près les seuls animaux qui

---

(1) WINS, *l'Allaitement à la nourricerie des Enfants-Assistés*. Thèse de Paris, 1885. — SEVESTRE, *Études de clinique infantile*, 1889 p. 308. — NICOLLE, *Nourricerie de l'hospice des Enfants-Assistés*. Thèse de Paris, 1891.

aient été utilisés pour l'allaitement artificiel direct. L'allaitement au pis de la vache ou de la jument est inusité. Le lait de brebis est encore plus indigeste que celui de chèvre. On ne cite guère qu'un cas d'allaitement par une chienne : c'est celui qu'a publié le docteur Scoby (1).

En résumé, l'allaitement au pis d'un animal présente peu d'avantages et beaucoup d'inconvénients. Les cas où il est indiqué sont assez rares. On peut l'utiliser pour un enfant syphilitique que sa mère ne peut allaiter; et alors, on a proposé de faire prendre du mercure ou de l'iodure à l'animal-nourrice pour guérir le nourrisson ; mais ce mode de traitement ne paraît pas avoir donné de bons résultats. L'allaitement artificiel direct sera surtout employé à la campagne, lorsqu'il est difficile ou impossible de se procurer une nourrice ou du lait de vache de bonne qualité.

(1) Scoby, *l'Hygiène alimentaire dans la thérapeutique*. Paris et Louvain, 1890.

CHAPITRE V

Allaitement mixte.

Sommaire. — L'allaitement mixte : 1° dans les premiers jours ; 2° dans le cours de la lactation. Il est la première préparation au sevrage et à l'ablactation. Il doit servir à la réhabilitation de l'allaitement maternel.

L'allaitement mixte est la combinaison de l'allaitement naturel avec l'allaitement artificiel. C'est un mode d'alimentation qui donne de bons résultats, lorsque la proportion de l'allaitement au sein l'emporte sur celle de l'allaitement artificiel, c'est-à-dire lorsque l'allaitement mixte ne sert pas uniquement à déguiser une véritable nourriture au biberon. Bien réglé, il est supérieur à l'allaitement artificiel et il vaut mieux qu'un allaitement naturel insuffisant.

Il est bien entendu que, pour obtenir de bons résultats avec l'allaitement mixte, le lait de vache doit être préparé suivant les règles indiquées précédemment, c'est-à-dire qu'il doit être stérilisé et, dans les premiers mois, dilué et sucré. Cependant, lorsqu'on ne remplace qu'une seule tétée par un biberon, on peut donner du lait stérilisé pur de très bonne heure ; c'est en effet dans ces conditions que l'usage du lait non corrigé est dénué d'inconvénients.

L'allaitement mixte est indiqué dans diverses circonstances et la manière de le diriger varie avec chacune d'elles.

Lorsqu'une femme récemment accouchée veut nourrir son enfant, si elle est fatiguée par un accouchement laborieux, si la montée laiteuse tarde à se faire, si la sécrétion s'établit lentement, s'il survient des gerçures très douloureuses du sein, on complétera l'allaitement au sein par le biberon. Nous avons déjà indiqué la ligne de conduite à suivre en pareil cas (1). Si on observe ces règles, il arrivera souvent qu'après une à trois semaines d'allaitement mixte, la mère suffira à pourvoir toute seule à la nourriture de son enfant. Toutefois quelques femmes sont obligées de poursuivre l'allaitement en s'aidant du biberon ; dans ce cas, ce procédé d'alimentation a l'avantage de préserver la famille de la nourrice mercenaire.

L'alimentation mixte rend de grands services, lorsqu'au cours de la lactation, une cause quelconque vient passagèrement diminuer la sécrétion lactée. On remplace alors une, deux ou trois tétées par un, deux ou trois biberons. Si la diminution de la sécrétion persiste, et si l'allaitement mixte est bien supporté, on continuera à employer ce mode d'alimentation. Cette pratique a été couronnée de succès. Un cas des plus instructifs est celui d'une mère primipare qui voulut allaiter son enfant ; elle pourvut seule à sa nourriture pendant plus d'un mois ; quoique le nourrisson fût bien portant, son poids augmentait très peu ; il vint un moment où il n'augmenta pas du tout et resta stationnaire ; on remplaça alors une tétée par un biberon renfermant d'abord 60 grammes puis 100 grammes de lait stérilisé ; la courbe des poids reprit sa forme normale ; jusqu'au huitième mois il en fut de même, bien qu'on n'ait jamais donné comme supplément quotidien plus de 100 grammes de lait stérilisé.

Lorsqu'une femme nourrit en s'aidant du biberon, il arrive parfois, avant le terme de la durée normale de la lactation, que la sécrétion diminue tellement, que le lait de vache finit par former la plus grande partie de la nourriture. L'inconvénient est médiocre si le nourrisson a plus de six mois ; car c'est surtout pendant les premiers temps de la vie que le lait de femme est l'aliment indispensable. Lorsque le nourris-

(1) *Section II, chapitre* III.

son a plus de six mois, s'il supporte bien le lait stérilisé, il n'y a qu'à transformer plus ou moins rapidement l'allaitement maternel en allaitement artificiel. Mais si l'enfant a moins de six mois, ou s'il ne digère pas très bien le lait de vache, ou encore s'il est débile ou malade, il vaut mieux, quand on est assuré que la mère ne peut pas allaiter, prendre une nourrice mercenaire.

Il y a des femmes, d'ailleurs bonnes nourrices, qui ont besoin, pour conserver leurs forces, d'un sommeil ininterrompu. On pourra les autoriser à remplacer soit la dernière, soit la première tétée de la journée par un biberon, qui sera donné par la personne préposée à la garde de l'enfant.

L'allaitement mixte est souvent employé par les mères qui sont obligées de travailler hors de leur maison pour gagner leur vie. Elles donnent le sein le matin et le soir et viennent une ou deux fois pendant le jour faire téter l'enfant ; le reste du temps, celui-ci est confié à une garde ou à une crèche et on le nourrit au biberon. Le mieux, en pareil cas, est de donner alternativement le sein et le biberon, c'est-à-dire de ne donner jamais deux biberons de suite. Chaque fois qu'elle donnera à téter, la mère devra présenter les deux seins au nourrisson, pour y entretenir la sécrétion lactée.

A l'heure présente, beaucoup de mères, qui eussent autrefois abandonné leur enfant au sein d'une étrangère, tentent de l'allaiter. Elles y réussissent souvent, grâce à l'allaitement mixte. Celui-ci, en raison des obligations auxquelles la vie moderne soumet les femmes riches ou pauvres, tend à devenir la règle après le sixième mois. Quand il est bien dirigé, il faut reconnaître qu'il donne de bons résultats et qu'il constitue la meilleure préparation au sevrage.

Dans tous les cas, jusqu'au huitième ou neuvième mois environ, le lait est le seul aliment qui convienne à l'enfant. Avant cette époque, si, pour une raison quelconque, une nourrice n'a plus assez de lait, on doit, soit la remplacer par une autre nourrice, soit l'aider avec du lait de vache. C'est seulement à partir du huitième mois environ, l'enfant étant bien portant et ayant au moins deux dents, qu'on pourra commencer à lui donner des aliments autres que le lait.

L'allaitement mixte a rendu de grands services aux médecins qui ont entrepris la réhabilitation de l'allaitement maternel. Il leur a permis de le conseiller sans hésitation, puisqu'ils étaient prêts à venir en aide aux mamelles insuffisantes ; il leur a permis par là même de constater que l'hypogalactie est plus rare qu'on ne croit. Grâce à lui, nombre de mères ont pu mener à bien leur première nourriture. Or, une femme qui a pu faire un premier allaitement fait beaucoup mieux les suivants. On voit le bénéfice obtenu. Il y a mieux encore. Les éleveurs nous ont appris qu'on peut créer des races de vaches bonnes laitières. Par l'allaitement mixte qui nous permet d'encourager l'allaitement maternel, il arrivera peut-être, qu'après quelques générations, toutes les femmes bien portantes seront d'excellentes nourrices. Nous arrivons ainsi à une conclusion aussi imprévue qu'intéressante. Grâce aux recherches modernes, grâce surtout aux découvertes de Pasteur, nous avons pu préciser les meilleures règles de l'allaitement artificiel ; or il se trouve que la connaissance de ces règles permet de favoriser et de généraliser l'allaitement maternel.

SECTION IV

SEVRAGE ET ABLACTATION

Sommaire. — Aliments autres que le lait. Époque où on peut en commencer l'usage.
L'alimentation pendant la seconde année.
Le sevrage.
Moyens usités pour tarir la sécrétion lactée.

Le *sevrage* (du latin *separare*) est l'acte par lequel on sépare l'enfant du sein de sa nourrice, en substituant au lait de femme soit du lait de vache, soit d'autres aliments. Sevrage n'est pas synonyme d'*ablactation*; ce dernier terme s'applique à la période où le lait, soit de femme, soit de vache, ne forme plus la partie prépondérante de l'alimentation. L'*ablactatus* des Latins ne signifie donc pas enfant sevré; ce dernier terme correspond à l'αθηλος des Grecs (α privatif, θηλή sein).

L'interruption de l'allaitement au sein pouvant être provoquée par des causes multiples, à des époques variables, le sevrage ne peut être toujours opéré à date fixe; s'il est bon qu'il soit progressif, on peut être obligé de supprimer brusquement la mise au sein. Il n'en est plus de même de l'ablactation. Celle-ci doit toujours être progressive et, dans l'état de santé, commencer et finir à des dates à peu près fixes.

En règle générale, l'enfant ne doit prendre que du lait jusqu'au huitième ou neuvième mois. Lorsqu'il est élevé au sein, et qu'avant cette époque, la sécrétion lactée de la nourrice diminue ou disparaît, on doit, suivant les cas, ou lui donner une nouvelle nourrice, ou le soumettre à l'allaitement mixte, ou le soumettre à l'allaitement artificiel. Vers le huitième mois seulement, on peut, quand l'enfant est bien portant, commencer à donner, une seule fois par jour, un repas dont le lait ne fait pas tous les frais; mais le lait doit rester la partie prépondérante de l'alimentation. La part du lait sera diminuée progressivement jusqu'à la fin de la deuxième année, où l'ablactation sera accomplie.

Il est d'une extrême importance de bien fixer les règles qui doivent présider à cette transformation de la nourriture. De nombreuses fautes sont commises dans cette phase délicate; la pratique montre que les conséquences en sont souvent funestes. Des dyspepsies, des gastro-entérites parfois graves, ou une anémie un peu spéciale peuvent être la conséquence d'une ablactation prématurée ou mal dirigée.

ALIMENTS AUTRES QUE LE LAIT. ÉPOQUE OU L'ON PEUT EN COMMENCER L'USAGE. ALIMENTATION DES ENFANTS DANS LA SECONDE ANNÉE. — L'allaitement est un mode d'alimentation temporaire. Suivant la durée et la richesse de la sécrétion lactée chez la nourrice et suivant l'état de l'enfant, il peut faire seul les frais de la nourriture pendant un temps plus ou moins long. On s'accorde à reconnaître qu'à partir du huitième ou neuvième mois, l'enfant est devenu capable de digérer d'autres aliments que le lait. Mais, quand il prospère avec l'alimentation lactée exclusive, on peut attendre jusqu'au dixième, onzième et même treizième mois, pour introduire quelque chose de nouveau dans sa ration alimentaire. Nous avons observé une fillette de vingt-deux mois qui, jusqu'à cet âge, n'avait jamais reçu d'autre aliment que le lait de sa mère; sauf un eczéma de la vulve, elle était fort bien portante et très avancée en développement. Mais les faits de ce genre sont rares. Pour revenir aux cas ordinaires, une modification ne s'impose que lorsque, après le septième mois, on constate que, sans aucune altération de la santé, le nourrisson n'augmente plus de poids et semble arrêté dans son développement. Jusque-là, le lait doit être la seule nourriture de l'enfant. Mais, à ce moment, il n'y a aucun inconvénient à donner une bouillie ou un potage, si l'enfant est bien portant, s'il est élevé au sein et s'il a au moins deux dents. La présence de celles-ci témoigne en une certaine manière que le développement du tube digestif est assez avancé pour qu'il puisse digérer autre chose que le lait.

Le premier aliment autre que le lait ne doit pas être solide, car le nourrisson ne peut exécuter une mastication énergique; il doit être liquide ou demi-liquide. Il ne doit pas renfermer de substances indigestes, comme la cellulose des légumes herbacés, dont l'emploi, chez le nourrisson, provoque rapidement des troubles gastro-intestinaux. Il doit être préparé avec des substances à peu près stériles et d'une longue conservation, car, dans la seconde année, le tube digestif reste encore extrêmement sensible à l'infection et à l'intoxication. Il doit avoir une composition à peu près constante et il doit être d'un prix peu élevé. Les décoctions de farines remplissent les conditions précédentes.

L'amidon étant le premier aliment qu'il convient d'ajouter au lait, on s'est demandé à partir de quel âge l'enfant était capable de bien digérer cette substance. Les recherches de Zweifel montrent que la salive parotidienne renferme le ferment saccharifiant quelques jours après la naissance; mais ce ferment est en quantité minime durant les premiers mois; ce n'est qu'à partir du sixième mois qu'on le trouve en quantité suffisante. Dans le suc pancréatique, d'après Korowin, l'amylapsine fait défaut jusqu'au vingtième jour; et jusqu'au quatrième mois, on n'en trouve que des traces; à partir de six mois, le pouvoir saccharifiant est net; Zweifel et Krüeger ont obtenu des résultats analogues à ceux de Korowin. On en peut conclure que les très jeunes enfants sont incapables de digérer les féculents et qu'il y a un danger à les en nourrir. Cependant, dans ces derniers temps, on a contesté les résultats de ces recherches. Ayant fait alimenter, pendant quelques jours, des nourrissons de deux et trois mois avec de la bouillie de farine et ayant analysé leurs matières fécales, Heubner et

Carstens ont constaté que les enfants digéraient l'amidon et le transformaient presque totalement en sucre. On doit bien se garder d'en déduire que l'on peut alimenter les jeunes enfants avec des farineux. M. Heubner, lui-même, a vu que les enfants nourris uniquement avec de l'eau de riz pendant un ou deux jours, digéraient assez bien, mais diminuaient de poids. Il n'a pas poursuivi l'expérience et il n'est par sûr que, s'il l'avait prolongée, la digestion n'eût pas été troublée. En outre, ces décoctions de farine ne renferment que 5 à 6 p. 100 d'amidon; comme le nourrisson ne peut absorber plus d'un litre de liquide par jour, on ne pourrait lui faire prendre que 60 grammes d'amidon par jour; on ne lui donnerait ainsi que 175 calories, alors qu'avec 1 litre de lait de femme, il en reçoit près de 500. Par suite, avec une alimentation surtout féculente, l'enfant dépérirait très vite.

D'ailleurs, lorsque le médecin, cherchant la solution d'un problème, se trouve en présence de recherches de laboratoire dont les résultats sont divergents, il doit revenir à l'observation clinique. Celle-ci nous apprend qu'une nourriture féculente donnée dès les premiers mois de la vie est une des causes les plus certaines de la dyspepsie chronique et du rachitisme (1); elle nous apprend, d'autre part, qu'à partir de huit

(1) Natalis Guillot a vu, à l'autopsie d'enfants nourris de farineux, l'intestin enflammé et couvert, dans une grande étendue, de poudre d'amidon que l'iode colorait en bleu. A l'autopsie d'un nouveau-né nourri exclusivement de farine lactée, Zweifel a trouvé l'estomac rempli de cette farine et tendu à le faire éclater.

A la campagne, nombre d'enfants sont nourris dès la naissance avec une bouillie épaisse faite de lait et de farine de froment ; la plupart succombent à l'athrepsie ou deviennent des rachitiques. Mais quelques-uns tolèrent assez bien cette alimentation; d'après le docteur Giron, ce sont surtout ceux dont la nourrice insalive d'abord la bouillie. Voici ce que ce médecin a observé aux environs de Cherbourg. « La nourrice met d'abord dans sa bouche une petite cuillerée de bouillie, dans le but de la faire refroidir, la mâchonne quelque temps et la mélange ainsi à une certaine quantité de salive. Ce mélange est remis ensuite dans la cuiller ou le plus souvent sur le bout du doigt, et l'enfant s'en empare avec avidité. On continue ainsi jusqu'à ce que l'enfant repousse l'aliment. Cette sorte de gavage ne donne pas lieu aux

ou neuf mois, un enfant normalement développé et exempt de troubles digestifs est capable de bien digérer l'amidon. Cette limite n'a, d'ailleurs, rien d'absolu ; elle correspond à une moyenne. *A ce point de vue, il y a une différence entre l'enfant élevé au sein et le nourrisson soumis à l'allaitement artificiel* ; le premier peut recevoir sans inconvénient des bouillies de farines plutôt que le second ; tandis que le premier digère quelquefois l'amidon à l'âge de six ou sept mois, le second doit souvent attendre jusqu'au dixième mois pour pouvoir prendre de la bouillie. Cette différence est due sans doute à la présence dans le lait de femme d'une amylase qui fait défaut dans le lait de vache, ainsi qu'au meilleur état du tube digestif de l'enfant nourri au sein.

Le nouvel aliment qu'on va donner ne représentera d'abord qu'un simple supplément ; il s'ajoutera au lait de femme ou d'animal, qui doit encore rester la partie prépondérante de l'alimentation.

Dans le principe, il faut se proposer de remplacer une tétée ou un biberon par une des bouillies suivantes.

Bouillies préparées avec de la farine de céréales (*froment, orge, riz, maïs, avoine*) (1). — On délaie une cuillerée à café de farine (plus tard on augmente progressivement cette quantité) dans un peu d'eau froide pour éviter les grumeaux ; on jette cette pâte

accidents que l'on pourrait croire. J'attribue ce fait à la plus ou moins grande quantité de salive mélangée à la bouillie et qui la change en un aliment fortement diastasé. » Une observation de Demme, rapportée plus haut, prouve que cette pratique peut transmettre la tuberculose aux nourrissons.

(1) COMPOSITION DES GRAINES DE CÉRÉALES

POUR 100 PARTIES	FROMENT	SEIGLE	ORGE	AVOINE	MILLET	MAÏS	RIZ
Eau	13,6	15,3	13,8	12,4	11,0	13,1	13,1
Albumine	12,4	11,5	11,1	10,4	10,8	9,9	7,0
Graisse	1,8	1,8	2,1	5,2	5,5	4,6	0,9
Hydrates de carbone	67,9	67,8	64,9	57,8	66,8	68,4	77,4
Cellulose	2,5	2,0	5,3	11,2	2,6	2,5	0,6
Cendres	1,8	1,8	2,7	3,0	2,4	1,5	1,0

(Voir la suite de la note à la page suivante.)

dans 120 à 150 grammes de lait bouillant et on fait cuire le tout en remuant pendant une dizaine de minutes ; on ajoute un peu de sel et de sucre et plus tard un peu de beurre. Quelques enfants digèrent mieux les bouillies de céréales lorsqu'elles sont faites avec de la farine préalablement séchée au four, étendue en couche mince sur un plat.

Bouillie à l'arrow-root. — L'arrow-root est une fécule extraite du rhizome de plantes appelées *Maranta*, qui croissent à la Jamaïque ; comme les fécules de pomme de terre et de riz, elle est pauvre en azote et en sels ; mais elle a l'avantage d'être d'une plus grande finesse et d'être très facile à digérer ; la bouillie se prépare comme celle de farine de céréales.

Bouillie au racahout. — Le racahout est une poudre composée de fécule de pomme de terre, de fécule de riz, de sucre, de vanille, d'un peu de cacao, et parfois d'un peu de salep. Se prépare comme les bouillies de farines de céréales.

Bouillie à la farine lactée. — On prépare la farine lactée avec du lait concentré dans le vide, du pain cuit ou de la farine torréfiée et du sucre ; il faut employer de préférence les farines lactées stérilisées ; 1 cuillerée à soupe pour 7 à 8 d'eau.

Le lait qui entre dans la confection de ces préparations doit toujours être stérilisé ou avoir bouilli peu de temps après la traite. On ne doit préparer de ces soupes que ce qu'il faut pour un seul repas (1).

COMPOSITION DES FARINES DE CÉRÉALES

POUR 100 PARTIES	EAU	ALBUMINE	GRAISSE	HYDRATE DE CARBONE	CELLULOSE	CENDRES
Farine de froment fine	13,3	10,2	0,97	74,8	0,3	0,5
— — grossière	12,7	11,8	1,4	72,2	1,0	1,0
— de seigle. . . .	13,7	11,5	2,1	69,7	1,6	1,4
Gruau d'orge	14,8	10,9	1,5	71,7	0,5	0,6
— d'avoine	10,1	14,7	5,9	64,7	2,4	2,2
Farine de maïs. . . .	10,6	14,0	3,8	70,5	0,6	0,9
Son de froment. . . .	14,1	13,5	2,5	30,8	31,6	7,5

(D'après MUNK et EWALD.)

(1) On trouve dans le commerce, sous forme de spécialités, un grand nombre de poudres alimentaires pour les nourrissons, dont la plupart ont la prétention de remplacer le lait. A l'instigation de M. Lambling, M. Vallée a fait une analyse des plus répandues de ces aliments et montré qu'aucune d'elles ne saurait constituer la ration à elle seule, ni même y entrer à titre d'aliment prépondérant. On ne peut en user qu'à la condition qu'on ne s'en serve que pour compléter et non pour constituer la ration de l'enfant. (CYRILLE VALLÉE, *Des poudres alimen-*

On donnera d'abord la préférence à la bouillie de froment. Vers le milieu de la journée, on en présentera une petite quantité à l'enfant. Souvent, il n'en voudra prendre qu'une ou deux cuillerées à café; mais, si on ne se laisse pas rebuter, au bout de peu de jours, il finira par la prendre toute entière. S'il persiste à faire des difficultés, on essaiera successivement les autres et on adoptera celle qu'il prend le plus volontiers. Quand le nourrisson est au sein, il faudra le faire téter tout de suite après la bouillie, au moins dans les premiers temps, car nous avons appris que le lait de femme favorise la digestion de l'amidon. Dans le cas où l'enfant est au biberon, s'il n'ingère qu'une faible portion de ce potage, on complétera son repas en lui faisant prendre après une certaine quantité de lait; mais s'il absorbe cinq à six cuillerées à soupe de bouillie, le mieux sera, au moins au début, de ne rien lui donner ensuite. En tout cas, après ce repas amylacé, il faudra attendre au moins trois heures avant de donner le sein ou le biberon.

Quand les enfants ont une certaine tendance à la diarrhée, on préparera la bouillie avec de la farine de riz ou encore avec du racahout, car le cacao renferme une petite quantité de tanin. Quand ils sont constipés, nous ne pouvons conseiller, comme quelques auteurs, d'employer le gruau d'avoine, que van Swieten a vanté comme un aliment de premier ordre pour les nourrissons. D'après ce que nous avons observé, les enfants le suppportent mal; quelques-uns ont des vomissements et de la diarrhée à la suite de son emploi. Est-ce parce que notre gruau est de mauvaise qualité ? Nous ne savons; mais il nous a semblé que l'avoine ne combat la constipation qu'en provoquant des indigestions et nous avons presque complètement abandonné

laires et de l'alimentation des enfants du premier âge. Thèse de pharmacie de Lille, 1897.)

On peut aussi reprocher à la plupart de ces farines spéciales de renfermer du cacao, souvent en grande quantité ; les enfants à qui on a fait prendre d'abord de ces préparations se refusent ensuite à en accepter qui n'aient pas le goût de cette substance ; d'autre part, ces farines au cacao déterminent parfois la constipation.

son emploi. En cas de constipation, nous conseillons d'abord
d'user des bouillies à la farine d'orge, et si on ne réussit
pas, nous faisons préparer la bouillie d'une manière un peu
spéciale, de manière à utiliser les parties périphériques de la
graine qui renferment plus d'azote et un peu de cellulose.

Bouillie à l'orge pour les enfants constipés. — Moudre une cuillerée à thé d'orge perlé dans un moulin à café; faire bouillir un quart
d'heure dans 100 grammes d'eau et ajouter du sel; filtrer et ajouter
partie égale de lait de vache bouillant; sucrer.

L'avantage des bouillies de farine est que l'amidon y est
bien cuit et s'y présente sous forme d'une pâte presque liquide
et homogène, conditions favorables à une bonne digestion.
Aussi doit-on les employer de préférence au début de la
phase d'ablactation. Mais il faut savoir que quelques enfants
n'en veulent pas. On essaiera de leur faire prendre une soupe
faite simplement avec du lait bouillant dans lequel on met
soit de petits morceaux de *pain*, soit du tapioca ou de la
semoule, avec un peu de beurre, de sel et de sucre. On
essaiera aussi de la *panade* ou du *bouillon* aux jaunes d'œufs,
bien que ces aliments soient un peu lourds et qu'il vaille mieux
ne les employer que plus tard.

Panades. — Ce sont des préparations faites avec du pain délayé
dans de l'eau. Pour les jeunes enfants, il est bon que le pain ait
été grillé. Au lieu de pain grillé, on peut employer la biscotte
(tranches d'un pain, contenant un peu de beurre et d'œuf, séchées
au four et légèrement torréfiées). On jette dans de l'eau bouillante
le pain grillé ou la biscotte réduits en petits fragments; on fait
bouillir très longtemps jusqu'à ce que le pain soit réduit en bouillie;
on ajoute du beurre, du sel et parfois du sucre, ou un jaune d'œuf.
Finalement on passe dans une étamine claire. Il est difficile de faire
la panade avec du lait au lieu d'eau, parce que le lait ne supporte
pas toujours une ébullition prolongée; mais on peut d'abord faire
bouillir le pain dans une petite quantité d'eau, puis, vers la fin de
la coction, on peut ajouter partie égale de lait; dans ce cas, on
n'ajoute pas de beurre.

Le *bouillon* est peu nourrissant; il ne renferme pas d'hydrates de carbone, il contient peu d'albumine et peu de graisse, mais il est riche en sels (surtout en sels potassiques) et en substances aromatiques qui stimulent l'estomac et agissent favorablement sur la digestion. La plupart des enfants le prennent très volontiers. Ils le digèrent bien s'il est préparé avec de bonne viande et depuis peu ; ils le digèrent mal quand il n'est pas frais ou quand il est fait avec de la viande passée ; dans ce dernier cas, les nourrissons ont une diarrhée fétide qui s'accompagne parfois de phénomènes généraux graves. Pauvreté en substances nutritives, conservation difficile : tels sont les deux inconvénients du bouillon, inconvénients plus graves quand il s'agit du jeune enfant que de l'adulte et qui ont conduit certains médecins à ne le prescrire que très tard. Mais on peut obvier au premier en ajoutant au bouillon un jaune d'œuf et plus tard du tapioca, de la semoule ou du pain. Quant au second, si on prépare le bouillon chaque jour avec de la viande de bonne qualité, on l'évitera sûrement.

Pour préparer de bon bouillon, on fait cuire 250 grammes de viande dans un demi-litre d'eau, sans ajouter du sel ou des légumes ; la cuisson est prolongée une demi-heure ou trois quarts d'heure ; l'eau perdue par l'évaporation est remplacée par de l'eau bouillante. Le bouillon destiné aux nourrissons ne doit pas être dégraissé (1).

L'œuf peut être employé d'assez bonne heure. Mais, tout d'abord, il ne faut donner que le jaune en l'incorporant à la bouillie ou au potage ; le jaune d'œuf est riche en graisse et en

---

(1) Le bouillon renferme pour 100 parties :

Substances albuminoïdes	0,40
Gélatine.	0,30 à 0,60
Graisse	0,20 à 0,40
Sels (en y comprenant le sel de cuisine ajouté)	1,30 à 1,80
Substances extractives (créatine, xanthine, hypoxanthine, acide lactique)	0,50 à 0,80

L'addition d'un jaune d'œuf à 100 centimètres cubes de bouillon lui donne une teneur de plus de 3 grammes d'albumine et de 4 grammes de graisse.

(D'après Munk et Ewald.)

chaux, et, dans le tube digestif, il se putréfie moins facilement que le blanc (1). Plus tard, après le quinzième mois, on
pourra donner l'œuf entier sous forme d'œuf à la coque. L'œuf
doit toujours être bien frais. Il faut savoir qu'il est des enfants
qui ne digèrent pas les œufs avant deux ou trois ans et d'autres
que leur usage constipe plus ou moins.

En tout cas, il ne faut jamais en abuser. Dans la croyance
que l'œuf est un aliment très nutritif et très fortifiant, certains parents en donnent trois ou quatre par jour à des
enfants qui ont à peine quinze mois; dans ce cas, il n'est pas
rare de voir survenir des crises de diarrhée et du prurigo,
accidents qui cessent avec l'abus des œufs.

Quand on a remplacé une tétée ou un biberon par une
bouillie, une panade ou une soupe, il importe de surveiller
attentivement les fonctions digestives. S'il survient des phénomènes de dyspepsie ou de la diarrhée, il faut revenir au
régime lacté exclusif. Si, au contraire, le nouvel aliment est
bien supporté, on en augmentera peu à peu la quantité et,
après quelques semaines, on remplacera deux tétées ou biberons par deux bouillies.

C'est du 18ᵉ au 20ᵉ mois, et lorsque l'enfant a au moins
douze dents, qu'il pourra, pour la première fois, prendre un
peu de *viande;* on commencera par lui donner, tous les deux
ou trois jours, un peu de blanc de poulet haché menu ou du
poisson frais; plus tard, on essaiera un peu de filet de bœuf,
ou de noix de côtelette de mouton, ou du maigre de jambon.

(1) POUR 100 PARTIES	EAU	ALBUMINE	GRAISSE	SUBSTANCES EXTRACTIVES	SELS
Blanc d'œuf.	85,8	12,7	0,3	0,7	0,6
Jaune d'œuf.	50,8	16,2	31,8	0,1	1,1
Œuf entier.	73,7	12,6	12,1	0,5	1,1

(D'après Kœnig.)

Le jaune d'œuf renferme aussi de la lécithine, que Danilevski considère comme favorable à la croissance. Mais la question n'est pas
résolue. Voir : Cronheim et Muller, *Jahrb. f. Kinderh.*, LII, 3, 1900. —
Eug. Wildiers, *la Cellule*, 1900, 383, 407.

Ces viandes seront données, hachées menu ou écrasées au masticateur.

Il est rare que les enfants digèrent bien la viande avant dix-huit mois ; il est moins rare qu'ils ne la supportent pas encore après deux ans ; mais, le plus grand nombre s'en trouve très bien vers dix-huit ou vingt mois (1). C'est une faute que de ne pas leur en donner dès qu'ils peuvent la supporter ; c'est une autre faute de leur en donner trop tôt, par exemple dès le 9ᵉ mois, comme le conseille Steffen, qui, dès cet âge, permet le veau, le saucisson et le jambon (2). La première est surtout commise dans la classe aisée des villes, où, par crainte du régime carné, on continue à soumettre à un régime composé presque exclusivement d'une grande quantité de lait des enfants de plus de deux ans ; cette suralimentation lactée, longtemps prolongée, détermine souvent de l'anémie, de la bouffissure, de la constipation, du prurigo. L'administration précoce de la viande est une faute commise surtout à la campagne, ou dans la classe des petits commerçants des villes, ou encore dans certaines familles d'origine anglo-américaine ; dans ces cas, surtout quand la viande est donnée souvent et en excès, les selles sont fétides, les urines foncées, surchargées d'acide urique ; il se produit de l'eczéma, parfois de la vulvite ; les poussées d'infection gastro-intestinale ne sont pas rares (3).

Si la *purée de pommes de terre* est un très bon aliment pour la période d'ablactation et peut être administrée dès le quinzième mois, il faut attendre à la fin de la deuxième année pour donner de la purée de *lentilles* et des purées de *légumes verts* (chicorée et épinards) ; ces dernières conviennent surtout aux enfants constipés.

(1) Salvatore Gucciardello, L'alimentation carnée dans ses rapports avec l'état de l'appareil de la digestion jusqu'à la deuxième année. *La Pediatria*, 1899, nᵒˢ 3 et 4, p. 65 et 97.

(2) Steffen, Ueber Ernährung im kindlichen Alter jenseits der Säuglingsperiode, *Jahrb. f. Kinderh.*, XLVI, 3 et 4, 1898.

(3) Ad. Czerny, Kräftige Kost. *Jahrb. f. Kinderh.*, 1900.

Les *fruits* cuits (compotes, confitures) peuvent être donnés aussi vers le 18ᵉ mois ; les fruits crus seront permis seulement après deux ans.

A mesure que la période d'ablactation s'avance, le nombre des repas doit diminuer et, vers le 18ᵉ mois, l'enfant ne doit plus en prendre que quatre par jour.

Voici des menus qui pourront servir de guides pour l'alimentation des enfants du premier âge. Ils ne s'adressent qu'aux enfants sains ; ils n'ont d'ailleurs rien de fixe et serviront seulement de repère.

8 *à* 10 *mois* : Une bouillie et cinq tétées (ou cinq biberons avec environ 200 grammes de lait pur sucré ; on doit commencer à habituer l'enfant à boire le lait dans un verre ou une timbale).

10 *à* 15 *mois* : Deux bouillies plus abondantes et plus épaisses et quatre tétées (ou quatre timbales de lait pur sucré). Après 1 an, on pourra essayer de mettre un jaune d'œuf dans une des bouillies.

15 *à* 18 *mois* : Vers le 15ᵉ mois, l'enfant bien portant peut être sevré. Il est alors soumis au régime suivant : chaque jour, trois fois 200 à 250 grammes de lait ; — une bouillie avec un jaune d'œuf ; — enfin un repas, placé vers le milieu de la journée et composé : ou d'un œuf entier et de lait ; ou de purée de pommes de terre et de lait ; ou d'un potage au bouillon gras et de lait ; le mieux est de varier les menus. — Laissez grignoter des croûtes de pain ou des biscuits.

18 *à* 20 *mois* : On ne fait plus faire que quatre repas ; on donnera par exemple : à 7 heures et demie du matin, une bouillie ou soupe au lait ; — à 11 heures et demie ou midi : un œuf, ou un peu de viande, ou de la cervelle, ou du poisson frais ; de la purée de pommes de terre ou de la compote de pommes ; un peu de pain, 100 à 150 grammes de lait ; — vers 4 heures de l'après-midi, 200 à 250 grammes de lait ; — vers 7 heures du soir, une bouillie au lait ou un potage au bouillon ; 150 grammes de lait.

A deux ans : Petit déjeuner : une bouillie au lait, un biscuit ou du pain ; — grand déjeuner : œuf ou viande ou poisson ou cervelle ; purée de pommes de terre ; pain, 150 grammes de lait ; — goûter : 250 grammes de lait, un biscuit ou du pain ; — dîner : bouillie au lait ou un potage au bouillon ; légumes verts ou compote de pommes ou gelée de fruits ; 150 grammes de lait ; du pain.

Après 2 ans : On choisit, parmi les plats qui servent au repas de famille, les éléments d'un repas qui convient à l'enfant.

Jusqu'à 5 ou 6 ans, les enfants ne doivent boire que de l'eau (quand on ne dispose pas de bonne eau de source, l'eau doit être bouillie) et s'abstenir de vin, de bière, de cidre et de toute espèce de boisson fermentée. Après 5 ou 6 ans, on pourra donner de l'eau légèrement rougie avec du vin ordinaire ou additionnée d'une très petite quantité de bière. Il faut interdire aux enfants, même avancés en âge, le café, le thé les liqueurs (1).

Sevrage. — Le sevrage est la suppression de la mise au sein. La question de l'époque où on peut l'opérer soulève d'abord celle de la durée de la sécrétion lactée. On trouve dans beaucoup d'auteurs ces assertions : que, chez la femme, la période de lactation ne s'étend guère au delà d'une année ; que, par exception, elle peut cependant s'étendre jusqu'à 15 mois et 18 mois, et qu'il arrive un moment où, spontanément, la sécrétion des mamelles se tarit. Ces affirmations ne s'appliquent guère qu'aux femmes des grandes villes ; riches, elles sont parfois des nourrices insuffisantes du fait d'une inaptitude héréditaire que nous connaissons déjà ; pauvres, obligées de travailler, le plus souvent hors de leur maison, elles se trouvent dans des conditions, sinon anormales, tout au moins défavorables à l'allaitement (2). Mais, si on observe

(1) Pour ce qui concerne les quantités d'aliments, M. Heubner, s'appuyant sur les recherches de Camerer, donne les moyennes suivantes :

Chez un enfant de deux ans : 1 litre de lait, 50 grammes de pain blanc ou noir, 2 biscuits, 20 grammes de jambon ou un œuf, 10 grammes de beurre, 100 grammes de soupe de gruau, 20 grammes de purée de pommes de terre, 20 grammes de compote de pommes avec 10 grammes de sucre.

A 7 ans : 600 grammes de lait, 120 grammes de pain, 100 grammes de pain noir, 30 grammes de beurre, 20 grammes de sucre, 200 grammes de soupe au riz, 70 grammes de rôti de veau, 100 grammes de pommes de terre, 200 grammes de pommes.

(2) M. le docteur Planchon a publié là-dessus une statistique faite à la Clinique Tarnier et portant par suite sur les femmes de Paris qui appartiennent à la classe pauvre.

Première catégorie : Elle comprend les femmes qui ont suivi la con-

des femmes saines, vivant en des conditions normales, par
exemple des paysannes nourrissant leurs propres enfants, on
s'assure que, en réalité, la période de lactation a une durée in-
déterminée ; elle peut se prolonger pendant un temps plus ou
moins long, suivant la santé de la nourrice et suivant la manière dont l'allaitement est poursuivi. Tant que l'enfant prend
le sein régulièrement et ne se nourrit que du lait qu'il tette,
la sécrétion lactée persiste abondante. Elle diminue le jour où
l'enfant, prenant du lait de vache ou d'autres aliments, ne tette
plus ni aussi souvent, ni avec la même avidité. Les voyageurs
racontent qu'en certains pays, au Japon par exemple, les petits tettent jusqu'à 3 et 4 ans. Boutequoy parle de nourrices
qui ont pu continuer l'allaitement pour divers enfants pendant cinq années consécutives. M. Rouvier cite une femme qui,
du même lait, a nourri successivement trois nourrissons jusqu'à l'époque du sevrage. Chez les animaux, l'usage de la
traite prolonge la sécrétion lactée bien au delà du terme nécessaire pour élever leur progéniture. En somme, la sécrétion
lactée étant le produit d'un acte réflexe dont le point de départ
est l'excitation du mamelon, peut se prolonger longtemps,
beaucoup plus longtemps qu'on ne le dit, si la zone galactogène est régulièrement stimulée.

*Autant que possible, le sevrage ne doit pas être opéré avant
le 15ᵉ mois.* Si le sevrage est plus précoce, l'enfant peut être

sultation au moins 7 mois ; il y en avait 245, parmi lesquelles 158
(64,4 p. 100) n'ont donné que le sein durant 7 mois ; — 73 (29,8 p. 100)
n'ont pas eu assez de lait pour suffire seules à la nourriture de leur
enfant pendant 7 mois ; — 14 (5,7 p. 100) n'ont pas eu de lait du
tout. — *Deuxième catégorie* : Elle comprend les femmes ayant suivi la
consultation au moins 14 mois ; il y en avait 132, parmi lesquelles
48 n'ont pu nourrir jusqu'à 7 mois ; 11 ont nourri exclusivement au
sein pendant 7 mois ; 23 pendant 8 mois ; 20 pendant 9 mois ;
12 pendant 10 mois ; 10 pendant 11 mois ; 6 pendant 12 mois ; 2 seulement pendant 14 mois. (Durée de l'allaitement au sein. *L'Obstétrique*,
15 mai 1902.)

M. Dunème arrive à peu près aux mêmes conclusions pour la durée
de l'allaitement au sein dans la classe ouvrière de Paris (Thèse de
Paris, avril 1902).

pris de troubles digestifs ou présenter un arrêt de la croissance, parce qu'on le prive de l'aliment qui convient le mieux à son âge. Mais la maladie le plus fréquemment observée chez les enfants sevrés trop tôt, c'est une anémie spéciale, qui se complique souvent de petites poussées fébriles et qui coexiste parfois avec des stigmates de petit rachitisme ; cette anémie ne paraît pas sous la dépendance directe des troubles digestifs, ni de l'emploi du lait stérilisé ; elle paraît liée à la suppression précoce de la mise au sein. Nous reviendrons sur cet état dans le dernier chapitre de ce livre.

Un des avantages du sevrage tardif résulte de ce que, en cas de maladie du nourrisson, l'allaitement maternel est une ressource extrêmement précieuse.

Il serait sans doute excellent de laisser téter le nourrisson jusqu'après deux ans, mais les nécessités de la vie ne permettent guère à une femme de continuer l'allaitement après le 18e mois ; aussi est-il bien rare de rencontrer des enfants ayant dépassé cet âge et qui prennent encore le sein ; on sèvre généralement du 12e au 15e mois. Un des prétextes le plus souvent invoqués pour excuser le sevrage précoce est que l'enfant est d'autant plus difficile à sevrer qu'il est plus âgé ; ce prétexte ne nous paraît pas pleinement justifié.

En tout cas, quand on peut choisir le moment de cette séparation, il faut obéir à certaines règles établies par une longue tradition. Il n'est pas bon de sevrer l'enfant pendant les fortes chaleurs (juin, juillet, août, septembre) ; le lait de vache se corrompant très vite pendant l'été, les diarrhées de la saison chaude sont fréquentes et graves, et, bien que la pratique de la stérilisation atténue beaucoup ce danger, on fera bien, si on le peut, d'attendre l'automne pour opérer le sevrage. Il n'est pas bon non plus de supprimer la mise au sein au moment d'une éruption dentaire ; l'idéal serait d'attendre pour sevrer que la quatrième canine soit sortie ; mais cette éruption n'a lieu que vers deux ans et nous avons déjà dit que, dans notre état social, il est difficile que le sevrage soit aussi tardif.

En somme, il faut sevrer l'enfant le plus tard possible ; il est bon que le sevrage ne soit pas opéré avant le 15ᵉ mois, au moment des fortes chaleurs et au moment d'une éruption dentaire.

Malheureusement, il n'est pas toujours possible de choisir son moment. Bien avant le 15ᵉ mois, il peut arriver que la sécrétion mammaire diminue graduellement et que l'enfant se sèvre de lui-même. Ailleurs, un état de faiblesse ou de maladie, une grossesse obligent la nourrice de ne plus donner le sein. Nous avons déjà étudié les causes de la cessation prématurée de l'allaitement (1).

Le sevrage peut être brusque ou progressif. Le sevrage brusque n'a plus guère de partisans ; il donne lieu parfois à des troubles digestifs et même à des troubles nerveux, l'enfant tombant dans une sorte d'état de langueur et refusant toute espèce d'aliments. Il n'est légitime qu'en cas de maladie de la nourrice. L'allaitement ou l'alimentation mixtes doivent toujours préparer au sevrage définitif. Le régime à suivre dépend du moment où la suppression de la mise au sein va s'opérer. S'agit-il d'un enfant de moins de 8 ou 9 mois, on doit d'abord pratiquer l'allaitement mixte ; on remplace une tétée par un biberon, puis deux tétées par deux biberons, et ainsi de suite. S'agit-il d'un enfant de plus de 8 mois, on remplace une tétée par une bouillie, et une autre par un biberon, puis deux tétées par deux bouillies, et deux autres par deux biberons. On opère ainsi un sevrage progressif, qui a le grand avantage de permettre le retour à l'allaitement naturel, dans le cas où l'enfant ne supporte pas l'allaitement ou l'alimentation mixtes.

Lorsque l'enfant ne prend plus le sein qu'une ou deux fois par jour, on peut le sevrer. Il est bon alors d'éloigner la nourrice d'une manière temporaire ou définitive, pour que l'enfant, ne la voyant plus, n'ait plus envie de téter. Cependant, cet éloignement n'est pas toujours nécessaire, et, quand c'est la mère qui nourrit, il n'est pas possible. Dans ce cas, si l'enfant réclame le sein, on pourra, pour le dégoûter, badigeonner le

_____

(1) *Deuxième partie, section I, chapitre* VII.

mamelon avec une substance amère non toxique (teinture de
gentiane, de myrrhe ou d'aloès, etc.).

Au moment du sevrage, la nourrice devra prendre quelques
soins dans le but de tarir la sécrétion mammaire. Elle diminuera la quantité des aliments et des boissons, pratiquera la
compression ouatée des seins et prendra une purgation. Ces
précautions sont d'ordinaire suffisantes. La sécrétion du lait
tarit naturellement quand l'enfant ne tette plus ; mais, si l'enfant continue à prendre le sein, aucun médicament n'est
capable de la supprimer complètement. On a recommandé
toutefois nombre de remèdes antilaiteux : l'usage interne de
la menthe, du camphre (1), de la belladone et de l'atropine,
du chloral, de l'antipyrine (Guibert) (2), du seigle ergoté, de
tous les diurétiques, des eaux ferrugineuses; des onctions
sur la mamelle avec une solution ou une pommade cocaïnée
au 1/5o^e (3), avec de l'eau-de-vie camphrée, avec une pommade belladonée ou une pommade au chlorhydrate d'ammoniaque (4); des applications d'un emplâtre belladoné ou d'un
cataplasme chaud de feuilles de menthe. La plupart de ces

(1) Le docteur Brochard emploie le traitement suivant, pour faire
passer le lait : tisane de menthe ; camphre, 1 gramme, en 10 pilules
dans le cours de la journée ; lotions sur les seins avec de l'eau-de-
vie camphrée. A. Herrgott prescrit o,6o de camphre par jour, par
cachets de o,2o, et cela pendant trois jours.

(2) 2 à 3 grammes par jour, par cachets de o.25 toutes les 2 heures.

(3) Le docteur Joire (de Lille), ayant remarqué que l'usage de pom-
mades ou des solutions cocaïnées en cas de crevasses du sein sup-
primaient l'érection du mamelon et diminuaient la sécrétion lactée, a
eu l'idée d'employer les mêmes moyens pour tarir cette sécrétion ; il
se sert, à cet effet, d'une solution de 1 gramme de cocaïne dans
10 grammes d'eau et 10 grammes de glycérine, avec laquelle il pratique 5 ou 6 badigeonnages par jour sur les deux mamelons ; la sécrétion serait supprimée au bout de deux ou trois jours. Pour expliquer
ce phénomène, M. Joire admet que c'est l'érection du mamelon qui
favorise et entretient la sécrétion lactée ; l'anesthésie du mamelon
empêchant l'érection, la sécrétion cesserait de se produire.

(4)   Axonge . . . .   3o grammes
       Chlorhydrate d'ammoniaque. . . . . . } àà 4   —
       Extrait de ciguë . . . . }
       Camphre.   1   —

(N. GUENEAU DE MUSSY.)

moyens étaient surtout employés avant la période bactériologique, pour les femmes récemment accouchées qui ne pouvaient pas nourrir, et dans le but d'empêcher la rétention du lait de provoquer la formation d'un abcès de la mamelle. Aujourd'hui, il sont tombés en désuétude. Au moment du sevrage, on ne les emploiera qu'à un point de vue moral, beaucoup de femmes attribuant encore au « lait répandu » toutes sortes de maladies; on usera des moyens les moins toxiques et les moins irritants.

Il est des femmes chez lesquelles, longtemps après le sevrage, il suffit de presser la mamelle pour en faire jaillir quelques gouttes de lait; ce phénomène est sans importance. Plus rarement, on rencontre des nourrices qui, après avoir sevré, présentent une véritable galactorrhée, contre laquelle, disent Tarnier et Chantreuil, la plupart des médications viennent échouer pendant des mois et des années.

SECTION V

L'ALLAITEMENT ET L'ALIMENTATION DES NOUVEAU-NÉS DÉBILES ET DES NOURRISSONS MALADES

CHAPITRE PREMIER

La débilité congénitale et son traitement. — Alimentation des nouveau-nés débiles.

Sommaire. — Viabilité des enfants nés avant terme.

Caractères de la débilité congénitale. — Aspect extérieur. — Poids. — Respiration. — Circulation. — Température. — Digestion. — Téguments. — Reins. — Système nerveux. — Évolution.

Traitement. — Chaleur. — Couveuse ; ses inconvénients. — Soins de la peau et stimulation cutanée.

Alimentation des prématurés.

Cas des prématurés qui peuvent prendre le sein ou le biberon. — Allaitement maternel, mercenaire, artificiel. — Lait peptonisé. — Mélange de Bretonneau.

Cas des prématurés qui doivent être gavés. — Allaitement à la cuiller ; allaitement par le nez ou avec la sonde.

Certains enfants naissent avec un ensemble d'attributs qui caractérise ce qu'on appelle la débilité congénitale (1). On les

---

(1) Billard, *Traité des maladies des enfants nouveau-nés et à la mamelle*, 2ᵉ édition, 1833, p. 73. — Guéniot, Sur la faiblesse congénitale. *Gaz. des hôp.*, 1872, p. 1162. — Parrot, *l'Athrepsie.* Paris, 1877. — Tarnier, Chantreuil et Budin, *Allaitement et hygiène des nouveau-nés. Couveuse et gavage*, 2ᵉ édition ; 1888, p. 216. — Berthod, *la Couveuse et le gavage à la Maternité de Paris.* Thèse de Paris, 1887. — P. Budin, *le Nourrisson*, Paris, 1900. — Camille Hahn, *Des prématurés (caractères, pronostic, traitement).* Thèse de Paris, juillet 1901, n° 586.

rencontre d'abord et surtout chez les enfants nés avant terme, à la suite d'un accouchement se produisant dans les trois derniers mois de la grossesse. Mais tous les prématurés ne sont pas débiles et tous les nouveau-nés débiles ne sont pas des prématurés. Les enfants qui naissent au terme de huit mois ou au cours du neuvième mois ne présentent pas toujours les caractères de la débilité congénitale, et un assez grand nombre d'entre eux s'élèvent aussi facilement que des nouveau-nés à terme.

Les débiles sont presque toujours des victimes des tares paternelles ou maternelles; leur état dépend en général d'une maladie infectieuse ou toxique du père ou, plus souvent encore, de la mère. La syphilis, la tuberculose et l'alcoolisme des parents sont les facteurs principaux de la débilité congénitale. En cas de grossesse gémellaire, il arrive souvent que l'accouchement a lieu avant terme, et fréquemment les jumeaux naissent débiles.

Il est généralement admis qu'un fœtus qui naît avant le terme de six mois n'est pas viable. A cette période de la vie intra-utérine, les alvéoles du poumon ne sont pas encore assez développés pour permettre à l'hématose de s'effectuer. Toutefois, M. P. Villemin a rapporté le cas d'un enfant né à cinq mois et demi et pesant à la naissance 950 grammes qui a survécu et qui était encore vivant à l'âge de trente et un mois (1).

Les faits de cet ordre sont absolument exceptionnels. Il est de règle que les fœtus qui sont expulsés aux environs du sixième mois sont mort-nés ou ne respirent que quelques heures. Ces enfants présentent des caractères qui décèlent leur âge de vie intra-utérine. Leur poids ne dépasse pas 1.000 grammes. La peau, privée du pannicule adipeux, est mince, molle, délicate, d'un rouge vif uniforme; elle laisse voir par transparence les vaisseaux qui la sillonnent; elle est couverte de duvet. Elle a, comme les parties sous-jacentes, une consistance gélatineuse. Les ongles sont minces et n'atteignent pas

(1) VILLEMIN, Observation d'un enfant né avant terme. *Revue mensuelle des mal. de l'enfance*, 1895, p. 22.

l'extrémité de la pulpe des doigts. La tête est minuscule, la face petite, plissée, presque ridée, le menton pointu. Les pupilles sont recouvertes par la membrane pupillaire complète ou à l'état de vestiges. Le pavillon des oreilles ne présente pas de plis. Le cordon est inséré très bas et on peut distinguer les anses de l'intestin à travers la paroi abdominale très mince. Le testicule n'est pas descendu dans le scrotum ; l'absence des grandes lèvres fait paraître plus saillants le clitoris et les petites lèvres et plus béante la vulve. A l'autopsie, on trouve les organes incomplètement développés, pâles, anémiés ; le trou de Botal est ouvert et le canal artériel perméable ; les poumons sont en état d'atélectasie complète si l'enfant est mort-né, incomplète si l'enfant a respiré (état fœtal du poumon).

A partir du terme de six mois et demi, les chances de viabilité commencent à apparaître ; elles s'accroissent avec l'âge du fœtus. Mais souvent cette vie conservée est fragile et, dans nombre de cas, la mort survient plus ou moins rapidement après la naissance. La raison en est que ces prématurés viables naissent avec des *organes inachevés* et des *fonctions imparfaites ;* et c'est là ce qui définit la débilité congénitale, dont nous allons analyser les caractères.

L'aspect extérieur ne trompe guère un œil exercé, surtout lorsque l'enfant est né au cours du sixième ou du septième mois. Tout le corps est grêle, la peau mince et très rouge, le visage petit et ridé et le menton pointu.

Poids. — Le poids varie de 1.000 à 2.000 grammes, au lieu de 3.000 grammes à 3.500 grammes (chiffres normaux). D'après M. Potel (1), le poids moyen des débiles à la naissance est de :

1.408 grammes pour le terme de 6 mois 1/2
1.700 — — 7 —
1.900 — — 7 — 1/2
2.150 — — 8 —

(1) POTEL, *De l'accroissement en poids des enfants nés avant terme.* Th. de Paris, 1895, n° 471.

La taille oscille de 21 à 35 centimètres, au lieu de 48 à 49 centimètres (chiffres normaux).

Mais il faut savoir que le degré de débilité n'est pas toujours en rapport avec la faiblesse du poids et la petitesse de la taille. Tarnier et Chantreuil disent que les nouveau-nés dont le poids oscille entre 1.000 et 2.500 grammes, sont atteints d'ordinaire de faiblesse congénitale. Il y a des exceptions à cette règle. Certains enfants nés à terme ne pèsent que 2.000 grammes et ne sont pourtant pas des débiles ; ce sont seulement des enfants de petite espèce. M. Pinard fait remarquer que, dans ces cas, le poids du placenta est minime, mais proportionnel à celui de l'enfant. Dans l'accouchement prématuré, il y a au contraire disproportion entre le poids du placenta et celui de l'enfant au détriment de celui-ci.

La perte en poids des trois premiers jours chez les prématurés débiles n'est pas, d'après M. Potel, plus accentuée que chez les enfants à terme ; mais la récupération du poids primitif est plus longue à se faire ; c'est pendant cette période de perte ou de poids stationnaire que la mortalité est la plus élevée.

L'augmentation de poids se fait d'autant plus tardivement et plus lentement que les enfants sont nés plus tôt ; chez ceux de six mois et demi, l'augmentation ne commence souvent qu'après la deuxième semaine. Plus l'enfant est âgé, plus la courbe d'accroissement tend à se rapprocher de celle des enfants normaux, mais elle en diffère toujours par le faible taux de l'augmentation.

Les statistiques de M. Potel fournissent les chiffres suivants :

Sur 56 enfants du terme de 6 *mois et demi*, 11 ont survécu, soit une survie de 19,6 p. 100 et une mortalité de 80,4 p. 100. La moyenne d'augmentation de poids, par jour et par enfant, a été de 9 gr. 4.

Sur 131 enfants du terme de 9 mois, la survie a été de 41,9 p. 100 ; la moyenne d'augmentation quotidienne de 11 gr. 5.

Sur 53 enfants du terme de 7 mois et demi, la survie a été de 69 p. 100, et l'augmentation moyenne de 13 gr. 8.

Sur 110 enfants du terme de 8 mois, il y a eu survie de 64,5 p. 100, et l'augmentation moyenne a été de 22 gr. 8.

Respiration. — Ordinairement, les cris, sans vigueur, sont rares, aigus et monotones : on dirait un hoquet aigu ou saccadé (Billard), ou un piaulement de jeune poussin (Guéniot). La respiration est faible, peu sensible ; le thorax, presque immobile, ne s'élève pas et ne s'affaisse pas avec la même vigueur que chez l'enfant robuste ; le murmure vésiculaire est à peine perceptible, et aux deux bases le son de percussion est plus sourd que dans le reste de la poitrine. L'enfant n'arrive donc pas à déplisser complètement les alvéoles de ses poumons.

Dans l'évolution ultérieure, plusieurs cas peuvent se présenter. Tantôt, peu à peu la respiration prend une énergie presque normale, et l'enfant échappe à la mort par insuffisance respiratoire. Tantôt, l'établissement incomplet de la respiration persiste avec les caractères signalés plus haut, et l'enfant s'éteint rapidement en quelques heures, ou il devient *cyanotique.*

Cette *cyanose des nouveau-nés* a été décrite comme un état morbide distinct (Roger, Damaschino, Letourneau) ; l'enfant bleuit, se refroidit de plus en plus (36°, 35°, 34°) ; la stase veineuse générale peut s'accompagner d'un œdème dur, dit *œdème cyanotique*; cet état n'est pas fatalement mortel ; l'enfant peut arriver à dilater son poumon et, lorsque la respiration se rétablit complètement, la cyanose et l'œdème disparaissent. Parfois la cyanose revêt la forme de *crises d'apnée* avec coloration noire des téguments, qui se terminent presque fatalement par la mort, si on n'intervient pas par la respiration artificielle. D'après Mme Henry, ces crises seraient dues parfois à la surcharge gastrique, car il peut arriver que l'asphyxie cesse après vomissement d'un caillot de caséine. Pour M. Budin, au contraire, la cyanose tiendrait à l'insuffisance de la nutrition, qui résulte soit de l'ingestion d'une trop petite quantité de lait, soit des vomissements ; elle disparaîtrait dès que l'enfant reçoit une ration suffisante ou dès qu'il cesse de vomir. Quoi qu'il en soit, lorsque la mort survient, on trouve, à l'autopsie, une *atélectasie incomplète* du poumon, parfois sans autre lésion, et il est difficile de ne pas lui faire jouer un rôle dans la genèse de la cyanose et du refroidissement. Cette cyanose des débiles peut être difficile à distinguer de celle qui est due à une malformation cardiaque ; quand l'examen du poumon et du cœur ne donne pas de résultats décisifs, l'évolution ultérieure permet seule de faire le diagnostic.

Un fait très rare, mais très intéressant, a été signalé chez les prématurés : la vie peut exister quelque temps sans respiration, grâce à la persistance de la circulation fœtale. Le cœur continue à battre, mais le sang du cœur droit passe par le trou de Botal et le canal artériel sans traverser le poumon. Cette *vie sans respiration*, signalée par Billard et par Jœrg, étudiée par Parrot, se traduit par un tableau singulier : les membres s'agitent un peu ; on perçoit les battements du cœur ; mais le thorax est immobile et le murmure vésiculaire ne s'entend pas. Quand les enfants n'exécutent aucun mouvement, on peut les croire morts ; Maschka et Bardinet ont rapporté des faits de fœtus enterrés et déterrés quelques heures après et qui survécurent trois ou quatre jours. Quand on pratique l'autopsie d'enfants mort-nés, il serait possible parfois d'affirmer que la vie s'est maintenue un certain temps après la naissance, grâce à la persistance de la circulation fœtale ; on le reconnaîtrait à la présence de caillots sanguins en divers points du corps ; car, lorsque du sang vient à s'épancher dans les tissus, s'il se coagule, c'est un signe de vie (Tardieu). Quoi qu'il en soit, il semble bien que la vie sans respiration n'est pas, dans la majorité des cas, compatible avec une existence de plus de quelques jours. Cette vie sans respiration ne doit pas, d'après Parrot, être confondue avec la *mort apparente* des enfants venus à terme ou avant terme, mais débilités par un travail long et difficile ou par des manœuvres obstétricales. La mort apparente se présente sous deux formes : la forme syn-

copale, qui se distingue par la pâleur des téguments et l'absence de pouls ; la forme asphyxique, qui se distingue par la
cyanose asphyxique des téguments et la conservation du pouls ;
dans les deux, la résolution musculaire est complète. Dans la
vie sans respiration, les phénomènes caractéristiques sont :
l'absence de mouvement du thorax, la conservation du pouls
et des mouvements des membres, l'absence d'état asphyxique
immédiatement après l'accouchement, la naissance avant
terme. Mais on conçoit, sans qu'il soit utile d'y insister longuement, qu'il est des cas où, tel ou tel caractère faisant défaut,
il est presque impossible de distinguer la mort apparente de
la vie sans respiration.

L'absence de la respiration doit en tout cas être traitée par
la respiration artificielle, l'insufflation pulmonaire, les tractions
rythmées de la langue suivant le procédé de Laborde. L'insuffisance de la respiration sera combattue par les frictions
stimulantes, les bains chauds, les inhalations d'oxygène.

Les prématurés sont très exposés à la broncho-pneumonie.
On trouve les lésions de celle-ci chez la plupart de ceux qui
succombent dans les hôpitaux. Pendant la vie, elle est difficile
à diagnostiquer de l'atélectasie.

Circulation. — Le cœur du prématuré bat faiblement, d'une
manière à peine perceptible ; les battements sont quelquefois
ralentis. On peut se demander si certaines variétés de l'œdème
des nouveau-nés ne sont pas dues à l'asthénie myocardique.

Température. — La tendance au refroidissement est une
des caractéristiques les plus importantes de la débilité congénitale ; après la chute thermique initiale qui est très prononcée, la température ne se relève pas, comme à l'état normal ;
elle descend et reste à 36°, 35°, 34°, quelquefois à 3o°. Chez
les prématurés, de même que chez les athrepsiques, les maladies ordinairement fébriles peuvent évoluer sans fièvre.

L'hypothermie est peut-être le symptôme le plus significatif
de la débilité congénitale ; bien plus que le poids, avec lequel
elle n'est pas toujours en rapport et dont elle ne suit pas toujours les variations, elle permet de mesurer la gravité, de suivre

a marche et d'établir le pronostic de cet état. Les nouveau-nés dont la température rectale est de 33° ou au-dessous, meurent, d'après M. Budin, dans la proportion de 98 p. 100.

L'hypothermie des débiles est due à des causes multiples : l'amoindrissement de l'absorption intestinale et par conséquent la diminution de la quantité de combustible ; la faiblesse de la circulation et de la respiration ; l'insuffisance des oxydations ; l'absence ou le faible développement du pannicule adipeux sous-cutané ; enfin l'augmentation de la surface tégumentaire par rapport au poids du corps. Pour se rendre compte de l'influence de ce dernier facteur, il faut savoir que les jeunes enfants sains ont une surface tégumentaire plus grande, par rapport au poids, que celle des adultes, que, par suite, ils perdent dans le même temps des quantités de chaleur plus considérables et qu'ils ne peuvent maintenir leur température qu'à la condition d'avoir des échanges très actifs ; or ceux-ci sont très diminués chez le débile. En outre, chez lui, ainsi que M. C. Guillemonat l'a démontré, le rapport de la surface tégumentaire au poids est encore plus grand que chez le nouveau-né normal. Les débiles ont donc une surface de rayonnement énorme et perdent très facilement leur calorique. Peut-être enfin faut-il aussi, pour expliquer l'hypothermie, faire jouer un rôle à l'asthénie des centres nerveux thermogènes.

Digestion. — Souvent, le prématuré n'a presque pas la force de téter ; les muscles de la paroi buccale, ceux de la langue et du voile du palais semblent insuffisants pour opérer la succion ; la déglutition elle-même est lente et imparfaite. L'enfant peut donc s'éteindre par inanition.

Quand sa vie se prolonge, quand sa respiration s'établit avec assez de force, c'est le *tube digestif qui reste la partie la plus vulnérable de l'organisme*. Il importe d'insister spécialement sur ce point.

Chez l'enfant né avant terme, les sécrétions digestives sont imparfaites ; la diastase salivaire, la pepsine, la pancréatine ne font pas défaut ; mais elles sont peu actives. De plus, toute la musculature gastro-intestinale est en état d'asthénie. Cette fai-

blesse des organes de la digestion constitue le grand danger ;
même quand l'allaitement au sein est mis en pratique et surveillé de très près, on peut voir survenir des troubles digestifs.
A plus forte raison si l'enfant est allaité au biberon ; dans ce
dernier cas, surtout si on commet des fautes d'allaitement, le
prématuré est presque fatalement voué à périr.

Chez ces petits êtres, la bouche, sèche, sans salive, se laisse
facilement envahir par le muguet ; des vomissements surviennent ; les matières fécales sont ordinairement blanchâtres et il
se produit de temps à autre des poussées de diarrhée verte
biliaire ; le ventre se météorise ; l'érythème fessier apparaît.
L'athrepsie s'établit et se termine par la mort.

En résumé, les prématurés, par l'insuffisance de leurs
sécrétions digestives et de la musculature gastro-intestinale,
sont, plus que les autres enfants, prédisposés aux troubles
gastro-intestinaux, et la cachexie qui en résulte, de même que
chez tous les nourrissons âgés de moins de trois mois, revêt
la forme de l'athrepsie.

Téguments. — La peau est d'un rouge plus ou moins vif,
l'épiderme se desquame mal et longtemps, les cheveux ne
croissent pas. Pour peu que l'enfant ait de la diarrhée et ne
soit pas tenu très proprement, la peau des fesses se couvre
d'érythème, de vésicules, d'érosions, d'ulcérations. Il se produit très facilement des eschares des malléoles et du talon.

Le *sclérème* gras, en plaques, s'observe fréquemment chez
les prématurés débiles ; il paraît être une conséquence de l'hypothermie ; il siège aux pieds et aux mollets. On explique la
solidification de la graisse par l'abaissement de la température
et l'excès d'acide palmitique dans le tissu adipeux sous-cutané
du nouveau-né (31 p. 100 au lieu de 10 p. 100 chez l'adulte,
d'après Langert). La déshydratation des tissus qui s'opère en
cas de diarrhée intense semble hâter la production du sclérème (Parrot).

Reins. — La faiblesse de la circulation et l'insuffisance de
la respiration expliquent la formation des *infarctus uratiques
du rein*, car les phénomènes d'oxydation sont réduits au mi-

nimum (1). De la formation de ces infarctus résulterait un certain degré d'insuffisance rénale, et les phénomènes convulsifs ou comateux qu'on observe au début de la vie chez les prématurés tiendraient à une véritable encéphalopathie urémique (Parrot).

D'après M. Charrin, le volume des urines est peu considérable ; leur acidité est plus grande, tandis que l'alcalinité du sang est moindre ; leur toxicité, en général presque nulle chez le nouveau-né, est augmentée ; le rapport de l'azote de l'urée à l'azote total est diminué, fait en relation avec l'insuffisance des oxydations et la fréquence des infarctus du rein ; le rapport du carbone à l'azote est augmenté, ce qui témoigne d'une désassimilation excessive.

MM. Nobécourt et Lemaire ont complété ces recherches en étudiant le volume, la densité, la teneur en chlorures et en phosphates et la cryoscopie des urines des enfants nés prématurément, nourris au sein et ne présentant aucun signe de maladie (2) ; ces sujets pesaient moins de 2 kilos et avaient moins d'un mois. Ils émettaient en 24 heures une urine moins abondante, plus dense et plus riche en phosphates et en chlo

---

(1) Les infarctus uratiques du rein chez le nouveau-né occupent les canaux de Bellini, les calices et les bassinets ; considérés par Virchow comme étant formés d'urate d'ammoniaque et par Parrot comme étant formés d'urate de soude, ils se présentent sous forme d'aigrettes noirâtres, jaunâtres ou orangées sur la coupe des pyramides ; on les retrouve dans les langes sous forme de grains rougeâtres ; l'enfant souffre et crie lorsqu'il urine.

Virchow, en raison de leur fréquence dans les autopsies de nouveau-nés, les regardait comme un fait physiologique se produisant seulement chez les enfants qui ont respiré et proposait de tirer de leur présence un signe important pour la pratique de la médecine légale. Parrot a avancé, au contraire, qu'ils étaient toujours pathologiques ; ils s'observent lorsque les oxydations sont incomplètes, lorsqu'il y a déshydratation des tissus et lorsqu'il existe du refroidissement (les urates se précipitent à froid) ; on les rencontre surtout dans la débilité congénitale des enfants nés avant terme et dans la cachexie d'origine gastro-intestinale. Ils sont surtout fréquents du deuxième au vingt-quatrième jour.

(2) *Société de Pédiatrie*, 15 avril 1902, p. 196.

rures que chez les nouveau-nés. Le point de congélation (Δ) est plus loin de 0° que dans les urines des autres nourrissons; le rapport $\dfrac{\Delta}{NaCl}$ est plus faible et les rapports $\dfrac{\Delta V}{P}$, $\dfrac{\delta V}{P}$ et $\dfrac{\Delta}{\delta}$ sont en général un peu plus forts.

Système nerveux. — Immédiatement après la naissance, on est frappé par l'inertie musculaire; c'est à peine si les muscles se contractent, et les mouvements des membres sont rares et sans vigueur. L'enfant est plongé dans une sorte de torpeur.

Prédispositions des débiles à l'infection. — Les nouveau-nés débiles présentent une extrême prédisposition aux infections que provoquent les microbes septiques communs, le streptocoque, le staphylocoque, le *bacterium coli* (1). Ceux qui meurent quelques semaines après la naissance succombent presque toujours à une infection par une de ces bactéries. Le plus souvent, l'infection a sa porte d'entrée dans les voies respiratoires, et la broncho-pneumonie est extrêmement fréquente chez les prématurés; puis viennent les infections par l'ombilic, l'intestin et la peau; ces infections se généralisent très vite par la voie sanguine. Souvent les microbes qui les déterminent sont doués d'une faible virulence, fait en rapport avec la très grande aptitude du débile à se laisser infecter par eux.

Les symptômes de ces infections sont généralement très effacés; la diminution du poids, les oscillations thermiques descendantes en sont les seuls indices; elles évoluent sous la forme d'une cachexie rapide, qui se termine ordinairement par la mort.

La prédisposition aux infections de ces nouveau-nés débiles a été bien étudiée par M. Charrin et ses élèves, qui nous ont fourni sur son mécanisme des notions intéressantes. Les caractères les plus importants à relever à ce point de vue sont l'hypothermie, l'augmentation de la toxicité des urines et la diminution de l'alcalinité du sang. L'hypothermie, dont nous

---

(1) M. Delestre, *Étude sur les infections chez le prématuré.* Thèse de Paris, 1901, n° 440.

avons indiqué les causes, paralyse l'activité des réactions cellulaires et les mouvements des phagocytes ; on connaît l'expérience de Pasteur montrant que la poule refroidie perd son immunité pour le charbon. L'augmentation de la toxicité urinaire révèle l'imprégnation du nouveau-né par des poisons
venus de l'organisme maternel ou élaborés par les cellules du
débile dont l'activité est incomplète ou viciée. Or, on sait que,
pour obtenir l'exaltation d'une bactérie atténuée, il suffit souvent d'intoxiquer légèrement l'animal destiné à être inoculé.
La diminution de l'alcalinité du sang est en corrélation, comme
l'acidité des urines, avec l'insuffisance des oxydations ; elle
correspond à un amoindrissement de ses propriétés bactéricides et antitoxiques.

Évolution. — Tous ces caractères permettent de comprendre
l'évolution de la débilité congénitale. Parmi les enfants qui
en sont atteints, il en est chez lesquels la vie extra-utérine est
incapable de parachever l'œuvre restée incomplète de la vie
fœtale ; ceux-là ont quitté la matrice trop tôt et leur évolution ne peut se parfaire au grand jour ; leurs organes demeu-
rent inachevés et leurs fonctions insuffisantes ; leur résistance
aux infections est très faible ; il en résulte une série de troubles
qui aboutissent à la mort.

D'autres poursuivent leur développement, d'une manière
lente, il est vrai, mais cependant suffisante pour que trois
semaines, un mois, deux mois après la naissance, les caractères de la débilité native aient disparu.

Chez d'autres enfin, qui sont parvenus à se développer, on
remarque par la suite que la croissance est très lente ; ils mettent leurs dents et ils apprennent à marcher tardivement ;
leur développement intellectuel est parfois d'une grande lenteur et ils sont plus prédisposés que d'autres aux convulsions, à
l'incontinence d'urine et à la méningite ; l'avènement de la
puberté et de la virilité peut être également reculé, et ces
sujets peuvent garder longtemps, quelquefois toujours, les
attributs de l'infantilisme (absence ou retard du développement des testicules, des seins, des poils génitaux, de la barbe ;

établissement tardif et incomplet des règles). On a même soutenu que la naissance avant terme pouvait par elle seule être cause que le trou de Botal ne se fermera jamais et que les faisceaux pyramidaux ne s'achèveront pas, ce qui serait en relation avec une forme de la maladie de Little.

TRAITEMENT DE LA DÉBILITÉ CONGÉNITALE

Réchauffer le débile quand il est en hypothermie, stimuler sa vitalité, régler spécialement son alimentation, telles sont les indications fondamentales du traitement. Nous avons signalé les moyens à mettre en œuvre pour favoriser l'établissement de la respiration. Rappelons en outre que, d'après Engel, la ligature tardive du cordon ombilical, conseillée par M. Budin, diminuerait la mortalité des nouveau-nés débiles.

Chaleur. — L'hypothermie étant un des éléments essentiels de la débilité congénitale, il faut se préoccuper de réchauffer les sujets qui en sont atteints. Quand la débilité n'est pas trop accusée et que l'hypothermie est peu marquée (35° à 36°), on réchauffe les bébés de la manière suivante : on enveloppe leurs membres et leur tronc d'une couche de ouate, puis on les emmaillote ; on met également une feuille de coton tout autour de leur tête, sous le bonnet. Dans le berceau, on place deux ou trois boules d'eau chaude qu'on renouvelle fréquemment ; on en met, par exemple, une de chaque côté du corps et l'autre au niveau des pieds. Au moment du change, on réchauffe les enfants devant un feu de bois flambant. Dans la pièce où ils séjournent, on entretient constamment une température de 19° à 20° environ. On ne doit pas sortir l'enfant, même pendant l'été, tant que la température du corps n'a pas été normale pendant au moins trois semaines.

Ces moyens sont insuffisants quand la température des prématurés est au-dessous de 35°. Il faut les mettre alors dans une atmosphère artificiellement échauffée. Divers appareils ont été imaginés dans ce but : tels le berceau incubateur de

Denucé, la baignoire de Crédé. Tous ont été détrônés par la couveuse de Tarnier, analogue à celle dont on se sert pour obtenir artificiellement l'éclosion des œufs. Tarnier fit construire un premier modèle qui était d'un prix élevé, d'un grand

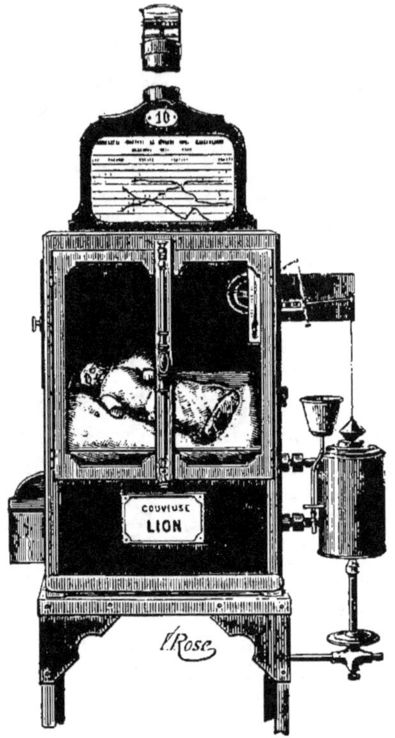

Fig. 27. — Modèle récent de couveuse.

volume, et dans lequel la chaleur était obtenue à l'aide d'un procédé un peu compliqué. Il le simplifia ensuite, et son second modèle, modifié par Auvard et par d'autres, est presque seul employé aujourd'hui. Tous ces appareils, dont on trouvera la description détaillée dans les traités d'accouchement, se composent d'une boîte de bois ou de métal, divisée en deux étages par une cloison horizontale incomplète ; dans l'étage inférieur se trouve un réservoir d'eau chaude dont on entretient la température à un degré constant, à l'aide de divers procédés ; le plus récent et le plus sûr est l'emploi du système régulateur de d'Arsonval. Dans l'étage supérieur se trouvent une couchette et l'enfant. La fermeture est en verre pour permettre la surveillance. Une éponge mouillée est placée dans l'appareil pour humidifier l'air. Un thermomètre, dont la cuvette se trouve à l'intérieur de l'appareil, indique la température. Enfin, la couveuse a un système de ventilation qui assure le chauffage de l'air et son renouvellement. La température doit être maintenue à 30° environ.

Les enfants sont placés dans la couveuse emmaillotés ; ils en sont sortis toutes les deux heures pour l'alimentation et les soins de propreté ; on les place alors devant un bon feu : on les laisse dehors le moins longtemps possible.

Cette incubation artificielle dure ordinairement une à deux semaines ; mais elle a parfois été prolongée au delà. C'est d'après le relèvement de la chaleur du corps qu'on juge quand elle doit cesser. Quand la température rectale est arrivée à 37° et s'y est maintenue pendant deux jours, la couveuse n'est plus utile.

La plupart des accoucheurs se louent beaucoup des couveuses. A la Maternité, dit M. Auvard, avant l'introduction de la couveuse, les enfants d'un poids inférieur à 2 kilogrammes mouraient dans la proportion de 66 p. 100 ; depuis l'emploi de la couveuse, cette proportion est de 36,8 p. 100.

Il ne nous est pas possible de partager cet enthousiasme. Nous ne parlerons pas de ce que nous avons observé à l'hôpital des Enfants-Malades, où on ne place dans les couveuses que des débiles déjà profondément atteints ou des athrepsiques ; les résultats sont alors tout à fait mauvais. Mais, dans la pratique de la ville, on se trouve dans de tout autres conditions ; or, les bénéfices de la couveuse nous ont paru douteux et ses inconvénients très grands. L'appareil exige une surveillance assidue, de jour et de nuit ; pour peu qu'elle se relâche, il arrive ou que l'appareil se refroidit ou que la température s'y élève jusqu'à 40° et au delà ; dans ce dernier cas, l'enfant peut brusquement succomber. Malgré tous les perfectionnements, la couveuse est un appareil difficile à tenir aseptique ; il est aussi une source d'infection par le système de ventilation ; il est très difficile d'assurer celle-ci lorsqu'on veut filtrer l'air sur du coton ; et lorsqu'on ne le filtre pas, l'appareil ramasse et accumule autour de l'enfant toutes les poussières de l'atmosphère ; là est sans doute l'origine de la broncho-pneumonie qui atteint si fréquemment les prématurés. Ainsi la couveuse expose à l'infection des sujets qui y sont extrêmement sensibles (1).

Dans les hôpitaux, on pourrait peut-être avantageusement remplacer la couveuse par des chambres d'incubation, où un calorifère à eau chaude permettrait d'avoir aisément, ici, une température de 23°, là une température de 28°, ou même de 30° (2). En ville, nous nous sommes servi du procédé suivant : devant une cheminée où on fait un grand feu, on installe un paravent ; on recouvre l'espace ainsi limité par un drap de lit ou une couverture ; on a ainsi une chambre d'incubation où on peut obtenir facilement une température de 25° à 28°.

Soins de la peau et moyens stimulants.— Chez les prématurés, le bain provoque parfois du refroidissement. Dans ce cas, il faut s'en abstenir et se borner à laver l'enfant à l'eau chaude et au savon, en ne découvrant que la partie à laver ;

(1) Ces critiques furent déjà formulées dans la première édition de ce livre. Elles parurent alors excessives à beaucoup de confrères. Mais, depuis. elles tendent à être approuvées avec plus ou moins de réserves. Voir : LEPAGE, *Revue pratique d'obstétrique et de pædiatrie*, 1898, p. 359. — G. BERTIN, *Contribution à l'étude des infections des nouveau-nés dans les couveuses*. Thèse de Paris. 1899. n° 141. — HUTINEL et DELESTRE. Les couveuses aux Enfants-Assistés. *Société d'obstétrique, de gynécologie et de pædiatrie*, 3 novembre 1899.

(2) C'est ce qui avait été fait à la clinique d'accouchements de la Faculté par le professeur Pajot, en 1884, et ce qui a été essayé plus récemment au *Regio Spedale degl' Innocenti* de Florence par Bosi et GUIDI. (Le sale incubatrici nella nuova sezione del Brefotrofio. *La Pediatria*, mai 1895, p. 65), et par M. Colrat à Lyon (*Soc. des sciences méd. de Lyon*, juillet 1896).

celle-ci est ensuite séchée avec de l'ouate, et saupoudrée avec un mélange de talc, d'amidon et d'oxyde de zinc.

Dans la débilité congénitale, il est parfois utile de stimuler la peau, « cette grande surface nerveuse dont les incitations retentissent avec tant d'énergie sur la nutrition générale » (Bouchard). A cet effet, on a conseillé le massage, qui a aussi pour résultat d'activer la circulation. On frictionne et on pétrit légèrement les parties charnues des membres et du tronc et l'on fait mouvoir doucement les articulations avec la main enduite d'huile. Ces séances, répétées deux ou trois fois en 24 heures, doivent durer cinq minutes au plus.

Quand il n'y a pas lieu de craindre le refroidissement, l'emploi des bains chauds, dans lesquels on met deux ou trois litres de vin, les frictions sur tout le corps avec de l'eau-de-vie, de l'alcoolat de lavande, rendent parfois des services.

Mais, lorsqu'on met en œuvre ces moyens, il faut le faire avec modération et ne pas perdre de vue que la peau des prématurés est particulièrement fragile.

On a conseillé de faire aux prématurés des injections de sérum artificiel à faibles doses ; la vulnérabilité des téguments contre-indique cette pratique. Mais, d'après M. Queirel et M. Pinard, on obtient d'assez bons résultats en administrant ce sérum en lavements (1) ; deux ou trois fois par jour, on fait pénétrer dans le rectum 5 à 10 grammes de la solution de Hayem, au moyen d'une seringue garnie d'une petite sonde en caoutchouc rouge qu'on pousse à 6 ou 7 centimètres au moins au-dessus de l'anus ; la sonde étant retirée, on presse quelques secondes sur la région anale et on recouvre l'enfant. S'il ne rejette pas son lavement au bout de quelques minutes, on le rhabille. Si, au contraire, une selle se produit, on fait la toilette de la région anale et on donne une seconde injection.

Les inhalations d'oxygène ont rendu de grands services à

(1) Mlle MOUREN, *Congrès d'obstétrique et de pédiatrie de Marseille*, octobre 1898. — RUMPELMAYER, *Thèse de Paris*, 14 mars 1900, n° 253.

M. Bonnaire, qui conseille d'en faire passer plusieurs litres par heure dans la couveuse (1).

ALIMENTATION DES NOUVEAU-NÉS DÉBILES

Deux cas se présentent chez les prématurés débiles. Tantôt ils prennent le sein ou le biberon à peu près aussi bien que des enfants normaux. Tantôt, ils n'ont presque pas la force de téter; les muscles de la paroi buccale, ceux de la langue et du voile du palais semblent insuffisants pour opérer la succion; la déglutition elle-même est souvent paresseuse; non seulement ils ne prennent pas toujours le sein ou le biberon, mais l'allaitement à la cuiller peut être impossible; ils boivent mal, bavent et rejettent le lait qu'on leur présente; pour qu'ils ne succombent pas à l'inanition, il faut les alimenter par le nez ou avec la sonde.

Envisageons chacun de ces cas.

I. — Le prématuré qui tette bien doit être nourri par sa mère ou une nourrice de choix. On le met au sein toutes les deux heures environ et on le laisse peu de temps pour qu'il ne prenne pas trop à la fois. On fait faire environ dix repas en vingt-quatre heures.

Une des difficultés de l'allaitement des débiles consiste à bien régler les quantités de nourriture. Si on ne donne pas assez, non seulement le poids reste stationnaire, mais encore, d'après M. Budin, il se produit de la cyanose. Si on donne trop, on provoque des vomissements et de la diarrhée, et l'effet est le même; il y a inanition, arrêt de la croissance, voire même cyanose.

Pour déterminer les quantités de lait que doivent prendre les débiles, M. Budin a pesé avant et après les tétées un certain nombre de ces sujets dont le développement s'est effectué favorablement et sans incidents notables. Le tableau suivant

(1) BONNAIRE, *Société obstétricale de Paris*, mai 1891.

représente les quantités moyennes qui ont été prises chaque jour pendant les dix premiers jours.

	Moyennes de 11 enfants pesant à la naissance moins de 1.800 grammes.		Moyennes de 35 enfants pesant à la naissance entre 1.800 et 2.200 gr.		Moyennes de 25 enfants pesant à la naissance entre 2.200 et 2 500 gr.	
2ᵉ jour ..	115 grammes.		128 grammes		180 grammes	
3ᵉ —	160	—	175	—	235	—
4ᵉ --	210	—	225	—	295	—
5ᵉ —	225	—	305	—	335	—
6ᵉ —	250	—	325	—	370	—
7ᵉ -..	280	—	335	—	375	-
8ᵉ —	285	—	350	—	385	---
9ᵉ —	310	—	380	—	415	—
10ᵉ —	320	—	410	—	425	—

Il est à remarquer que ces quantités sont, proportionnellement au poids, beaucoup plus élevées que celles que prennent les nouveau-nés à terme. Passé le dixième jour, ce besoin d'un excès de calories persiste, et M. Budin évalue la quantité de lait que le débile prend chaque jour à 20 p. 100 de son poids, alors que, pour le nourrisson né à terme, la proportion est de 14 à 15 p. 100.

Une des préoccupations du médecin qui dirige l'allaitement d'un débile doit être d'empêcher la nourrice de perdre son lait, ce qui arrive fréquemment lorsque l'enfant tette avec peu d'énergie. Si l'allaitement est fait par une nourrice mercenaire, celle-ci devra conserver avec elle, pendant quelque temps, son propre enfant ; lorsque le débile aura atteint le poids de 3 kilos environ et qu'il tétera vigoureusement, le bébé de la nourrice pourra partir. Lorsque l'allaitement est fait par la mère et que son lait ne monte pas, le mieux sera de prendre temporairement une nourrice avec son enfant et en précisant bien dans quelles conditions elle y restera ; cette nourrice donnera le sein au débile et aussi à son propre enfant qui entretiendra la sécrétion lactée. Quant à la mère, elle se fait téter par l'enfant de la nourrice, ce qui provoque le plus souvent la montée du lait. Lorsque le débile est capable de téter vigoureusement sa mère qui lui fournit du lait en quantité suffisante, la nourrice mercenaire peut partir.

L'allaitement artificiel avec du lait de vache stérilisé, même coupé au tiers ou à moitié, donne chez les débiles de très mauvais résultats (1). Aussi la mère doit-elle faire tous ses efforts pour essayer de nourrir, au moins pendant les deux premiers mois ; elle pourra s'aider d'ailleurs de lait stérilisé : l'allaitement mixte réussit beaucoup mieux que l'allaitement artificiel exclusif.

Quand l'enfant est soumis à l'allaitement artificiel ou à l'allaitement mixte, au lieu de se servir du lait de vache coupé d'eau sucrée, M. Budin conseille d'employer le lait peptonisé suivant la méthode de M. Michel. La préparation de celui-ci étant compliquée, il sera plus simple d'user du lait d'ânesse recueilli proprement, et si celui-ci est mal digéré ou si on ne peut se le procurer, on aura recours au mélange de Bretonneau.

En 1818, Bretonneau, médecin de l'hôpital de Tours, fut frappé de la fréquence du tabes mésentérique des nourrissons (gastro-entérite avec cachexie) ; il l'attribua à l'usage du lait de vache pur ; l'idée lui vint d'administrer le lait coupé à parties égales avec du bouillon et il affirma s'en être bien trouvé. Vauquelin lui déclara que ce mélange se rapproche beaucoup du lait de femme et qu'il n'en diffère que par l'abondance des sels. La tradition a conservé l'usage de cette préparation dans la pratique de certains médecins ; mais on a oublié que c'est à Bretonneau qu'on la doit. Nous avons entendu Lasègue et Germain Sée la vanter. Au dire de Monti, de Vienne (2), le professeur Mayer l'emploie depuis quarante ans. Steffen junior (de Stettin) dit qu'il tient la méthode de son père (3). Mme Henry l'a connue par Tarnier ; elle déclare qu'elle donne d'assez bons résultats. Nous n'avons pas beaucoup employé ce

(1) Mme HENRY, Le pavillon des enfants débiles à la Maternité de Paris. *Revue mensuelle des mal. de l'enfance*. mars 1898, p. 142.

(2) MONTI, *Kinderheilkunde*, fasc. 2, p. 163, 1897.

(3) *Jahrbuch f. Kinderh.*, t. XLI, fasc. 1, 1895.

mélange dans la débilité congénitale ; mais dans des cas de dyspepsie avec atrophie, ses effets nous ont paru assez favorables. Sa préparation demande des soins. On se sert de bouillon de veau préparé sans herbes et sans sel, suivant la méthode indiquée au chapitre *Sevrage et ablactation*. On le mélange directement au lait stérilisé, si on emploie un produit industriel. Quand on se sert d'un appareil de Soxhlet, on stérilise ensemble le lait et le bouillon. En s'inspirant du goût de l'enfant et en observant ses fonctions digestives, on pourra ou non ajouter du sucre. Quand l'enfant est très petit et très débile, 8 grammes du mélange suffisent au début pour chaque repas ; si l'enfant est un peu plus gros, on peut donner 10 à 15 grammes. On augmente progressivement la quantité si les digestions sont assez satisfaisantes.

II. — Quand l'enfant débile est incapable de téter, on essaie dans les premiers temps de lui faire couler du lait dans la bouche en pressant sur le sein. Si on ne réussit pas, la nourrice se tirera du lait avec une téterelle et on alimentera l'enfant à la cuiller. Quelquefois l'allaitement à la cuiller est impossible ; il faut alors recourir à l'allaitement par le nez, ou au gavage avec la sonde.

En 1853, le docteur Henriette (de Bruxelles) a recommandé l'allaitement par le nez (1). L'enfant étant couché sur le dos, on injecte le lait avec une petite seringue à bout arrondi, très doucement goutte à goutte ; le lait est aspiré, coule dans la gorge et est dégluti. La seringue doit être préalablement stérilisée et chauffée. M. R. Saint-Philippe (de Bordeaux) se sert tout simplement d'une petite cuiller dont on verse le contenu tantôt dans une narine, tantôt dans l'autre. On pourrait, par ce moyen, en allant lentement et en n'employant que de petites doses, alimenter le nouveau-né pendant assez longtemps, voire même pendant un mois (2).

(1) *Revue médico-chirurgicale*, 1853.
(2) R. SAINT-PHILIPPE, Du gavage par la voie nasale des enfants débiles, épuisés, nés avant terme ou atteints de lésions de la bouche. *Académie de méd.*, 14 avril 1896.

Le gavage à la sonde, pratiqué pour la première fois par
Marchand (de Charenton), employé par Rizzoli, Fabri, Belluzi,
Legroux, a été érigé à la hauteur d'une méthode réglée par
Tarnier.

L'appareil dont on se sert pour le gavage du nouveau-né
est une réduction du tube de Faucher. C'est une sonde en
caoutchouc rouge, du diamètre des sondes uréthrales et d'une

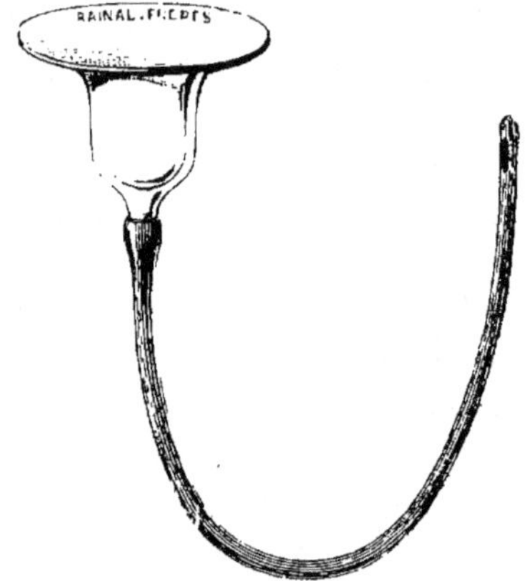

FIG. 28. — Sonde pour le lavage de l'estomac et le gavage
des nouveau-nés.

longueur de 40 centimètres environ ; on y adapte, en guise
d'entonnoir, une cupule de verre de 100 grammes environ,
ou à son défaut le bout de sein artificiel du docteur Bailly. La
sonde s'introduit facilement dans l'œsophage par la bouche.
Après un trajet de 15 centimètres à partir des lèvres, son
extrémité est dans l'estomac. On verse lentement dans la
cupule la quantité de lait nécessaire au repas. Quand elle a
pénétré dans l'estomac, on retire rapidement la sonde.
L'appareil doit être tenu très proprement.

L'allaitement par le nez et le gavage à la sonde ont leurs
avantages et leurs inconvénients. Le premier est simple et
facile ; n'importe qui peut le pratiquer ; la sage-femme, la
garde, la mère, une personne quelconque de l'entourage, après

avoir vu opérer le médecin, pourront le mettre en œuvre. Malheureusement il provoque parfois de la toux et de l'éternuement. La chute du lait dans les voies respiratoires se produit aussi quelquefois ; c'est un accident qui peut être la source d'une broncho-pneumonie. Enfin, l'allaitement par le nez est difficile quand le nourrisson est atteint de coryza, syphilitique ou non.

Si le gavage à la sonde n'est pas passible de ces reproches, il faut reconnaître qu'il a aussi ses inconvénients. Il ne peut être pratiqué par tout le monde et exige un certain tour de main. Il peut être, si l'on n'y prend garde, une source d'infection. Enfin, il est mal supporté par quelques enfants, surtout par ceux qui ont des vomissements faciles.

On a conseillé de faire passer la sonde par le nez ; son introduction serait ainsi plus facile. Mais, chez un prématuré voisin de la naissance, les fosses nasales sont souvent trop étroites pour laisser passer le tube ; le gavage par le nez ne peut donc être appliqué qu'à des enfants un peu âgés. D'ailleurs, il faut savoir qu'il provoque de la toux et de l'éternuement bien plus sûrement que l'allaitement nasal à la cuiller.

Somme toute, pour le choix d'un procédé, on s'inspirera des circonstances.

Le meilleur lait à employer est celui de femme ; à son défaut on emploiera le lait d'ânesse très proprement recueilli ou du lait de vache stérilisé, coupé par moitié avec du bouillon.

Il faut en tout cas ne pas suralimenter l'enfant ; sans cela, on est bien vite arrêté par des troubles digestifs, ou bien on assiste à des phénomènes assez singuliers, dus à la surnutrition : l'enfant grossit, devient bouffi, ce qui tient à un œdème généralisé ; cet œdème disparaît si on diminue la quantité de lait.

Quand l'enfant devient plus fort, on alterne le gavage avec la mise au sein ou au biberon (gavage mixte) ; on supprime progressivement le gavage, quitte à y revenir si la situation devient moins favorable.

Le gavage est loin de réussir toujours. Certains prématurés

n'en retirent aucun bénéfice ; ils vomissent ; ils ont des selles blanches ou vertes ; leur poids diminue encore ; ils se refroidissent et finissent par mourir ; les troubles persistent même lorsqu'on réduit à presque rien la quantité de lait ingérée.

Malgré l'emploi de tous les moyens précédents, beaucoup de débiles succombent donc plus ou moins rapidement. Toutefois, on ne peut douter aujourd'hui — les statistiques en font foi — que, grâce à ces soins, on sauve quelques enfants.

CHAPITRE II

Alimentation des nourrissons malades.

Les règles de l'allaitement doivent être modifiées dans certaines maladies des nourrissons. Mais ce sont surtout les
affections gastro-intestinales et l'atrophie qui exigent des
changements dans le régime alimentaire. Aussi étudierons-
nous spécialement l'alimentation des nourrissons atteints de
troubles de la digestion et de la nutrition. Mais, auparavant,
nous indiquerons quelques règles s'appliquant à des enfants
atteints de maladies diverses.

Dans les *maladies fébriles*, telles que la rougeole ou la broncho-pneumonie, on doit diminuer un peu la quantité d'aliment;
si l'enfant est au sein, les tétées seront plus espacées et plus
courtes; s'il est au biberon, on coupera plus largement le lait;
dans l'intervalle des repas, on donnera à boire de petites cuil-

lerées d'eau bouillie. Si la maladie fébrile se complique à un certain moment de troubles digestifs sérieux, on suivra les indications qui sont données plus loin pour chaque forme de ces troubles.

Lorsque l'enfant atteint d'une maladie aiguë est nourri au sein, il arrive parfois qu'il refuse, durant plusieurs heures, de téter, et alors le lait de la nourrice tend à diminuer. Pour empêcher la sécrétion de tarir, la nourrice se videra les seins par la traite manuelle ou avec la téterelle; mieux encore, elle se fera téter par un autre enfant, si elle en trouve un qui soit tout à fait bien portant.

Certains nouveau-nés, bien constitués à la naissance et paraissant bien portants, n'éprouvent pas le besoin de téter ; si on leur met le mamelon dans la bouche, ils ne le saisissent pas, ou le quittent après avoir pris une quantité insignifiante de lait. Cette *anorexie du nouveau-né* est parfois si complète qu'on est obligé de faire le gavage pendant quelques jours. Après, il est de règle que l'enfant finisse par prendre le sein d'une manière satisfaisante. Cet état dépend de causes diverses. Il peut être dû à la débilité congénitale que nous avons déjà étudiée. Il est parfois lié à la constipation, et l'emploi des évacuants mécaniques le fait disparaître. Mais, le plus souvent, il indique une tare névropathique et doit faire craindre une malformation cérébrale. Avec mes confrères, MM. Dubrisay et Philippe, j'ai donné des soins à un nouveau-né d'apparence normale, qui ne put, ni saisir le sein, ni faire un mouvement de déglutition pendant le premier mois; on le nourrit à la sonde, et la digestion et la croissance se firent assez bien; à l'âge d'un mois, l'enfant put téter; mais, vers le 7ᵉ mois, nous pûmes constater l'existence d'une *microcéphalie* (ossification complète du crâne, fontanelles fermées, crâne petit, aucun degré de développement intellectuel).

Quand on donne les premières bouillies, on éprouve parfois quelques difficultés à les faire ingérer au nourrisson. Mais si celui-ci est sain, ces difficultés sont assez rapidement vaincues. Il n'en est plus de même avec les *idiots* et les *hydrocé-*

phales; il est très difficile de leur apprendre à déglutir les aliments demi-solides et on en voit qui, âgés de plus de deux ans, ne peuvent prendre encore que le sein ou le biberon.

Des difficultés peuvent surgir dans l'allaitement par le fait de malformations bucco-pharyngées.

Le *bec-de-lièvre* simple (fissure labiale) n'est pas d'ordinaire un obstacle à la succion; de même la simple fissure du voile du palais. Mais le bec-de-lièvre labio-palatin, avec cloaque naso-buccal, empêche la succion; il ne faut pas songer alors à allaiter avec le biberon; il faut recourir à la cuiller, et l'alimentation à la cuiller réclame de la personne qui en est chargée beaucoup de soins, de propreté, de patience et de dévouement.

La *brièveté du frein de la langue* a été accusée longtemps d'être un obstacle à la succion. Aussi le coupait-on à presque tous les nouveau-nés, lorsque J.-L. Petit démontra, dans la première moitié du xviiie siècle, que l'opération du « filet », d'ordinaire inutile, est quelquefois dangereuse (1). Même quand le frein est très court et s'insère à la pointe de la langue, il n'est pas un obstacle à la succion; cela se conçoit si on remarque, avec Escherich, que, dans cet acte, les enfants ne retirent pas la langue, mais impriment au maxillaire inférieur un mouvement de recul. Pour ma part, je n'ai jamais rencontré l'indication de sectionner le frein de la langue.

Il est bon que le médecin assiste parfois au repas d'un nourrisson malade; il lui arrivera ainsi de dépister une *stomatite*, ou une *tumeur sublinguale*, ou une *paralysie faciale*, qui

---

(1) Sur cette question, on lira avec fruit le mémoire de J.-L. PETIT que la *Revue d'obstétrique et de pédiatrie* a eu l'heureuse idée de rééditer : Observations anatomiques et pathologiques sur la maladie des enfants nouveau-nés qu'on appelle filet (*Revue d'obst. et de péd.*, 1890, p. 175, 236, 269). — C'est J.-L. Petit qui a inauguré les deux ailerons qui terminent nos sondes cannelées pour faciliter la section du frein ; comme c'est lui qui a protesté le premier contre l'abus de cette section, son invention n'a plus guère été qu'une sorte d'ornement conservé par la tradition.

rendent la succion difficile, *une angine* qui rend la déglutition douloureuse, une *rhinite* ou une *rhino-pharyngite* qui bouche le nez et ne permet pas à l'enfant de respirer pendant qu'il tette.

ALIMENTATION DES NOURRISSONS ATTEINTS DE TROUBLES DE LA DIGESTION ET DE LA NUTRITION

Dans les affections des voies digestives, le régime alimentaire est d'une extrême importance. Il est la partie principale de la thérapeutique; il laisse bien loin derrière lui les moyens pharmaceutiques, dont l'usage intempestif peut aggraver les accidents et dont l'emploi doit être d'ailleurs très rare dans les premiers mois de la vie. Le régime doit varier avec l'espèce de trouble digestif, et ceci exige quelques explications préliminaires.

Dans le premier âge les troubles digestifs ne se distinguent pas seulement par leur fréquence, mais aussi par les caractères qui les séparent des affections similaires des adultes. Sans doute, le processus général des troubles digestifs est le même à tous les âges; mais, chez les nourrissons, ces troubles ont des causes particulières et une expression symptomatique propre, en relation avec leur mode d'alimentation si spécial et l'état encore inachevé de leur tube digestif. Parmi les caractères qui dépendent de ces conditions, on doit remarquer la solidarité, plus étroite dans la première enfance que dans l'âge mûr, de l'estomac, de l'intestin et même du foie; chez les nourrissons, ces organes souffrent presque toujours simultanément, et il n'est guère possible de décrire séparément la pathologie de l'estomac et celle de l'intestin; la dyspepsie n'est pas exclusivement gastrique ou intestinale, elle est presque toujours gastro-intestinale. Il en est de même du catarrhe et de l'inflammation. A la vérité, il y a des formes avec prédominance de troubles gastriques, d'autres avec prédominance de troubles intestinaux; mais il est bien rare que les uns ou les autres fassent complètement défaut.

Les troubles digestifs du nourrisson sont enfin remarquables par la gravité de certaines de leurs formes et par la fréquence avec

laquelle presque toutes retentissent sur l'état général, particulièrement sur la nutrition et sur la croissance.

Bien qu'elle ait fait de nos jours d'heureuses acquisitions, dues
surtout à la bactériologie, la question des troubles digestifs du premier âge renferme encore beaucoup de parties obscures. Parmi les
causes qui s'opposent à ce qu'elles s'éclaircissent, il faut placer
l'absence d'une classification et d'une nomenclature sur lesquelles
tout le monde s'entende, sinon complètement, tout au moins dans
les grandes lignes. C'est surtout à ce sujet que nous désirons présenter quelques remarques.

Dans nos études antérieures (1), nous nous sommes efforcé
d'établir une classification rationnelle et simple des troubles digestifs du nourrisson et, pour y arriver, nous avons cherché à en
bannir la « dyspepsie » considérée comme espèce morbide. Par
son étymologie, le mot dyspepsie signifie « élaboration défectueuse
des aliments ». Nous pensions qu'il était bon de lui laisser cette
signification et de s'en servir pour désigner la série des symptômes,
communs aux affections les plus diverses, qui dépendent de cette
élaboration défectueuse. Mais une tradition qui remonte à Cullen,
et qui a pénétré profondément dans les doctrines médicales à la
suite de la chute du système de Broussais, a attaché à ce mot une
signification spéciale : celle de troubles de la digestion sans altération matérielle des organes de la digestion. En vérité, il n'est pas
formellement prouvé que de pareilles affections existent; quand on
étudie en particulier ces troubles digestifs du nourrisson qu'on
appelle dyspeptiques et que l'on considère comme des troubles
sans lésions, on est conduit à les rattacher à une modification de
structure de l'épithélium gastrique ou intestinal et à expliquer
ainsi la difficulté qu'ont éprouvée les auteurs à tracer une limite
entre la dyspepsie et le catarrhe. D'ailleurs, il est probable que,
en l'absence de lésions primitives, les fonctions digestives ne
peuvent être troublées longtemps sans que la muqueuse gastro-
intestinale ne finisse par être altérée. Ces considérations nous
avaient donc fait considérer comme un progrès la suppression
de la dyspepsie des nourrissons en tant qu'espèce morbide. Mais,
par la suite, nous nous sommes aperçu que cet abandon de la
dyspepsie, d'une part, avait empêché notre classification d'être comprise et, d'autre part, risquait de retarder l'entente si désirable au

(1) Particulièrement dans les suivantes : Rôle des microbes dans
les gastro-entérites des nourrissons. *Revue mensuelle des maladies de
l'enfance*, nov. 1899. — *Les gastro-entérites des nourrissons* (étiologie,
pathogénie, prophylaxie). Paris, 1900 (Masson).

sujet des noms à attribuer aux formes cliniques des troubles digestifs du nourrisson. Au Congrès international de médecine tenu à
Paris en août 1900, les rapporteurs qui eurent à s'occuper des
troubles digestifs du nourrisson apportèrent chacun une classification
et une nomenclature. A première vue, leurs divisions étaient dissemblables. Celles de M. Escherich différaient de celles de Baginski qui
étaient distinctes de celles de M. Martinez Vargas et des nôtres.
Cependant, comme M. Escherich le fit remarquer, un examen un peu
réfléchi permettait de voir que, sous des noms différents, avec des
points de départ distincts, nous admettions tous à peu près les
mêmes formes cliniques. Voilà pourquoi nous avons repris le mot
dyspepsie, consacré par une longue tradition et qui a d'ailleurs sa
raison d'être, pour désigner les troubles fonctionnels de la digestion dans lesquels les lésions matérielles de l'estomac et de l'intestin, si elles existent, sont tellement minimes qu'elles sont négli-
geables. Par cette concession, qui, d'ailleurs, ne nous coûte guère,
nous voudrions contribuer, pour une modeste part, à cette unifi-
cation de la nomenclature qui est nécessaire pour permettre
aux médecins de se comprendre et de profiter mutuellement de
leurs recherches.

Pour qu'une classification et une nomenclature aient quelques
chances d'être acceptées, deux conditions sont nécessaires. Il
faut d'abord qu'elles répondent aux exigences de la pratique médicale, c'est-à-dire qu'elles soient conformes aux résultats de l'observation. Il faut ensuite qu'elles impliquent un minimum d'hypothèses, de théories incertaines; à cette condition seulement elles
auront assez de souplesse pour faire place sans difficultés à toutes
les acquisitions nouvelles.

Or, ces conditions ne sont actuellement remplies que par une
classification fondée sur la clinique et appuyée sur l'anatomie pathologique. La classification étiologique et pathogénique, qui serait
sans doute la plus rationnelle, n'est applicable à l'heure présente
qu'aux maladies spécifiques, telles que le choléra asiatique, la dysenterie vraie, la fièvre typhoïde, la tuberculose et la syphilis gastro-intestinale, maladies d'ailleurs très rares dans le premier âge.
Elle ne peut être appliquée aux maladies communes qui sont les
seules que nous retenons. Pour celles-ci, nous proposons donc la
classification suivante :

AFFECTIONS DE L'ESTOMAC ET DE L'INTESTIN CHEZ LE NOURRISSON

I Troubles fonctionnels.	Constipation.	
	Dyspepsie gastro-intestinale	transitoire. à rechutes. chronique (se confond avec le groupe III).
II Maladies inflammatoires (gastro- entérites).	Catarrhe gastro-intestinal simple	aigu. subaigu. à rechutes (se confond avec le groupe III)
	Choléra infantile.	
	Entéro-colite folliculaire ou dysentériforme	aiguë. subaiguë. chronique.
	Formes mixtes.	
III Troubles fonctionnels chroniques avec épisodes inflammatoires	Dyspepsie chronique avec catarrhe intermittent (gastro-entérite chronique, maladie du gros ventre).	
IV Troubles de la nutrition consécutifs aux troubles digestifs.	Atrophie simple. Atrophie cachectique (athrepsie).	

Nous allons indiquer le régime alimentaire qui convient à chacune de ces formes de troubles digestifs ; pour chacune d'elles, nous donnerons au préalable une brève définition symptomatique.

CONSTIPATION. — La constipation est caractérisée par la rareté des évacuations et par la consistance plus dure des matières stercorales. Elle est fréquente chez le nourrisson. Elle est passagère ou habituelle. La constipation habituelle, la seule qui puisse nous intéresser ici, reconnaît deux causes principales : 1° une disposition congénitale de l'intestin (paresse musculaire, inflexions trop prononcées de l'S iliaque, diminution de la sensibilité) ; 2° l'allaitement artificiel avec le lait de vache stérilisé.

La constipation congénitale ne peut guère être combattue que par les moyens eccoprotiques : lavements, suppositoires, massage, laxatifs, voire même, dans quelques cas exceptionnel , électricité.

Cependant, quand l'enfant est au sein, on veillera à ce que

la nourrice ait un régime qui ne soit pas trop exclusivement composé de viande et de farineux, et qui renferme du beurre, des légumes verts et des fruits. Ce régime « rafraîchissant » communique parfois au lait des propriétés légèrement laxatives; mais le résultat est très inconstant. Quand l'enfant est nourri au biberon, il sera utile de faire subir à son régime quelques modifications, qui d'ailleurs s'appliquent aussi bien à la constipation alimentaire qu'à la constipation congénitale. Au lieu de sucrer le lait avec du saccharose, on l'additionnera de lactose, qui a des propriétés légèrement laxatives. Au lieu de couper le lait avec de l'eau bouillie, on le diluera avec une eau de source pure ou une eau minérale indifférente (Évian-Cachat, Vittel-Grande Source, etc.). On pourra aussi ajouter au lait une petite pincée de sel de cuisine (Bouchut, ou une cuillerée à café d'extrait de malt pour 100 grammes de lait (Escherich).

Au moment de l'ablactation ou du sevrage, on combattra la constipation en préparant les bouillies comme nous l'avons déjà indiqué (2ᵉ partie, section IV). Plus tard, il faudra ajouter au régime des légumes verts et des fruits. Voici un menu pour un enfant de deux ans et demi souffrant encore de constipation :

8 heures du matin, une assiette à soupe de bouillie à la crème d'orge.

Midi. 1ᵉʳ *plat* : soit un œuf, soit de la viande de boucherie rôtie ou grillée (bifteck ou côtelette) hachée menue, soit du poulet, soit du poisson. — 2ᵉ *plat* : pommes de terre cuites à l'eau ou en purée, ou purée de pois, purée de lentilles ou purée de carottes; de temps à autre, chicorée ou épinards. — *Dessert* : pruneaux cuits, ou pommes cuites, ou confiture de rhubarbe. À la saison, fruits crus (pêches ou abricots, mais bien mûrs, pelés avec soin et en petite quantité). — *Boisson* : eau minérale naturelle, peu minéralisée.

4 heures : une tartine de beurre, ou de confitures, un peu d'eau ; pas de lait.

7 heures : 1° un potage (au lait ou aux légumes ou, de temps en temps, au bouillon); — 2° un peu de poulet, ou un légume, comme à midi, ou un plat sucré. — Eau pure; pas de lait.

Dyspepsie gastro-intestinale des nourrissons. — La dyspepsie des nourrissons est caractérisée par des symptômes gastriques et des symptômes intestinaux.

Les symptômes gastriques les plus fréquents sont les régurgitations aussitôt après chaque repas, les éructations, l'odeur aigrelette ou fade de l'haleine, l'irrégularité de l'appétit. Le vomissement de lait caillé, survenant quelque temps après la tétée et se répétant plus ou moins souvent, est un trouble plus sérieux, mais plus rare que les précédents.

Les symptômes intestinaux sont la flatulence, les coliques et les modifications des selles. Les selles dyspeptiques ont les caractères suivants : leur nombre ne dépasse pas 4 ou 5 par jour ; leur consistance est un peu plus molle qu'à l'état normal, mais non complètement liquide ; elles renferment des grumeaux caséiformes en beaucoup plus grande abondance qu'à l'état normal ; elles sont vertes ou jaunes (dans ce cas, elles verdissent souvent après l'émission) ou décolorées (lientérie) ; le plus souvent, elles sont panachées, c'est-à-dire mélangées de vert, de blanc et de jaune.

Les symptômes gastriques et les symptômes intestinaux sont ordinairement associés. S'il y a des formes avec prédominance des premiers, d'autres avec prédominance des seconds, il est bien rare que les uns ou les autres soient complètement absents. Ces troubles dyspeptiques peuvent coexister avec un léger météorisme et un peu de gonflement du foie.

Ils ne s'accompagnent pas de fièvre ; cependant ils peuvent provoquer une légère élévation de la température jusqu'à 38°). Les nourrissons dyspeptiques ont souvent de l'agitation et de l'insomnie. Presque tous, même ceux qui présentent des formes légères, diminuent de poids.

Quant à son évolution, à sa durée, à son retentissement sur l'état général, la dyspepsie des nourrissons présente de nombreuses variétés. Elle est transitoire, à rechutes, ou chronique. Elle a des caractères différents suivant que l'enfant est au sein ou au biberon ; et, au point de vue du régime alimentaire, c'est cette division qui a le plus d'importance.

1. — Chez l'*enfant au sein*, la dyspepsie est quelquefois très tenace ; elle peut durer des semaines ; elle est sujette à récidiver ; mais elle est presque toujours sans gravité ; il est rare qu'elle aboutisse à cet état que nous dénommerons « dyspepsie chronique avec catarrhe intermittent » ou « maladie du gros ventre » ; il est exceptionnel qu'elle s'accompagne de rachitisme ; presque jamais elle ne détermine d'athrepsie.

Le régime à prescrire doit être fondé sur la notion de cause, et, à ce sujet, on a trouvé dans certains des chapitres précédents les renseignements nécessaires (1). Nous ne ferons ici que les rappeler. Si la dyspepsie est due à des tétées trop rapprochées, on les espacera suivant les règles déjà formulées. Si la balance montre que l'enfant prend à chaque tétée une quantité trop considérable de lait, on raccourcira la durée de la tétée. Si néanmoins les troubles persistent, on examinera le lait : une trop grande quantité de graisse, ou la réaction du ferment oxydant bien nette, bilatérale et permanente, donneront parfois la raison des troubles digestifs ; si ces anomalies sont durables, il faudra changer la nourrice. Ailleurs, on devra incriminer des menstrues précoces et abondantes, ou un régime alimentaire défectueux de la nourrice ; nous avons déjà indiqué la conduite à tenir dans le premier cas et donné les règles de l'alimentation de la femme qui allaite.

Il faut savoir que, même lorsqu'on a supprimé la cause des troubles dyspeptiques, ceux-ci peuvent subsister longtemps encore, et il faut prendre patience.

Il est des cas de dyspepsie qu'on ne peut expliquer ni par une modification dans la santé ou le régime de la nourrice, ni par la suralimentation, ni par la composition défectueuse du lait. Alors, on doit résoudre la question suivante : la dyspepsie est-elle due à une altération du lait impossible à reconnaître avec nos moyens actuels d'exploration, ou bien est-elle indépendante de l'alimentation et tient-elle à une modification du tube

(1) Surtout les chapitres de la *section* I de la *deuxième partie*.

digestif de l'enfant ? Pour la résoudre, on emploiera le moyen suivant : on suspendra pendant un jour l'allaitement au sein de la nourrice et on confiera l'enfant à une autre nourrice, ou, quand la chose n'est pas possible, on l'alimentera avec du lait de vache stérilisé; quand c'est le lait de la nourrice qu'il faut incriminer, ce changement a souvent pour effet de modifier favorablement les selles et de diminuer ou supprimer les vomissements. Dans quelques cas, il suffit de remplacer une tétée sur deux par un biberon, pour obtenir une modification favorable des symptômes dyspeptiques.

Quand le changement de régime n'apporte aucune amélioration, il n'y a pas lieu de changer la nourrice, car il est probable que la dyspepsie ne dépend pas de l'aliment ou du mode d'alimentation, mais des dispositions de l'enfant lui-même. C'est alors qu'une diète à l'eau bouillie de 18 à 24 heures donne des résultats excellents, en faisant disparaître les vomissements et en améliorant les caractères des selles (1). A la suite de cette diète, on reprendra l'alimentation très progressivement; tout d'abord l'enfant ne sera mis au sein que toutes les quatre heures et pendant un temps très court; peu à peu, on rapprochera les tétées et on allongera leur durée; en même temps, on combattra la dyspepsie par les moyens pharmaceutiques.

Quand les selles sont très fétides, nous administrons parfois, pendant la durée même de la diète hydrique, du calomel à doses faibles et fractionnées : 1 centigramme divisé en cinq parties, prises de demi-heure en demi-heure (2). Ces doses surprendront peut-être parce qu'elles sont très faibles; mais le calomel n'est pas un médicament inoffensif pour le nourrisson, et, manié sans prudence, il peut provoquer une colite dy-

---

(1) Comme c'est dans le choléra infantile que la diète hydrique trouve son application la plus heureuse, on en trouvera les règles et l'histoire dans le régime de cette maladie.

(2) Calomel. . . . . 1 centigramme
Sucre 50   —
Divisez en cinq paquets : un paquet toutes les demi-heures.

sentériforme parfois très grave. Par suite, nous ne le prescrivons pas avant le troisième ou le quatrième mois, et, passé cet âge, nous le donnons à doses faibles et fractionnées; ainsi administré, il est dénué d'inconvénients et il nous a paru avoir son maximum d'efficacité. En général, après la diète hydrique, avec ou sans calomel, la diarrhée disparaît assez vite. Si elle tend à persister, on administre une potion au colombo et au bismuth dont on trouvera plus loin la formule, et on fait tous les jours un grand lavage de l'intestin à l'eau bouillie chaude.

L'acide lactique, recommandé par MM. Hayem et Lesage, peut être employé dans les cas de diarrhée dyspeptique. Mais, d'après nos observations, il n'a que peu d'efficacité lorsqu'on le donne concurremment avec l'alimentation. Il n'est vraiment utile que lorsqu'on l'administre pendant la durée de la diète hydrique.

Lorsque les selles sont décolorées, blanches ou presque blanches (lientérie), on se trouvera bien, à la reprise de l'alimentation, de donner avant les tétées, dans un peu d'eau bouillie, soit une petite quantité de pepsine en paillettes ou de pancréatine, soit une minime pincée de sel de cuisine.

Il existe une forme de dyspepsie des nourrissons caractérisée par la *prédominance des phénomènes gastriques*. Les selles sont à peu près normales comme nombre ou comme qualité, ou elles ne sont dyspeptiques que par intermittence; mais les vomissements sont incessants; l'enfant rejette tout: lait et remèdes. Ici, la diète hydrique est de rigueur. Avant de l'employer, nous en arrivions le plus souvent, pour supprimer les vomissements, à faire le lavage de l'estomac: encore le succès n'était-il pas constant. Par la diète hydrique, les vomissements disparaissent d'ordinaire en quelques heures. On prescrit la suppression de la mise au sein et l'emploi de l'eau bouillie pendant 18 à 24 heures. Si les vomissements recommencent à la reprise de l'allaitement, on suspend encore celui-ci et on revient à l'eau bouillie pendant 6 à 10 heures. Si, à la nouvelle reprise de l'allaitement, les vomissements reparaissent encore, alors seulement nous employons le lavage de l'estomac, et cela ne nous arrive plus que rarement. *La diète hydrique est donc le meilleur traitement des vomissements d'origine gastrique chez le nourrisson.* Après la diète, il sera bon de donner, un peu avant les tétées, une pincée de bicarbonate de soude dans un peu d'eau bouillie.

Bien que les troubles digestifs observés chez les nourrissons élevés au sein n'aient presque jamais de conséquences graves, quand ils durent trop longtemps, ils affaiblissent les sujets qui en sont atteints et ils retardent leur croissance d'une manière notable. Aussi, quand on a constaté l'échec du régime et du traitement rationnel, est-on autorisé à rechercher des solutions empiriques. Alors on se souviendra que la dyspepsie disparaît parfois quand on remplace une nourrice qui paraît excellente par une autre qui semble médiocre, ou quand, même avec une nourrice parfaite en apparence, on substitue à l'allaitement naturel l'allaitement mixte ou l'allaitement artificiel, ou encore l'emploi du lait d'ânesse ou du lait de chèvre, voire même l'usage du képhir coupé d'eau, non pas comme aliment exclusif et définitif, mais pour composer quelques repas et pendant quelques jours (1). Peut-être, dans ces cas, le changement de l'alimentation agit-il en modifiant les conditions de vie des microbes de l'intestin ; s'il en était ainsi, le seul fait de substituer une nourriture à une autre aurait donc son utilité.

Au moment du *sevrage*, on peut voir s'établir un état particulier, caractérisé principalement par de l'anémie et de la dyspepsie. Cette affection spéciale s'observe surtout lorsque le sevrage est accompli au cours ou dans la convalescence d'une maladie infectieuse, légère ou grave ; elle se rencontre plus souvent quand le sevrage est précoce, ou quand il est fait

---

(1) Voir, sur le képhir, le chapitre : *Microbes du lait*. Il y a trois variétés de képhir, que l'on désigne par les termes n° 1, n° 2, n° 3, et qui correspondent à la durée de la fermentation. Le n° 1 est légèrement laxatif ; le n° 2 est indifférent ; le n° 3 est un peu constipant. Chez le nourrisson, les deux dernières variétés sont celles qui conviennent le plus souvent.

brusquement, sans avoir été préparé longtemps à l'avance ; mais on peut l'observer aussi même lorsque le sevrage a été bien fait. Les enfants qui en sont atteints perdent l'appétit et parfois se refusent à prendre du lait de vache, surtout stérilisé ; ils vomissent de temps à autre ; leur haleine est mauvaise : habituellement constipés, ils ont à certains moments une légère poussée de diarrhée (2 ou 3 selles blanchâtres et fétides dans la journée). Ils s'amaigrissent et deviennent anémiques ; ils ont des chairs molles et très pâles ; leur regard est terne ; ils perdent leur vivacité. Assez souvent, leur température vespérale atteint 38°. Quand cet état se prolonge, il n'est pas rare de voir survenir des altérations rachitiques, qui restent, en général, très légères. Lorsque l'enfant n'a pas encore dépassé le dixième mois, le mieux, si cela est possible, est de lui donner une nourrice. Dans le cas contraire, si l'enfant ne veut pas de lait de vache, on essaiera du lait d'ânesse ou du lait de chèvre. Si on ne réussit pas, on donnera des décoctions de farines dans l'eau (eau de riz, eau d'orge, etc.), puis des bouillies à la farine lactée. Dès que ces préparations sont supportées, comme elles ont une valeur nutritive insuffisante, on y mélangera le plus tôt possible un peu de lait et, peu à peu, on reviendra au régime du lait et des bouillies. Durant ces tentatives, l'emploi momentané du képhir rendra parfois des services. Le sujet étant revenu à un régime normal, on n'augmentera la quantité de nourriture qu'avec une grande lenteur. Entre beaucoup d'autres cas, nous citerons le suivant. Un enfant présentait cette maladie du sevrage à un haut degré : de 18 à 30 mois, il ne put tolérer chaque jour que 500 grammes de lait de vache bouilli et deux soupes de farine de 250 grammes chacune ; on mettait un jaune d'œuf dans l'une d'elles. Toutes les fois qu'on essayait d'augmenter ces quantités ou d'ajouter un nouvel aliment, l'enfant perdait l'appétit et avait des selles fétides ; sa température montait à 38° ; il maigrissait et devenait plus pâle. Ce fut seulement après le trentième mois qu'il put, sans inconvénients, prendre un peu de poisson bouilli et de la purée de pommes de terre.

II. — Chez l'*enfant soumis à l'allaitement artificiel*, les troubles dyspeptiques sont fréquents et ont des conséquences plus sérieuses que chez le nourrisson à la mamelle ; dans les premiers mois, ils peuvent conduire à l'athrepsie ; plus tard, ils se compliquent de poussées récidivantes d'entérite catarrhale et aboutissent à la formation du gros ventre : ils aboutissent ainsi à un état morbide que nous étudierons plus tard sous le nom de « dyspepsie chronique avec catarrhe intermittent ».

Dès qu'on constate des troubles dyspeptiques chez un enfant nourri au biberon, il faut, en s'inspirant des règles que nous avons exposées (1), faire une enquête pour découvrir les fautes qui ont pu être commises. On s'informera de la source du lait, de la manière dont il est stérilisé ; on cherchera s'il est donné pur ou coupé, à quels intervalles et en quelle quantité. Si les troubles digestifs restent aussi accusés après que le régime aura été bien réglé, on soumettra l'enfant à la diète hydrique et on emploiera les mêmes moyens pharmaceutiques que dans la dyspepsie des enfants au sein. Si la suppression des fautes commises, aidée de tous ces moyens, ne suffit pas à faire disparaître les troubles dyspeptiques après quelques semaines, ou si, l'enquête étant restée négative, il est prouvé par là que l'allaitement artificiel ne convient pas à l'enfant, le mieux sera de lui procurer une nourrice lorsque la chose sera possible.

Mais, pour que la mise au sein réussisse à faire disparaître rapidement les troubles de la digestion et permette à la croissance de reprendre son cours, il ne faut pas attendre que la dyspepsie soit invétérée et qu'il y ait déjà un degré notable d'atrophie ; car alors, même avec la meilleure des nourrices, il peut arriver que le poids reste longtemps stationnaire ou que la cachexie atrophique continue ses progrès.

Catarrhe gastro-intestinal. — Des vomissements, non seulement alimentaires, mais encore muqueux ; des selles très liquides, verdâtres ou jaunâtres, renfermant quelques

---

(1) Voir surtout les chapitres de la *section III* de la *deuxième partie*.

grumeaux fécaloïdes ou caséiformes et des filaments ou des masses de mucus, dont le nombre dépasse 5 ou 6 par jour; un peu de météorisme et une fièvre légère; une diminution rapide du poids, mais sans les phénomènes toxiques qui caractérisent le choléra infantile : tels sont les caractères principaux de la gastro-entérite catarrhale du nourrisson.

Elle succède souvent à la dyspepsie, à laquelle la relient des formes intermédiaires, si bien que la transition entre les deux affections est insensible; elle est parfois le reliquat d'une attaque de choléra infantile; ailleurs, elle s'établit d'emblée et alors sa cause est presque toujours une toxi-infection ectogène. Le catarrhe gastro-intestinal dure de quelques jours à quelques semaines; il a une marche aiguë ou subaiguë; mais il n'y a pas, à proprement parler, de gastro-entérite catarrhale *chronique* chez le nourrisson; ce qu'on a désigné sous ce nom répond soit aux colites érosives qui succèdent à la colite folliculaire, soit à la dyspepsie chronique avec catarrhe intermittent.

La gastro-entérite catarrhale, surtout dans ses formes à prédominance gastrique, exige avant tout la diète hydrique pendant dix-huit ou vingt-quatre heures; l'alimentation au sein ou au biberon est reprise ensuite progressivement, en évitant qu'une faute soit commise, et les médications indiquées pour les dyspepsies sont mises en œuvre. Lorsque le nombre des selles continue à dépasser cinq ou six en vingt-quatre heures, on prescrira du sous-nitrate ou du salicylate de bismuth associé aux amers (1), ou bien on donnera, trois ou quatre fois par jour, o gr. 25 de tannigène. On lavera l'intestin une ou deux fois par jour.

(1) Racine de colombo.   1 gramme
    Eau bouillante.   60   —

Passez et ajoutez :

    Julep gommeux. . . . .   30 grammes
    Sous-nitrate de bismuth.   3   —

Agitez.
Une cuillerée à café un peu avant chaque tétée.

Souvent, les nourrissons qui ont été atteints de catarrhe gastro-intestinal gardent une disposition aux troubles dyspeptiques ; ils doivent, par suite, être surveillés assez longtemps.

Voici une observation propre à montrer la conduite à tenir dans un cas de ce genre.

Il s'agit d'un enfant, né le 13 décembre, soigné par le docteur Jayle. On donna à cet enfant une nourrice dont le lait était âgé de 3 mois et dont la sécrétion mammaire était très abondante. Malgré les conseils du docteur Jayle, les tétées furent trop copieuses et un peu trop fréquentes. Le 21 décembre, la diarrhée survint ; il y avait 8 à 12 selles par jour ; les matières étaient vertes, avec des grumeaux blancs ou mélangés de vert, de blanc et de jaune ; il se produisit aussi quelques régurgitations et un ou deux vomissements. L'enfant tétait avec avidité et ne criait guère que lorsque approchait l'heure des tétées ; le sommeil survenait aussitôt après chacune d'elles. L'état général était assez satisfaisant, mais le poids restait stationnaire. A sa naissance, l'enfant pesait 4.850 grammes ; le 21 décembre, il pesait 4.810 grammes, et le 1er janvier, 4.800 gr. L'usage de l'acide lactique, du benzo-naphtol, des lavages de l'intestin, ne donnait que des améliorations peu durables.

La diarrhée persistait toujours. Un régime sévère fut prescrit à la nourrice sans résultat. On avait assez régulièrement espacé les tétées, mais la nourrice continuait à les donner copieuses, par crainte de voir dépérir l'enfant.

Le 2 janvier, nous examinons l'enfant avec le docteur Jayle. Le petit malade est âgé de 20 jours, il pèse 50 grammes de moins qu'à la naissance et a de la diarrhée depuis douze jours. Nous prescrivons tout d'abord une diète à l'eau bouillie de douze heures ; nous conseillons de mettre ensuite l'enfant au sein et désormais de régler l'allaitement de la manière suivante : huit tétées en vingt-quatre heures, séparées les unes des autres par un intervalle d'au moins deux heures et demie ; donner la dernière tétée de la journée à 11 heures du soir, et la première vers 5 heures du matin. Nous ajoutons que si, après la diète hydrique, à la reprise de l'alimentation, la diarrhée a une tendance à persister, on donne la potion au colombo et au bismuth formulée plus haut. Les choses se passèrent comme il fut prescrit ; et, après la diète hydrique, qui fut très bien supportée, l'état du nourrisson s'améliora, sans être cependant tout à fait satisfaisant : la diarrhée était moins forte, mais n'avait point disparu. Le poids fut successivement, du 2 au 9 janvier, de 4.790 grammes ; 4.800 grammes ; 4.860 grammes ;

4.810 grammes. Ce qui compliqua la situation, c'est que, sept jours après la consultation, le 9 janvier, la nourrice quitta spontanément la maison, rappelée par son mari.

On prit une seconde nourrice, qui fut malade dès son arrivée et dut être suppléée pendant deux jours par une troisième. Alors la diarrée reprend les caractères du début, et la situation se retrouve aussi sérieuse qu'au 2 janvier; le poids étant tombé à 4.750 grammes le 10 janvier. Ce jour-là, M. Jayle prescrit une diète hydrique de 18 heures; cette diète est admirablement supportée; l'enfant a dormi tout le temps. Après la baisse de poids qui accompagne forcément la diète hydrique (le 10 janvier, 4.750 grammes; le 12 janvier, 4.730 grammes), la croissance reprend son cours comme le montrent les chiffres suivants : le 13 janvier, 4.770 grammes; le 16, 4.845 grammes; le 19, 4.890 grammes; le 23, 5.030 grammes; le 27, 5.260 grammes. A ce moment, les pesées montrent que l'enfant prend 700 grammes de lait par jour. Les selles vertes n'ont pas disparu tout de suite, bien que l'enfant augmentât régulièrement de poids. Elles ont persisté assez longtemps, mais sans présenter la même fréquence, ni la même intensité que dans la première moitié de janvier.

En février, les selles vertes ne se reproduisent plus que par intervalles et ne sont l'objet d'aucune médication. Le poids est de 5.920 grammes le 15 février, et 5.930 grammes le 28 février.

En mars, l'état est excellent : 6.400 grammes le 15 mars et 6.960 grammes le 31 mars. De temps en temps, les selles reprennent encore une couleur verdâtre, mais d'une façon tout à fait momentanée.

Le 5 avril, première dent; poids : 7.130 grammes. État général parfait. Selles tout à fait normales.

CHOLÉRA INFANTILE. LA DIÈTE HYDRIQUE. — Le choléra infantile est une maladie des nourrissons (c'est-à-dire des sujets âgés de moins de deux ans), ayant son maximum de fréquence pendant l'été, caractérisée par un catarrhe gastro-intestinal suraigu, accompagné de phénomènes généraux graves qui rappellent ceux du choléra asiatique. Un tableau clinique sommaire servira à préciser cette définition. Un enfant âgé de moins de 2 ans, ordinairement nourri au biberon, sujet à des troubles dyspeptiques, est pris brusquement de vomissements et de diarrhée. Quelques heures après (deux jours au plus tard), apparaissent des phénomènes généraux

graves, témoignant d'une intoxication profonde : les principaux sont l'algidité périphérique, la cyanose et le collapsus ;
leur durée est courte ; elle peut être de quelques heures ; elle
ne dépasse pas trois jours. Ce syndrome toxique se termine
par la mort, ou par la guérison, ou par la substitution aux
phénomènes cholériformes de symptômes révélant l'existence
d'une complication secondaire : colite folliculaire, broncho-
pneumonie, méningite, néphrite, phlegmons et gangrènes
de la peau, etc.

Dès qu'on a établi le diagnostic de choléra infantile, il faut
immédiatement supprimer toute alimentation et tout remède et
ne donner que de l'eau bouillie. Comme c'est dans le choléra
infantile que la diète hydrique a été appliquée tout d'abord,
comme c'est dans cette affection que ses effets sont les
plus remarquables, nous allons l'étudier avec quelques détails.

Elle consiste à supprimer toute alimentation et à ne faire
ingérer que de l'eau pure. Voici comment on doit la régler :
il faut évidemment donner de l'eau stérilisée ; dans la pratique, une ébullition de quelques minutes fournit une eau
suffisamment purifiée. Le liquide doit être conservé dans le
vase où il a bouilli et il faut éviter des transvasements inutiles. L'eau bouillie sera donnée froide ou tiède, suivant le
goût de l'enfant, dans un biberon ou une timbale soigneusement nettoyés à l'eau bouillante. A quelques enfants on est
obligé de le faire prendre à la cuillère. Certains médecins
préfèrent donner, au lieu d'eau bouillie, une eau minérale
naturelle ; mais on n'en a pas toujours sous la main, et l'eau
bouillie pure remplit parfaitement le but cherché.

Quelle quantité d'eau doit-on faire prendre ? Ici, qu'on nous
permette une courte digression.

Il est assez singulier que la pratique si simple et si efficace
de la diète à l'eau n'ait été utilisée systématiquement que
depuis quelques années. De fait, le principe de cette diète a
été très clairement posé, aussi clairement qu'on pourrait le
faire aujourd'hui, en 1874, par Luton (de Reims), dans l'ar-

ticle *Entérite* du *Nouveau Dictionnaire de médecine et de chirurgie pratiques*. Mais la méthode passa inaperçue ; d'ailleurs, au début, Luton ne la recommandait que pour certaines entérites graves de l'adulte (1). En 1892, M. Ernest Luton, fils de M. Luton (de Reims), nous la fit connaître à l'hôpital des Enfants-Malades (2), et depuis nous n'avons cessé de l'étudier, de l'appliquer, de la perfectionner en nous efforçant de préciser sa technique et ses indications, et aussi de la propager (3). En 1893, M. Rémy (de Nancy) déclara qu'il avait obtenu d'excellents résultats en soignant le choléra infantile par la diète hydrique ; il ne connaissait pas les travaux de Luton, mais il avait entendu M. Netter (de Strasbourg) affirmer qu'il est utile aux cholériques d'absorber de grandes quantités d'eau ; M. Netter s'était lui-même inspiré de certaines remarques de Sydenham (4).

Une des raisons qui ont empêché cette méthode d'être adoptée, — et ce fut pour nous, au début, une cause d'hésitation, — c'est qu'on croyait naguère à l'inaptitude du nourrisson à supporter l'abstinence plus de quelques heures ; on pensait qu'il est dangereux de le priver de nourriture, même pendant un court laps de temps. Or, l'expérience apprend que ce que le nourrisson supporte mal, c'est l'abstinence d'eau bien plus que l'abstinence de lait. La diète hydrique sera donc réglée par ce précepte — et nous voici revenu à la question — : *Il faut, autant que possible, remplacer la quan-*

---

(1) LUTON, *Union médicale du Nord-Est*, 1880.

(2) ERNEST LUTON (fils), Traitement de la diarrhée des enfants. *Revue mensuelle des maladies de l'enfance*, 1892, p. 438.

(3) *L'allaitement artificiel*, 1896, p. 137. — *Traité des maladies de l'enfance*. t. I, p. 74, 1896. — La gastro-entérite cholériforme et son traitement. *La Presse médicale*, 23 décembre 1896. — La diète hydrique dans les gastro-entérites des nourrissons. *Archives de médecine des enfants*, juillet 1898, p. 406. — *La Semaine médicale*, 29 mars 1899.

(4) NETTER (de Strasbourg), Lettre sur la guérison des diarrhées de la constitution médicale actuelle par les boissons aqueuses administrées coup sur coup. *Bull. de l'Acad. de médecine*, 1873. — RÉMY (de Nancy), Cholérine des jeunes enfants : un mode de traitement. *Revue médicale de l'Est*, 1893, et *Gaz. hebd. de méd. et de chirurgie*, 20 mai 1897.

lité de lait qu'on ne donne pas par une quantité d'eau à peu près équivalente. A un nourrisson de 5 mois, il faudra faire prendre près de 1 litre d'eau en 24 heures. L'enfant soumis à la diète hydrique diminue toujours de poids; mais cette diminution est d'autant moins accusée que l'enfant absorbe plus d'eau. Il faut dire qu'il est des nourrissons qui ne témoignent pas d'un goût très vif pour l'eau pure et qui la prennent assez difficilement. On se contentera de leur en faire absorber ce qu'on pourra. D'ailleurs, cette répugnance est assez rare, et presque toujours elle est le fait d'enfants peu malades.

Les effets de la diète hydrique dans les gastro-entérites du premier âge, surtout dans les formes graves, sont tout à fait remarquables, et il est facile de les expliquer. D'abord et surtout, *la diète hydrique fait disparaître les fermentations et putréfactions gastro-intestinales*, en supprimant tout aliment aux microbes qui pullulent dans le tube digestif. De plus, elle laisse reposer la muqueuse gastro-intestinale; elle ne l'irrite pas, comme la plupart des stimulants et des antiseptiques qu'on est tenté d'employer en pareil cas. Aussi les symptômes digestifs s'améliorent-ils rapidement : les vomissements cessent tout d'abord, puis les garde-robes deviennent moins nombreuses et moins fluides. En outre, la diète hydrique calme la soif, parfois très vive; elle obvie à la déshydratation des tissus, toujours très marquée; elle maintient et active la diurèse, si nécessaire pour l'élimination des toxines. Souvent, dès qu'on a établi la diète, l'enfant, qui était agité et gémissant, s'endort d'un sommeil calme et profond.

Pour obtenir ces bons effets, il faut donner de l'eau pure, de l'eau sans aucune addition. Ce n'est que dans le cas, assez rare, où l'enfant se refuse à la prendre, dans celui, encore plus rare, où les parents sont effrayés de la diète, que nous autorisons, bien à contre-cœur, l'adjonction à l'eau d'une très petite quantité de sucre ou d'une infusion de thé extrêmement légère.

Nous devons dire à ce propos qu'il nous est arrivé, de divers côtés, particulièrement d'Allemagne et d'Italie, des réclamations de priorité au sujet de la découverte de la diète hydrique. Nous avons mis en évidence, dans le court exposé qui précède, les points essentiels de l'histoire de la diète hydrique. Il nous suffira donc de répondre d'abord que les travaux qu'on invoque sont tous postérieurs à 1874, date du premier article de Luton; en second lieu, qu'en lisant la plupart d'entre eux, on s'assure que le véritable principe de la diète hydrique n'y est pas énoncé ou qu'il n'a pas été mis en pratique. Dans l'un, datant de 1889, il est bien question de la suppression de la nourriture, mais il est prescrit de donner de l'eau glacée additionnée de « cognac, *sherry*, vin de Porto, etc. », ou de « l'eau albumineuse ». Dans un autre, publié en 1893, on conseille l'abstinence de lait, en le remplaçant toutefois par du « bouillon dégraissé et salé, des boissons acidulées ou alcalines » et en y joignant des purgations prudemment administrées. Or, le vrai principe de la méthode consiste à supprimer tous les médicaments et excitants dont l'effet ordinaire est d'aggraver les lésions de la muqueuse, comme on supprime toute substance fermentescible ou putrescible. Qu'on ait été porté naguère à donner des excitants alcooliques pour relever le cœur et le système nerveux dans les formes graves de gastro-entérite, on le conçoit aisément; mais à l'heure actuelle, grâce aux injections sous-cutanées de sérum artificiel, nous n'avons plus besoin de ce secours dangereux. En résumé, il faut donner de l'eau pure; on ne doit pas l'additionner d'alcool, qui irrite la muqueuse digestive; il ne faut pas faire prendre du bouillon ou de l'eau albumineuse, qui sont des produits fermentescibles.

Si nous avons parlé de ces réclamations de priorité, d'ordinaire indifférentes à la vérité, c'est que cela nous a permis de préciser un point essentiel de la méthode. C'est aussi pour prouver que la médication est bonne, car, si elle ne l'était pas, tout le monde ne voudrait pas l'avoir trouvée.

Combien de temps la diète hydrique doit-elle être continuée ? La durée varie avec la maladie; mais on peut dire qu'elle doit être *au moins de 12 heures et au plus de 48 heures.*

Dans le choléra infantile et dans les gastro-entérites aiguës graves, il faut prescrire dès le début une diète hydrique de 24 heures, faire des injections de sérum artificiel et donner trois ou quatre bains par jour (chauds, s'il y a tendance à l'hypothermie; frais, s'il y a une fièvre vive) (1). Au bout de 24 heures, il faut examiner l'enfant, pour savoir s'il peut être alimenté prudemment. Les vomissements ont-ils disparu, la diarrhée est-elle moindre, la physionomie est-elle meilleure, la température est-elle à peu près normale, on peut faire prendre, toutes les 4 heures, soit une courte tétée, soit 20 grammes de lait stérilisé additionné de 40 grammes d'eau, et dans l'intervalle on continue l'eau bouillie. Si l'enfant supporte l'alimentation, on augmente peu à peu la quantité de lait et on diminue la quantité d'eau, on rapproche les repas et peu à peu on arrive à l'alimentation normale. Mais, lorsque les accidents n'ont pas cédé au bout de 24 heures, il faut continuer le régime hydrique encore 12 ou 24 heures. D'ailleurs, si, après avoir repris l'alimentation, les troubles reparaissent aussi accusés qu'au début, on peut essayer de revenir à la diète hydrique pendant 10 à 12 heures; mais alors il ne faut pas se dissimuler que la situation est très grave et qu'il y a peu de chances de guérison.

L'observation suivante est propre à montrer comment la médication doit être dirigée dans un cas particulier de choléra infantile.

Le 5 octobre, un petit malade, âgé de 4 mois et demi, a été conduit à l'hôpital. Nous l'avons vu à la consultation; nous avons engagé la mère à nous le laisser; mais nous pensâmes qu'il ne passerait pas la journée. La mère racontait qu'il avait eu dix garde-robes la nuit précédente et qu'il vomissait tout ce qu'il ingérait. Sa physionomie était profondément altérée; le teint était plombé; les yeux

(1) Nous avons exposé ailleurs les raisons qui nous ont fait bannir de la thérapeutique du choléra infantile, au moins dans sa phase aiguë, les lavages de l'estomac et de l'intestin. *Presse médicale*, 23 décembre 1896.)

ternes, enfoncés dans l'orbite et entourés d'un cercle noir ; les lèvres d'un violet pâle ; la peau flasque et ridée ; le ventre affaissé ; les chairs comme déshydratées. La respiration était lente et difficile ; le pouls à peine perceptible et les extrémités froides. La température rectale était à 36°,9. L'examen de la bouche, des voies respiratoires et de la peau ne décelait rien d'anormal.

L'enfant était donc atteint de choléra infantile. Le diagnostic ne comportait aucune hésitation. Le pronostic n'en comportait pas beaucoup non plus ; la situation était très menaçante et pouvait rapidement se terminer par la mort. Comment en était-il arrivé là ? Que s'était-il passé avant cet épisode ?

L'enfant, né à terme, a été nourri au sein pendant les deux premiers mois ; jusque là, il était bien portant. A cette époque, la mère est obligée de s'en séparer : elle le place dans une crèche où on le nourrit au biberon et, à partir de ce moment, elle constate des troubles digestifs.

Le 15 septembre, l'enfant ayant eu une diarrhée assez abondante et des vomissements, elle le conduisit à un dispensaire où l'on ne prescrivit aucun régime, mais des antiseptiques de l'intestin. Le résultat étant peu favorable, on finit par ordonner de l'huile de ricin ; cette médication eut pour effet d'aggraver la maladie.

Le 3 octobre, un médecin formule une potion au laudanum et au sous-nitrate de bismuth, qui n'arrête la diarrhée que momentanément.

Deux jours après, brusquement, éclatent les accidents graves de l'intoxication gastro-intestinale, et c'est alors qu'on nous apporte l'enfant dans la situation que nous décrivions tout à l'heure.

Voici le traitement que nous prescrivîmes aussitôt après l'entrée à l'hôpital : 1° supprimer toute alimentation et donner à plein biberon de l'eau bouillie ; 2° injecter, en trois fois, 30 centimètres cubes d'eau salée ; 3° mettre l'enfant dans un bain chaud, à 36°, d'une durée de cinq minutes environ, et renouveler ce bain deux ou trois fois dans les vingt-quatre heures.

Le jour même, l'enfant a eu six garde-robes, composées d'une sérosité renfermant quelques grumeaux verdâtres et jaunâtres ; mais les vomissements cessent dès que la diète hydrique est établie. Le 6 octobre, le traitement est continué ; la physionomie est meilleure ; la température est normale ; pas de vomissements ; six évacuations de matières jaunes et vertes.

Le 7 octobre, on cesse les injections et on reprend l'alimentation avec prudence ; toutes les quatre heures, on donne 40 grammes de lait stérilisé coupé de 40 grammes d'eau bouillie sucrée à 10 p. 100 ; dans l'intervalle, on donne de l'eau bouillie. Or, le soir du 8 octobre, la température rectale monte à 38°. Le 9 octobre, on remet l'enfant à la diète hydrique pendant six heures et on reprend les injections. Le soir du 9 octobre, la température redevient normale : il n'y a eu dans la journée que deux selles panachées ; on reprend l'alimentatation comme précédemment.

Mais le lendemain matin, 10 octobre, la température est à 40°, et la journée est très mauvaise ; le facies s'altère de nouveau; le pouls est très faible; il y a six selles vertes. On remet l'enfant à la diète pendant douze heures ; on recommence les injections d'eau salée et on continue les bains chauds. Le soir du 10 octobre, la température rectale est de 36°,2.

Le 11 octobre, l'alimentation est de nouveau reprise avec prudence; et, à partir de ce moment, on constate tous les jours une amélioration dans l'état général et les troubles digestifs. Aucun remède n'est prescrit; on se contente d'amener progressivement l'enfant au régime régulier de son âge, c'est-à-dire à prendre sept fois en vingt-quatre heures un biberon renfermant 100 grammes de lait stérilisé et 50 grammes d'eau sucrée à 10 p. 100.

Voici la progression des poids pendant la convalescence :

13 octobre.	4.070 grammes		21 octobre.	4.185 grammes
15 —	4.170 —		23 —	4.220 —
17 —	4.150 —		28 —	4.400 —

Nous avons observé une série de succès remarquables, grâce à la diète hydrique. On connaît trop bien le caractère meurtrier de la gastro-entérite cholériforme des nourrissons pour qu'on puisse penser qu'il y ait là seulement une série heureuse. A moins qu'on n'intervienne *in extremis*, à moins qu'on n'ait la mauvaise chance de tomber sur ces cas qui sont dès le début au-dessus des ressources de l'art, il y a lieu de croire qu'on sauvera beaucoup d'enfants par ce traitement.

Lorsqu'on institue celui-ci, l'enfant entre d'ordinaire en convalescence vers le cinquième ou sixième jour. Mais il sort de la maladie très affaibli, et son état nécessite une surveillance attentive. Le règlement de l'alimentation est alors la chose essentielle; il faut savoir, suivant les besoins, la modifier jour par jour, heure par heure.

Dans quelques cas, la convalescence se poursuit sans qu'on ait besoin de prescrire aucun remède. Dans d'autres, on voit apparaître des complications secondaires : colite folliculaire, broncho-pneumonie, méningite, néphrite, etc. Dans d'autres, il subsiste des symptômes de catarrhe simple ou de dyspepsie, et parfois la cachexie atrophique s'établit peu à peu. La médication sera alors celle qui convient à ces états.

ENTÉRO-COLITE FOLLICULAIRE OU DYSENTÉRIFORME. — Des selles très fréquentes et peu abondantes, dont l'évacuation provoque du ténesme et des cris, composées de matières muqueuses, sanguinolentes et parfois pruriformes; une fièvre en général vive au début, mais tombant assez rapidement; un ventre qui est au commencement plus affaissé que météorisé; des vomissements rares ou absents dès que la période initiale est passée; des phénomènes nerveux (stupeur comateuse ou convulsions) assez fréquents : tels sont les symptômes principaux de la colite aiguë dysentériforme dans *sa forme pure et primitive*. Cette maladie présente des formes bénignes et des formes graves. Les premières ne déterminent qu'une faible réaction fébrile et nerveuse, et guérissent très vite quand le traitement est institué régulièrement. Dans les formes graves, la maladie guérit encore assez souvent, surtout si elle est bien traitée; mais elle se complique parfois d'accidents d'infection générale, de broncho-pneumonies, de méningite, de néphrites, de suppurations cutanées, complications qui peuvent être mortelles. L'autopsie montre une congestion intense du gros intestin et un gonflement des follicules lymphoïdes, qui sont parfois abcédés et ulcérés (entérite folliculaire); on ne trouve pas de grandes ulcérations comme dans la dysenterie vraie. Cette colite aiguë primitive est rare dans les premiers mois de la vie; elle ne se voit presque jamais chez l'enfant au sein; elle est surtout fréquente après le sevrage. Elle peut être engendrée par une espèce spéciale de colibacille (coli-colitis) ou par l'entéro-streptocoque (Escherich). Ses rapports avec la dysenterie sont très étroits; mais l'identification ou la différenciation avec cette maladie ne pourra être établie que lorsque nous connaîtrons avec exactitude le parasite de la dysenterie véritable.

Dans la colite aiguë primitive, la diète hydrique doit être instituée au début ; elle diminuera certainement l'intensité des phénomènes morbides ; mais il ne faut pas s'attendre à observer ici les excellents effets qu'on obtient dans le choléra infantile et les formes similaires, sans doute parce qu'il s'agit d'un processus d'infection qui a son siège beaucoup moins dans le contenu gastro-intestinal que dans la paroi même du gros intestin. Mais, heureusement, nous avons dans le *sulfate de soude* un médicament dont l'action est remarquable ; on le donnera dès le début de la diète hydrique (à un enfant de quinze mois, trois fois 2 grammes en vingt-quatre heures, le premier et le second jour). Après le sulfate de soude, le médicament le plus efficace est l'infusion d'ipéca, donnée à doses faibles et fractionnées. Le calomel nous a paru sans effet dans cette forme et nous ne sommes pas sûr qu'il ne soit pas nuisible. Après la fin de la diète hydrique, l'alimentation par le lait et les décoctions de farineux sera reprise très progressivement et avec prudence.

Dans la phase aiguë de la maladie, c'est-à-dire pendant les trois ou quatre premiers jours, les lavages de l'intestin ne sont pas utiles et ils sont très douloureux ; mais, dès que les phénomènes aigus sont apaisés, on se trouve bien de faire faire tous les jours un lavage avec 1 litre d'eau bouillie chaude, additionnée de 5 grammes d'hyposulfite de soude.

Lorsque ce traitement est rigoureusement suivi, il est rare que la maladie ne guérisse pas sans laisser d'autre trace qu'une disposition à la constipation. Cependant, en quelques cas, la phase aiguë terminée, il reste une diarrhée chronique qui entraîne un amaigrissement profond et qui peut se terminer par la mort ; cette diarrhée chronique est due à des *ulcérations folliculaires* nombreuses et sans tendance à la cicatrisation. Les selles sont alors plus ou moins glaireuses ; elles renferment du sang de temps à autre ; le microscope y fait voir des globules de pus en abondance. La colite ulcéreuse a une marche subaiguë ou chronique, entrecoupée de poussées aiguës.

Au moment de celles-ci, la diète hydrique est utile ; mais elle ne peut être prolongée au delà de quelques heures. Le sulfate de soude et l'ipéca, dont l'emploi ne peut d'ailleurs qu'être temporaire, sont beaucoup moins efficaces qu'au moment de la poussée initiale.

Le benzo-naphtol, les préparations de bismuth, le tannigène diminuent quelquefois la diarrhée, mais ne la font point complètement disparaître. Les lavements avec une solution très faible de nitrate d'argent ou avec une solution au dixième d'eau oxygénée (à 12 volumes et non acide) peuvent rendre aussi des services.

Après échec de ces moyens, il faut essayer de traiter la colite ulcéreuse chronique par la suppression complète du lait et l'emploi de la viande crue, des décoctions d'amidon ou du képhir.

L'usage de la viande crue a été indiqué par le docteur Weisse (de Saint-Pétersbourg) (1) ; mais il a été surtout recommandé par Trousseau, qui a donné à ce sujet des conseils excellents (2).

On prend du maigre de bœuf ou de mouton ; on le coupe en morceaux très petits ; on en fait une sorte de hachis, que l'on met dans un mortier et que l'on réduit, à l'aide d'un pilon, en une masse épaisse. Cette pulpe est ensuite foulée dans une passoire à trous fins. On obtient ainsi une véritable purée de viande, que l'on recueille en raclant la face externe de la passoire. Cette opération exige une certaine patience. Lorsqu'on ne peut obtenir qu'elle soit aussi complète, on substitue à cette purée de viande un hachis aussi menu que possible, qui est susceptible d'être encore assez facilement digéré, quoique moins bien que la purée.

Certains enfants prennent sans répugnance la viande crue avec une petite cuiller ; mais d'autres s'y refusent. On fait alors, avec la viande pulpée ou hachée, de petites boulettes,

(1) *Journal für Kinderkrankheilen* et *Journal de médecine*, août 1845.
(2) Trousseau, *Clinique médicale de l'Hôtel-Dieu de Paris*, t. III, p. 150 de la 6ᵉ édition.

que l'on mélange, selon le goût du malade, soit avec du sel, soit avec du sucre, soit avec de la confiture, soit avec de la conserve de roses. On peut encore essayer de la faire prendre dans du bouillon, dans un potage clair, voire même dans du chocolat à l'eau.

Quant aux doses, il est nécessaire de procéder avec prudence. On commence par 20 grammes en 2 ou 3 fois dans la journée ; le lendemain, on double la dose ; on peut aller jusqu'à 100 à 150 grammes de viande par jour. Dans les premiers jours de ce régime, il n'est pas rare de retrouver dans les selles des morceaux de viande non digérée. Cela ne doit pas empêcher de poursuivre la médication. Mais la persistance de cette non-digestion, ou la fétidité extrême des selles obligent parfois à la suspendre. L'usage de la viande crue donne assez souvent le ténia.

Le lait sera complètement supprimé et, comme boisson, on donnera une décoction d'amylacés : eau d'orge ou eau de riz. La décoction d'orge se prépare de la manière suivante : on fait bouillir une demi-heure deux cuillerées à café d'orge perlé dans un demi-litre d'eau : puis on passe au tamis. Le liquide renferme surtout de l'amidon, puis du mucilage, enfin une petite quantité de matière azotée. Pour préparer l'eau de riz, on jette 60 grammes de farine de riz dans un demi-litre d'eau froide, on ajoute un demi-litre d'eau bouillante, puis on fait bouillir le mélange ; on passe ensuite dans une étamine claire. Cette décoction ne renferme guère que de l'amidon. Pour que ces décoctions ne paraissent pas trop fades, on y ajoutera du sel et du sucre.

Quand l'enfant est âgé de moins d'un an, il n'est guère possible de lui donner de la viande crue ; on le nourrira alors avec des décoctions d'amylacés et du képhir, dont nous avons déjà indiqué le mode d'emploi.

A la forme primitive de colite folliculaire, il faut opposer la *forme secondaire*, qui s'observe dans deux conditions principales : 1° à la suite du choléra infantile, dont elle représente ce qu'on a appelé le stade de réaction ; 2° ou bien elle survient comme épisode, le plus souvent terminal, au cours de la dyspepsie chronique avec catarrhe intermittent ; elle détermine alors une diarrhée intense et qui ne cesse plus jusqu'à la mort ; une pareille diarrhée, survenant dans ces conditions, permet d'affirmer l'existence des ulcérations folliculaires sur le côlon. Dans le premier cas, on mettra en pratique les règles que nous venons de formuler ; dans le second, on devra se borner aux lavages de l'intestin et à l'emploi de médicaments antidiarrhéiques : ce sont les seuls remèdes possibles ; d'ailleurs, ils ne font en général qu'atténuer le mal ; ils n'empêchent que rarement le sujet de succomber à l'athrepsie.

DYSPEPSIE CHRONIQUE AVEC CATARRHE INTERMITTENT. — L'état que nous appelons maintenant « dyspepsie chronique avec catarrhe intermittent », parce que c'est cette expression qui le dépeint le mieux au point de vue clinique (1) et qu'il ne préjuge rien sur sa nature et sur les altérations anatomiques qui lui servent de substratum, cet état constitue une forme morbide spéciale, ayant ses caractères et son évolution propres(2). Depuis 1893, nous nous efforçons de lui donner sa vraie place, qui est importante, et de lui constituer son autonomie (3).

Elle succède à des poussées de dyspepsie à rechute ou à une crise de gastro-entérite (catarrhe, choléra infantile ou colite dysentériforme). Elle est très rare chez les enfants au sein ;

(1) Nous avions proposé de la désigner sous le nom de gastro-entérite chronique commune ; nous avons dit plus haut pour quelles raisons nous avions renoncé à cette terminologie.

(2) Dans les livres classiques, cette maladie n'est pas décrite, ou tout au moins la description en est disséminée en divers chapitres (dyspepsie, dilatation de l'estomac, catarrhe chronique, athrepsie, etc.).

(3) MARFAN et MAROT, Infections secondaires dans les troubles digestifs des nourrissons. *Revue mensuelle des mal. de l'enfance*, 1893, p. 337 et 440. — MARFAN, Lésions histologiques de l'estomac dans la dyspepsie gastro-intestinale chronique des nourrissons. *Mercredi médical*, 1894, 1er août. — Le gros ventre des nourrissons dyspeptiques et l'augmentation de longueur de l'intestin. *Revue mens. des mal. de l'enfance*, février 1895, p. 56, et *Semaine médicale*, 19 février 1896, n° 10, p. 73.

elle se voit surtout chez ceux qui sont soumis à l'allaitement artificiel. Elle évolue en trois phases. Dans la première, la dyspepsie s'établit à l'état chronique, et, de temps à autre, elle est interrompue par une poussée plus ou moins aiguë de catarrhe gastro-intestinal. Dans la seconde, on voit apparaître le « gros ventre flasque », qui correspond, d'après nos recherches, à un allongement atonique de l'intestin (dolicho-entérie); les poussées de diarrhée catarrhale ou dyspeptique alternent alors avec des périodes de constipation, qui tendent à devenir de plus en plus longues lorsque la maladie s'améliore. Dans la troisième phase, qui est une phase de guérison, les crises diarrhéiques deviennent de plus en plus rares; il reste du gros ventre et de la constipation, qui ne disparaissent que très tardivement.

Cette évolution régulière peut être modifiée par diverses circonstances. Elle conduit souvent à l'athrepsie; si celle-ci survient dès la première phase, elle empêchera la maladie de parcourir les autres. Chez l'enfant au sein, il est rare que la première période soit franchie, et la maladie peut rester très longtemps, voire des mois, à son premier degré.

Le retentissement de cette affection sur l'état général est variable. Il est peu marqué chez les enfants au sein, qui, malgré les troubles dyspeptiques persistants, malgré les poussées de diarrhée catarrhale, peuvent ne pas dépérir trop et parfois même continuer à augmenter de poids. Dans l'allaitement artificiel, la dyspepsie chronique a des conséquences plus graves ; si quelques nourrissons résistent à peu près aussi bien que des enfants au sein, le cas est rare ; la plupart deviennent des atrophiques ou des athrepsiques; quelques-uns, devenus dyspeptiques par suralimentation, présentent cette cachexie grasse dont nous avons indiqué les caractères en étudiant les « Échanges nutritifs » et à laquelle l'atrophie peut d'ailleurs succéder. Enfin, la dyspepsie chronique coexiste souvent avec le rachitisme et a avec lui des liens étroits, mais dont la nature est encore obscure.

En ce qui concerne le régime alimentaire et le traitement

qui lui conviennent, il faut distinguer les cas où la maladie n'a pas déterminé d'atrophie vraie et ceux où elle s'accompagne d'une diminution notable et durable du poids. Dans les premiers, on instituera la diète hydrique pendant les poussées de diarrhée catarrhale; on raccourcit ainsi la durée de ces crises et par là on améliore la maladie elle-même. Une fois la crise terminée, il suffit de régler le régime alimentaire, en s'inspirant surtout de la notion de cause (suralimentation, etc.), pour que la maladie tende naturellement à la guérison. Il n'en est plus de même lorsque la dyspepsie a déjà déterminé une atrophie notable. Dans ce cas, on se trouve en présence d'une situation sérieuse et qui mérite une étude spéciale.

ALIMENTATION DES NOURRISSONS ATROPHIQUES ET ATHREPSIQUES. — Toute diminution notable et durable du poids survenant chez un nourrisson est désignée par le nom générique d'atrophie. Nous nous sommes déjà expliqué sur le sens et sur le mécanisme de l'atrophie en étudiant les échanges nutritifs. Rappelons que, dans un grand nombre des cas, l'atrophie des nouveau-nés résulte du concours de deux facteurs : 1° l'allaitement artificiel, surtout lorsqu'il est employé dès les premiers jours de la vie : les enfants au sein sont très rarement des atrophiques ; 2° des troubles digestifs, légers ou graves, mais qui font bien rarement défaut; le plus souvent il s'agit de la dyspepsie chronique avec catarrhe intermittent.

Il y a des degrés dans l'atrophie. On peut appeler *atrophie simple* (1) l'état dans lequel la diminution du poids coexiste avec un état général assez satisfaisant et des troubles digestifs peu accusés, et la distinguer de l'*atrophie cachectique*, qui correspond à l'*athrepsie* de Parrot (2).

L'athrepsie (ou atrophie cachectique) est une forme très

---

(1) C'est *l'atrophie pondérale* de M. Variot, qui a justement insisté sur cette distinction (VARIOT, Sur le traitement de l'atrophie infantile par l'emploi méthodique du lait stérilisé. *Soc. méd. des hôpit.*, 11 nov. 1898).

(2) Voir MARFAN, L'athrepsie. *Presse médicale*, 18 avril 1896, n° 32, p. 189.

spéciale de l'atrophie. Elle se voit presque exclusivement chez des nourrissons soumis à l'allaitement artificiel ; elle succède toujours à des troubles digestifs sérieux (entérite catarrhale ou cholériforme) ; elle ne s'observe guère que chez les enfants âgés de moins de 3 mois, particulièrement chez ceux qui sont nés en état de débilité congénitale, laquelle n'est autre chose qu'une athrepsie d'origine intra-utérine. Dans sa forme confirmée, l'athrepsie se présente avec des caractères saisissants.

L'amaigrissement est extrême ; la graisse a disparu, les muscles se sont atrophiés ; la peau est plissée et ridée, pâle, sèche et terne. La figure s'émacie ; le front se couvre de rides, les joues se creusent, le menton devient pointu, la bouche semble trop grande, les pommettes sont saillantes, les yeux s'excavent, les cornées se dessèchent, le regard est éteint et sans expression, le masque silencieux ; l'athrepsique ne pousse qu'un cri rare, faible et monotone. Son facies est comparable à celui des vieillards, des singes ou des avortons. Le crâne subit des modifications non moins remarquables : le cerveau s'atrophie et le liquide céphalo-rachidien diminue ; aussi sent-on, à travers le cuir chevelu très aminci, les os du crâne chevauchant au niveau des sutures et les fontanelles fortement déprimées. A ces modifications caractéristiques se joignent le refroidissement progressif et la lividité des extrémités. La température centrale tombe à 36°, 35°, 34°. Chez l'athrepsique, comme chez le prématuré, une affection qui provoque d'ordinaire la fièvre n'en provoque plus et parfois même semble accuser l'hypothermie (otite, broncho-pneumonie, érysipèle). Le pouls tombe à 80, 60, 40. La respiration se ralentit aussi ; pendant l'agonie, elle se ralentit à tel point qu'on croit parfois la mort arrivée avant qu'elle le soit réellement. Parrot a remarqué que, chez les athrepsiques avec tendance à l'hypothermie, on voit, à certains jours, la température s'élever brusquement, dépassant de plus d'un degré le chiffre noté la veille, et que ces élévations passagères de la température coïncident avec une perte de poids considérable. Il y a lieu de supposer que, ces jours-là, il y a suractivité dans la destruction des tissus et dans les phénomènes de la désassimilation ; la chaleur du corps subit une augmentation en relation avec la perte de poids. L'amaigrissement prend d'ailleurs des proportions extraordinaires ; on voit des enfants de 2 et 3 mois qui pèsent moins qu'à la naissance, ou des enfants de 3 semaines qui ne pèsent que la moitié de leur poids de naissance.

Presque toujours, l'athrepsique devient la proie d'infections secondaires, qui se font par la peau (pyodermites, ulcérations, gangrènes) et par les voies respiratoires (broncho-pneumonie latente des nourrissons cachectiques); ces infections se généralisent souvent et peuvent déterminer diverses lésions viscérales. Tous ces processus secondaires évoluent en général sans fièvre et sans réaction; ils sont souvent méconnus pendant la vie et ne sont révélés que par l'autopsie et l'examen bactériologique. Ils contribuent pour une grande part à déterminer la mort ou tout au moins à la précipiter.

Entre l'atrophie simple et l'atrophie cachectique ou athrepsie dont nous venons de retracer le tableau, il y a une série d'intermédiaires de gravité croissante. Dans ses premiers degrés, l'atrophie peut guérir rien qu'en supprimant les fautes commises dans l'alimentation et en réglant avec rigueur l'allaitement; et c'est dans ce sens que M. Variot a pu parler du « traitement de l'atrophie infantile par le lait stérilisé ». Mais l'athrepsie confirmée est presque toujours incurable ; dans notre pratique privée, nous n'en avons vu guérir que deux cas; à l'hôpital, nous n'avons jamais observé d'issue favorable. Aussi le médecin doit-il intervenir dès que le tableau de cet état commence seulement à s'ébaucher.

Presque toujours, il s'agit d'enfants soumis à l'allaitement artificiel. On essaiera d'abord de bien régler l'emploi du lait stérilisé; on ne réussira que rarement à faire remonter le poids et à améliorer l'état général. L'échec constaté, une question se pose : faut-il donner une nourrice à l'athrepsique? Oui, quand la chose est possible; car c'est le moyen le plus sûr de sauver l'enfant, encore qu'il ne réussisse pas toujours.

S'il est vrai, comme l'a avancé M. Keller (1), que chez les atrophiques un peu âgés, chez ceux qui ont dépassé 4 ou 5 mois, l'allaitement au sein, substitué brusquement à l'alimentation artificielle, se montre quelquefois inférieur à cette dernière, il n'en est pas moins exact que, pour les vrais athrepsiques, qui sont presque toujours âgés de moins de 3 mois, si la mise au sein échoue, la situation est désespérée. En tout cas, il faut savoir que, même dans les circonstances les plus favorables, le poids ne commence à augmenter que longtemps après la disparition des troubles digestifs.

Si on ne peut donner une nourrice à l'athrepsique, on aura recours au lait d'ânesse très proprement recueilli, ou à un lait peptonisé, si on peut facilement s'en procurer de bonne qualité. A défaut de ceux-ci, le meilleur sera d'essayer le lait coupé par parties égales avec du bouillon, préparé comme pour les débiles (voir le chapitre précédent).

Pour les atrophiques âgés de plus de 4 ou 5 mois, qui ont des troubles digestifs légers et dont le poids diminue tout de même, M. Keller (2) croit avoir trouvé l'aliment convenable, parfois supérieur au lait de femme, toujours supérieur aux autres aliments, dans ce qu'il appelle la *soupe de malt* (Malz-suppe).

En conséquence des recherches qu'il a faites avec M. Czerny, recherches qui lui ont démontré que, dans les cachexies gastro-intestinales, il y a une intoxication acide dépendant d'une élaboration défectueuse des matières grasses et d'une diminution du pouvoir de combustion des tissus, M. Keller s'est proposé de trouver

(1) Influence de l'allaitement au sein sur les nourrissons dyspeptiques. *Rev. mens. des mal. de l'enfance*, avril 1901, p. 184.

(2) Czerny, La question du régime alimentaire chez les nourrissons dyspeptiques. *Rapport à la section médicale de la Société silésienne*, 21 janvier et 4 février 1898. *Annales de méd. et de chir. infantiles*, 1898, p. 373 et suivantes. — Keller, Alimentation des nourrissons dyspeptiques. *Allg. med. Central Zeitung*, 1898, n° 30. — A. Keller, Malz-suppe, eine Nährung für Magendarmkrank. Säuglinge. *Deutsche med. Woch.*, 1898, n° 39. — K. Gregor. Zur Therapie der chronischen Ernährungsstörungen in Säuglingsalter. *Jahrb. f. Kinderh.*, 1898, t. XLVIII, f. 4, p. 408, et *Archiv f. Kinderh.*, 1900. — A. Keller, La soupe de malt dans la pratique. *Annales de médecine et de chirurgie infantiles*, 1er avril et 15 avril 1901.

« un aliment dont les éléments constitutifs fussent assez facilement oxydables pour que leur assimilation complète puisse avoir lieu, même dans un organisme malade, et dont la constitution fût telle que, non seulement il favorise l'accroissement de la substance propre du corps, mais encore concoure à la guérison des lésions effectuées et en prévienne de nouvelles ». Il a donc préparé un aliment légèrement alcalinisé, pauvre en beurre, et dans lequel la matière grasse qui fait défaut est remplacée par une substance amylacée renfermant du maltose, c'est-à-dire le sucre qui, d'après ses expériences, diminue le plus la destruction des albuminoïdes dans l'économie (1).

Pour préparer 1 litre de soupe de malt, on prend 50 grammes de farine de froment, un tiers de litre de lait de vache, 100 grammes d'extrait de malt (2) et deux tiers de litre d'eau tiède auxquels on ajoute 10 centimètres cubes d'une solution de carbonate de potasse à 11 p. 100 (3). La farine est délayée et battue dans le lait froid, afin d'éviter la formation de grumeaux; l'extrait de malt est d'abord dissous dans une petite quantité d'eau et ne doit être ajouté au lait qu'au moment de mettre sur le feu. Le mélange doit être bouilli durant deux ou trois minutes; et pendant toute la durée du chauffage on ne cesse pas de l'agiter; la soupe doit conserver une consistance parfaitement liquide.

D'après Keller, cet aliment ne convient pas aux enfants ayant moins de 4 ou 5 mois, ni à ceux qui sont atteints d'accidents gastro-intestinaux aigus. Il ne réussit guère chez ceux qui ont des troubles digestifs par suite de l'usage prématuré des farineux. Les plus beaux succès seraient obtenus chez les nourrissons âgés de plus de 5 ou 6 mois, chez lesquels l'atrophie est en voie de développement sans que les troubles digestifs soient très accusés. Keller cite particulièrement comme devant bénéficier de cette alimentation les enfants qui sont devenus malades à la suite de la suralimentation par le lait de vache.

L'emploi de la soupe de malt détermine une modification des

(1) A. KELLER, Influence des hydrates de carbone sur la destruction des substances albuminoïdes chez les nourrissons dyspeptiques. *Centralblatt für innere Med.*, 1899, 14 janvier, n° 2, p. 41.

(2) L'extrait de malt ou extrait d'orge germé renferme une certaine quantité d'eau (31,5 à 33,5 p. 100), de l'albumine (8 p. 100), de la dextrine (25 à 50 p. 100), du maltose (30 à 40 p. 100), des sels (3,5 p. 100).

(3) Dans ces derniers temps, pour faciliter la préparation de la soupe de malt dans les familles, M. Keller a supprimé l'addition du carbonate de potasse.

garde-robes. Il y a trois ou quatre selles par jour ; elles sont abondantes et composées d'une masse jaunâtre, épaisse, homogène, légèrement acide et n'ayant point l'odeur des produits de putréfaction.

L'emploi de cette soupe doit durer 4 semaines au moins ; mais il est bon d'en continuer l'usage pendant 3 mois. A un nourrisson pesant 5 kilogrammes il faut donner environ 1 litre de soupe de malt.

Quand le poids de l'enfant augmente régulièrement depuis quelque semaines, on peut interrompre l'emploi de cet aliment. Le mieux serait alors de lui substituer du lait dilué avec une décoction de farine (orge ou riz, si l'enfant est très jeune ; avoine, froment ou biscotte, quand l'enfant est un peu plus âgé) ; la décoction, très étendue au début, sera faite de plus en plus épaisse, jusqu'à consistance de bouillie. Ce régime lacté et amylacé serait supérieur à l'emploi exclusif du lait.

Quelques médecins allemands se louent beaucoup de l'aliment préconisé par M. Keller. Nous n'avons pu nous faire une opinion par nous-même, à cause de la difficulté de se procurer à Paris de l'extrait de malt de bonne qualité et d'un prix peu élevé. Cela ne surprendra point quand on saura que M. Keller lui-même reconnaît que sa soupe constitue un aliment plus coûteux que ceux dont on se sert en général pour l'allaitement artificiel et que, pour le bien préparer, on est obligé, même en Allemagne, de se procurer de l'extrait de malt d'une marque déterminée, car avec les autres on n'obtient pas de bons résultats. Ce sont là des inconvénients qui rendront très difficile l'introduction de la soupe de malt dans la pratique.

Peut-on, chez les nourrissons atrophiques, particulièrement chez les athrepsiques, recourir à l'emploi de la diète hydrique, en cas d'une poussée aiguë de gastro-entérite ? Lorsque nous avons commencé à généraliser l'usage de celle-ci, nous ne la prescrivions pas aux enfants atteints de débilité congénitale, à ceux que des troubles digestifs antérieurs avaient rendus athrepsiques, à ceux enfin qui étaient épuisés par la tuberculose ou la syphilis. Nous craignions que la dénutrition passagère qui en résulte ne fût d'un fâcheux effet sur ces organismes si fragiles. Cependant nous nous sommes départi quelquefois de cette règle et, en procédant avec prudence, nous n'avons pas eu à le regretter. Mais, chez ces nourrissons débiles ou cachectiques, nous estimons que la durée de la diète hydrique ne doit pas excéder 12 heures.

Si l'athrepsique a de la tendance à l'hypothermie, on le réchauffera à l'aide des moyens qui servent pour les débiles.

Les injections d'eau salée stérilisée (o,70 de NaCl p. 100), faites à la dose de 15 grammes par jour en trois fois, et en des points différents, ont été recommandées par M. Hutinel. Il faut injecter le sérum artificiel dans les masses musculaires des fesses, des lombes, du dos et non sous la peau, pour ne pas provoquer de vastes ecchymoses. Faites dès le début, ces injections sont parfois efficaces ; leur emploi trop tardif permet seulement de prolonger la vie du petit malade. Mais l'effet de ces injections autorise à se demander si on ne pourrait obtenir des résultats meilleurs en injectant des substances nutritives : du sérum naturel, comme l'ont proposé Le Roy (de Toulouse) et Reinach (de Munich) dans le choléra infantile ; ou des solutions de matières protéiques, solution de sucre, huile (1).

Les expériences faites par Danilewsky, puis par Desgrez et Aly Zaky, sur de jeunes animaux, paraissent démontrer que la lécithine exerce sur les échanges une action favorable se manifestant par une augmentation notable de l'élaboration azotée, une fixation plus grande du phosphore et par un accroissement du poids du corps. Se fondant sur ces recherches, M. Combe a traité des nourrissons atrophiques par des injections sous-cutanées de lécithine : tous les deux jours on injectait 1 centimètre cube d'huile renfermant 5 centigrammes de

---

(1) D'après Gumprecht (d'Iéna), des trois grands principes alimentaires, ce sont les sucres qui se prêtent le mieux à l'alimentation sous-cutanée ; le sucre injecté sous la peau est transformé en glycogène apte à être utilisé pour la nutrition (*Congrès allemand de médecine interne*, 1898) ; mais ce n'est pas l'avis de Corradi, qui donne le premier rang à l'huile et le second à une solution de somatose. (*Archivio di medicina interna*, fasc. 1 et 2, 1898. — Du Mesnil de Rochemont préconise aussi les injections d'huile. (*Deutsche Arch. f. klin. Med.*, 1898, t. LX, fasc. 4 et 5, p. 474.)

lécithine; la médication, poursuivie au moins un mois, paraît avoir donné d'assez bons résultats, mais seulement chez les enfants âgés de plus de 6 mois (1).

ALIMENTATION DANS LE RACHITISME ET LE SCORBUT INFANTILE. — Il est deux maladies dont la nature est encore l'objet de discussions, mais dont on reconnaît qu'elles ont des liens intimes avec l'alimentation artificielle : le rachitisme et le scorbut infantile.

Lorsque des signes de *rachitisme* se montrent chez un enfant nourri au sein, ce qui est fort rare, on prescrira de l'alimenter exclusivement à la mamelle s'il est âgé de moins d'une année, et on réglera les tétées avec un soin minutieux, au point de vue de leur nombre et de leurs intervalles. Le sevrage devra être retardé jusqu'au dix-huitième mois. Si l'enfant rachitique est nourri au biberon, ce qui est la règle, il faut distinguer deux cas : s'il est âgé de moins de 6 mois, on lui donnera, si on le peut, une bonne nourrice; dans le cas contraire, on le nourrira avec du lait stérilisé de bonne qualité, coupé avec discernement, donné dans un biberon propre, en quantité convenable, ni trop grande, ni trop faible, à des intervalles réguliers. On ne prescrira d'aliments autres que le lait qu'après le dixième mois; encore faudra-t-il que l'état des fonctions digestives le permette. Les rachitiques sont presque toujours des dyspeptiques; quand il y aura lieu, on modifiera le régime suivant la forme de leurs troubles digestifs et on y joindra la médication nécessaire.

Dans la genèse du *scorbut infantile* (maladie de Barlow, il semble bien que c'est l'emploi des aliments de conserve (farines spéciales, lait condensé, lait maternisé, lait stérilisé conservé trop longtemps) qui joue le principal rôle; aussi a-t-on conseillé de donner du lait simplement bouilli ou même cru et d'y joindre des aliments réputés antiscorbutiques; on prescrit, par exemple, chaque jour 2 ou 3 cuillerées à café de jus

____

(1) COMBE et NARBEL, Contribution au traitement de l'athrepsie de l'enfant. *Archives de médecine des enfants*, juillet 1902, p. 385.

d'orange ou de raisin, ou même de jus de viande, avec un peu
de purée de pommes de terre et un peu de vin rouge très dilué.
D'après M. Barlow, les résultats de cette thérapeutique sont tellement nets qu'on peut s'en servir comme moyen de diagnostic dans les cas douteux où, chez des enfants rachitiques, la
sensibilité des membres est hors de proportion avec les lésions
osseuses; l'amélioration rapide sous l'influence de ce régime
démontrerait qu'il s'agit d'une forme de scorbut.

APPENDICE I

Nous reproduisons ci-après les instructions pour l'allaitement que nous faisons distribuer aux mères qui viennent à la consultation de l'hôpital des Enfants-Malades, pour leur rappeler les règles qu'on leur a données verbalement. Elles ont été rédigées pour des femmes pauvres et souvent peu éclairées, et on a dû éviter de les obscurcir par de trop longs détails. De plus, il n'y est pas fait mention de la direction de l'allaitement pendant les premiers jours, car les nourrissons amenés à la consultation ont ordinairement plus d'une semaine.

INSTRUCTIONS POUR L'ALLAITEMENT

ALLAITEMENT PAR LA MÈRE. — Une mère bien portante est capable le plus souvent et doit toujours essayer d'allaiter son enfant. Il n'y a pas pour l'enfant de meilleure nourriture que le lait de sa mère.

Le premier jour, l'enfant n'a besoin de rien. Le 2ᵉ jour et les suivants, 4 ou 5 tétées par 24 heures. A partir de la 2ᵉ semaine, 8 tétées en 24 heures, toutes les 2 heures et demie pendant le jour, 1 ou 2 fois pendant la nuit. Vers le 4ᵉ ou 5ᵉ mois, les tétées doivent être un peu plus espacées. Après le 6ᵉ mois, il faut arriver à mettre l'enfant au sein toutes les 3 heures, et pendant la nuit, il doit rester 6 heures sans téter ; il doit alors faire 7 repas en 24 heures. Quand la mère n'a pas beaucoup de lait, ce qui arrive surtout au début de l'allaitement, les tétées de jour doivent être plus rapprochées. Mais il doit toujours s'écouler au moins 2 heures entre deux tétées.

Il est très important d'habituer le nourrisson à prendre le sein à intervalles réguliers. On y arrive vite si on résiste à ses cris. Il n'y a pas d'inconvénients à laisser crier l'enfant, quand ses cris sont dus au caprice ou à la gourmandise; mais on doit s'assurer qu'ils ne sont pas provoqués par la souillure des langes, une piqûre d'épingle, le froid ou le chaud; et, si on soupçonne qu'ils sont dus à un état maladif, il faut faire appel au médecin. En tout cas, c'est une funeste habitude de mettre l'enfant au sein à chaque instant pour calmer ses cris.

Si la mère a beaucoup de lait, elle peut ne donner qu'un seul sein à chaque tétée; si le lait n'est pas très abondant, elle doit donner les deux seins à chaque tétée. La durée de la tétée doit varier avec l'abondance du lait et l'appétit de l'enfant; mais on ne doit jamais laisser le bébé au sein plus de quinze minutes.

Pour ne pas faire de mal à son enfant, la mère s'abstiendra de liqueurs alcooliques; elle ne prendra du vin ou de la bière qu'en quantité très modérée. Elle étanchera sa soif avec de l'eau, du coco, de la tisane d'orge ou de houblon.

Quand la mère est faible, fatiguée ou obligée de travailler hors de sa maison, elle peut remplacer une ou plusieurs tétées par un ou plusieurs biberons renfermant du lait de vache préparé suivant les règles indiquées plus loin; ce mode de nourriture est supérieur à l'allaitement exclusif au biberon; même lorsque la mère ne donne que 3 ou 4 tétées par 24 heures, l'enfant prospère beaucoup mieux que quand on le nourrit rien qu'avec du lait de vache. Si la mère ne peut pas du tout allaiter, le mieux est de prendre une nourrice, et, dans ce cas, on suit, pour le nombre et l'intervalle des tétées, les règles précédentes. Si on ne peut prendre une nourrice, l'enfant sera élevé au biberon.

ALLAITEMENT AU BIBERON. — Pour l'allaitement au biberon, on se servira de lait de vache. Autant que possible, il faudra que les bêtes qui fournissent le lait ne soient pas nourries avec des betteraves, des tourteaux, des pulpes ou des drêches.

Le lait doit toujours être soit stérilisé, soit bouilli.

Lait stérilisé. — On peut acheter du lait tout stérilisé, ou bien stériliser le lait soi-même à la maison.

Si on ne peut se procurer du lait trait depuis fort peu de temps (depuis moins de six heures pendant l'hiver, depuis moins de trois heures pendant l'été, ce qui est le cas ordinaire dans les grandes villes, le mieux sera d'acheter dans le commerce du lait déjà stérilisé. Quand on débouche une bouteille de ce lait stérilisé, il faut voir s'il n'est pas gâté. Il faut rejeter toute bouteille renfermant du lait qui est caillé, ou qui a une mauvaise odeur, ou qui a un goût aigre ou amer.

Si on habite au voisinage d'une vacherie, on pourra stériliser le lait soi-même au bain-marie, dans un appareil de Soxhlet ou de Gentile, ou dans un appareil du même genre (1), à la condition expresse de se procurer, *le plus tôt possible après la traite*, la provision de lait nécessaire pour vingt-quatre heures et de faire la stérilisation tout de suite, *sans attendre.*

Lait bouilli. — Quand on habite au voisinage d'une vacherie, si on n'a pas d'appareil pour stériliser soi-même, on peut se contenter de faire bouillir le lait, ce qui réussit à deux conditions. La première, c'est de mettre le lait sur le feu aussitôt que possible après la traite. La seconde, c'est de veiller à ce que le lait bouille véritablement. Il ne faut pas croire que le lait bout quand il monte. Le lait monte avant de bouillir. Il faut avoir soin, pendant le chauffage, de briser la croûte qui se forme à la surface *jusqu'à ce que le liquide bouille à gros bouillons*; on le laisse bouillir au moins trois minutes. On couvre ensuite le récipient et on conserve le lait dans un endroit très frais. On doit éviter les transvasements inutiles.

Dilution et sucrage du lait. — Pendant les 3 ou 4 premiers mois, le lait de vache ne doit pas être donné pur; il doit être mélangé d'eau et additionné de sucre suivant les proportions indi-

---

(1) Pour apprendre à se servir d'un de ces appareils, il ne suffit pas de lire le prospectus délivré avec lui ; il faut s'en faire expliquer le maniement par le marchand ou une personne qui l'a déjà employé.

Nous rappellerons que tous se composent d'une marmite pour bain-marie en métal étamé, renfermant un porte-bouteilles, dans lequel on place des flacons gradués munis d'obturateurs de caoutchouc. Le porte-bouteilles contient des places pour six à huit flacons. Pour s'en servir, après avoir lavé à l'eau bouillante les flacons et leurs obturateurs, on met dans chacun d'eux la quantité de lait, d'eau et de sucre qui convient pour un repas et on le garnit de l'obturateur. Les flacons ainsi préparés sont mis dans le porte-bouteilles, et celui-ci est porté dans la marmite qui contient déjà de l'eau *froide*; le niveau de l'eau doit affleurer à peu près celui du lait dans les flacons.

La marmite, garnie de son couvercle, est mise sur un fourneau. L'eau du bain-marie doit être portée à l'ébullition et on doit la laisser bouillir 10 minutes pendant l'hiver et 15 minutes pendant l'été. Puis on retire le panier avec ses flacons et on le met dans un endroit frais ; par le refroidissement, les obturateurs s'enfoncent et bouchent hermétiquement les flacons. Au moment de donner un repas, on prend une bouteille et on la plonge dans l'eau chaude pour faire tiédir le lait ; puis on la débouche ; on goûte le lait pour apprécier son goût et sa température ; on applique une tétine sur le goulot du flacon et le biberon est prêt pour le repas.

quées plus loin. L'eau qui sert au coupage doit être bouillie immédiatement avant chaque repas; on y ajoute le sucre pendant qu'elle bout encore. On la met encore chaude dans le biberon, de façon à ce qu'elle serve à réchauffer le lait. Si on stérilise soi-même le lait au bain-marie, on mélangera le lait, l'eau et le sucre avant l'opération; le mélange sera réparti dans les petites bouteilles de l'appareil et ensuite soumis au chauffage au bain-marie.

Provision et conservation du lait. — Quand on se sert de lait bouilli, il faut renouveler sa provision tous les jours et ne donner jamais du lait de la veille. Il doit en être de même quand on stérilise le lait dans le ménage avec l'appareil de Soxhlet ou un appareil similaire. Le lait stérilisé dans l'industrie peut se conserver plusieurs jours ; mais, lorsqu'une bouteille a été ouverte, le lait qu'elle renferme doit être consommé dans la journée. En aucun cas il ne faut utiliser le lait qui a pu rester dans un biberon.

Le biberon et sa propreté. — Le biberon dans lequel on donne le lait doit se composer d'une petite bouteille graduée (c'est-à-dire portant des raies permettant de mesurer la quantité du liquide qu'elle renferme) et d'une tétine de caoutchouc, sans long tube, et qui puisse se retourner comme un doigt de gant. Après chaque tétée, la bouteille doit être nettoyée avec de l'eau bouillie très chaude et la tétine doit être brossée, avec de l'eau bouillie, très chaude également, à l'intérieur et à l'extérieur. Ni dans la bouteille ni dans la tétine, il ne doit rester le moindre grumeau de lait. Une fois par jour, il sera bon de passer à l'eau bouillante la bouteille et la tétine.

Intervalles des repas. — Pendant les premiers mois, on donne le biberon environ toutes les 3 heures pendant le jour et une fois pendant la nuit, de façon à donner 7 repas en 24 heures. A partir du 6e mois, on donne aussi le biberon toutes les 3 heures pendant le jour; mais, pendant la nuit, on laisse l'enfant au moins 6 heures sans rien lui donner; il doit faire alors 6 repas en 24 heures.

Quantité de lait dilué ou pur par repas suivant l'âge. — Pour déterminer cette quantité, on se dirigera d'après le tableau suivant, qui ne s'applique qu'aux enfants sains et de poids normal.

Age	Nombre des repas en 24 heures	Quantité à chaque repas	
		de lait	d'eau
1er jour	aucun	»	»
2e jour	5 ou 6	4 gr.	8 gr.
3e jour	6 ou 7	8	8
7e jour	7	20	20
30e jour	7	50	25

Age	Nombre des repas en 24 heures	Quantité à chaque repas	
		de lait	d'eau.
45ᵉ jour	7	60	30
60ᵉ jour	7	70	35
3 mois.	7	80	30
4 mois.	7	90	40
5 mois.	7	100	25
6 mois	6	125	0
6 à 9 mois	6	150 à 175	0

Pendant les deux premiers mois, on ajoute à chaque biberon à peu près une demi-cuillerée à café de sucre en poudre ; à partir du 3ᵉ mois, on ajoute à chaque biberon à peu près une cuillerée à café de sucre en poudre (une cuillerée pas trop pleine).

Avant de donner le biberon, il faut faire tiédir le lait qu'il renferme au bain marie, à moins qu'il n'ait été réchauffé par l'eau récemment bouillie qu'on y a ajoutée, pour le diluer. On goûtera le lait pour s'assurer qu'il n'est ni trop froid ni trop chaud. Veiller à ce que l'enfant boive *lentement*.

PRÉPARATION AU SEVRAGE. — Jusqu'au 8ᵉ ou 9ᵉ mois, on ne doit donner à l'enfant aucun autre aliment que le lait. A partir du 8ᵉ mois, si l'enfant est bien portant, s'il a au moins deux dents, on peut remplacer une tétée ou un biberon par une bouillie faite, soit avec de l'eau et de la farine lactée, soit mieux encore avec du lait et de la bonne farine de froment (1).

De 8 à 10 mois, l'enfant prend une bouillie et cinq tétées (ou cinq biberons avec 150 à 200 grammes de lait pur sucré). — De 10 à 15 mois, deux bouillies plus épaisses et plus abondantes et quatre tétées (ou quatre fois 175 à 200 grammes de lait pur sucré). Après les bouillies, il faut attendre au moins 3 heures avant de mettre l'enfant au sein ou avant de lui donner le biberon.

(1) Pour préparer cette dernière bouillie, on délaie la farine dans une petite quantité d'eau froide, de manière à éviter les grumeaux ; puis on jette cette pâte dans du lait tiède et on fait cuire le tout, en remuant, pendant 20 minutes ; on ajoute ensuite une pincée de sel et un peu de sucre. — Si l'enfant est constipé, on peut ajouter une parcelle de beurre quand la bouillie est un peu refroidie. — Cette bouillie doit d'abord être très claire. Plus tard, on la fait plus épaisse. On en donne, pour commencer, la valeur d'une soucoupe de tasse à café ; plus tard, vers 15 mois, on en donne la valeur d'une assiette ordinaire. On peut remplacer la farine de froment par la farine d'orge, ou d'avoine, ou de riz, ou de maïs, ou par un mélange de ces farines. La farine d'avoine convient quand l'enfant est constipé ; la farine de riz quand il a de la tendance au dérangement d'entrailles.

Sevrage. — Après le 15e mois, l'enfant bien portant peut être sevré ; autant que possible, le sevrage doit être progressif et non pas brusque ; autant que possible, on ne doit pas sevrer pendant les fortes chaleurs, au moment où des dents sortent ou durant une indisposition.

Après le 15e mois, l'enfant ne doit faire que 5 repas par jour (environ 1 litre de lait, sur lequel on prélève ce qui est nécessaire pour faire 2 ou 3 bouillies ; on laisse grignoter un peu de pain ; de temps en temps, on remplace une bouillie par un œuf frais ou de la purée de pommes de terre ou un potage au bouillon de légumes ou de viandes). *Après le* 18e *mois*, l'enfant ne fera plus que 4 repas, et on donnera de temps en temps un peu de cervelle, ou de poisson, ou de blanc de poulet haché menu, des fruits cuits passés.

Voici des menus pour un enfant de *deux ans et demi* bien portant : *Petit déjeuner* : bouillie au lait, biscuit ou pain. — *Grand déjeuner* : 1° œuf, ou poulet, ou poisson, ou cervelle, ou un peu de viande de boucherie hachée menu ; 2° purée de pommes de terre, ou de pois, ou de lentilles, ou riz bien cuit ; pain ; 60 grammes de lait. — *Goûter* : 250 grammes de lait, biscuit ou pain. — *Dîner* : bouillie au lait ou potage au bouillon de viande ou de légumes ; compote, ou gelée de fruits, ou confitures ; 100 grammes de lait ; pain.

Jusqu'à 5 ou 6 ans, les enfants ne doivent boire que du lait ou de l'eau (quand on ne dispose pas de bonne eau de source, l'eau doit être bouillie), et s'abstenir de vin, de bière, de cidre et de toute espèce de boissons fermentées. Il faut interdire aux enfants, même avancés en âge, le café, le thé et les liqueurs.

Règle importante. — *Quand un enfant présente de la diarrhée ou des vomissements, il faut ne lui donner que de l'eau bouillie en attendant l'arrivée du médecin qu'on se hâtera de consulter.* On suivra ensuite ses prescriptions pour la durée de la diète à l'eau bouillie, puis pour les intervalles des repas, pour les quantités de lait, le degré de la dilution, la dose de sucre, etc.

Docteur MARFAN.

APPENDICE II

Le texte de la loi Roussel.

LOI DU 23 DÉCEMBRE 1874 RELATIVE A LA PROTECTION
DES ENFANTS DU PREMIER AGE

ARTICLE PREMIER. — Tout enfant âgé de moins de 2 ans, qui est placé, moyennant salaire, en nourrice, en sevrage ou en garde, hors du domicile de ses parents, devient, par ce fait, l'objet d'une surveillance de l'autorité publique, ayant pour but de protéger sa vie et sa santé.

ART. 2. — La surveillance instituée par la présente loi est confiée, dans le département de la Seine, au préfet de police, et dans les autres départements, aux préfets. Ces fonctionnaires sont assistés d'un comité ayant pour mission d'étudier et de proposer les mesures à prendre et composé comme il suit :

Deux membres du Conseil général, désignés par ce Conseil ;

Dans le département de la Seine, le directeur de l'Assistance publique, et dans les autres départements, l'inspecteur du service des enfants assistés ;

Six autres membres nommés par le préfet, dont un pris parmi les médecins membres du conseil départemental d'hygiène publique et trois pris parmi les administrateurs des sociétés légalement reconnues qui s'occupent de l'enfance, notamment des *Sociétés protectrices de l'enfance*, des *Sociétés de charité maternelle*, des *Crèches* ou des *Sociétés des crèches*, ou, à leur défaut, parmi les membres des commissions administratives des hospices et des bureaux de bienfaisance.

Des commissions locales sont instituées, par un arrêté du préfet, après avis du comité départemental, dans les parties du département où l'utilité en sera reconnue, pour concourir à l'application des mesures de protection des enfants et de surveillance des nourrices et gardeuses d'enfants. Deux mères de famille font partie de chaque commission locale.

Les fonctions instituées par le présent article sont gratuites.

Art. 3. — Il est institué, près le Ministère de l'Intérieur, un comité supérieur de protection des enfants du premier âge, qui a pour mission de réunir et coordonner les documents transmis par les comités départementaux, d'adresser chaque année au ministre un rapport sur les travaux de ces comités, sur la mortalité des enfants, sur les mesures les plus propres à assurer et à étendre les bienfaits de la loi, et de proposer, s'il y a lieu, d'accorder des récompenses honorifiques aux personnes qui se sont distinguées par leur dévouement et leurs services. Un membre de l'Académie de médecine, désigné par cette académie, les présidents de la Société protectrice de l'enfance de Paris, de la Société de charité maternelle et de la Société des crèches, font partie de ce comité. Les autres membres, au nombre de sept, sont nommés par décret du Président de la République.

Les fonctions de membre du comité supérieur sont gratuites.

Art. 4. — Il est publié, chaque année, par les soins du ministre de l'Intérieur, une statistique détaillée de la mortalité des enfants du premier âge et spécialement des enfants placés en nourrice, en sevrage ou en garde. Le Ministre adresse, en outre, chaque année, au Président de la République, un rapport officiel sur l'exécution de la présente loi.

Art. 5. — Dans les départements où l'utilité d'établir une inspection médicale des enfants en nourrice, en sevrage ou en garde, est reconnue par le Ministre de l'Intérieur, le comité supérieur consulté, un ou plusieurs médecins sont chargés de cette inspection. — La nomination de ces inspecteurs appartient au préfet.

Art. 6. — Sont soumis à la surveillance instituée par la présente loi : toute personne ayant un nourrisson, ou un ou plusieurs enfants en sevrage ou en garde, placés chez elle moyennant salaire ; les bureaux de placement et tous les intermédiaires qui s'emploient au placement des enfants en nourrice, en sevrage ou en garde. Le refus de recevoir la visite du médecin-inspecteur, du maire de la commune ou de toutes autres personnes déléguées ou autorisées en vertu de la présente loi, est puni d'une amende de cinq à quinze francs (5 à 15 fr.). Un emprisonnement de 1 à 5 jours peut être prononcé, si le refus dont il s'agit est accompagné d'injures ou de violences.

Art. 7. — Toute personne qui place un enfant en nourrice, en sevrage ou en garde, moyennant salaire, est tenue, sous les peines portées par l'article 346 du Code pénal, d'en faire la déclaration à la mairie de la commune où a été faite la déclaration de la naissance de l'enfant, ou à la mairie de la résidence actuelle du déclarant, en indiquant, dans ce cas, le lieu de la naissance de l'enfant, et de remettre à la nourrice ou à la gardeuse un bulletin contenant un extrait de naissance de l'enfant qui lui est confié.

ART. 8. — Toute personne qui veut se procurer un nourrisson ou un ou plusieurs enfants en sevrage ou en garde, est tenue de se munir préalablement des certificats exigés par les règlements, pour indiquer son état civil et justifier son aptitude à nourrir ou à recevoir des enfants en sevrage ou en garde.

Toute personne qui veut se placer comme nourrice sur lieu est tenue de se munir d'un certificat du maire de sa résidence, indiquant si son dernier enfant est vivant et constatant qu'il est âgé de 7 mois révolus, ou, s'il n'a pas atteint cet âge, qu'il est allaité par une autre femme, remplissant les conditions qui seront déterminées par le règlement d'administration publique prescrit par l'article 12 de la présente loi.

Toute déclaration ou énonciation reconnue fausse dans les dits certificats entraîne l'application au certificateur des peines portées au paragraphe premier de l'article 155 du Code pénal.

ART. 9. — Toute personne qui a reçu chez elle, moyennant salaire, un nourrisson ou un enfant en sevrage ou en garde, est tenue, sous les peines portées à l'article 346 du Code pénal :

1° D'en faire la déclaration à la mairie de la commune de son domicile, dans les trois jours de l'arrivée de l'enfant, et de remettre le bulletin mentionné en l'article 7;

2° De faire, en cas de changement de résidence, la même déclaration à la mairie de sa nouvelle résidence;

3° De déclarer dans le même délai, le retrait de l'enfant par ses parents, ou la remise de cet enfant à une autre personne pour quelque cause que cette remise ait lieu;

4° En cas de décès de l'enfant, de déclarer ce décès dans les 24 heures.

Après avoir mentionné ces déclarations au registre mentionné à l'article suivant, le maire en donne avis, dans le délai de trois jours, au maire de la commune où a été faite la déclaration prescrite par l'article 7. Le maire de cette dernière commune donne avis, dans le même délai, des déclarations prescrites par les nos 2, 3, 4 ci-dessus, aux auteurs de la déclaration de mise en nourrice, en sevrage ou en garde.

ART. 10. — Il est ouvert dans les mairies un registre spécial pour les déclarations ci-dessus prescrites. Ce registre est coté, paraphé et vérifié tous les ans par le juge de paix. Ce magistrat fait un rapport annuel au procureur de la République, qui le transmet au préfet, sur les résultats de cette vérification.

En cas d'absence ou de tenue irrégulière du registre, le maire est passible de la peine édictée à l'article 50 du Code civil.

Art. 11. — Nul ne peut ouvrir ou diriger un bureau de nourrices, ni exercer la profession d'intermédiaire pour le placement des enfants en nourrice, en sevrage ou en garde, et le louage des nourrices, sans en avoir obtenu l'autorisation préalable du préfet de police, dans le département de la Seine, ou du préfet dans les autres départements.

Toute personne qui exerce, sans autorisation, l'une ou l'autre de ces professions, ou qui néglige de se conformer aux conditions de l'autorisation ou aux prescriptions des règlements, est punie d'une amende de seize à cent francs (16 fr. à 100 fr.). En cas de récidive, la peine d'emprisonnement prévue par l'article 48 du Code pénal, peut être prononcée. Ces mêmes peines sont applicables à toute sage-femme et à tout autre intermédiaire qui entreprend, sans autorisation, de placer des enfants en nourrice, en sevrage ou en garde.

Si, par suite de la contravention, ou par suite d'une négligence de la part d'une nourrice ou d'une gardeuse, il est résulté un dommage pour la santé d'un ou de plusieurs enfants, la peine d'emprisonnement de un à cinq jours peut être prononcée.

En cas de décès d'un enfant, l'application des peines portées à l'article 319 du Code pénal peut être prononcée.

Art. 12. — Un règlement d'administration publique déterminera :

1° Les modes d'organisation du service de surveillance institué par la présente loi ; l'organisation de l'inspection médicale, les attributions et les devoirs des médecins-inspecteurs, le traitement de ces inspecteurs ; les attributions et devoirs de toutes les personnes chargées des visites ;

2° Les obligations imposées aux nourrices, aux directeurs des bureaux de placement et à tous les intermédiaires du placement des enfants ;

3° La forme des déclarations, registres, certificats des maires et des médecins et autres pièces exigées par les règlements.

Le préfet peut, après avis du comité départemental, prescrire, par un règlement particulier, des dispositions en rapport avec les circonstances et les besoins locaux.

Art. 13. — En dehors des pénalités spécifiées dans les articles précédents, toute infraction aux dispositions de la précédente loi et des règlements d'administration publique qui s'y rattachent, est punie d'une amende de cinq à quinze francs (5 fr. à 15 fr.). Sont applicables à tous les cas prévus par la présente loi, le dernier paragraphe de l'article 473 du Code pénal et les articles 482, 483 du même Code.

Art. 14. — Les mois de nourrice dus par les parents ou par toute autre personne font partie des créances privilégiées et prennent rang entre les n°s 3 et 4 de l'article 2101 du Code civil.

Art. 15. — Les dépenses auxquelles l'exécution de la présente loi donnera lieu sont mises, par moitié, à la charge de l'État et des départements intéressés. La portion à la charge des départements est supportée par les départements d'origine des enfants et par ceux où les enfants sont placés en nourrice, en sevrage ou en garde, proportionnellement au nombre des enfants. Les bases de cette répartition sont arrêtées tous les trois ans par le Ministre de l'Intérieur. Pour la première fois, la répartition sera faite d'après le nombre des enfants en nourrice, en sevrage ou en garde existant dans chaque départemert, au moment de la promulgation de la présente loi.

RÈGLEMENT D'ADMINISTRATION PUBLIQUE, DU 23 FÉVRIER 1877

Titre I. — *Organisation du service.*

Article premier. — La surveillance instituée par la loi du 23 décembre 1874, en faveur des enfants au-dessous de 2 ans placés, moyennant salaire, en nourrice, en sevrage ou en garde, hors du domicile de leurs parents, est exercée, sous l'autorité du préfet, assisté du comité départemental, par des commissions locales, par les maires, par des médecins-inspecteurs et par l'inspecteur des enfants assistés du département.

Section I. — Des commissions locales.

Art. 2. — Les commissions locales, instituées conformément à l'article 2 de la loi du 23 décembre 1874, sont présidées par le maire de la commune.

L'arrêté préfectoral qui institue la commission fixe le nombre de ses membres.

La commission comprend nécessairement deux mères de famille, le curé et, dans les communes où siège un conseil presbytéral ou un consistoire israélite, un délégué de chacun de ces conseils.

Le médecin-inspecteur, nommé en exécution de l'article 5 de la loi, est convoqué aux séances des commissions de sa circonscription ; il a voix consultative.

Art. 3. — Les membres des commissions sont nommés et révoqués par le préfet.

Art. 4. — A Paris et à Lyon, il y aura dans chaque arrondissement municipal une commission, instituée conformément aux articles qui précèdent et présidée par le maire de l'arrondissement.

Il pourra être adjoint à la commission des visiteurs rétribués ; leur nombre et le taux de leur traitement seront déterminés par le Ministre de l'Intérieur, sur la proposition du préfet de police pour Paris et du préfet du Rhône pour Lyon. Ces visiteurs assisteront aux délibérations de la commission d'arrondissement avec voix consultative. Le Ministre de l'Intérieur pourra également instituer, sur la proposition du préfet, des visiteurs rétribués dans les autres communes où la nécessité en sera reconnue.

Art. 5. — La commission se réunit au moins une fois par mois : elle peut être convoquée extraordinairement par le maire, soit d'office, soit sur la demande d'un des membres de la commission ou du médecin-inspecteur. Les séances de la commission se tiennent à la mairie.

Art. 6. — La commission répartit entre ses membres la surveillance des enfants à visiter au domicile de la nourrice, sevreuse ou gardeuse. Chaque membre doit rendre compte à la commission des faits qu'il a constatés dans ses visites périodiques.

Art. 7. — Si la commission juge que la vie ou la santé d'un enfant est compromise, elle peut, après avoir mis en demeure les parents et pris l'avis du médecin-inspecteur, retirer l'enfant à la nourrice, sevreuse ou gardeuse, et le placer provisoirement chez une autre personne. Elle doit, dans les 24 heures, rendre compte de sa décision au préfet et prévenir de nouveau les parents.

En cas de péril imminent, le président de la commission prend d'urgence et provisoirement les mesures nécessaires ; il doit, dans les 24 heures, informer de sa décision la commission locale, le médecin-inspecteur et le préfet, et avertir les parents. Dans les communes où il n'a pas été institué de commission locale, le maire exerce les pouvoirs conférés à ces commissions par le présent article. Les mesures prises par les autorités locales, en vertu du présent article, sont purement provisoires ; le préfet statue.

Art. 8. — La commission signale au préfet, dans un rapport annuel, les nourrices qui mériteraient une mention spéciale, à raison des bons soins qu'elles donnent aux enfants qui leur sont confiés.

Section II. — Médecins-inspecteurs.

ART. 9. — Des médecins-inspecteurs, institués conformément à l'article 5 de la loi, sont chargés de visiter les enfants placés en nourrice, en sevrage ou en garde dans leur circonscription.

ART. 10. — Le médecin-inspecteur doit se transporter au domicile de la nourrice, sevreuse ou gardeuse, pour y voir l'enfant, dans la huitaine du jour où, en exécution de l'article 24 ci-après, il est prévenu par le maire de l'arrivée de l'enfant dans la commune. Il doit ensuite visiter l'enfant au moins une fois par mois et à toute réquisition du maire.

ART. 11. — Après chaque visite, le médecin-inspecteur vise le carnet délivré à la nourrice, sevreuse ou gardeuse, en exécution de l'article 30 ci-après, et il y inscrit ses observations ; il transmet au maire un bulletin indiquant la date et les résultats de sa visite. Ce bulletin est communiqué à la commission locale.

En cas de décès de l'enfant, il mentionne sur le bulletin la date et les causes du décès.

ART. 12. — Le médecin-inspecteur rend compte immédiatement au maire et au préfet, des faits qu'il aurait constatés dans ses visites et qui mériteraient leur attention. Chaque année, il adresse un rapport sur l'état général de sa circonscription au préfet, qui le communique à l'inspecteur départemental du service des enfants assistés et au comité départemental.

ART. 13. — Si le médecin reconnaît, soit chez la nourrice, soi chez l'enfant, les symptômes d'une maladie contagieuse, il constate l'état de l'enfant et celui de la nourrice, et il peut faire cesser l'allaitement naturel. Dans ce cas, ainsi que lorsqu'il constate une grossesse, il informe le maire, qui doit aviser les parents sans préjudice, s'il y a lieu, des mesures autorisées par l'article 7.

ART. 14. — Dès que le maire apprend qu'un enfant placé en nourrice ou en garde dans la commune est malade et manque de soins médicaux, il prévient le médecin-inspecteur de la circonscription, et si celui-ci est empêché, il requiert le médecin le moins éloigné de la résidence de l'enfant. Ce dernier doit, si l'enfant succombe, mentionner les causes du décès dans un bulletin spécial, ainsi qu'il est prescrit à l'article 11 pour le médecin-inspecteur.

ART. 15. — Les médecins-inspecteurs reçoivent, à titre d'honoraires, des émoluments qui sont fixés par le ministre, sur la proposition du préfet, après avis du Conseil général.

Section III. — De l'inspection départementale.

Art. 16. — L'inspecteur du service des enfants assistés est chargé, sous l'autorité du préfet, de centraliser tous les documents relatifs à la surveillance instituée par la loi. Chaque année, il présente un rapport sur l'exécution du service dans le département, et il rend compte du résultat de ses tournées.

Section IV. — Des comités départementaux.

Art. 17. — Les membres des comités départementaux sont nommés pour trois ans. Le membre qui sera nommé à la suite d'une vacance sortira du comité au moment où serait sorti le membre qu'il a remplacé. Les membres sortants sont rééligibles.

Art. 18. — Le comité départemental élit un président et un secrétaire. Il se réunit au moins une fois par mois. Il peut être convoqué extraordinairement par son président ou par le préfet, soit d'office, soit sur la demande d'un de ses membres.

Art. 19. — Le préfet lui communique les rapports qui lui sont envoyés par les commissions locales et par les médecins inspecteurs, ainsi que le rapport d'ensemble présenté annuellement par l'inspecteur départemental.

TITRE II. — *Placements.*

Section I. — De la déclaration imposée à toute personne qui place un enfant en nourrice, en sevrage ou en garde, moyennant salaire.

Art. 20. — Tout officier de l'état-civil qui reçoit une déclaration de naissance, doit rappeler au déclarant les dispositions édictées par l'article 7 de la loi du 23 décembre 1874.

Art. 21. — La déclaration prescrite par ledit article à toute personne qui place un enfant en nourrice, en sevrage ou en garde, moyennant salaire, est inscrite sur le registre spécial prévu par l'article 10 de la loi. Elle est signée par le déclarant. Elle fait connaître :

1° Les nom et prénoms, le sexe, la date et le lieu de naissance de l'enfant ;

2° S'il est baptisé ou non ;

3° Les noms, prénoms, profession et domicile des parents ;

4° Les nom, prénoms et domicile de la nourrice, sevreuse ou gardeuse à laquelle l'enfant est confié ;

5° Les conditions du contrat intervenu avec la nourrice, sevreuse ou gardeuse.

Art. 22. — Le déclarant doit produire le carnet délivré à la nourrice. Le maire qui reçoit la déclaration transcrit sur le carnet de la nourrice les indications portées sur les n°s 1, 2, 3 et 5 de l'article précédent.

Art. 23. — Si l'enfant est envoyé dans une commune autre que celle où la déclaration est faite, le maire qui reçoit la déclaration en transmet copie, dans les trois jours, au maire de la commune où l'enfant doit être conduit.

Art. 24. — Le maire, averti par suite d'une déclaration faite, soit par les parents, en vertu de l'article 7 de la loi, soit par la nourrice en exécution de l'article 9, qu'un enfant est placé dans sa commune, en sevrage ou en garde, moyennant salaire, doit, dans les trois jours, transmettre une copie de la déclaration au médecin-inspecteur de la circonscription.

Section II. — Des obligations imposées aux nourrices, sevreuses et gardeuses qui prennent des enfants chez elles moyennant salaire.

Art. 25. — Il est interdit à toute nourrice d'allaiter un autre enfant que son nourrisson, à moins d'une autorisation spéciale et écrite donnée par le médecin-inspecteur, ou, s'il n'existe pas de médecin-inspecteur dans le canton, par un docteur en médecine ou un officier de santé.

Art. 26. — Nulle sevreuse ou gardeuse ne peut se charger de plus de deux enfants à la fois, à moins d'une autorisation spéciale et écrite donnée par la commission locale ou, à défaut de commission locale, par le maire.

Art. 27. — Toute femme qui veut prendre chez elle un enfant en nourrice, doit préalablement obtenir un certificat du maire de sa commune et un certificat médical. Elle doit, en outre, se munir du carnet spécifié à l'article 30.

Art. 28. — Le certificat délivré par le maire doit être revêtu du sceau de la mairie et contenir les indications suivantes :

1° Nom, prénoms, signalement, domicile et profession de la nourrice, date et lieu de naissance ;

2° État civil de la nourrice. — Nom, prénoms et profession de son mari ;

3° Date de la naissance de son dernier enfant et si cet enfant est vivant.

Le certificat fera connaître si le mari a donné son consentement ; il contiendra les renseignements que pourra fournir le maire sur la conduite et les moyens d'existence de la nourrice, sur la salubrité et la propreté de son habitation. Il constatera la déclaration de la nourrice, qu'elle est pourvue d'un garde-feu et d'un berceau. Sur l'interpellation du maire, la nourrice déclarera si elle a déjà élevé un ou plusieurs enfants moyennant salaire; elle indiquera l'époque à laquelle elle a été chargée de ces enfants, la date et la cause des retraits, et si elle est restée munie des carnets qui lui auraient été précédemment délivrés. Le maire mentionnera dans le certificat les réponses de la nourrice.

Art. 29. — Le certificat médical est délivré par le médecin-inspecteur, ou, à défaut de médecin-inspecteur habitant la commune où réside la nourrice, par un docteur en médecine ou par un officier de santé; il peut également être délivré dans la commune où la nourrice vient prendre l'enfant; il est dûment légalisé et visé par le maire; il doit attester :

1° Que la nourrice remplit les conditions désirables pour élever un nourrisson;

2° Qu'elle n'a ni infirmités, ni maladie contagieuse; qu'elle est vaccinée.

Art. 30. — Le carnet est délivré gratuitement, à Paris, par le préfet de police ; à Lyon, par le préfet du Rhône; dans les autres communes, par le maire. La nourrice peut l'obtenir, soit dans la commune où elle réside, soit dans celle où elle vient chercher un enfant; dans ce dernier cas, elle doit produire le certificat du maire de sa commune. Elle doit se pourvoir d'un carnet nouveau, chaque fois qu'elle prend un nouveau nourrisson.

Le certificat délivré à la nourrice par le maire de sa commune et le certificat médical sont inscrits sur le carnet; ils ont été délivrés à part, ils y sont textuellement transcrits.

Le carnet est disposé de manière à recevoir, en outre, les mentions suivantes :

1° L'extrait de l'acte de naissance de l'enfant, la date et le lieu de son baptême ; les noms, profession et demeure des parents ou des ayants droit, à défaut des parents connus, la date et le lieu de la déclaration faite en exécution de l'article 7 de la loi;

2° La composition de la layette remise à la nourrice;

3° La date des paiements des salaires;

4° Le certificat de vaccine ;

5° La date des visites du médecin-inspecteur et des membres de la commission locale avec leurs observations :

6° Les déclarations prescrites par l'article 9 de la loi.

Le carnet reproduit le texte des articles du Code pénal, du règlement d'administration publique et du règlement particulier fait par le préfet, en exécution de l'article 12 de la loi, qui intéressent directement les nourrices, sevreuses et gardeuses, les intermédiaires et les directeurs de bureaux de placement. Il contient, en outre, des notions élémentaires sur l'hygiène du premier âge.

ART. 31. — Ces conditions concernant les certificats, l'inscription et le carnet sont applicables aux femmes qui veulent se charger d'enfants en sevrage ou en garde, à l'exception de la condition d'aptitude à l'allaitement au sein.

ART. 32. — Si l'enfant n'a pas été vacciné, la nourrice doit le faire vacciner dans les trois mois du jour où il lui a été confié.

ART. 33. — La nourrice, sevreuse ou gardeuse, ne peut, sous aucun prétexte, se décharger, même temporairement, du soin d'élever l'enfant qui lui a été confié, en le remettant à une autre nourrice, sevreuse ou gardeuse, à moins d'une autorisation écrite donnée par les parents ou par le maire après avis du médecin-inspecteur.

ART. 34. — La nourrice, sevreuse ou gardeuse, qui veut rendre l'enfant confié à ses soins avant qu'il lui ait été réclamé, doit en prévenir le maire.

Section III. — Des bureaux de nourrices, des meneurs
et meneuses.

ART. 35. — La demande en autorisation d'ouvrir un bureau de nourrice ou d'exercer la profession de placer des enfants en nourrice, en sevrage ou en garde, est adressée au préfet du département où le pétitionnaire est domicilié. Elle fait connaître les départements dans lesquels celui-ci se propose de prendre ou de placer des enfants.

Le préfet communique la demande aux autres préfets des départements intéressés et s'assure de la moralité du demandeur. Il fait examiner les locaux affectés aux nourrices et aux enfants s'il s'agit d'un bureau de placement, ou les voitures affectées au transport des nourrices et de leurs nourrissons, s'il s'agit de meneurs ou de meneuses.

L'arrêté d'autorisation détermine les conditions particulières auxquelles le permissionnaire est astreint, dans l'intérêt de la salubrité, des mœurs et de l'ordre public. Ces conditions sont affichées dans l'intérieur des bureaux, ainsi que les prescriptions légales et réglementaires imposées aux directeurs des bureaux et aux meneurs ou meneuses, et les peines édictées par l'article 6 de la loi contre ceux qui refuseraient de recevoir la visite des personnes autorisées en vertu de ladite loi. L'autorisation peut toujours être retirée. Dans le cas où l'industrie doit être exercée dans plusieurs départements, il est donné avis de l'arrêté d'autorisation, ou de l'arrêté de retrait aux préfets de tous les départements intéressés.

Art. 36. — Il est interdit aux directeurs de bureaux de nourrices et à leurs agents de s'entremettre pour procurer des nourrissons à des nourrices qui ne seraient pas munies des pièces mentionnées aux articles 27, 28, 29 et 30. Il est défendu aux meneurs et aux meneuses de reconduire des nourrices dans leurs communes avec des nourrissons, sans qu'elles soient munies de ces pièces.

Art. 37. — Les directeurs des bureaux et les logeurs de nourrices sont tenus d'avoir un registre coté et paraphé, à Paris et à Lyon, par le commissaire de police de leur quartier, et, dans les autres communes, par le maire. Sur ce registre, doivent être inscrits les noms et prénoms, le lieu et la date de naissance, la profession et le domicile de la nourrice, le nom et la profession de son mari.

Art. 38. — Aucun établissement destiné à recevoir en nourrice ou en garde des enfants au-dessous de deux ans ne peut subsister ni s'ouvrir sans l'autorisation du préfet de police dans le département de la Seine, et des préfets dans les autres départements. L'autorisation peut toujours être retirée. Les nourrices employées dans ces établissements sont assimilées aux nourrices sur lieu.

Titre III. — *Registres*.

Section I. — Registres des mairies.

Art. 39. — Il est ouvert dans chaque mairie deux registres destinés à recevoir : le premier, les déclarations imposées par l'article 7 de la loi, à toute personne qui place, moyennant salaire, un enfant en nourrice, en sevrage ou en garde ; le second, les déclarations imposées par l'article 9, à toute personne qui se charge d'un enfant dans ces conditions.

Section II. — Registre des médecins-inspecteurs.

Art. 40. — Le médecin-inspecteur tient à jour un livre sur lequel il inscrit les nourrices, sevreuses ou gardeuses et les enfants qui lui sont confiés.

Ce livre mentionne, dans des colonnes spéciales :

1° Les nom, prénoms, profession et adresse des nourrices, sevreuses ou gardeuses ;

2° La date des deux certificats et du carnet mentionnés à l'article 27 du présent règlement ;

3° Les nom, prénoms, sexe, état civil de l'enfant, ainsi que la date et le lieu de sa naissance ;

4° La date de son placement ;

5° La date et le motif des visites du médecin étranger au service, qui aurait été appelé par la nourrice, ainsi que la date et le résultat de ses visites personnelles ;

6° La date et les causes du retrait de l'enfant ou du décès, s'il a lieu chez la nourrice ;

7° Les observations, concernant l'enfant et la nourrice, sevreuse ou gardeuse.

Section III. — Registre des Commissions locales.

Art. 41. — Le secrétaire de la commission locale devra tenir au courant un registre en deux parties, contenant, d'une part, la délibération et les décisions de la commission, et, d'autre part, les noms et adresses de toutes les nourrices, sevreuses ou gardeuses de la commune, les noms des enfants qui leur sont confiés et la date des visites faites aux nourrices, sevreuses ou gardeuses, par les membres de la commission. Le médecin-inspecteur appose mensuellement son visa sur ce registre.

Art. 42. — Le ministre de l'Intérieur et le garde des Sceaux, ministre de la Justice et des Cultes, sont chargés, chacun en ce qui le concerne, de l'exécution du présent décret.

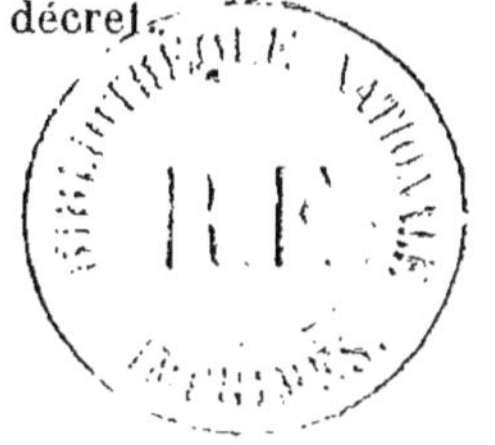

TABLE DES MATIÈRES

PREMIÈRE PARTIE

Le lait
La digestion et les échanges nutritifs
chez l'enfant du premier âge.

DEUXIÈME PARTIE

L'Allaitement.

SECTION I

SECTION II

SECTION III

17-2-06. — Tours, imp. E. Arrault et Cⁱᵉ.